全国医学院校高职高专系列教材

临 床 技 能

主　编　郭　毅　聂景蓉

副主编　吴文其　何荣华　汪漫江

编　者　（以姓氏笔画为序）

文诗琪（常德职业技术学院）
刘立东（常德职业技术学院）
严　松（湖北职业技术学院）
吴文其（柳州医学高等专科学校）
何荣华（湖北省孝感市中心医院）
汪漫江（遵义医药高等专科学校）
陈晓敏（柳州医学高等专科学校）
岳新荣（湖北职业技术学院）
周道平（安徽省立新安医院）
郭　毅（安徽医学高等专科学校）
聂景蓉（常德职业技术学院）
章宗武（安徽医学高等专科学校附属医院）
梁　军（张掖医学高等专科学校）

北京大学医学出版社

LINCHUANG JINENG
图书在版编目（CIP）数据

临床技能/郭毅，聂景蓉主编. —北京：
北京大学医学出版社，2011.8（2020.3 重印）
（全国医学院校高职高专系列教材）
ISBN 978-7-5659-0193-5

Ⅰ.①临… Ⅱ.①郭…②聂… Ⅲ.①临床医学—高
等职业教育—教材 Ⅳ.①R4

中国版本图书馆 CIP 数据核字（2011）第 096831 号

临床技能

主　　编：郭　毅　聂景蓉
出版发行：北京大学医学出版社
地　　址：（100191）北京市海淀区学院路 38 号　北京大学医学部院内
电　　话：发行部 010-82802230；图书邮购 010-82802495
网　　址：http://www.pumpress.com.cn
E - mail：booksale@bjmu.edu.cn
印　　刷：北京瑞达方舟印务有限公司
经　　销：新华书店
责任编辑：靳新强　　责任校对：金彤文　　责任印制：罗德刚
开　　本：787mm×1092mm　1/16　　印张：27　　字数：682 千字
版　　次：2011 年 8 月第 1 版　2020 年 3 月第 5 次印刷
书　　号：ISBN 978-7-5659-0193-5
定　　价：45.20 元

全国医学院校高职高专系列教材编审委员会
组成名单

序

医药卫生类高职高专教育是我国高等医学教育体系的重要组成部分。目前我国正在积极推进医药卫生体制改革，力争用几年时间基本建成覆盖全国城乡的基本医疗卫生制度，初步实现人人享有基本医疗卫生服务的目标。因此，对基层卫生服务人才的需求在大量增加，同时对其素质要求也在提高。卫生部针对基层人才严重缺乏的问题，指出当前和今后一段时间内还需要培养高等专科水平的医学人才，充实基层卫生服务技术人才队伍。

在新一轮医药卫生体制改革逐步推进的大背景下，为配合教育部“十二五”国家级规划教材建设，中国高等教育学会医学教育专业委员会与北京大学医学出版社共同发起成立全国医学院校高职高专系列教材编审委员会，组织二十余所医学院校启动了全国医学院校高职高专系列教材的编写、出版工作。本系列教材包括 4 个子系列，即基础课程（14 种）、临床专业课程（10 种）、全科医学专业课程（5 种）和护理专业课程（11 种），有些教材还编写了配套实验指导与学习指导。

这套教材编写的指导思想是：符合人才培养规律，体现教学改革成果，确保教材质量。各教材在编写中把握了以下原则：①根据专业培养目标、就业需要及本课程在教学计划中的地位、作用和规定学时数确定编写大纲及内容的深度、广度、重点和字数。②着重于基础理论、基本知识和基本技能的叙述。基础课教材要体现专业特色，要为专业课服务。③保证内容的科学性、启发性、逻辑性、先进性和适用性。应做到概念清楚，定义准确，理论有据，名词术语准确统一；启发学生理解、分析问题，有利于提高学生的学习兴趣和培养他们的钻研探索精神。④恰当处理相关课程内容之间的交叉与衔接，以避免知识点的不必要重复。⑤内容涵盖执业助理医师或护士执业资格考试最新版考试大纲的要求，以利于学生应考和就业。

这套教材的编写、出版和使用，离不开二十余所医学院校领导和教务部门的支持，凝聚了各教材编写组老师们的辛勤劳动和汗水。这套教材的出版时值国家“十二五”规划开局之年，我们会积极努力申报，争取有更多教材入选“十二五”国家级规划教材，为医药卫生类高职高专教育的改革和发展贡献力量！

王德炳

2010 年 12 月

前　言

本教材是在全国医学院校高职高专系列教材编审委员会的指导下编写而成。教材编写突出“以服务为宗旨、就业为导向、产学相结合”的特点，注重医学基础理论、基本知识及基本技能的训练，以执业（助理）医师执业能力的标准为参照组织编写。

本教材充分体现了思想性、科学性、启发性、先进性、实践性和开放性的统一，可作为高职高专院校临床医学、全科医学及其他医学相关专业学生使用的教材，还可作为实习指导、执业（助理）医师应试参考和低年资住院医师的岗位培训用书，同时也可以作为基层医务工作者工作中的参考书籍。

全书分为四篇。第一篇介绍了医疗政策与法规、医务人员的职业道德和职业态度、医患沟通技巧及人文关怀、医疗纠纷防范等方面的概念和原则；第二篇阐述了病史采集、体格检查、辅助检查结果判读的方法、步骤及病历书写的规范要求；第三篇介绍了临床基本操作技能以及内、外、妇、儿科和护理专业的常用操作技能；第四篇在介绍疾病诊断的步骤、思维方法的同时，介绍了近年来临床诊治路径的相关知识。通过精选的临床典型病例分析，来训练和提高读者综合运用所学知识分析和解决问题的能力。本书的特色在于：一是涵盖内容的创新，基层卫生岗位常用的技能项目和执业（助理）医师资格考试大纲规定的技能项目均已编入；二是编排形式的创新，图文并茂的编写方法，使得书的内容更加直观，便于读者领会和运用。

本教材编委会由来自全国多所医药卫生高等学校和附属医院的13位教学、医疗工作经验丰富的专家组成，经过大家的共同努力，使本教材的编写得以高水准地顺利完成。本教材涉及学科众多，在高职高专教材中是新的尝试，但整体内容及深浅度还需探讨。限于编者的水平，教材中难免有疏漏与不足之处，恳请广大师生和临床医务人员不吝指教。

郭　毅　聂景蓉

2011年4月

目　录

第一篇　临床执业相关法律法规及人文技能

第二篇　临床基本技能

第三篇 临床常用操作技能

第四篇 疾病诊断思维

第一篇　临床执业相关法律法规及人文技能

第一章　临床执业法律法规

学习目标

1. 掌握医师基本执业规则与法律责任。
2. 熟悉临床执业相关的卫生法律和行政法规主要内容。
3. 了解卫生法的渊源内容。

医务人员在执业过程中，除了规范诊疗行为外，还要学习、领会国家颁布的各项卫生法律法规、部门规章，并在执业过程中自觉遵守，真正做到依法执业。

第一节　卫生法的渊源

卫生法的渊源又称卫生法的法源，是指卫生法律规范的外部表现形式和根本来源。根据我国宪法和法律的规定，我国卫生法的渊源主要有以下几种。

一、宪法

宪法是国家根本大法，具有最高法律效力，是所有立法的依据。我国现行宪法中有关卫生方面的法律规定主要有：第二十一条："国家发展医疗卫生事业，发展现代医药和我国传统医药，鼓励和支持农村集体经济组织、国家企事业组织和街道组织举办各种医疗卫生设施，开展群众性的卫生活动，保护人民健康。"第二十五条："国家推行计划生育，使人口的增长同经济和社会发展计划相适应。"第四十五条："中华人民共和国公民在年老、疾病或者丧失劳动能力的情况下，有从国家和社会获得物质帮助的权利。国家发展为公民享受这些权利所需要的社会保险、社会救济和医疗卫生事业。"第四十九条："夫妇双方有实行计划生育的义务。"等。

二、卫生法律

卫生法律是指由全国人民代表大会及其常务委员会制定的卫生方面的专门法律，其效力低于宪法，可分为两种：一是由全国人民代表大会制定的卫生基本法（目前我国还未制定）；二是由全国人民代表大会常务委员会制定的卫生基本法律以外的卫生法律，现已有《中华人民共和国食品卫生法》、《中华人民共和国药品管理法》、《中华人民共和国国境卫生检疫法》、《中华人民共和国传染病防治法》、《中华人民共和国红十字会法》、《中华人民共和国母婴保健法》、《中华人民共和国献血法》、《中华人民共和国执业医师法》、《中华人民共和国职业病防治法》、《中华人民共和国人口与计划生育法》、《中华人民共和国侵权责任法·医疗损害责任》等。

三、卫生行政法规

卫生行政法规是指由国务院制定发布的有关卫生方面的专门行政法规，其法律效力低于卫生法律。如《医疗事故处理条例》、《公共场所卫生管理条例》、《精神药品管理办法》、《中华人民共和国传染病防治法实施办法》等。

四、地方性卫生法规、卫生自治条例与单行条例

地方性卫生法规是指省级人民代表大会及其常务委员会、省会所在地的市或经国务院批准的较大市的人民代表大会及其常务委员会依法制定和批准的，可在本行政区域内发生法律效力的有关卫生方面的规范性文件，如《大连市医疗机构管理办法》、《黑龙江省发展中医条例》、《江苏省职业病防治条例》等。

卫生自治条例与单行条例是指民族自治地方的人民代表大会依法在其职权范围内根据当地民族的政治、经济、文化的特点，制定发布的有关本地区卫生行政管理方面的法律文件。

五、卫生行政规章

卫生行政规章是国务院卫生行政部门在其权限内发布的有关卫生方面的部门规章，是我国卫生法数量最多的渊源，如《医疗事故分级标准（试行）》、《结核病防治管理办法》、《保健食品管理办法》等。卫生行政规章的法律地位和法律效力低于宪法、卫生法律和卫生行政法规。

六、地方性卫生规章

地方性卫生规章是指省、自治区、直辖市以及省会所在地的市或经国务院批准的较大的市的人民政府，依法在其职权范围内制定、发布的有关本地区卫生管理方面的卫生法律文件。地方性卫生规章仅在本地方有效，其法律效力低于宪法、卫生法律、卫生行政法规和地方性卫生法规，且不得同卫生部制定的卫生规章相抵触。

七、卫生国际条约

卫生国际条约是指我国与外国缔结的或者我国加入并生效的有关卫生方面的国际法规范性文件。按我国宪法和有关法律的规定，除我国声明保留的条款外，这些条约均对我国产生法律约束力，如《国际卫生条例》、《1961 年麻醉品单一公约》和《1971 年精神药物公约》等。

第二节 医师基本执业规则与法律责任

《中华人民共和国执业医师法》明确了医师是依法取得执业医师资格或者执业助理医师资格，经注册在医疗、预防、保健机构中执业的专业医务人员。

国家实行医师资格考试制度和医师执业注册制度。医师资格考试成绩合格，可取得执业医师资格或者执业助理医师资格；取得医师资格的，可以向所在地县级以上人民政府卫生行

政部门申请注册；经注册后，医师可以在医疗、预防、保健机构中按照注册的执业地点、执业类别、执业范围执业，从事相应的医疗、预防、保健业务。未经医师注册取得执业证书，不得从事医师执业活动。

一、患者的权利

根据我国有关法律规定，患者享有的权利包括生命健康权、身体权、隐私权、平等医疗保健权、知情同意权、病人自主决定权等。

1. 生命健康权　包括生命权和健康权。生命权是指自然人的生命安全不受侵犯的权利。健康权是指人体器官及各系统乃至身心整体的安全运行，以及功能的正常发挥。

2. 身体权　是自然人对其肢体、器官和其他组织的支配权。

3. 隐私权　是指公民以自己的个人私生活秘密和个人生活自由为内容，禁止他人干涉的一种人格权。隐私资料的公开将严重侵犯患者的名誉权、人格权。

4. 平等医疗保健权　公民患有疾病或损伤时，享有从医疗保健机构获取医疗保健服务的权利。

5. 知情同意权　是指病人有权知晓自己的病情，并可以对医务人员所采取的防治医疗措施决定取舍。医师应当如实向患者或者其家属介绍病情，但应注意避免对患者产生不利后果。

6. 自主决定权　是病人权利中一种最基本的权利，是保障其生存与健康的基本条件，是医疗活动中权利制衡、防止医务人员滥用权利的重要因素。

二、医师的权利与义务

1. 医师在执业活动中享有下列权利　①在注册的执业范围内，进行医学诊查、疾病调查、医学处置、出具相应的医学证明文件，选择合理的医疗、预防、保健方案；②按照国务院卫生行政部门规定的标准，获得与本人执业活动相当的医疗设备基本条件；③从事医学研究、学术交流，参加专业学术团体；④参加专业培训，接受继续医学教育；⑤在执业活动中，人格尊严、人身安全不受侵犯；⑥获取工资报酬和津贴，享受国家规定的福利待遇；⑦对所在机构的医疗、预防、保健工作和卫生行政部门的工作提出意见和建议，依法参与所在机构的民主管理。

2. 医师在执业活动中履行下列义务　①遵守法律、法规，遵守技术操作规范；②树立敬业精神，遵守职业道德，履行医师职责，尽职尽责为患者服务；③关心、爱护、尊重患者，保护患者的隐私；④努力钻研业务，更新知识，提高专业技术水平；⑤宣传卫生保健知识，对患者进行健康教育。

三、医师执业的基本规则

1. 医师实施医疗、预防、保健措施，签署有关医学证明文件，必须亲自诊查、调查，并按照规定及时填写医学文书，不得隐匿、伪造或者销毁医学文书及有关资料。医师不得出具与自己执业范围无关或者与执业类别不相符的医学证明文件。

2. 对急危患者，医师应当采取紧急措施进行诊治；不得拒绝急救处置。

3. 医师应当使用经国家有关部门批准使用的药品、消毒药剂和医疗器械。除正当诊断治疗外，不得使用麻醉药品、医疗用毒性药品、精神药品和放射性药品。

4. 医师应当如实向患者或者其家属介绍病情，但应注意避免对患者产生不利后果。医师进行实验性临床医疗，应当经医院批准并征得患者本人或者其家属同意。

5. 医师不得利用职务之便，索取、非法收受患者财物或者牟取其他不正当利益。

6. 遇有自然灾害、传染病流行、突发重大伤亡事故及其他严重威胁人民生命健康的紧急情况时，医师应当服从县级以上人民政府卫生行政部门的调遣。

7. 医师发生医疗事故或者发现传染病疫情时，应当按照有关规定及时向所在机构或者卫生行政部门报告。医师发现患者涉嫌伤害事件或者非正常死亡时，应当按照有关规定向有关部门报告。

8. 执业助理医师应当在执业医师的指导下，在医疗、预防、保健机构中按照其执业类别执业。在乡、民族乡、镇的医疗、预防、保健机构中工作的执业助理医师，可以根据医疗诊治的情况和需要，独立从事一般的执业活动。

四、法律责任

1. 民事责任　医师在医疗、预防、保健工作中造成事故的，依照法律或者国家有关规定处理。未经批准擅自开办医疗机构行医或者非医师行医，给患者造成损害的，依法承担赔偿责任。

2. 行政责任

（1）以不正当手段取得医师执业证书的，由发给证书的卫生行政部门予以吊销；对负有直接责任的主管人员和其他直接责任人员，依法给予行政处分。

（2）医师在执业活动中，有下列行为之一的，由县级以上人民政府卫生行政部门给予警告或者责令暂停六个月以上一年以下执业活动：违反卫生行政规章制度或者技术操作规范，造成严重后果的；由于不负责任延误急危患者的抢救和诊治，造成严重后果的；造成医疗责任事故的；未经亲自诊查、调查，签署诊断、治疗、流行病学等证明文件或者有关出生、死亡等证明文件的；隐匿、伪造或者擅自销毁医学文书及有关资料的；使用未经批准使用的药品、消毒药剂和医疗器械的；不按照规定使用麻醉药品、医疗用毒性药品、精神药品和放射性药品的；未经患者或者其家属同意，对患者进行实验性临床医疗的；泄露患者隐私，造成严重后果的；利用职务之便，索取、非法收受患者财物或者牟取其他不正当利益的；发生自然灾害、传染病流行、突发重大伤亡事故以及其他严重威胁人民生命健康的紧急情况时，不服从卫生行政部门调遣的；发生医疗事故或者发现传染病疫情，患者涉嫌伤害事件或者非正常死亡，不按照规定报告的。

对于以上行为情节严重的，吊销其执业证书。

（3）未经批准擅自开办医疗机构行医或者非医师行医的，予以取缔，没收其违法所得及其药品、器械，并处十万元以下罚款；对医师吊销其执业证书。

（4）阻碍医师依法执业，侮辱、诽谤、威胁、殴打医师或者侵犯医师人身自由、干扰医师正常工作、生活的，依照《中华人民共和国治安管理处罚条例》的规定处罚。

3. 刑事责任　根据《中华人民共和国刑法》第三百三十六条规定，未取得医生执业资格的人非法行医，情节严重的，处三年以下有期徒刑、拘役或者管制，并处或者单处罚金；严重损害就诊人身体健康的，处三年以上十年以下有期徒刑，并处罚金；造成就诊人死亡的，处十年以上有期徒刑，并处罚金。

第三节　临床执业相关的卫生法律、行政法规主要内容

一、母婴保健法律制度

《中华人民共和国母婴保健法》共七章一百三十五条，其核心内容有：

1. 婚前保健　①婚前保健服务：自然人有权利在医疗保健机构获得婚前卫生指导、卫生咨询及医学检查服务；②婚前医学检查：婚前医学检查包括不宜生育的严重遗传性疾病、指定传染病和有关精神病。

2. 孕产期保健

（1）孕产期保健服务包括母婴保健指导，孕妇、产妇保健，胎儿保健和新生儿保健。

（2）医学指导和医学意见包括：①对患严重疾病或者接触致畸物质，妊娠可能危及孕妇生命安全或者可能严重影响孕妇健康和胎儿正常发育的，医疗机构应当给予医学指导；②医师发现或者怀疑患严重遗传性疾病的育龄夫妻，应提出医学意见。育龄夫妻应根据医学意见采取相应措施；③经产前检查，胎儿可能患严重遗传性疾病或者有严重缺陷或者因患严重疾病、继续妊娠可能危及孕妇生命安全或者严重损害其健康的，医师应说明情况并提出终止妊娠的医学意见。

（3）施行终止妊娠或者结扎手术，坚持自愿原则。

（4）医疗保健机构应按规定提供婴儿保健服务。

3. 医疗保健机构和母婴保健工作人员的管理　①从事遗传病诊断、产前诊断的医疗保健机构和人员，须经省级人民政府卫生行政部门许可；②从事婚前医学检查的医疗保健机构和人员，须经市级人民政府卫生行政部门许可；③从事助产技术服务、结扎手术和终止妊娠手术的医疗保健机构和人员及从事家庭接生的人员，须经县级人民政府卫生行政部门许可，并取得相应的证书。

4. 法律责任

（1）民事责任：母婴保健机构及其工作人员在提供母婴保健服务的过程中，因诊疗护理过失造成当事人人身损害后果的，应当承担民事赔偿责任。

（2）行政责任：医疗保健机构及其工作人员未取得卫生行政部门许可，擅自从事婚前医学检查、遗传病诊断、产前诊断、终止妊娠手术和医学技术鉴定或者出具有关医学证明的，由卫生行政部门给予警告，责令停止违法行为，没收违法所得、罚款等行政处罚。

已取得执业证书的母婴保健工作人员，如果出具虚假医学证明或者违反规定进行胎儿性别鉴定，将受到警告，责令停止违法行为，没收违法所得、罚款、撤销其相应的母婴保健技术执业资格或医师执业证书等行政处罚。

（3）刑事责任：未取得执业医师资格的人擅自为他人进行节育手术，将被追究刑事责任。

二、传染病防治法律制度

1. 传染病分类　法定传染病分为甲、乙、丙三类。乙类传染病中的传染性非典型肺炎、炭疽中的肺炭疽和人感染高致病性禽流感，按甲类传染病管理。

2. 疫情报告　任何单位和个人发现传染病病人或者疑似传染病病人时，应当及时向附

近的疾病预防控制机构或者医疗机构报告。有关卫生专业机构及其执行职务的人员发现疫情按属地管理原则和规定的内容、程序、方式和时限报告，不得隐瞒、谎报或缓报。

3. 疫情控制 ①医疗机构发现甲类传染病时，应当及时对患者、病原携带者予以隔离治疗，对疑似患者，确诊前在指定场所单独隔离治疗，对医疗机构内的患者、病原携带者、疑似患者的密切接触者，在指定场所进行医学观察和采取其他必要的预防措施；②医疗机构发现乙类或者丙类传染病患者，应当根据病情采取必要的治疗和控制传播措施。

4. 医疗救治 县级以上人民政府指定具备相应条件和能力的医疗机构承担传染病救治任务。医疗机构应当对传染病患者或者疑似传染病患者提供医疗救护、现场救援和接诊治疗。医疗机构不具备相应救治能力的，应当将患者及其病历记录复印件一并转至具备相应救治能力的医疗机构。

5. 法律责任

(1) 行政责任：医疗机构在传染病防治工作中，凡不履行规定的预防、控制和医疗救护职责的，由县级以上人民政府卫生行政部门责令改正，通报批评，给予警告；造成传染病传播、流行或者其他严重后果的，对负有责任的主管人员和其他直接责任人员，依法给予降级、撤职、开除的处分，并可以依法吊销有关责任人员的执业证书；构成犯罪的，依法追究刑事责任。

(2) 刑事责任：违反《中华人民共和国刑法》第三百三十条或第三百三十一条规定的人员，构成妨害传染病防治罪或传染病菌种、毒种扩散罪，将被追究刑事责任。

三、血液管理法律制度

1. 无偿献血 1997年的《中华人民共和国献血法》从法律上明确了我国目前实行的是无偿献血制度。

2. 临床用血的管理 无偿献血者的血液必须用于临床，不得买卖。临床用血的包装、储存、运输，必须符合国家规定的卫生标准和要求。

3. 法律责任

(1) 行政责任：医疗机构的医务人员违反献血法规定，将不符合国家规定标准的血液用于患者的，责令改正；给患者健康造成损害的，对直接负责的主管人员和其他直接责任人员，依法给予行政处分。

(2) 刑事责任：违反《中华人民共和国刑法》第三百三十三条、第三百三十四条规定的人员，构成非法组织卖血罪，强迫卖血罪，非法采集、供应血液，制作、供应血液制品罪，采集、供应血液，制作、供应血液制品事故罪，将被追究刑事责任。

四、医疗事故处理的法律制度

1. 医疗事故的概念与构成要件 医疗事故是指医疗机构及其医务人员在医疗活动中，违反医疗卫生管理法律、行政法规、部门规章和诊疗护理规范、常规，过失造成患者人身损害的事故。构成医疗事故的主体必须是合法医疗机构中的合法医疗专业技术人员，行为违反医疗卫生管理法律、行政法规、部门规章和诊疗护理规范、常规，对医疗损害的发生具有主观上的过错，过失造成患者人身损害，过失行为与患者损害存在因果关系。

2. 医疗事故的分级 根据对患者人身造成的损害程度，医疗事故分为四级。

一级医疗事故：造成患者死亡、重度残疾的。

二级医疗事故：造成患者中度残疾、器官组织损伤导致严重功能障碍的。

三级医疗事故：造成患者轻度残疾、器官组织损伤导致一般功能障碍的。

四级医疗事故：造成患者明显人身损害的其他后果的。

3. 医疗事故的预防与处置

(1) 医疗事故的预防：①医疗机构及其医务人员在医疗活动中，必须严格遵守医疗卫生管理法律、行政法规、部门规章和诊疗护理规范、常规，恪守医疗服务职业道德；②医疗机构应当设置医疗服务质量监控部门或者配备专（兼）职人员，具体负责监督本医疗机构的医务人员的医疗服务工作，检查医务人员执业情况，接受患者对医疗服务的投诉，向其提供咨询服务，同时，医疗机构应当对其医务人员进行法律法规培训和医德教育工作；③医疗机构应当制定防范、处理医疗事故的预案，预防医疗事故的发生，减轻医疗事故所造成的损害后果。

(2) 医疗事故的报告制度

1) 医疗机构的内部报告制度：医务人员发现医疗事故、可能引起医疗事故的医疗过失行为或者发生医疗事故争议的，应当立即向所在科室负责人报告，科室负责人应当及时向本医疗机构负责医疗服务质量监控的部门或者专（兼）职人员报告；负责医疗服务质量监控的部门或者专（兼）职人员接到报告后，应当立即进行调查、核实，将有关情况如实向本医疗机构的负责人报告，并向患者通报、解释。

2) 医疗机构的外部报告制度：对有可能导致医患矛盾激化，危及医疗机构、医务人员和患者安全、扰乱医疗机构正常工作秩序的重大事件，医疗机构有关人员在做好解释疏导工作、妥善进行处理的同时，还要立即向其所在地的县级卫生行政部门报告，对于可能因医疗纠纷引发恶性事件的，还要及时向当地公安机关报告。

发生下列重大医疗过失行为的，医疗机构应当在 12 小时内向所在地卫生行政部门报告：①导致患者死亡或者可能为二级以上的医疗事故；②导致 3 人以上人身损害后果；③国务院卫生行政部门和省、自治区、直辖市人民政府卫生行政部门规定的其他情形。

4. 医疗事故技术鉴定

(1) 医疗事故技术鉴定概念：是指由医学会组织有关临床医学专家或和法医学专家组成的专家组，运用医学、法医学等科学知识和技术，对涉及医疗事故行政处理的有关专门性问题进行检验、鉴别和判断并提供鉴定结论的活动。

(2) 医疗事故技术鉴定的启动：卫生行政部门接到医疗机构关于重大医疗过失行为的报告或者医疗事故争议当事人要求处理医疗事故争议的申请后，对需要进行医疗事故技术鉴定的，交由负责医疗事故技术鉴定工作的医学会组织鉴定。

医患双方协商解决医疗事故争议，需要进行医疗事故技术鉴定的，由双方当事人共同委托负责医疗事故技术鉴定工作的医学会组织鉴定。

5. 与医疗事故相关的证据及证据规则

(1) 可疑物品的封存与检验：在疑似输液、输血、注射、药物等引起不良后果的医疗纠纷过程中，医患双方应当共同对现场实物进行封存和启封。对于需要检验的，由双方共同商定或由卫生行政部门指定检验机构进行检验。疑似输血引起不良后果，需要对血液进行封存保留的，医疗机构应当通知提供该血液的采供血机构派员到场。

(2) 尸体解剖检查：患者死亡，医患双方当事人不能确定死因或者对死因有异议的，应当在患者死亡后 48 小时内进行尸检；具备尸体冻存条件的，可以延长至 7 日。尸检应当经死者近亲属同意并签字。医疗事故争议双方当事人可以请法医病理学人员参加尸检，也可以委派代表观察尸检过程。拒绝或者拖延尸检，超过规定时间，影响对死因判定的，由拒绝或者拖延的一方承担责任。

6. 法律责任

(1) 民事责任：医疗事故的民事责任主要表现为经济赔偿。应当考虑下列因素，确定具体赔偿数额：①医疗事故等级；②医疗过失行为在医疗事故损害后果中的责任程度；③医疗事故损害后果与患者原有疾病状况之间的关系。

(2) 行政责任：行政处理分为对医疗机构的处理和对医务人员的处理。对于发生医疗事故的医疗机构，可以根据医疗事故的等级和情节，给予警告、罚款、限期停业整顿、直至吊销执业许可证。对发生医疗事故的医务人员，可以做出责令暂停执业、吊销执业证书等行政处罚。

(3) 刑事责任：《中华人民共和国刑法》第三百三十五条规定，医务人员由于严重不负责任，造成就诊人死亡或者严重损害就诊人身体健康的，处三年以下有期徒刑或者拘役。

五、《中华人民共和国侵权责任法》中的“医疗损害责任”

“医疗损害责任”作为《中华人民共和国侵权责任法》的重要组成部分，为医疗纠纷的民事处理提供了法律依据，是各级医疗机构避免职业风险、保障患者安全、防范和排解医疗纠纷、维护患者和医护人员合法权益、正确实施医疗事故技术鉴定的法律条文。归纳如下几条。

1. 体现了在民事法律关系中主体地位平等的特征，既要保护患者的合法权益，同时又要保护医疗机构及其医务人员的合法权益。

2. 明确了医疗损害侵权责任的基本归责原则。患者在诊疗活动中受到损害，医疗机构及其医务人员有过错的，由医疗机构承担赔偿责任。

3. 规定了患者的知情同意权。医务人员未尽到向患者说明病情的义务，造成患者损害的，医疗机构应当承担赔偿责任。

4. 规定了医务人员应尽的诊疗义务。医务人员在诊疗活动中未尽到与当时的医疗水平相应的诊疗义务，造成患者损害的，医疗机构应当承担赔偿责任。

5. 明确了过错推定的情形。患者有损害，因下列情形之一的，推定医疗机构有过错：①违反法律、行政法规、规章以及其他有关诊疗规范的规定；②隐匿或者拒绝提供与纠纷有关的病历资料；③伪造、篡改或者销毁病历资料。

6. 规定了医疗机构使用缺陷产品所应承担的连带责任。

7. 加强了对医疗机构及其医务人员的保护。《中华人民共和国侵权责任法》的第六十条明确规定了医疗机构免责的法定条件；第六十四条进一步规定了对医疗机构和医务人员权益的保护。

8. 明确了医疗机构在紧急情况下的医疗处置权和应尽的义务。侵权责任法第五十六条明确了在紧急情况下医方有单方行医权，有不得拒绝抢救的义务。这样的规定，法律既授权了医疗机构在紧急情况下的医疗处置权，但同时也必然承担不作为的法律后果。

9. 其他 《中华人民共和国侵权责任法》第六十一条规定医疗机构及其医务人员对所有病历等资料有按照规定填写并妥善保管的义务，医疗机构有根据患者要求提供查阅、复制的义务；第六十二条明确了隐私保密义务和侵权责任；第六十三条明确了不得实施违规检查。

（安徽省立新安医院 周道平）

第二章　医疗安全核心制度

学习目标

1. 掌握医疗安全核心制度的主要内容。
2. 熟悉医疗安全核心制度的适用范围和意义。

医疗质量和医疗安全核心制度是医务人员从事临床工作必须深刻领会和严格执行的制度，包括首诊负责制度、三级医师查房制度、分级护理制度、疑难病例讨论制度、会诊制度、危重患者抢救制度、术前讨论制度、死亡病例讨论制度、查对制度、病历书写基本规范与管理制度、值班交接班制度、临床用血审核制度等。近年来，卫生部部署开展的“以病人为中心，以提高医疗服务质量为主题”的医院管理年活动，“持续改进质量，保障医疗安全”的医疗质量万里行活动以及服务好、质量好、医德好，群众满意的“三好一满意”活动，其目的就是确保医疗质量和医疗安全核心制度的贯彻落实，确保医疗安全。

一、首诊负责制度

第一次接诊的医师或科室为首诊医师或首诊科室，首诊医师对患者的检查、诊断、治疗、抢救、转院和转科等工作负责到底。

首诊医师必须详细询问病史，进行体格检查、必要的辅助检查和处理，并认真记录病历。对诊断明确的患者应积极治疗或提出处理意见；对诊断尚未明确的患者应在对症治疗的同时，及时请上级医师或有关科室医师会诊。

对急、危、重患者，首诊医师应采取积极措施负责实施抢救。如为非所属专业疾病或多科疾病，应组织相关科室会诊或报告医院主管部门组织会诊。危重症患者如需检查、住院或转院，首诊医师应陪同或安排医务人员陪同护送。如因接诊医院条件所限，需转院者，首诊医师应与所转医院联系安排后再予转院。

二、三级医师查房制度

医院应建立三级医师治疗体系，实行主任医师（或副主任医师）、主治医师和住院医师三级医师查房制度。

主任医师（副主任医师）查房每周1～2次，主治医师查房每日1次，住院医师对所管患者实行24小时负责制，实行早晚查房。

对急、危、重患者，住院医师应随时观察病情变化并及时处理，必要时可请主治医师、主任医师（副主任医师）临时检查患者；对新入院患者，住院医师应在入院8小时内查看患者，主治医师应在48小时内查看患者并提出处理意见，主任医师（副主任医师）应在72小时内查看患者并对患者的诊断、治疗、处理提出指导意见。

住院医师查房要求重点巡视急危重、疑难、待诊断、新入院、手术后的患者，同时巡视一般患者；检查化验报告单，分析检查结果，提出进一步检查或治疗意见；核查当天医嘱执行情况；给予必要的临时医嘱、次晨特殊检查的医嘱；询问、检查患者饮食情况；主动征求患者对医疗、饮食等方面的意见。主治医师查房要求对所管患者进行系统查房；主任医师（副主任医师）查房要解决疑难病例及其他重要问题。

三、分级护理制度

分级护理是根据患者病情的轻重缓急、护理级别由医生以医嘱的形式下达，分为特别护理、一级护理、二级护理和三级护理，每一级护理都有具体的护理要求。

特别护理适用对象为病情危重，需随时观察，以便进行抢救的患者，如严重创伤、各种复杂疑难的大手术后、器官移植、大面积烧伤以及呼吸衰竭、心力衰竭等患者；一级护理适用对象为病情危重绝对卧床休息的患者，如重大手术后、休克、瘫痪、昏迷、高热、出血、肝肾功能衰竭和早产儿等；二级护理适用对象为病情较重，生活不能完全自理的患者，如大手术后病情稳定者以及年老体弱、幼儿、慢性病不宜多活动者等；三级护理适用对象为病情较轻，生活基本能自理的患者，如一般慢性病、疾病恢复期及手术前准备阶段。

四、疑难危重病例讨论制度

凡遇疑难、危重病例，应由科主任或医疗组组长（副主任以上医师）主持，相关人员参加会诊讨论，目的在于尽早明确诊断，制定最佳治疗方案，争取良好疗效。

入院 3 天未确诊的，应组织治疗组内讨论；入院一周未确诊的，应组织科内讨论；入院两周未确诊的，报业务主管部门组织全院相关科室人员讨论。

讨论进行前，分管住院医师应将相关医疗资料收集完备，简明介绍病史、病情及诊疗经过；主治医师应详细分析病情，提出开展本次讨论的目的、意义及关键问题；与会医师可各抒己见，积极提供有价值的意见和建议或有关资料和信息；最后由主持讨论者总结概括，综合分析，明确结果，确定诊疗方案。

讨论情况应指定专人详实记录在《病程记录》（必须有讨论主持者签名）和《疑难危重病例讨论登记本》上。

五、会诊制度

医疗会诊包括急诊会诊、科间会诊、全院会诊、院外会诊等。

急诊会诊可以电话或书面形式通知相关科室，相关科室在接到会诊通知后，应在 10 分钟内到位。

患者病情超出本科专业范围，需要其他专科协助诊疗者，需行科间会诊。科间会诊由主管医师提出，填写会诊单，写明会诊要求和目的，送交被邀请科室。应邀科室应在 48 小时内派主治医师以上人员进行会诊。会诊时主管医师应在场陪同，介绍病情，听取会诊意见，会诊后要填写会诊记录。

病情疑难复杂且需要多科共同协作者、突发公共卫生事件、重大医疗纠纷或某些特殊患者等应进行全院会诊。全院会诊由科室主任提出，报医政（务）科同意或由医政（务）科指定并决定会诊日期。会诊科室应提前将会诊病例的病情摘要、会诊目的和拟邀请人员报医政（务）科，由其通知有关科室人员参加。会诊时由医政（务）科或申请会诊科室主任主持召开，业务副院长和医政（务）科长原则上应该参加并作总结归纳，应力求统一明确诊治意见。主管医师认真做好会诊记录，并将会诊意见摘要记入病程记录。

邀请外院医师会诊或派本院医师到外院会诊，须按照卫生部《医师外出会诊管理暂行规定》有关规定执行。

六、危重患者抢救制度

对危重患者应积极进行救治，正常上班时间由主管患者的三级医师医疗组负责，非正常上班时间或特殊情况（如主管医师手术、门诊值班或请假等）由值班医师负责，重大抢救事件应由科主任、医政（务）科或院领导组织参加。

在抢救危重症时，必须严格执行抢救规程和预案，确保抢救工作及时、快速、准确、无误。医护人员要密切配合，口头医嘱要求准确、清楚，护士在执行口头医嘱时必须复述一遍。在抢救过程中要做到边抢救边记录，记录时间应具体到分钟。未能及时记录的，有关医务人员应当在抢救结束后6小时内据实补记，并加以说明。

七、术前讨论制度

Ⅱ类及以上手术必须进行术前讨论。讨论内容包括：诊断及其依据、手术适应证；手术方式、要点及注意事项；手术可能发生的危险、意外、并发症及其预防措施；是否履行了手术同意书签字手续；麻醉方式的选择，手术室的配合要求；术后注意事项，患者思想情况与要求；检查术前各项准备工作的完成情况。讨论情况记入病历。

对重大、疑难、致残、重要器官摘除及新开展的手术，由科室主任主持，主任（副主任）医师和主治医师参加，报医务科或业务副院长批准；急诊手术必须经二线值班医师或上级医师检查共同协商后，做出手术方法、手术步骤、应对术中可能出现的问题，按技术职责权限范围规定，确定术者、助手等。

八、死亡病例讨论制度

死亡病例一般情况下应在1周内组织讨论；特殊病例（如存在医疗纠纷的病例）应在24小时内进行讨论；尸检病例可待病理报告发出后1周内进行讨论。内容包括讨论日期、主持人及参加人员姓名、专业技术职务、具体讨论意见及主持人小结意见、记录者的签名等。

九、值班、交接班制度

医院各科非办公时间及节假日，须设有值班医师，接受各级医师交办的医疗工作。

值班医师接班时，应巡视病房，了解危重及特殊治疗、特殊检查患者的情况，做好床边交接班。医师在下班前应将新入院患者、危重患者的病情及处理事项记入交班本，并做好交班工作，值班医生对危重患者应做好病情记录和医疗记录。

值班医师负责各项临时性医疗工作和患者临时情况处理，对急诊入院患者及时检查并书写各项记录和给予必要的医疗处理，遇有疑难问题时，应及时请示上级医师。

（安徽省立新安医院　周道平）

第三章　医务人员的职业素质

学习目标

1. 掌握医务人员职业素质的主要内容以及在工作中提高的重大意义。
2. 熟悉提高医务人员职业素质的方式方法。

医务人员的职业素质是指医务人员从事医疗活动所必须具备的素质，主要包括三个方面：医德医风、沟通能力和人文关怀，同时对医务人员素质的要求也是动态的，但其核心不会变，那就是德艺双馨、德才兼备。

一、医德医风

医德医风是指医生对患者的工作态度、工作作风和道德品质，它属于医学职业道德的范畴。

唐代名医孙思邈对医德有过精辟的论述："凡大医治病，必先发大慈恻隐之心。见彼苦恼，若已有之，深心凄怆，勿避昼夜、寒暑、饥渴、疲劳，一心赴救。"古往今来，医生皆以救死扶伤为宗旨，赢得全社会普遍的敬重和拥戴。因此，医生不仅要在医疗技术上逐渐达到精良，而且面对患者更要有和蔼的态度、合适的语言、高度的责任感和高尚的医学道德情操。

医学道德是一种职业道德，是医务工作中的道德现象和道德关系，简称为"医德"。它是社会一般道德在医学领域中的具体表达，是医务人员自身的道德品质和调节医务人员与病人、他人、集体及社会之间关系的行为原则、规范的总和。因此，要成为一名拥有高尚医德的医生，不仅要接受医学道德教育，进行自我道德修养，同时要做到以下几个方面：

1. 医学道德基本原则即不伤害、有利、尊重、公正原则。医生要提高对医学道德基本原则的认识和理解，用这些基本原则指导工作。在医疗卫生保健服务活动中，要提高对于伦理问题的敏感性，将医学伦理和医疗技术统一起来，进一步提高分析和解决医学伦理问题的能力。

2. 认真履行1988年卫生部发布的七条医德规范。

3. 医生要在执业活动中逐渐树立良好的医学道德信念，不断提高履行医学道德基本原则和规范的自觉性和责任感，并养成良好的医学道德行为、习惯和风尚。

4. 处理好高科技应用和医学道德之间矛盾　技术创新和科学方法是知识经济的重要特征，被越来越多地应用到医疗卫生事业中，使探求疾病的手段越来越智能化、数字化。同时高科技的应用又和医学道德产生了矛盾。例如：临床人工生殖技术的应用对优生学产生了积极的影响，但是对家庭关系乃至整个社会关系可能产生不良影响，如果医学道德难题不解决，就会影响医学事业的前进。因此，医生不仅要具备较强的专业能力、广博的医学科学知识和执著的科学精神，同时应增强对本专业中出现的医学道德难题的敏感性，分析和研究解决的办法，促进医学的进一步发展。

二、沟通能力

沟通是指人们相互之间传递、交流各种观念、思想、情感，以建立和巩固人际关系的过程。医生在职业活动中，要与很多人进行沟通，包括其他医务人员、医院管理人员、医院后勤人员、特别是与患者及其家属的医患沟通尤为常见。

医患沟通是指医务人员为了促进、维护病人健康，提高病人生活质量，在医疗服务全过程中，与患者及其家属不断交换信息，达成共识，制定并实施适合病人个体需要的医疗护理方案。随着电子计算机、超声、激光、核物理等现代技术在医学领域的广泛应用，使得医生对于疾病的诊断治疗日益依赖于仪器设备，从而大大降低了医生对患者病状主诉的重视程度，导致他们与患者直接接触的机会相对减少，医患双方的思想交流减少，感情较以前淡漠。感情的淡漠导致了患方对医生的不信任，产生一些误会，诱发纠纷发生。因此，为了消除医患双方的误会，减轻医患关系的紧张以及减少医患矛盾或纠纷，建立和谐的医患关系，加强医患沟通势在必行。

根据沟通所借用媒介的不同，医患沟通分为语言沟通与非语言沟通。语言沟通是指以语词符号为载体实现的沟通，主要包括口头沟通、书面沟通和电子沟通等；非语言沟通是相对于语言沟通而言的，是指通过身体动作、体态、语气语调、空间距离等方式交流信息、进行沟通的过程。

在医患语言沟通中，除要求双方要建立在平等、尊重、诚实和互信的基础上外，还要求医生做到在语言沟通时，使用温和、轻柔的语调，易于患者理解的语言。对在诊治中有疑惑的患者使用解释性语言；对长期住院，治疗效果不佳且信心不足的患者使用鼓励性语言；对病情危重而预后不良的患者使用保护性语言；切忌使用简单、生硬、粗俗、模棱两可的语言以及病人难以理解的医学术语等。同时，执业医师还要善于耐心倾听患者的诉说，不要在沟通时轻易打断患者的诉说或心不在焉，并且能在患者情绪激动、语言过激时保持沉默、得理让人而不与患者发生争执。

在非语言沟通时，医生一方面要善于觉察患者的非语言信息，积极着手消除患者的顾虑，鼓励患者表达出真实的想法，另一方面也要注意自己的身体动作、体态、语气语调、眼神、情绪等对患者的影响，不要因此引起误会而使患者多疑或产生悲观心理，通过无声的语言表达对患者的关心和照顾，使患者增加康复的信心和力量。

总之，医生在医疗过程中要高度重视医患沟通，不断提高自己的沟通能力，这也是医师职业素质的重要组成部分和要求。

三、人文关怀

中国古代将医学称为“仁术”，医生被誉为“仁爱之士”。医学作为与人类生命直接相关的科学，是最具人文精神传统的一门科学；同时，医学作为直接面对人的科学比其他科学更强调人文关怀，人文关怀是医学的本质特征，也是医学的核心理念。

进入20世纪以后，先进的医疗设备和药物出现可谓目不暇接。可是，先进的技术进步，导致“科技万能”、“技术至善”主义抬头，使当今医学出现了非人性化的倾向。医学工作的对象不再是病人，而是疾病；病人也不再是完整的富有情感的人，而被当作一部需要修理或更换零件的机器，从而削弱了医务人员对患者的人文关怀。因此，医生有必要学习人文知识，理解人文思想，掌握人文方法，遵循人文精神，积极开展人文关怀，使医学沿着健康的方向发展。医生要对患者实施人文关怀，应该要做到：

1. 具备一定的医学人文素质　在此基础上逐渐培养医学人文精神的理念和开展医学人文精神的实践。为此，医生要积极学习医学人文知识，如医学与哲学、医学伦理学、医学心理学、医学社会学、医学史学、医学美学、卫生法学等与人文科学相互交叉、相互渗透的学科，以提高医学人文素质。

2. 树立医学人文精神理念　即尊重患者的生命权和健康权，尊重患者的生命价值，尊重患者的人格和尊严，维护患者的各项权益。

3. 将人文精神充分体现在人文关怀的实践活动中　具体表现在：①医生适应生物-心理-社会的整体医学模式改变，既要重视患者的躯体疾病，又要充分了解和关注患者的心理状态和社会环境，以整体的观点对待疾病和病人；②在医疗卫生保健服务活动中，要以病人为中心，时刻把患者的生命和健康利益放在首位，当患者的利益需要服从社会利益时，也要使患者利益的损失减低到最小限度；③要改变患者“求医”的观念，为患者提供热情、周到的最优质服务；④在医疗卫生保健服务中，对患者采取的措施是在当时的医学科学发展水平和客观条件下痛苦最小、耗费最少、效果最好和安全度最高的方案。

（安徽省立新安医院　周道平）

第四章　医疗纠纷的防范

学习目标

1. 掌握医疗纠纷的防范方法。
2. 熟悉医疗纠纷的成因。

医疗纠纷是指发生在医疗卫生、预防保健、医学美容等具有合法资质的医疗企事业法人或机构中，一方（或多方）当事人认为另一方（或多方）当事人在提供医疗服务或履行法定义务和约定义务时存在过失，造成实际损害后果，应当承担违约责任或侵权责任，但双方（或多方）当事人对所争议事实认识不同、相互争执、各执己见的情形。

一、医疗纠纷的成因

医疗纠纷通常是由医疗过错和过失引起的。有时，医方在医疗活动中并没有任何疏忽和失误，仅仅是由于患者单方面的不满意，也会引起纠纷。这类纠纷可以是因患者缺乏基本的医学知识，对正确的医疗处理、疾病的自然转归和难以避免的并发症以及医疗中的意外事故不理解而引起的，也可以是由于患者毫无道理的责难而引起的。

二、医疗纠纷的防范

医疗纠纷是目前围绕医院的一个焦点和热点问题，其发生率呈不断上升趋势，客观地讲，医院要完全杜绝医疗纠纷是不可能的，但尽量避免一些不必要、不值得或可控的纠纷是完全可以的。防范医院医疗纠纷应从以下几个方面做起：

（一）进行医疗安全的全员培训，提高医务人员的忧患意识

当前医疗纠纷发生率的上升，已经使医疗卫生机构处于了一种很尴尬的局势，而纠纷的滋生可在医院的任何一个部门、任何一个环节上或任何一个人身上，因此，必须定期对全院职工进行医疗安全的教育，使他们转变观念，增强职工的责任感、归属感，充分认识到医疗安全无小事。

（二）提高依法执业、依法行医意识

目前在全国各县、乡卫生院发生的医疗事故中，以无证行医、超范围行医较为突出。医院必须有计划地对医务人员进行医疗法律法规的培训，如《医疗机构管理条例》、《中华人民共和国执业医师法》、《中华人民共和国护士管理办法》、《医疗事故处理条例》、《临床输血技术规范》、《中华人民共和国传染病防治法》、《中华人民共和国侵权责任法》等，必要时进行考试，尤其是行政领导及部门管理者。通过各种形式的培训，强化职工法律意识，自觉做到依法行医、依法执业。

（三）改善服务态度

医院作为特殊服务部门，服务态度的优劣直接影响到医院的社会效应及服务质量，也是引发纠纷的重要因素。良好的服务意识和态度可以缓和和化解很多的矛盾和不足，相反，不

良的言语和态度可引发很多不满、猜测、误解和纠纷，所以医院一定要抓服务，营造和谐的医患氛围。

（四）狠抓病历书写质量及管理

病历作为医疗档案，是整个医疗行为的真实记录，具有法律效应，当纠纷或事故发生时，它是医疗事故鉴定及司法鉴定的主要依据，尤其是在举证责任倒置的今天，病历显得尤为重要。通过对病历重要性的学习，使医护人员充分认识到每份医疗文书的重要性和法律意义，严格按规范书写、及时完成，并且保持各类文书的完整性。同时还要加强病案管理，对病历的收集、整理、归档一定要专人负责，严格病历借用制度，保证病历的安全性、客观性、真实性、完整性。

（五）认真履行必要的告之签字义务

医务人员要充分尊重病人的知情权、选择权，同时也是在保护医护人员自己的医疗行为。病人入院后须进行一系列告之签字，如入院告之、病情告之、治疗风险告之、特殊检查、病情危重、新技术的应用等，而且须让患者签字为证。通过告之，遵循了知情同意原则，同时在医疗纠纷发生时，是帮助判定法律责任的重要书证，有利于“举证责任倒置”。

（六）强化医疗安全的部门管理

医疗安全作为医院质控的重要内容，要安排专职人员负责患者和家属对医疗投诉的接待工作，健全医疗投诉、纠纷登记制度，做到件件有登记、事事有答复，同时在接待各类投诉和纠纷时，工作人员要能识别事故的性质、发现纠纷“苗头”，及时客观地进行分析和处理，并及时汇报院领导，在最短的时间内用最简捷的方式使纠纷消除在萌芽状态。

（七）抓重点防范环节

在医院的运行中，虽然医疗纠纷无孔不入，但风险发生的概率迥然不同，因此对一些纠纷的高发点或关键环节，如总值班、急诊科、输血科、妇产科、骨科等高风险科室要重点防范，严把入口关、技术关，严格落实首诊负责制、护送制、抢救制、会诊制及报告制度，严防差错事故的发生。

（八）严格执行规章制度和技术操作常规

规章制度和技术操作常规是科学管理的结晶，是各级各类人员的行为准则。严格执行规章制度和技术操作常规对于保证医疗质量，保障医疗安全，防范医疗纠纷的发生意义重大。因此，要求各级各类医护人员要具有高度的责任心，保证各项规章制度及技术规范在医疗活动中得以执行。

总之，医疗纠纷防范是一项艰巨而长期的工作，需要不断强化，警钟长鸣。

（安徽省立新安医院　周道平）

第二篇 临床基本技能

第五章 问诊与常见症状

学习目标

1. 掌握问诊的内容；各种常见症状的定义以及临床表现。
2. 熟悉问诊的方法与技巧；常见症状的病因及临床意义。
3. 了解问诊的重要意义及常见症状的发生机制。

第一节 问 诊

问诊（inquiry）是医师通过对患者或知情人进行全面、系统询问而获得临床资料的一种诊断方法，又称为病史采集（history taking）。通过问诊可详细了解疾病的发生、发展、诊断及治疗经过、既往健康状况和曾患疾病情况，从中获取诊断依据，然后对这些资料进行分析、综合、推理，得出初步临床诊断。

一、问诊的重要性

病史的系统性、完整性和准确性对疾病的诊断与治疗有着重要的影响，因此，问诊是每个临床医师必须掌握的基本技能。

医师向患者询问病史，是诊断的重要方法之一。深入细致的问诊，不但能对许多疾病做出一个准确的诊断，而且可为进一步检查与治疗提供线索。在某些疾病的早期，体格检查、一般辅助检查，甚至特殊检查都可能无异常发现，而患者却已经感受到某些特殊的不适，这时主要通过问诊获得信息并做出诊断。许多疾病如感冒、支气管炎、心绞痛、消化性溃疡、糖尿病、疟疾、胆道蛔虫症等，仅通过问诊就可做出初步诊断。

现代医学的发展，新的诊断技术和特殊仪器不断应用于临床，但详细询问病史仍然是诊断疾病最重要、最基本的手段，任何先进仪器和设备都不能替代问诊的重要作用。尤其在医疗条件相对简陋的基层卫生单位，问诊更为重要。

采集病史是医师诊治患者的第一步，其重要性还在于它是加强医患沟通、建立良好医患关系的重要时机。正确应用问诊的方法与技巧，是获得患者信任的重要因素。医师还可以通过问诊指导并向患者提供信息、学习与患者交流沟通的技巧。

二、问诊的方法与技巧

问诊的方法与技巧关系到病史采集的质量，也涉及医患沟通、信息交流、咨询等多个方面。病史采集是否具有真实性、系统性和完整性，很大程度上取决于问诊的方法和技巧。

1. 问诊前要沟通 初次就医的患者对医疗环境与接诊医师的陌生、对医学知识缺乏，可能导致情绪紧张、心情烦躁、焦虑担忧等。作为医师应当体会患者的心情，正式问诊前应与患者进行一般性交流，比如自我介绍等，主动创造一种宽松和谐的环境，解除患者的不安情绪，取得患者的信任，使其能平静地、真实地陈述患病的感受与经过。

2. 询问病史要程序化 问诊应从主诉开始，逐步深入进行，有顺序、有层次、有目的地询问。病史采集一般要以主诉为重点，由简单问题开始逐步深入，即由患者感受明显、容易回答的问题问起，先提一些一般性的、简单易答的问题，如“您哪不舒服?”，“您为什么来看病?”，“病了多长时间?”，待患者适应后，再围绕主诉逐步深入询问病史的全部内容。对与鉴别诊断相关的阳性或阴性症状也应进行详细询问。医师应仔细倾听患者的陈述，并不断地进行分析、综合、判断，分清主次，去伪存真，发现问题。

3. 询问时间要准确 要明确主诉和现病史中症状或体征出现的先后次序，包括症状或体征开始的确切时间及直至当前的演变过程。如患者主诉腹痛，应问：“您腹痛是在什么时候开始的?”。如有几个症状同时出现，更有必要确定其先后顺序。因任何疾病都有其发生、发展的过程，症状或体征的出现也有时间先后。根据时间顺序追溯症状的演变过程和了解病情，可避免杂乱无章和遗漏重要的病情资料。

4. 询问症状要详细 对主要症状要详细询问特点，包括出现的部位、性质、持续时间和程度、缓解和加剧的因素等。“是上腹痛还是下腹痛?”，“哪部分最明显?”，“以前是否有过类似发作?”，“多在什么情况下发作?”，“除腹痛外还有什么其他不适感觉?”，“与饮食有关吗?”等，以获取患者发病的规律和特点。对伴随症状应详细询问其出现的时间、特征及其演变情况，并了解伴随症状与主要症状之间的关系。如咳嗽与咳痰、发热与寒战、腹痛与腹泻常伴随出现。如疟疾每一次发作常先有恶寒、战栗，继而发热，最后出汗三个症状。如患者有两种以上的疾病，则应按其疾病发生前后顺序描述。对应该出现而实际并未出现的一些重要伴随症状，也应询问清楚，并加以记录，以助鉴别诊断。

5. 特殊患者要注意问诊技巧 在询问一些特殊患者时，应根据患者的具体情况采取不同的方法与技巧，必要时要陪同人员协助提供病史。

(1) 多话与唠叨 这类患者就诊时常不停地讲述，医师不易插话及提问，对采集病史造成一定的困难。对这类患者，提问应限定在主要问题上；根据初步判断，在患者提供不相关的内容时，巧妙打断；同时仔细观察患者有无思维奔逸或混乱的情况，必要时按精神科要求采集病史和做精神检查。

(2) 焦虑与抑郁 对这类患者应给予宽慰。鼓励焦虑患者讲出其感受，了解患者的主要问题，确定表述的方式，恰如其分地进行询问，以免患者产生抵触情绪。抑郁是常见的临床问题之一，且易被忽略，应予以特别重视。如询问患者平常的情绪如何，对未来及对生活的看法，如疑为抑郁症，应按精神科要求采集病史和做精神检查。

(3) 缄默与忧伤 这类患者沉默、敏感、情绪难以控制，医师应有耐心，运用同情、安抚、等待、减慢问诊速度等方法，使患者镇定后再继续叙述病史。引起患者缄默与忧伤的原因较多，可能由于疾病使患者的情绪难以控制，或医师触及患者敏感的问题而使其伤心，或批评性的提问使患者沉默或不悦，对这些都应及时察觉，予以避免。

(4) 愤怒与敌意 由于疾病的影响而情绪失控，或由于医务人员态度生硬或语言冲撞使得患者愤怒或怀有敌意。医师应采取坦然、理解、宽容的态度，冷静与理智地对待患者，尽量发现患者愤怒的原因并予以说明。询问应该有条不紊，把握分寸，对个人史及家族史或其他可能较敏感的问题，询问要谨慎，以免触怒患者。

（5）危重和晚期患者　病情危重患者反应差、迟钝，应予以理解，不要催促。或经初步处理、病情稳定后再详细询问。临危、晚期患者因治疗无望有拒绝、孤独、懊丧、抑郁等情绪，应特别关心，给予宽慰。对诊断、预后等回答应恰当、中肯，避免造成伤害；更不要与其他医师的回答发生矛盾。

（6）多种症状并存　有的患者多种症状并存，医师问及的所有症状似乎都有，尤其是慢性过程又无侧重时，应注意抓住主要问题。另一方面，在注意排除器质性疾病的同时，亦考虑其可能由精神因素引起，一经核实，不必深究；必要时可建议其做精神方面的检查。但初学者在判断功能性问题时应特别谨慎。

（7）老年人　一般能提供足够的病史，但因体力、视力、听力及记忆力减退，以及部分患者思维及反应缓慢，可能对问诊有一定的影响。因此，在问诊时要耐心，先提简单清楚、通俗易懂的一般性问题，减慢提问进度，使之有足够的时间思索、回忆，必要时适当地重复，或向其家属及朋友等收集补充病史。

（8）儿童　多不能自述病史，需由家长或保育人员代述。病历资料的可靠性与他们观察小儿的能力、接触小儿的密切程度有关，对此应予以注意，并在病历记录中说明。问病史时应注意态度和蔼，体谅家长因子女患病而产生的焦急心情，认真地对待家长所提供的每个症状，因家长最了解情况，最能早期发现小儿病情的变化。6 岁以上的小儿，可让他补充叙述一些有关病情的细节，但应注意其记忆及表达的准确性。有些患儿由于惧怕住院、打针而不肯实说病情，在与他们交谈时，应仔细观察并全面分析，有利于判断其可靠性。

（9）残疾患者　某些残疾患者在沟通和提供病史上较其他人更为困难，要给予更多的同情、关心和耐心。对聋哑人，可用简单明了的手势或其他体语；也可请患者亲属、朋友解释或代叙；必要时可作书面交流。对盲人，更应细心周到，如搀扶患者就座，向患者自我介绍及介绍现场情况，有利于获得患者的信任和进行问诊。要仔细聆听病史叙述并及时作出语言应答，使患者放心与合作。

（10）精神疾病患者　应根据患者对自身疾病的认识能力区别对待。对有自知力的精神疾病患者，一般应由患者本人叙述病情。对缺乏自知力的患者，其病史可从家属或相关人员中获得。问诊应在安静、不受干扰的房间里进行；同时还要仔细观察患者的情绪反应、语气、面部表情和行为，有时所获得的一些资料可以作为其病史的补充。

三、问诊的注意事项

问诊是一种实践性很强的诊断方法，需要结合理论学习在实践中反复训练，才能较好地掌握技巧，不断提高问诊水平。

1. 态度诚恳耐心　问诊时态度要诚恳，语言要文明，语气要和蔼，交谈要耐心。要向患者做自我介绍，了解患者的要求，提供细心服务，加强医患沟通，取得患者的信任，这些都有助于问诊的顺利完成。

2. 语言通俗易懂　问诊时不要使用医学术语，如心悸、食欲缺乏、紫癜等，而要用通俗易懂的词语代替难懂的医学术语，以免患者因不理解而受窘或答错。患者使用医学术语时，医师要把具体意思问清，以便评估其使用是否正确。如有些患者将短暂意识丧失描述为“昏迷”，如果不详加询问，易导致误诊。

3. 避免暗示诱导 暗示诱导性提问是一种能为患者提供带倾向性特定答案的提问方式。问诊时应避免暗示性诱导提问，因为患者易于接受医师的暗示，而不会轻易否定。如“是不是下午发热?”，“胸痛放射到左臂吗?”，“大便发黑吗?”，以免患者错误地提供符合医师主观所需的资料。

4. 避免心理损害 询问病史时，医师要有高度的同情心，要遵循对患者无心理损害的原则，忌用对患者有不良刺激的语言和表情，避免增加患者的思想负担，加重病情。恰当地运用一些评价、赞扬与鼓励的语言，可促使患者与医师合作。对一些敏感问题要婉转询问，对恶性疾病患者要谨慎询问。

5. 避免重复提问 提问时要注意目的性、系统性和侧重性，医师应集中精力倾听患者的回答。有时为了核实资料，需要就同样的问题进行强调，但无计划的重复或杂乱无章的提问是不负责任的表现，可能会失去患者的信任。

6. 把握问诊节奏 当问诊进展顺利时，医师应注意聆听，不要轻易打断患者讲话，让患者有足够的时间思考回答问题。尤其不要急促地提出一连串问题，使患者几乎没有时间去思考，同时也容易造成患者在回答问题时无所适从。如果患者不停地谈论与病史无关的问题，则应客气地把话题引导到正题上。

7. 及时核对信息 为了收集到尽可能准确的病史，医师应注意及时核对患者陈述中不确切或有疑问的情况，如时间和病情之间的关系、院外诊断和用药的情况，以免似是而非，影响病史的真实性。若患者用诊断术语描述病史，如“5 年前患糖尿病”，医师应询问当时的症状和检查等，以核实信息的准确性。

8. 注意危重患者 对危重患者，在做扼要询问和重点检查后，应立即进行抢救，详细的病史与检查可在病情好转后再做补充，以免延误治疗。

9. 尊重患者隐私 医师有依法保守患者隐私的责任，绝对不可随意泄露，更不得将其隐私作为谈笑资料。尊重患者的个人隐私是医师必须遵守的职业道德。

四、问诊的内容

问诊的内容即住院病历所要求的内容，按一定顺序询问病史，才能取得完整的资料。问诊内容包括：

（一）一般项目

一般项目（general data）包括姓名、性别、年龄、籍贯、民族、婚姻、职业、工作单位、住址、入院日期、记录日期、病史叙述者及可靠程度等。若病史叙述者不是本人，则应注明其与患者的关系。记录年龄时应填写实际年龄。这些项目在疾病的诊断和治疗上有一定的意义，应认真询问并填写。

（二）主诉

主诉（chief complaints）是患者感受最主要的症状或体征及其持续时间，也是本次就诊最主要的原因。通过主诉可初步判断是哪一种性质或哪一个系统的疾病。主诉记录应简练、扼要，反映疾病的突出问题，同时注明主诉自发生到就诊的时间，如“咽痛、畏寒、发热 2 天”。若主诉包括前后不同时间出现的几个症状，则应按其发生的先后顺序排列，如“反复发作腹痛 2 年，柏油样便 2 天”，“心悸、气促 1 年，下肢水肿 5 天”。对病程长、病情复杂、主要症状不突出的病例，医师需要根据其病史中主要的症状或就诊的主要原因加以归纳、整理、记录。记录主诉时要将患者诉说的主要痛苦改用医学术语加以记录，不可用俚语或方言。对当前无症状表现、诊断资料和入院目的又十分明确的患者，也可用以下方式记录主诉，如“发现肾结石1个月，入院接受手术治疗”，“白血病复发1周，要求入院化疗”。

(三) 现病史

现病史（history of present illness）是病史中的主体部分，它记述患者患病后疾病发生、发展、演变和诊治的全过程。现病史询问实际上是围绕主诉进行，包括以下内容：

1. 起病情况　包括起病时的环境、具体时间、发病急缓及诱因或原因。每种疾病的起病或发作都有各自的特点，详细询问起病的情况，对疾病的鉴别诊断和病因探索具有重要的作用。例如，偏瘫患者若在夜间睡眠时逐渐发生，提示脑血栓形成；若在活动时突然偏瘫，则多考虑为脑出血所致。各种疾病起病急缓也不一样，有的疾病起病急骤，如急性心肌梗死等；有的疾病则起病缓慢，如结核病、肿瘤等。

2. 患病时间　指起病到就诊或入院的时间，如先后出现几个症状，则按时间顺序询问后分别记录，起病时间一般以年、月、日计算，起病急骤者可按小时、分钟计算。现病史与主诉所描述的时间要一致。如主诉为上腹部疼痛反复发作3年、黑便1天。现病史中，从3年前第一次出现症状时写起，按其发生先后描述。

3. 病因与诱因　问诊时尽可能了解与本次发病有关的病因（如中毒、感染、过敏等）或诱因（如气候变化、环境改变、情绪、起居、饮食失调等），有助于明确诊断与拟定治疗方案。患者对直接或近期的病因容易说出，但当病因比较复杂或病程较长时，患者往往难于言明，这时需要医生进行科学的分析和归纳。

4. 主要症状的特点　包括主要症状出现的部位、性质、持续时间和程度，缓解或加剧的因素等。了解这些特点对判断疾病所在的系统或器官以及病变的部位、范围和性质很有帮助。如上腹部疼痛多为胃、十二指肠或胰腺的疾病，急性右下腹疼痛则多为阑尾炎，若女性病人还应考虑到卵巢或输卵管的疾病。对疼痛的性质也应做有鉴别意义的询问，如绞痛、钝痛、胀痛、灼痛、刀割样痛、隐痛以及症状是持续性还是阵发性，发作及缓解的时间等。

5. 病情的发展与演变　包括患病过程中主要症状的变化或新症状的出现。如起病后主要症状的变化是持续性还是发作性，是进行性加重还是逐渐好转，以及缓解或加重的因素。如食管癌时，吞咽困难为持续性存在，并进行性加重；而食管贲门失弛缓症时，吞咽困难多呈间歇性发作，病程较长。有心绞痛史的患者本次发作疼痛加重，且持续时间较长时，则应考虑心肌梗死的可能。

6. 伴随症状　指伴随主要症状出现的其他症状。伴随症状常是鉴别诊断的依据。因不同的疾病可出现相同的症状，有时仅凭一个症状无法判断是哪种疾病，必须要问清伴随症状才有助于明确诊断方向。如急性右上腹痛可有多种原因，若患者同时伴有恶心、呕吐、发热，特别是又出现黄疸和休克时，就应该考虑急性胆道感染的可能。当某一疾病按一般规律应出现的伴随症状而实际上没有出现时，也应将其记录于现病史中，以备进一步观察，因为这种阴性症状往往具有重要的鉴别诊断意义。

7. 诊治经过　患者本次就诊前曾接受过其他医院诊治时，应问清诊治经过。如做过检查，应问清其结果；如曾接受过治疗，应询问治疗的方法，药物名称、用法、剂量和疗效等，以备制订治疗方案时参考。例如心力衰竭的患者，应仔细询问是否用过洋地黄类药物，服用的剂量、时间及疗效如何。

8. 病程中的一般情况　包括患病后的精神、体力、体重、食欲、食量、睡眠与排尿、排便情况，均应详细询问并做记录，这些内容有助于全面评价患者的病情、预后以及选用辅助治疗措施。

(四) 既往史

既往史 (past history) 包括患者既往健康情况、曾患疾病 (包括各种传染病)、外伤手术史、预防接种史、过敏史，以及与当前所患疾病有密切关系的情况。要注意既往史不能与现病史混淆。询问曾患疾病时，也应按次序记明患病时间及诊断名称，如诊断不明，可记症状、体征、治疗结果、并发症或后遗症。

系统回顾 (review of systems) 是为了避免遗漏，按机体各系统疾病的主要症状进行有顺序的询问，以帮助医师全面、扼要地了解患者除现病史以外的其他各系统是否发生过当前尚存在或已痊愈的疾病，这些疾病与本次疾病有无因果关系。

1. 呼吸系统 有无咳嗽、咳痰、咯血、胸痛、呼吸困难等症状。咳嗽的程度、性质、发生和加剧的时间、与体位改变及气候变化的关系；咳痰的颜色、黏稠度和气味；咯血的颜色和量；胸痛的部位、性质以及与咳嗽、呼吸、体位的关系；呼吸困难的性质、程度、出现的时间及与体位的关系；有无畏寒、发热、盗汗等。

2. 循环系统 有无胸痛、心悸、胸闷、晕厥、呼吸困难、水肿等。胸痛尤其心前区疼痛的性质、程度、出现和持续的时间、有无放射痛、放射部位、发作的诱因和缓解方法；心悸发生的时间与诱因；呼吸困难的诱因和程度，与体位和体力活动的关系，有无咳嗽、咯血等；水肿出现的部位和时间；尿量多少，昼夜间的改变；有无肝区疼痛、腹腔积液等。

3. 消化系统 有无咽下困难、食欲改变、反酸、嗳气、恶心、呕吐、呕血、腹胀、腹痛、腹泻、黑便、便秘等；呕吐发生的时间、诱因、次数，呕吐物的内容、量、颜色及气味；呕血的量及颜色；腹痛部位、程度、性质和持续时间、有无规律性及放射部位，与饮食、气候等因素的关系、按压后疼痛是减轻还是加重；排便次数、粪便颜色、性状、量和气味，排便时有无腹痛或里急后重；是否伴有发热与皮肤黏膜黄染等。

4. 泌尿生殖系统 有无水肿，发生的时间及部位；有无排尿困难、尿频、尿急、尿痛、多尿、少尿、夜尿增多、尿的颜色改变、尿潴留及尿失禁等；是否有腹痛，疼痛的部位、有无放射痛；外生殖器有否溃疡、皮疹；性欲有否障碍。

5. 造血系统 有无乏力、头晕、眼花、耳鸣等；皮肤及黏膜有无苍白、黄染、出血点、瘀斑、血肿及有无淋巴结、肝脾大、骨骼痛等。

6. 代谢、内分泌系统 有无怕热、多汗、乏力、畏寒、视力障碍、食欲异常、烦渴、多尿、水肿等；有无肌肉震颤及痉挛；性器官的发育情况；体重、皮肤、毛发、甲状腺、骨骼的改变；有无手术、外伤、产后大出血。

7. 精神、神经系统 有无有无头痛、失眠、记忆力减退、意识障碍、晕厥、痉挛、震颤、瘫痪、性格改变；有无感觉和运动异常及定向障碍；有无幻觉、妄想、情绪异常等。

8. 运动系统 骨骼发育情况有无异常，有无骨折、畸形、关节肿痛、关节强直或变形；有无肢体肌肉疼痛、麻木、痉挛、萎缩、瘫痪等。

(五) 个人史

1. 社会经历 包括出生地、居住与旅居地区和居留时间，注意出生地及居住地区与某种传染病或地方病的关系。

2. 职业及工作条件 包括劳动环境、工种、与工业毒物、化学药品、放射性物质的接触情况及时间。

3. 习惯与嗜好 个人卫生习惯、烟酒嗜好的时间及其量等。

4. 冶游史 有无不洁性交史，是否患过淋病、尖锐湿疣、软下疳等。

5. 吸毒史 有无吸毒史及毒物种类、用量和时间，是否成瘾等。

（六）婚姻史

婚姻史（marital history）记述未婚、已婚或再婚，结（再）婚年龄、配偶健康状况、性生活情况等。如丧偶，应询问其死亡的时间和原因。

（七）月经史

月经史（menstrual history）记录月经初潮年龄、月经周期和经期天数、经血的量和颜色、有无痛经与白带、末次月经日期、闭经日期、绝经年龄。记录格式如下：

$$\text{初潮年龄}\frac{\text{行经期（天）}}{\text{月经周期（天）}}\text{末次月经时间（或绝经年龄）}$$

$$\text{例如：12 岁}\frac{3\sim5\text{ 天}}{28\sim30\text{ 天}}\text{2010 年 4 月 22 日（49 岁）}$$

（八）生育史

生育史（childbearing history）记录初孕年龄，妊娠与生育次数，人工或自然流产次数，有无早产、死产、难产、手术产、产褥感染及计划生育状况等。对男性患者应询问是否患过影响生育的疾病。

（九）家族史

家族史（family history）要询问父母与同胞兄弟、姐妹及其子女的健康情况。特别应询问有无与患者类似的疾病、与遗传有关的疾病，如糖尿病、原发性高血压、血友病、精神病等。对已死亡的直系亲属要问明死因与年龄。某些遗传性疾病还涉及非直系亲属，也需询问。

第二节 常见症状

症状（symptom）是患者主观感受到不舒适或痛苦的异常感觉或某些客观病态改变。广义的症状还包括体征（sign），体征是机体出现的客观改变，大部分经医师检查发现（如肝脾大、心脏杂音），少数可由患者自行感知（如水肿、黄疸）。症状是医师进行疾病调查的线索和问诊的主要内容，也是诊断及鉴别诊断的依据和反映病情的重要指标。疾病的症状很多，同一疾病可有不同的症状，同一症状亦可在不同疾病中出现。因此，在临床诊断中，必须结合所有临床资料综合分析，切忌单凭一个或几个症状而作出错误的诊断。

一、发热

发热（fever）是由于各种原因使机体产热和散热失衡，导致体温升高超出正常范围。

正常人的体温受体温调节中枢的调控，并通过神经和体液因素使产热和散热过程呈动态平衡，保持体温的相对恒定。正常人体温（腋测法）一般为 36～37℃，受个体差异及体内外因素影响略有波动，在 24 小时内，下午较早晨稍高，剧烈运动、劳动或进餐后也轻微升高，但波动范围一般不超过 1℃。妇女在月经前和妊娠期体温稍高于正常，老年人代谢率较低，体温相对低于青壮年。另外，在高温环境下体温也可轻微升高。

【病因与分类】 引起发热的病因很多，可分为感染性与非感染性两大类，临床上以前者多见。

1. 感染性发热（infective fever） 各种病原体如病毒、细菌、支原体、衣原体、立克次体、螺旋体、真菌、寄生虫等引起的感染，不论是急性、亚急性或慢性起病，还是局限性或全身性感染，均可出现发热。

2. 非感染性发热（noninfective fever） 指由非病原体物质引起的发热，主要有以下几个方面：

（1）无菌性组织损伤或坏死 由于组织损伤或坏死、组织蛋白分解及坏死产物的吸收，导致无菌性炎症而引起发热，亦称为吸收热（absorption fever）。如大面积烧伤、大手术后组织损伤、内出血、恶性肿瘤、溶血反应等。

（2）抗原-抗体反应 如风湿热、血清病、药物热等。

（3）内分泌代谢疾病 如甲状腺功能亢进症、重度脱水等。

（4）皮肤散热减少 如广泛性皮炎、鱼鳞病及慢性心力衰竭等，一般为低热。

（5）体温调节中枢功能失常 如中暑、重度安眠药中毒、脑出血、脑外伤等，可直接损害体温调节中枢，致其功能失常而引起发热。这类发热称为中枢性发热，高热无汗是其特点。

（6）自主神经功能紊乱 功能性发热，多为低热。

【发生机制】

1. 致热源性发热 多数发热为此类。致热源可分为内源性和外源性两大类。外源性致热原如细菌的内毒素，其为大分子物质，虽然它不能通过血-脑屏障直接作用于体温调节中枢，但可激发中性粒细胞和单核细胞，使之释放内源性致热原如白介素、干扰素等，后者因其分子量小，可通过血-脑屏障直接作用于体温调节中枢，使体温调定点上移而引起发热。

2. 非致热原性发热 是体温调节机制失控或调节障碍所引起的一种被动性体温升高。包括先天性汗腺缺乏、广泛性皮肤病、环境高温所引起的散热减少；甲状腺功能亢进症引起的产热过多；颅脑外伤、出血等使体温调节中枢直接受损。

【临床表现】

1. 发热的分度 以口腔温度为标准，发热可分四度：低热（37.3～38℃）、中等度热（38.1～39℃）、高热（39.1～41℃）和超高热（41℃以上）。

2. 发热的临床过程与特点 发热的临床过程一般分为三个阶段。

（1）体温上升期 该期产热大于散热，使体温上升。在体温上升过程中常有疲乏无力、肌肉酸痛、皮肤苍白、畏寒或寒战等现象。体温上升有两种方式：

1）骤升型 体温在几小时内达39～40℃或以上，常伴有寒战，小儿易发生惊厥。见于疟疾、肺炎球菌性肺炎、败血症、流行性感冒、急性肾盂肾炎、输液反应等。

2）缓升型 体温逐渐上升，在数日内达高峰，多不伴寒战。见于伤寒、结核病、布氏杆菌病等。

（2）高热期 是指体温上升达高峰后保持一定的时间，持续时间可因病因不同而有差异。如疟疾可持续数小时，肺炎球菌肺炎、流行性感冒可持续数天，伤寒则可为数周。此期临床表现明显，可伴有皮肤潮红、灼热、头痛、脉搏增加、呼吸加深加快、食欲减退、腹胀或便秘，严重者可出现不同程度的意识障碍。

（3）体温下降期 此期表现为皮肤潮湿，出汗较多。体温下降也有两种方式：①骤降型：体温于数小时内迅速下降至正常，多伴有大汗淋漓。常见于疟疾、肺炎球菌性肺炎及输液反应等；②缓降型：体温在数日内逐渐降至正常，如伤寒、风湿热等。

3. 热型及临床意义 热型（fever type）是指按常规方法测量发热患者的体温，并标记在体温单上，将各体温数值点连接起来，形成不同形状的体温曲线。许多发热性疾病具有比较有特征性的热型，对疾病的诊断和鉴别诊断有一定的价值。临床上常见的热型有以下几种：

（1）稽留热（continued fever） 体温恒定在 39～40℃或以上，24 小时内体温波动范围不超过 1℃，可持续数天或数周。常见于肺炎球菌肺炎、伤寒等疾病的高热期（图 5-1）。

（2）弛张热（remittent fever） 又称败血症热、消耗热。体温在 39℃以上，24 小时内波动范围超过 2℃，但体温最低时仍高于正常。常见于败血症、风湿热、重症肺结核及脓毒血症等（图 5-2）。

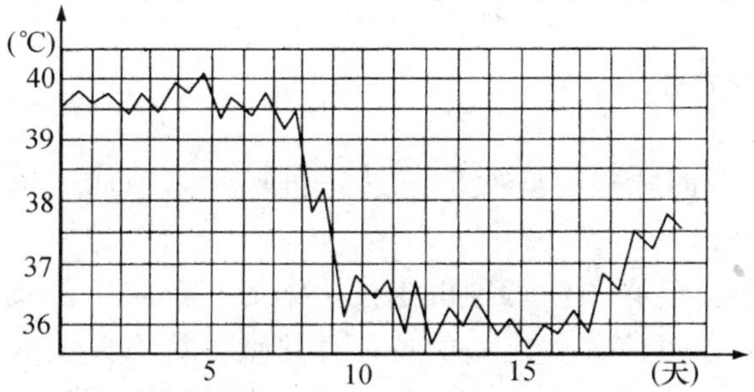

图 5-1 稽留热

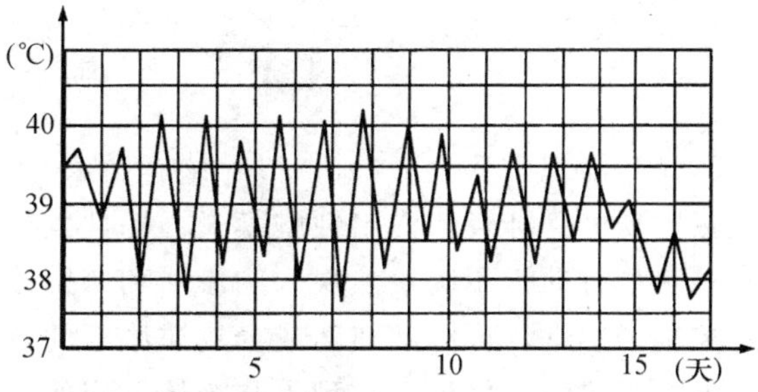

图 5-2 弛张热

（3）间歇热（intermittent fever） 体温骤升至高峰后持续数小时，又迅速降至正常水平，经过数小时或数天间歇后，体温再次突然升高，如此反复交替出现。常见于疟疾、急性肾盂肾炎等（图 5-3）。

（4）波状热（undulant fever） 体温逐渐上升达 39℃或以上，数天后又逐渐降至正常，持续数天后又逐渐升高，如此反复多次。常见于布氏杆菌病（图 5-4）。

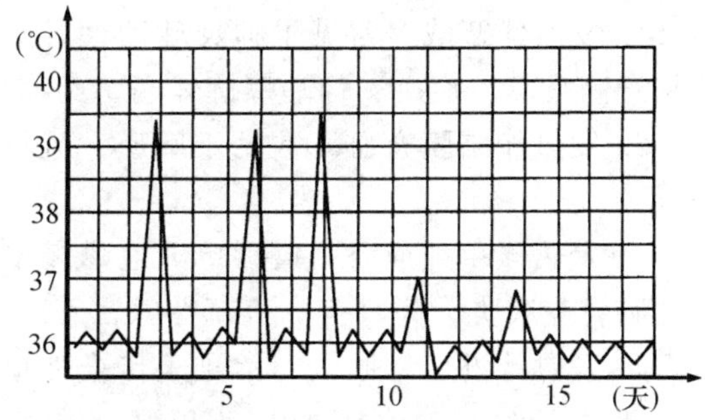

图 5-3 间歇热

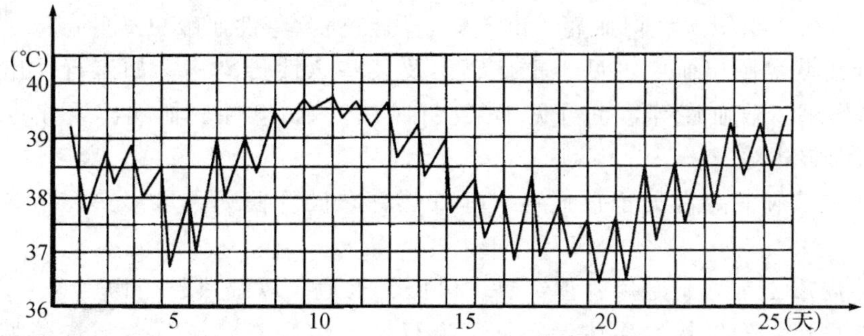

图 5-4 波状热

（5）回归热（recurrent fever） 体温急骤上升至 39℃或以上，持续数天后又骤然降至正常。高热期与无热期各持续若干天后规律性交替一次。可见于回归热、霍奇金

(Hodgkin) 病 (图 5-5)。

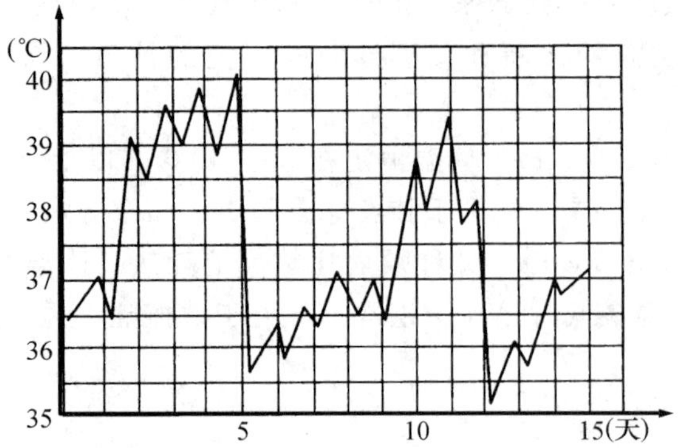

图 5-5 回归热

(6) 不规则热 (irregular fever) 发热的体温曲线没有一定的规律，可见于结核病、风湿热、支气管肺炎、渗出性胸膜炎、癌性发热等。

热型有助于不同发热疾病的诊断和鉴别诊断。但必须注意：由于抗生素的广泛应用，及时控制了感染，或因解热药或糖皮质激素的应用，可使某些疾病的特征性热型变得不典型或呈不规则热型；另外，热型也与个体反应的强弱有关，如老年人患休克型肺炎时可仅有低热或无发热，而不具备肺炎的典型热型。因此，对待热型要结合临床情况做具体分析。

【伴随症状】

1. 发热伴寒战 常见于肺炎球菌性肺炎、败血症、急性胆囊炎、急性肾盂肾炎、流行性脑脊髓膜炎、疟疾、钩端螺旋体病、药物热、急性溶血或输血反应等。

2. 发热伴结膜充血 常见于麻疹、流行性出血热、咽结膜热、斑疹伤寒、钩端螺旋体病等。

3. 发热伴单纯疱疹 口唇单纯疱疹多出现于急性发热性疾病，如肺炎球菌性肺炎、流行性脑脊髓膜炎、间日疟、流行性感冒等。

4. 发热伴淋巴结肿大 常见于传染性单核细胞增多症、风疹、淋巴结结核、局灶性化脓性感染、丝虫病、白血病、淋巴瘤、转移癌等。

5. 发热伴肝脾大 常见于传染性单核细胞增多症、病毒性肝炎、肝及胆道感染、布氏杆菌病、疟疾、结缔组织病、白血病、淋巴瘤、黑热病及急性血吸虫病等。

6. 发热伴皮肤黏膜出血 可见于重症感染及某些急性传染病，如流行性出血热、病毒性肝炎、斑疹伤寒、败血症等，也可见于某些血液病，如急性白血病、重症再生障碍性贫血、恶性组织细胞病等。

7. 发热伴关节肿痛 常见于败血症、猩红热、布氏杆菌病、风湿热、结缔组织病、痛风等。

8. 发热伴皮疹 常见于麻疹、猩红热、风疹、水痘、风湿热、药物热等。

9. 发热伴昏迷 先发热后昏迷者常见于流行性乙型脑炎、流行性脑脊髓膜炎、中毒性菌痢、斑疹伤寒、中暑等；先昏迷后发热者见于脑出血、巴比妥类药物中毒等。

二、疼痛

疼痛 (pain) 是一种痛苦的异常感觉，是许多疾病的先兆信号，也是患者就医的主要原因之一。疼痛又是一种警戒信号，使机体采取防卫措施，避开或去除引起疼痛的因素，对机体的正常生命活动具有保护作用。若疼痛强烈或持久，则可造成机体生理功能紊乱，甚至休克。

根据疼痛发生的部位、性质、强度、诱发因素及缓解方式，可初步判断疼痛的原因。现将头痛、胸痛、腹痛、腰背痛、关节痛分别阐述如下：

（一）头痛

头痛（headache）是指额、顶、颞及枕部的疼痛。很多疾病都可引起头痛，大多无特异性，且预后良好。全身发热性疾病往往伴有头痛，精神紧张、过度疲劳也可有头痛，但反复发作或持续的头痛，则可能是某些器质性疾病的信号，进行性加重的头痛提示病情加重或恶化。

【病因】

1. 颅脑病变　①感染：如脑膜炎、脑膜脑炎、脑炎、脑脓肿等；②血管病变：如蛛网膜下腔出血、脑出血、脑血栓形成、脑栓塞、高血压脑病、脑供血不足、脑血管畸形、风湿性脑脉管炎和血栓闭塞性脑脉管炎等；③占位性病变：如脑肿瘤、颅内转移瘤、颅内囊虫病或包虫病等；④颅脑外伤：如脑震荡、脑挫伤、颅内血肿、脑外伤后遗症；⑤其他：如偏头痛、丛集性头痛、头痛型癫痫、腰椎穿刺后及腰椎麻醉后头痛。

2. 颅外病变　①颅骨疾病：如颅骨肿瘤；②颈部疾病：颈椎病及颈部其他疾病；③神经痛：如三叉神经、舌咽神经及枕神经痛；④其他：如眼、耳、鼻和齿疾病所致的头痛。

3. 全身性疾病　①急性感染：如流感、伤寒、肺炎等发热性疾病；②心血管疾病：如高血压病、心力衰竭；③中毒：如铅、酒精、一氧化碳、有机磷、药物（如颠茄、水杨酸类）等中毒；④其他：尿毒症、低血糖、贫血、肺性脑病、系统性红斑狼疮、月经及绝经期头痛、中暑等。

4. 神经症　如神经衰弱及癔症性头痛。

【临床表现】　头痛往往由于病因不同而有不同的临床表现。

1. 发病情况　起病缓急、病程长短因病因不同而表现各异。急性头痛伴发热者常为感染性疾病；急剧的头痛、持续不减并有不同程度的意识障碍而无发热者，提示颅内血管性疾病（如蛛网膜下腔出血）；长期反复发作的头痛或搏动性头痛，多为血管性头痛（如偏头痛）或神经官能症；慢性进行性头痛并有颅内高压症状（如呕吐、缓脉、视神经乳头水肿）时应注意颅内占位性病变；慢性头痛突然加剧并伴有意识障碍时，提示可能发生脑疝；青壮年慢性头痛但无颅内高压者，可因焦虑、情绪紧张而发生，多为肌收缩性头痛（或称肌紧张性头痛）。

2. 头痛部位　头痛的部位可发生在单侧、双侧、前额或枕部，可以是局部或弥散。偏头痛及丛集性头痛多在一侧；颅内病变的头痛常较深而弥散，且深部病变的头痛部位不一定与病变部位相一致，但疼痛多向病灶同侧放射；颅外病变的头痛常多局限及表浅，常在刺激点近处或神经分布区内，如枕神经痛局限在枕部；高血压引起的头痛多在额部或整个头部；全身性或颅内感染性疾病的头痛，多为全头痛；蛛网膜下腔出血或脑脊髓膜炎除头痛外尚有颈痛；眼源性头痛为浅在性且局限于眼眶、前额或颞部；鼻源性或牙源性头痛也多为浅表性疼痛。

3. 头痛程度与性质　头痛的程度与病情的轻重并无平行关系。偏头痛、三叉神经痛及脑膜刺激的疼痛最为剧烈；脑肿瘤的头痛多为轻中度；搏动性头痛可见于高血压、血管性头痛及发热性疾病；神经痛多呈电击样痛或刺痛；肌收缩性头痛多为重压感、紧箍感或钳夹样痛；神经官能症性头痛以病程长、明显的波动性和易变性为特点。

4. 头痛发生与持续的时间　某些头痛可发生在特定时间，如颅内占位性病变多为持续性，往往清晨加剧；鼻窦炎的头痛也常发生于清晨或上午，逐渐加重至午后减轻；脑肿瘤的头痛多为持续性，可有长短不等的缓解期；女性偏头痛在月经期发作较频；长时间阅读后发生的头痛常为眼源性。

5. 影响头痛的因素　咳嗽、打喷嚏、摇头、俯身可使颅内高压性头痛、血管性头痛、颅内感染性头痛及脑肿瘤性头痛加剧；颈肌急性炎症所致的头痛可因颈部运动而加剧；慢性或职业性的颈肌痉挛所致的头痛可因活动按摩颈肌而逐渐缓解；偏头痛在应用麦角胺后可获得缓解。

【伴随症状】

1. 头痛伴剧烈呕吐为颅内压增高，头痛在呕吐后减轻则见于偏头痛。

2. 头痛伴眩晕见于小脑肿瘤、椎-基底动脉供血不足。

3. 头痛伴发热见于感染性疾病，包括颅内或全身性感染。

4. 慢性进行性头痛伴精神症状应注意颅内肿瘤。

5. 慢性头痛突然加剧并有意识障碍提示可能发生脑疝。

6. 头痛伴视力障碍见于青光眼或脑肿瘤。

7. 头痛伴脑膜刺激征提示有脑膜炎或蛛网膜下腔出血。

8. 头痛伴癫痫发作可见于脑血管畸形、脑内寄生虫病或脑肿瘤。

9. 头痛伴自主神经功能紊乱（如焦虑、失眠）可能是神经官能症性头痛

（二）胸痛

胸痛（chest pain）主要由胸部疾病引起，疼痛的程度因个体痛阈差异而不同，不一定与病情轻重一致。

【病因】

1. 胸壁及胸廓疾病　急性皮炎、皮下蜂窝织炎、带状疱疹、肋间神经炎、肋软骨炎、流行性肌炎、肋骨骨折、外伤、多发性骨髓瘤、急性白血病等。

2. 心血管疾病　心绞痛、心肌梗死、心肌病、二尖瓣或主动脉瓣病变、急性心包炎、胸主动脉夹层、肺栓塞、肺动脉高压以及心血管神经症等。

3. 呼吸系统疾病　胸膜炎、胸膜肿瘤、气胸、血胸、支气管肺癌等。

4. 纵隔疾病　纵隔炎、纵隔气肿、纵隔肿瘤等。

5. 其他　食管炎、食管癌、食管裂孔疝、膈下脓肿、肝脓肿、脾梗死、脾破裂、痛风、过度通气综合征等。

【临床表现】

1. 发病年龄　青壮年胸痛多考虑结核性胸膜炎、自发性气胸、心肌炎、心肌病、风湿性心脏瓣膜病；40 岁以上须注意心绞痛、心肌梗死和支气管肺癌。

2. 胸痛部位　胸壁及胸廓疾病所致的胸痛常局限于病变部位，且有压痛，若为胸壁皮肤的炎症性病变，局部可有红、肿、热、痛表现；带状疱疹表现为成簇的水疱沿一侧肋间神经分布伴剧痛，且疱疹不超过体表中线；肋骨骨折部位有明显的挤压痛；肋软骨炎引起胸痛常在第一、二肋软骨处见单个或多个隆起，局部有压痛，但无红肿；心绞痛及急性心肌梗死的疼痛多在胸骨后和心前区或剑突下；胸膜炎、气胸、肺栓塞引起的疼痛多在患侧腋下；食

管及纵隔病变引起的胸痛多在胸骨后；肝胆疾病及膈下脓肿引起的胸痛多在右下胸，侵犯膈肌中心部时疼痛放射至右肩部。

3. 胸痛的性质 胸痛的性质多种多样。如带状疱疹呈刀割样或灼热样剧痛；食管炎多呈烧灼痛；肋间神经痛为阵发性灼痛或刺痛；支气管肺癌、纵隔肿瘤表现为闷痛；心绞痛呈压榨样痛伴窒息感；心肌梗死则疼痛更为剧烈并有恐惧、濒死感；胸膜炎常呈隐痛、钝痛和刺痛；突然发生的撕裂样剧痛可见于气胸、胸主动脉夹层；肺栓塞可突然发生胸部剧痛或绞痛，常伴呼吸困难与发绀。

4. 疼痛持续时间 平滑肌痉挛或血管狭窄缺血所致的疼痛多为阵发性，炎症、肿瘤、栓塞或梗死所致的疼痛呈持续性。如心绞痛发作时间短暂（持续 1～5 min），而心肌梗死疼痛持续时很长（数小时或更长）且不易缓解。

5. 影响胸痛的因素 心绞痛发作可在劳力或精神紧张时诱发，休息后或含服硝酸甘油后缓解，但对心肌梗死所致的疼痛无效。食管疾病多在进食时发作或加剧，服用抑酸剂和促动力药物可减轻或消失。胸膜炎及心包炎的胸痛可因咳嗽或深呼吸而加剧。

【伴随症状】

1. 胸痛伴有咳嗽、咳痰和（或）发热 常见于气管、支气管和肺部疾病。

2. 胸痛伴呼吸困难 常提示病变累及范围较大，如气胸、渗出性胸膜炎和肺栓塞等。

3. 胸痛伴咯血 主要见于肺结核、肺栓塞、支气管肺癌。

4. 胸痛伴血压下降或休克表现 多见于心肌梗死、胸主动脉夹层、主动脉窦瘤破裂和大块肺栓塞。

5. 胸痛伴咽下困难 多提示食管疾病。

（三）腹痛

腹痛（abdominal pain）是一个常见症状，多数由腹部脏器疾病引起，也可由腹腔外疾病或全身性疾病所致。腹痛的病变可为器质性，亦可为功能性，疼痛的程度除与病情有关外，还受到神经和心理因素的影响。由于病因复杂，诊断时要详细询问病史，进行全面的体格检查和必要的辅助检查，并联系病理生理改变，进行综合分析，才能做出正确诊断。临床上一般将腹痛按起病缓急、病程长短分为急性腹痛和慢性腹痛。

【病因】

1. 急性腹痛 ①腹腔器官急性炎症：如急性胃炎、急性肠炎、急性胰腺炎、急性出血坏死性肠炎、急性胆囊炎、急性阑尾炎等；②腹腔内脏器阻塞或扩张：如肠梗阻、肠套叠、胆道结石、胆道蛔虫症、泌尿系统结石等；③腹腔内脏器扭转或破裂：如肠扭转、肠系膜或大网膜扭转、卵巢扭转、肝破裂、脾破裂、异位妊娠破裂等；④腹膜炎症：多由胃肠穿孔引起，少部分为自发性腹膜炎；⑤腹腔内血管阻塞：如缺血性肠病、腹主动脉夹层和门静脉血栓形成；⑥腹壁疾病：如腹壁挫伤、腹壁脓肿及腹壁皮肤带状疱疹；⑦胸腔疾病所致的腹部牵涉性痛：如肺炎、肺栓塞、心绞痛、心肌梗死、急性心包炎、胸膜炎、食管裂孔疝、胸椎结核；⑧全身性疾病所致的腹痛：如腹型过敏性紫癜、糖尿病酮症酸中毒、尿毒症、铅中毒、血卟啉病等。

2. 慢性腹痛 ①腹腔脏器的慢性炎症：如反流性食管炎、慢性胃炎、慢性胆囊炎及胆道感染、慢性胰腺炎、结核性腹膜炎、溃疡性结肠炎等；②消化性溃疡：胃、十二指肠溃疡；③腹腔脏器包膜的牵张：实质性器官因病变肿胀，导致包膜张力增加而发生的腹痛，如肝淤血、肝炎、肝脓肿、肝癌等；④腹腔脏器的扭转或梗阻：如慢性胃、肠扭转、慢性肠梗阻；⑤中毒与代谢障碍：如铅中毒、尿毒症等；⑥腹腔肿瘤压迫及浸润：以恶性肿瘤居多，可能与肿瘤渐进性生长、压迫与浸润感觉神经有关；⑦胃肠神经功能紊乱：如功能性消化不良。

【临床表现】

1. 腹痛部位 腹痛部位一般多为病变所在部位。如胃、十二指肠疾病、急性胰腺炎疼痛多在中上腹部；肝胆疾病的疼痛多在右上腹部；急性阑尾炎疼痛在右下腹麦氏点；小肠疾病疼痛多在脐部或脐周；结肠和盆腔疾病疼痛多在下腹部；回盲部病变疼痛多在右下腹；弥漫性或部位不定的疼痛可见于急性弥漫性腹膜炎、肠梗阻、急性出血坏死性肠炎、血卟啉病、铅中毒、腹型过敏性紫癜等。

2. 腹痛的性质和程度 急性腹痛发病急骤，疼痛剧烈，可为刀割样痛、绞痛、锐痛；慢性腹痛发病隐袭，常为隐痛、钝痛或胀痛；慢性周期性、节律性上腹部烧灼痛或钝痛提示胃、十二指肠溃疡，疼痛突然加剧、呈刀割样，可能为溃疡穿孔；中上腹持续性剧痛或阵发性加剧应考虑急性胃炎、急性胰腺炎；胆石症或泌尿系统结石常为阵发性绞痛，且疼痛难以忍受；阵发性剑突下钻顶样疼痛是胆道蛔虫症的典型表现；突发的持续性、广泛性剧烈腹痛伴腹壁肌紧张或板样强直，提示急性弥漫性腹膜炎；隐痛或钝痛多为内脏性疼痛，多由胃肠张力改变或轻度炎症引起；胀痛可能为实质脏器的包膜牵张所致。

3. 诱发因素 胆囊炎或胆石症发作常有进食油腻食物史，急性胰腺炎发作前常有酗酒、暴饮暴食史，部分机械性肠梗阻多与腹部手术有关，腹部受暴力作用引起的剧痛并有休克者，可能是肝、脾破裂所致。

4. 发作时间 餐后痛可能由于胆胰疾病、胃部肿瘤或消化不良所致，饥饿痛发作呈周期性、节律性者见于十二指肠溃疡；子宫内膜异位者腹痛与月经来潮相关，卵泡破裂者发作在月经间期。

5. 与体位的关系 某些体位可使腹痛加剧或减轻，有可能成为诊断的线索。如胃黏膜脱垂病人左侧卧位可使疼痛减轻，十二指肠壅滞症患者膝胸或俯卧位可使腹痛及呕吐等症状缓解，反流性食管炎患者烧灼痛在躯体前屈时明显，而直立位时减轻。

【伴随症状】

1. 腹痛伴发热、寒战 提示有炎症存在，见于急性胆道感染、胆囊炎、肝脓肿、腹腔脓肿等。

2. 腹痛伴黄疸 可能与肝、胆、胰疾病有关。急性溶血性贫血也可出现腹痛与黄疸。

3. 腹痛伴休克 合并贫血者可能是肝、脾或异位妊娠破裂，无贫血者则见于胃肠穿孔、绞窄性肠梗阻、肠扭转、急性出血坏死性胰腺炎。应警惕某些腹腔外疾病也可出现腹痛与休克，如急性心肌梗死、重症肺炎。

4. 腹痛伴呕吐、反酸、腹泻 常见于食管及胃肠病变。腹痛伴大量呕吐宿食者提示幽门梗阻；腹痛伴呕吐、停止排便排气提示肠梗阻；伴反酸、嗳气提示消化性溃疡或胃炎；伴腹泻者提示消化、吸收障碍或肠道炎症、溃疡、肿瘤。

5. 腹痛伴血尿 可能为泌尿系统疾病（如泌尿系统结石、肿瘤）所致。

（四）腰背痛

腰背痛（lumbodorsalgia）是常见的临床症状之一。许多疾病可以引起腰背痛，其中局部病变占多数，可能与腰背部长期负重，其结构易于损伤有关。邻近器官病变波及或放射性腰背痛也极为常见。

【病因、病理及分类】 腰背痛的病因复杂多样。按病因可分为5大类。按解剖部位可分为 4 大类。

1. 病因分类

(1) 外伤性 ①急性损伤：因各种直接或间接暴力，肌肉拉力所致的腰椎骨折、脱位或腰肌软组织损伤；②慢性损伤：工作时的不良体位，劳动姿势，搬运重物等引起的慢性累积性损伤。在遇到潮湿寒冷等物理性刺激后极易发生腰背痛。

(2) 炎症性 引起腰骶部疼痛的炎症性病变包括：①感染性：可见于结核性、化脓性或伤寒杆菌对腰部及软组织的侵犯形成感染性炎症；②无菌性炎症：寒冷、潮湿、变态反应和重手法推拿可引起骨及软组织炎症，导致骨膜、韧带、筋膜和肌纤维的渗出、肿胀变性。

(3) 退行性变 近年来因胸腰椎的退行性变引起的腰背痛呈上升趋势。人体发育一旦停止，其退行性变则随之而来，一般认为人从 20～25 岁则开始退行性变。包括纤维环及髓核组织退变。如过度活动，经常处于负重状态则髓核易于脱出，前后纵韧带、小关节随椎体松动移位，引起韧带骨膜下出血，微血肿机化，骨化形成骨刺。髓核突出和骨刺形成可压迫或刺激神经引起疼痛。

(4) 先天性疾患 最常见于腰骶部，是引起下腰痛的常见原因。常见的有隐性脊柱裂、腰椎骶化或骶椎腰化、漂浮棘突、发育性椎管狭窄和椎体畸形等。此类疾病在年轻时常无症状。但以上骨性结构所形成的薄弱环节，为累积性损伤时出现腰背痛提供了基础。

(5) 肿瘤性疾患 原发性或转移性肿瘤对胸腰椎及软组织侵犯。

2. 解剖部位分类 腰背部的组织，自外向内包括皮肤、皮下组织、肌肉、韧带、脊椎、肋骨和脊髓。上述任何组织的病变均可引起腰背痛。此外腰背部的邻近器官病变也可引起腰背痛。按引起腰背痛的原发病部位可分为：

(1) 脊椎疾病 如脊椎骨折、椎间盘突出、增生性脊柱炎、感染性脊柱炎、脊椎肿瘤、先天畸形等。

(2) 脊柱旁软组织疾病 如腰肌劳损、腰肌纤维组织炎、风湿性多肌炎。

(3) 脊神经根病变 如脊髓压迫症、急性脊髓炎、腰骶神经炎、颈椎炎。

(4) 内脏疾病 呼吸系统疾病，如肺胸膜病变引起上背部疼痛；泌尿系统疾病如肾及输尿管结石、炎症；盆腔、直肠、前列腺及子宫附件炎症均可引起放射性腰背部疼痛。

【临床表现及特点】 不同疾病引起的腰背疼痛具有不同特点。以下简述引起腰背痛常见疾病的临床特点：

1. 脊椎病变

(1) 脊椎骨折 有明显的外伤史，且多因由高空坠下，足或臀部先着地，骨折部位压痛和叩痛，脊椎可能有后突或侧突畸形，并有活动障碍。

(2) 椎间盘突出 青壮年多见，以腰$_4$～骶$_1$易发。常有搬重物或扭伤史，可突发和缓慢发病。主要表现为腰痛和坐骨神经痛，二者可同时或单独存在。有时候疼痛剧烈，咳嗽、喷嚏时疼痛加重，卧床休息时缓解。可有下肢麻木、冷感或间歇跛行。

(3) 增生性脊柱炎 又称退行性脊柱炎，多见于 50 岁以上患者，晨起时感腰痛、酸胀、僵直而活动不便，活动腰部后疼痛好转，但过多活动后腰痛又加重。疼痛以傍晚时明显。平卧可缓解，疼痛不剧烈，敲打腰部有舒适感，腰部无明显压痛。

(4) 结核性脊椎炎 是感染性脊椎炎中最常见的疾病，腰椎最易受累，其次为胸椎。背部疼痛常为结核性脊椎炎的首发症状。疼痛局限于病变部位。呈隐痛、钝痛或酸痛，夜间明显，活动后加剧，伴有低热、盗汗、乏力等结核中毒症状。晚期可有脊柱畸形、冷脓肿及脊髓压迫症状。

（5）化脓性脊柱炎　本病不多见，常因败血症、外伤、腰椎手术、腰穿和椎间盘造影感染所致。患者感腰背剧烈疼痛，有明显压痛叩痛，伴畏寒高热等全身中毒症状。

（6）脊椎肿瘤　以转移性恶性肿瘤多见，如前列腺癌、乳腺癌等转移或多发性骨髓瘤累及脊椎。其表现为顽固性腰背痛，剧烈而持久，休息和药物均难缓解，并有放射性神经根痛。

2. 脊柱旁组织病变

（1）腰肌劳损　常因腰扭伤治疗不彻底或累积性损伤，患者自觉腰骶酸痛、钝痛，休息时缓解，劳累后加重。特别是弯腰工作时疼痛明显，而伸腰或叩击腰部时可缓解疼痛。

（2）腰肌纤维织炎　常因寒冷、潮湿、慢性劳损所致腰背部筋膜及肌肉组织水肿，纤维变性。患者大多感腰背部弥漫性疼痛，以腰椎旁肌肉及髂嵴上方为主，晨起时加重，活动数分钟后好转，但活动过度疼痛又加重。轻叩腰部则疼痛缓解。

3. 脊神经根病变

（1）脊髓压迫症　见于椎管内原发性或转移性肿瘤、硬膜外脓肿或椎间盘突出等。主要表现为神经根激惹征，患者常感觉颈背痛或腰痛，并沿一根或多根脊神经后根分布区放射，疼痛剧烈，呈烧灼样或绞窄样痛，脊柱活动、咳嗽、喷嚏时加重。有一定定位性疼痛，并可有感觉障碍。

（2）蛛网膜下腔出血　蛛网膜下腔所出的血液刺激脊膜和脊神经后根时可引起剧烈的腰背痛。

（3）腰骶神经根炎　主要为下背部和腰骶部疼痛，并有僵直感，疼痛向臀部及下肢放射，腰骶部有明显压痛，严重时有节段性感觉障碍，下肢无力，肌萎缩，腱反射减退。

4. 内脏疾病引起的腰背痛

（1）泌尿系统疾病　肾炎、肾盂肾炎、泌尿系结石、结核、肿瘤等多种疾病可引起腰背痛。

（2）盆腔器官疾病　男性前列腺炎和前列腺癌常引起下腰骶部疼痛，伴尿频、尿急、排尿困难；女性慢性附件炎、宫颈炎、子宫脱垂和盆腔炎可引起腰骶部疼痛，伴有下腹坠胀感和盆腔压痛。

【伴随症状】

1. 腰背痛伴脊柱畸形　外伤后畸形则多因脊柱骨折、错位所致；自幼有畸形多为先天性脊柱疾病所致；缓慢起病者见于脊柱结核和强直性脊柱炎。

2. 腰背痛伴有活动受限　见于脊柱外伤、强直性脊柱炎、腰背部软组织急性扭伤。

3. 腰背痛伴长期低热　见于脊柱结核、类风湿性关节炎。

4. 腰背痛伴尿频、尿急、排尿不尽　见于尿路感染、前列腺炎或前列腺肥大。

5. 腰痛伴月经异常、痛经、白带过多　见于宫颈炎、盆腔炎、卵巢及附件炎症或肿瘤。

（五）关节痛

关节痛（arthralgia）是关节疾病最常见的症状。根据不同病因及病程，关节痛可分急性和慢性。急性关节痛以关节及其周围组织的炎性反应为主，慢性关节痛则以关节囊肥厚及骨质增生为主。

【病因及发病机制】　引起关节痛的疾病种类繁多，病因复杂。关节痛可以是单纯的关节病变，也可能是全身性疾病的局部表现。常见病因有如下几类：

1. 外伤 急性关节损伤，如关节骨质、肌肉、韧带等结构损伤，可引起关节肿胀疼痛；慢性关节损伤也可引起关节疼痛。

2. 感染细菌直接侵入关节内 如外伤后细菌侵入关节；败血症时细菌经血液到达关节内；关节穿刺时消毒不严将细菌带入关节内等。

3. 变态反应和自身免疫 因病原微生物及其产物、药物、异种血清与血液中的抗体形成免疫复合物，流经关节沉积在关节腔引起组织损伤和关节病变。如类风湿性关节炎，系统性红斑狼疮引起的关节病变，关节受累型过敏性紫癜。

4. 退行性关节病 又称增生性关节炎或肥大性关节炎。分为原发和继发两种，原发性无明显局部病因，多见于肥胖老人，女性多见，有家族史，常有多关节受累。继发性骨关节病变多有创伤、感染或先天性畸形等基础病变，并与吸烟、肥胖和重体力劳动有关。

5. 代谢性骨病 维生素D代谢障碍所致的骨质软化性骨关节病；各种病因所致的骨质疏松性关节病，如老年性、失用性骨质疏松；嘌呤代谢障碍所致的痛风；糖尿病性骨病；甲状腺或甲状旁腺疾病引起的骨关节病等，均可出现关节疼痛。

6. 骨关节肿瘤 良性骨肿瘤和恶性骨肿瘤均可出现关节疼痛。

【临床表现】

1. 外伤性关节痛 急性外伤性关节痛常在外伤后即出现受损关节疼痛、肿胀和功能障碍；慢性外伤性关节炎有明确的外伤史，反复出现关节痛，常于过度活动和负重及寒冷气候等刺激诱发，药物及物理治疗后缓解。

2. 化脓性关节炎 起病急，全身中毒症状明显，体温高达39℃以上。病变关节红肿热痛。位置较深的肩关节和髋关节则红肿不明显。患者病变关节持续疼痛，功能严重障碍。

3. 结核性关节炎 儿童和青壮年多见。其中脊柱最常见，其次为髋关节和膝关节。病变活动期可伴有结核中毒症状，病变关节肿胀疼痛，晚期有关节畸形和功能障碍。

4. 风湿性关节炎 起病急，常为链球菌感染后出现，以膝、踝、肩和髋关节多见，病变关节出现红肿热痛，呈游走性，肿胀时间短消失快，常在1～6周内自然消肿，不留下关节僵直和畸形改变。

5. 类风湿性关节炎 多以手中指指间关节首发疼痛，继则出现其他指间关节和腕关节的肿胀疼痛，也可累及膝、踝和髋关节，常为对称性，伴有晨僵。晚期病变可出现畸形。

6. 退行性关节炎 早期表现为步行、久站和天气变化时病变关节疼痛，休息后缓解。晚期病变关节疼痛加重，持续并向他处放射，关节有摩擦感，活动时有响声。

7. 痛风 常在饮酒、劳累或高嘌呤饮食后急起关节剧痛，局部皮肤红肿灼热。以第1跖趾关节、拇趾多见，病变呈自限性，但经常复发。

【伴随症状】

1. 关节痛伴高热畏寒，局部红肿灼热见于化脓性关节炎。
2. 关节痛伴低热、乏力、盗汗、消瘦、食欲缺乏，见于结核性关节炎。
3. 关节疼痛呈游走性，伴有心肌炎、舞蹈病见于风湿热。
4. 关节痛伴血尿酸升高，同时有局部红肿灼热见于痛风。
5. 全身小关节对称性疼痛，伴有晨僵和关节畸形，见于类风湿性关节炎。
6. 关节痛伴有皮肤红斑、光过敏、低热和多器官损害见于系统性红斑狼疮。
7. 关节痛伴有皮肤紫癜、腹痛、腹泻见于关节受累型过敏性紫癜。

三、咳嗽与咳痰

咳嗽（cough）是机体的一种保护性反射动作。呼吸道内分泌物或进入气道的异物，可借咳嗽反射而排出体外。如果频繁的刺激性咳嗽影响工作和休息时，则失去其保护性意义。咳痰（expectoration）是借助咳嗽动作将呼吸道内分泌物排出口腔外的现象。正常呼吸道黏膜的黏液腺分泌少量黏液，使呼吸道保持湿润。当各种原因（生物性、物理性、化学性、过敏性原因等）使咽、喉、气管、支气管及肺发生炎症时，黏膜充血、水肿、黏液分泌增多，毛细血管通透性增加，浆液大量渗出，渗出物与黏液和吸入的尘埃及某些组织破坏产物混合成痰。

【病因】

1. 呼吸道疾病　从鼻咽部到支气管整个呼吸道黏膜受刺激时，均可引起咳嗽。一般认为，肺泡病变所致的咳嗽，是由肺泡内分泌物进入小支气管刺激气道黏膜所引起。刺激性气体（如冷热空气、氯、溴、氨）的吸入以及炎症、异物、出血、肿瘤等的刺激，均可引起咳嗽。

2. 胸膜疾病　各种胸膜炎、胸膜肿瘤、自发性气胸或胸腔穿刺时可出现咳嗽。

3. 心血管疾病　各种原因所致左心衰竭引起肺淤血、肺水肿，或来自右心及体循环静脉栓子引起肺栓塞时，肺泡及支气管内漏出或渗出物刺激支气管黏膜，引起咳嗽。

4. 中枢神经因素　从大脑皮层发出冲动传至延髓咳嗽中枢，可随意引发咳嗽或抑制咳嗽。

【临床表现】

1. 咳嗽的性质　咳嗽无痰或痰量很少，称干性咳嗽，见于急性或慢性咽喉炎、急性支气管炎初期、气道异物、胸膜炎及肺结核初期等；咳嗽伴有痰液称湿性咳嗽，见于慢性支气管炎、支气管扩张症、肺炎、肺脓肿及慢性纤维空洞性肺结核等。

2. 咳嗽发作与时间规律　突然发作的咳嗽，多见于刺激性气体所致的急性上呼吸道炎症及气管、支气管异物；长期反复发作的慢性咳嗽，多见于慢性呼吸系统疾病，如慢性支气管炎、支气管扩张症、慢性纤维空洞性肺结核、慢性肺脓肿、尘肺等；由于体位改变引起痰液流动，往往使慢性支气管炎、支气管扩张症、慢性肺脓肿的咳嗽于清晨起床或夜间睡眠时加剧；左心衰竭夜间咳嗽明显，与夜间肺淤血加重及迷走神经兴奋性增高有关。

3. 咳嗽的音色　金属音调咳嗽，见于纵隔肿瘤、主动脉瘤或原发性支气管肺癌压迫气管等；咳嗽声音嘶哑，见于声带炎、喉炎、喉结核、喉癌及喉返神经麻痹；阵发性连续剧咳伴有高调吸气回声（鸡鸣样咳嗽）见于百日咳、会厌及喉部疾病或气管受压；咳嗽声音低微或无力，见于极度衰竭、声带麻痹者。

4. 痰的性质和量　痰的性质可分为黏液性、浆液性、脓性、黏液脓性、血性等。支气管扩张症、肺脓肿、支气管胸膜瘘时，痰量多且多呈脓性，静置后可出现分层现象，上层为泡沫，中层为浆液或浆液脓性，下层为坏死组织。黄脓痰提示呼吸道化脓性感染；草绿色痰提示铜绿假单胞菌感染；粉红色泡沫痰提示急性肺水肿；铁锈色痰提示肺炎球菌肺炎；烂桃样痰提示肺吸虫病；棕褐色痰提示阿米巴肺脓肿；痰有恶臭时，提示合并厌氧菌感染。

【伴随症状】

1. 咳嗽伴发热　常见于呼吸道感染、肺炎、胸膜炎、肺结核等。

2. 咳嗽伴胸痛　常见于胸膜炎、肺炎、自发性气胸、原发性支气管肺癌、肺栓塞等。

3. 咳嗽伴呼吸困难　见于喉水肿、喉肿瘤、气道异物、慢性阻塞性肺疾病、重症肺炎和肺结核、大量胸腔积液及气胸、肺淤血、肺水肿、肺栓塞等。

4. 咳嗽伴咯血 常见于支气管扩张症、肺结核、原发性支气管肺癌、肺转移癌、二尖瓣狭窄等。

5. 咳嗽伴大量脓性痰 常见于肺脓肿、支气管扩张症、脓胸合并支气管胸膜瘘等。

6. 咳嗽伴杵状指（趾） 常见于支气管扩张症、肺脓肿、原发性支气管肺癌等。

7. 咳嗽伴哮鸣音 常见于支气管哮喘、慢性喘息性支气管炎、心源性哮喘、气管及支气管异物等。

四、咯血

咯血（hemoptysis）指喉部及喉以下的呼吸器官出血，经咳嗽由口排出。咯血首先需与口、鼻出血相鉴别，即在明确咯血前，须对口腔及鼻咽部做仔细检查。另外，咯血须与消化道出血引起的呕血相鉴别（表 5-1）。

表 5-1 咯血与呕血的鉴别

	咯 血	呕 血
病因	肺结核、支气管扩张症、肺炎、肺脓肿、肺癌、心脏病	消化性溃疡、肝硬化、急性糜烂出血性胃炎、胆道出血等
出血前症状	喉部痒感、胸闷、咳嗽等	上腹不适、恶心、呕吐等
出血方式	咯出	呕出，可为喷射状
血色	鲜红	棕黑、暗红、有时鲜红
血中混有物	痰、泡沫	食物残渣、胃液
反应	碱性	酸性
黑便	除非咽下，否则没有	有，可为柏油样便，呕血停止后仍持续数日
出血后的痰	常有血痰数日	无痰

【病因】 引起咯血的原因很多，以呼吸系统疾病最常见。

1. 支气管疾病 常见的有支气管扩张症、原发性支气管肺癌、慢性支气管炎、支气管内膜结核等，较少见的有支气管腺瘤、支气管结石等。出血主要是炎症或肿瘤侵犯支气管黏膜或病灶毛细血管，使其通透性增加，血液渗出或黏膜下血管破裂所致。

2. 肺部疾病 常见的有肺结核、肺炎、肺脓肿等，较少见的有肺真菌病、肺淤血、肺栓塞、肺吸虫病、肺囊肿、肺血管畸形等。肺结核是咯血最常见的原因之一，结核性病变使肺毛细血管通透性增加，血液渗出，表现为痰中带血丝、血点或小血块；如果病变侵蚀小血管、管壁破溃时，则引起中等量咯血；如果结核空洞壁肺动脉分支形成的动脉瘤破裂，则可引起大咯血。

3. 心血管疾病 最常见的是风湿性心脏病二尖瓣狭窄。由肺淤血所致者，表现为小量咯血；由支气管黏膜下层静脉曲张破裂所致者出血量常较大。某些先天性心脏病如房间隔缺损、室间隔缺损及动脉导管未闭亦可引起咯血。

4. 其他 某些急性传染病（如肺出血型钩端螺旋体病、流行性出血热）、血液病（如血小板减少性紫癜、白血病）或风湿病（如结节性多动脉炎、白塞病）等均可引起咯血。

【临床表现】

1. 年龄 青壮年咯血多见于肺结核、支气管扩张症、风湿性心脏病二尖瓣狭窄等；40 岁以上、有大量吸烟史者咯血，除慢性支气管炎外，要高度警惕原发性支气管肺癌。

2. 咯血量 24 h 咯血量在 100 ml 以内为小量咯血；24 h 咯血量 100～500 ml 为中等量咯血；24 小时咯血量 500 ml 以上或一次咯血量达 300 ml 以上者为大咯血。大咯血主要见于支气管扩张症、肺结核空洞；原发性支气管肺癌所致的咯血主要表现为持续或间断痰中带血，少有大咯血。

3. 全身情况 长时间咯血全身情况差且体重减轻者，多见于肺结核、原发性支气管肺癌等；反复咯血而全身情况尚好者，见于支气管扩张症、肺囊肿等。

【伴随症状】

1. 咯血伴发热 见于肺结核、肺炎、肺脓肿、肺出血型钩端螺旋体病等。

2. 咯血伴胸痛 见于肺炎球菌肺炎、肺结核、原发性支气管肺癌、肺栓塞等。

3. 咯血伴脓痰 见于肺脓肿、支气管扩张症、慢性纤维空洞性肺结核合并感染等。

4. 咯血伴黄疸 见于肺栓塞、钩端螺旋体病等。

5. 咯血伴皮肤黏膜出血 见于钩端螺旋体病、流行性出血热、血液病等。

6. 咯血伴杵状指（趾） 见于支气管扩张症、肺脓肿、原发性支气管肺癌等。

五、呼吸困难

呼吸困难（dyspnea）是指患者主观上感觉空气不足，呼吸费力，客观上表现为用力呼吸、张口抬肩，严重时出现鼻翼扇动、端坐呼吸、发绀，辅助呼吸肌参与呼吸运动，并可有呼吸频率、深度及节律的异常。

【病因】 呼吸系统疾病和循环系统疾病是引起呼吸困难的主要原因。

1. 肺源性呼吸困难 由于呼吸系统疾病引起，包括：

（1）呼吸道阻塞 常见于支气管哮喘、慢性阻塞性肺气肿，以及喉、气管、支气管的炎症、水肿、异物、肿瘤等。

（2）肺疾病 如肺炎、肺不张、肺淤血、肺水肿、肺栓塞、间质性肺疾病、细支气管肺泡癌等。

（3）胸廓与胸膜疾病 如严重胸廓畸形、胸廓外伤、气胸、大量胸腔积液及严重胸膜肥厚、粘连等。

（4）各种原因所致的呼吸肌功能障碍 如急性炎症性多发性脱髓鞘性神经病（吉兰-巴雷综合征）、重症肌无力、膈麻痹、高度鼓肠、大量腹水、腹腔巨大肿瘤等。

2. 心源性呼吸困难 由各种原因引起的心力衰竭、心包压塞等。

3. 中毒 如糖尿病酮症酸中毒、尿毒症、吗啡及巴比妥类药物中毒、有机磷农药中毒、急性一氧化碳中毒、亚硝酸盐中毒等。

4. 血液病 如重度贫血、高铁血红蛋白血症及硫化血红蛋白血症等。

5. 神经精神因素 如颅脑外伤、脑出血、脑肿瘤、脑炎、脑膜炎等所致的呼吸中枢功能衰竭以及癔症等。

【临床表现】

1. 肺源性呼吸困难 由于呼吸系统疾病引起的肺通气和（或）换气功能障碍，导致缺氧和（或）二氧化碳潴留所致。临床表现分为三种类型：

（1）吸气性呼吸困难 由喉、气管及支气管狭窄或梗阻引起。其特点是吸气显著困难，吸气时间明显延长，可伴有干咳及哮鸣音，重者呼吸肌极度紧张，吸气时胸骨上窝、锁骨上窝和肋间隙明显下陷，称为“三凹征”。此型由于喉、气管及大支气管的狭窄或梗阻所致。

见于急性喉炎、喉痉挛、喉癌、气管异物、气管受压迫等。

(2) 呼气性呼吸困难 临床特点为呼气缓慢、费力，呼气时间延长，可伴有哨笛音。此型是由于肺组织弹性减弱、小支气管痉挛或狭窄所致。多见于支气管哮喘、慢性喘息性支气管炎、慢性阻塞性肺气肿等。

(3) 混合性呼吸困难 临床特点是吸气与呼气均困难，呼吸浅快，可伴有呼吸音异常。多由于广泛的肺部疾病或肺组织受压、呼吸面积减少、影响换气功能所致。常见于重症肺炎、大片肺不张、大面积肺栓塞、大量胸腔积液或气胸、间质性肺疾病等。

2. 心源性呼吸困难 左心、右心或全心衰竭时均可出现呼吸困难。左心衰竭发生呼吸困难较严重，主要由于肺淤血和肺组织弹性减弱，肺泡与毛细血管的气体交换受到障碍所致。右心衰竭时，呼吸困难的主要原因是体循环淤血。

左心衰竭引起的呼吸困难的特点是活动时出现或加重，休息时可减轻或缓解，仰卧位加重，坐位减轻。因坐位时下半身回心血量减少，肺淤血程度减轻，同时坐位时膈位置降低，活动增强，肺活量可增加10%～30%，故较严重的患者，常被迫采取端坐位。

呼吸困难是左心衰竭的最早症状，常表现为阵发性呼吸困难，多在夜间睡眠中发生，患者常于睡眠中突然感觉胸闷、气促而憋醒，被迫坐起，惊恐不安，用力呼吸，经数分钟或数十分钟后症状逐渐消失，称为夜间阵发性呼吸困难。其发生机制主要为：①睡眠时迷走神经兴奋性增高。冠状动脉收缩，心肌供血减少；②平卧位时肺活量减少，且回心血量增多，加重肺淤血。严重左心衰竭时，出现气喘、面色灰白、出汗、发绀、咳粉红色泡沫样痰、双肺湿啰音和哮鸣音、心率加快，称为“心源性哮喘”，见于高血压性心脏病、冠心病、风湿性心脏病、心肌炎等。

3. 中毒性呼吸困难 代谢性酸中毒时，血液中酸性代谢产物强烈刺激颈动脉窦、主动脉体化学感受器及呼吸中枢，出现深而规则的呼吸，常伴有鼾声，称为酸中毒大呼吸（Kussmaul 呼吸）。急性感染时，因体温升高及毒性代谢产物的影响，使呼吸频率增加。某些药物及化学物质中毒，如吗啡、巴比妥类药物、有机磷农药中毒时，呼吸中枢受抑制，致呼吸减慢，严重者可出现潮式呼吸（Cheyne-Stokes 呼吸）或间停呼吸（Biots 呼吸）。

4. 血源性呼吸困难 各种原因导致血红蛋白量减少或结构异常，红细胞携氧量减少，血氧含量减低，致呼吸加快，常伴有心率增快。见于重度贫血、高铁血红蛋白血症等。

5. 神经、精神性呼吸困难 重症颅脑疾病时，呼吸中枢受到侵犯、压迫或血供减少，功能受损，使呼吸深而慢，常伴有呼吸节律异常。癔症患者可出现呼吸困难，表现为呼吸浅表而频数，1分钟可达60～100次，常因通气过度发生呼吸性碱中毒，出现口周、肢体麻木和手足搐搦。叹息样呼吸者自述呼吸困难，但无呼吸困难的客观表现，正常呼吸过程中偶尔出现一次深大呼吸，类似叹气样，其后自觉症状减轻或消失，属神经官能症表现。

【伴随症状】

1. 呼吸困难伴发热 见于肺炎、肺结核、肺脓肿、胸膜炎、急性心包炎、败血症等。

2. 呼吸困难伴一侧胸痛 见于肺炎球菌肺炎、急性渗出性胸膜炎、肺栓塞、自发性气胸、急性心肌梗死、原发性支气管肺癌等。

3. 呼吸困难伴昏迷 见于脑出血、脑膜炎、休克型肺炎、肺性脑病、糖尿病酮症酸中毒、尿毒症、吗啡、巴比妥类药物中毒、有机磷农药中毒、急性一氧化碳中毒等。

4. 呼吸困难伴发热 见于肺炎、肺结核、肺脓肿、支气管扩张并发感染、急性心包炎、神经系统疾病（炎症、出血）等。

六、水肿

水肿（edema）是指人体组织间隙有过多的液体积聚使组织肿胀。水肿可表现为全身性，也可局限于机体某一部位。当液体在体内组织间隙呈弥漫性分布时为全身性水肿（常为凹陷性），液体积聚在局部组织间隙时为局部性水肿，发生于体腔内时称积液，如胸腔积液、心包积液。一般情况下，水肿这一术语，不包括内脏器官局部的水肿，如脑水肿、肺水肿等。

【发生机制】 产生水肿的主要因素有：①钠、水潴留，如继发性醛固酮增多症等；②毛细血管滤过压升高，如右心衰竭等；③毛细血管通透性增高，如急性肾炎等；④血浆胶体渗透压降低，通常继发于血清清蛋白减少，如肾病综合征等；⑤淋巴液或静脉回流受阻，如丝虫病、血栓性静脉炎等。

【病因与临床表现】

1. 全身性水肿

（1）心源性水肿 常见原因是右心衰竭。发生机制是有效循环血量减少，肾血流量减少，肾小球滤过率下降，继发性醛固酮增多导致钠、水潴留以及静脉淤血，引起毛细血管滤过压增高，组织液回吸收减少。心源性水肿的特点是首先出现于身体下垂部位，可随体位变化而变化。非卧床患者最早出现于下肢，特别是踝内侧，活动后明显，休息后减轻或消失；卧床患者则以腰骶部明显。水肿为对称性、凹陷性，颜面部一般不出现水肿。此外，通常还伴有右心衰竭的其他表现，如颈静脉怒张、肝大、静脉压升高，严重时可出现胸腔积液、腹水等。

（2）肾源性水肿 常见原因是各型肾炎和肾病。钠、水潴留是其水肿的基本机制。水肿的特点是疾病早期晨起时有眼睑与颜面水肿，以后发展为全身水肿（肾病综合征时为重度水肿）。常伴有血压升高、尿常规、肾功能异常的表现。肾源性水肿需与心源性水肿相鉴别，鉴别要点见表 5-2。

表 5-2 心源性水肿与肾源性水肿的鉴别

鉴别点	心源性水肿	肾源性水肿
开始部位	从足部开始，向上延及全身	从眼睑、颜面开始而延及全身
发展快慢	发展较缓慢	发展常迅速
水肿性质	比较坚实，移动性小	软而移动性大
伴随病症	心力衰竭病症：如心脏增大，心脏杂音、肝大、肝颈静脉回流征阳性和静脉压升高等	其他肾病症：如高血压、蛋白尿、血尿、管型尿、眼底改变等

（3）肝源性水肿 常见原因为肝硬化失代偿期。水肿形成的主要机制是门静脉压力增高、低蛋白血症、肝淋巴液回流障碍、继发性醛固酮增多等。特征为水肿发生较缓慢，常先出现于踝部，以后逐渐向上蔓延，而头、面部及上肢多无水肿。肝硬化失代偿期时，最突出的表现为腹水。

（4）营养不良性水肿 见于慢性消耗性疾病长期营养缺乏、胃肠吸收功能不良、重度烧伤等所致的低蛋白血症。其特点是水肿发生前常有消瘦、体重减轻等表现。水肿常从足部开始逐渐蔓延至全身。

（5）其他 ①黏液性水肿：为非凹陷性水肿，常见于甲状腺功能减退症患者，多在眼睑、颜面及下肢出现；②经前期紧张综合征：特点为月经前 1～2 周出现眼睑、手部及踝部轻度水肿，可伴乳房胀痛及盆腔沉重感，月经后水肿逐渐消退；③药物性水肿：可见于糖皮质激素、雄激素、雌激素、甘草制剂等治疗中，停药后水肿消退；④特发性水肿：多见于女性，水肿常出现在身体下垂部位，站立过久或行走过多后加重，发生原因不明，被认为是内分泌功能失调与直立体位的反应异常所致。

2. 局部性水肿

（1）局部静脉回流受阻　如上腔静脉阻塞综合征、下腔静脉阻塞综合征、肢体静脉血栓形成的血栓性静脉炎以及下肢静脉曲张等引起的局部水肿。

（2）淋巴回流受阻　如丝虫病引起的象皮肿，患部皮肤粗糙、增厚，似象皮样，多出现在下肢、阴囊或大阴唇等处。

（3）血管神经性水肿　为变态反应性疾病，病人多有对某些药物或食物的过敏史。其特征为突发，患处皮肤硬而有弹性，呈苍白色或蜡样光泽，无疼痛。多发生于颜面、口唇和外生殖器等组织松弛部位，若伴喉头水肿，容易引起窒息，危及生命。

【伴随症状】

1. 水肿伴黄疸、腹腔积液、肝大　可为肝源性或心源性，同时有颈静脉怒张者则为心源性。

2. 水肿伴蛋白尿　重度蛋白尿常为肾源性，轻度蛋白尿也可见于心源性。

3. 水肿伴呼吸困难　见于右心衰竭、上腔静脉阻塞综合征等。

4. 水肿伴消瘦或体重减轻　见于营养不良。

5. 水肿伴手足麻木、四肢运动障碍　见于维生素 B_1 缺乏。

6. 水肿与月经有关　见于经前期紧张综合征。

七、恶心与呕吐

恶心（nausea）是一种紧迫欲呕吐的胃内不适感，常为呕吐的前期表现；呕吐（vomiting）是胃的反射性强力收缩，能迫使胃内容物经口急速排至体外。恶心和呕吐是临床常见的症状。恶心严重者常伴自主神经功能紊乱，主要是迷走神经兴奋的表现，包括皮肤苍白、出汗、流涎、血压降低及心动过缓等。频繁和剧烈的呕吐可引起失水、电解质紊乱、食管贲门黏膜撕裂和营养缺乏等。

【病因与发生机制】　引起恶心与呕吐的病因几乎涉及各个系统，按发生机制可归纳为以下几类：

1. 反射性呕吐　当体内某个器官或组织有病理改变或受到刺激时，经神经反射而引起恶心、呕吐。常见病因如下：

（1）消化系统疾病　①口咽部炎症、物理或化学刺激；②胃肠疾病，如急性胃肠炎、急性胃扩张、慢性胃炎、消化性溃疡活动期、胃癌、消化道梗阻、急性阑尾炎等；③肝、胆、胰疾病，如急性肝炎、肝硬化、急性胆囊炎、胆石症、胆道蛔虫症、急性胰腺炎等；④腹膜与肠系膜疾病，如急性腹膜炎、急性肠系膜淋巴结炎等；⑤药物局部刺激，如口服磺胺、水杨酸盐类、氨茶碱、奎宁等。

（2）循环系统疾病　如急性心肌梗死、心力衰竭、休克等。

（3）泌尿与生殖系统疾病　如泌尿系统结石、急性肾盂肾炎、急性盆腔炎、异位妊娠破裂等。

（4）急性传染病。

（5）眼部疾病　如青光眼、屈光不正等。

(6) 刺激嗅觉、视觉及味觉所引起的呕吐。

2. 中枢性呕吐 由于颅内病变直接压迫或药物等刺激延髓内的呕吐中枢，增加其兴奋性所引起。常见病因如下：

(1) 中枢神经系统疾病 ①中枢神经系统感染，如各种病原体引起的脑膜炎、脑炎；②颅内血管疾病，如脑出血、脑栓塞、脑血栓形成、高血压脑病等；③颅脑损伤，如脑挫裂伤、颅内血肿、脑震荡等。

(2) 药物或化学毒物的作用 如洋地黄类、某些抗菌药物、抗癌药物以及有机磷中毒等，药物或毒物经血液循环作用于延髓呕吐中枢引起呕吐。

(3) 内分泌与代谢障碍 如尿毒症、糖尿病酮症酸中毒、甲状腺危象等。

(4) 妊娠反应。

3. 前庭功能障碍 如梅尼埃病、晕动病等。

4. 精神性呕吐 如神经性厌食、癔症等。

【临床表现】

1. 呕吐的时间 晚上或夜间呕吐见于幽门梗阻；尿毒症、慢性酒精中毒或功能性消化不良、早期妊娠反应者常在晨起时呕吐；鼻窦炎者因起床后脓液经鼻后孔刺激咽部，亦可致晨起恶心、干呕。

2. 呕吐与进食的关系 餐后数小时呕吐，特别是集体发病者，多由食物中毒所致；餐后即刻呕吐，可能为精神性呕吐；餐后 6 小时以上或数餐后呕吐，见于幽门梗阻。

3. 呕吐的特点 颅内高压性呕吐以喷射状呕吐为其特点，一般恶心很轻或缺如。

4. 呕吐物的性质 呕吐物带发酵、腐败气味提示胃潴留；带粪臭味提示低位小肠梗阻；不含胆汁说明梗阻平面多在十二指肠乳头以上，含多量胆汁则提示在此平面以下；含有大量酸性液体者多有胃泌素瘤或十二指肠溃疡，而无酸味者可能为贲门狭窄或贲门失弛缓症所致。

【伴随症状】

1. 呕吐大量隔宿食物，且常在晚间发生 提示幽门梗阻、胃潴留或十二指肠壅滞；呕吐物多且有粪臭者，可见于低位小肠梗阻。

2. 呕吐伴腹泻 多见于细菌性食物中毒和各种原因的急性中毒等。

3. 呕吐伴右上腹痛与发热、寒战、黄疸 应考虑胆囊炎或胆石症等。

4. 喷射性呕吐伴头痛 常见于颅内压增高或青光眼。

5. 呕吐伴眩晕、眼球震颤 见于前庭器官疾病。

6. 育龄妇女呕吐伴停经，且呕吐多在早晨 多系妊娠反应。

八、呕血与便血

(一) 呕血

呕血 (hematemesis) 是上消化道疾病（指屈氏韧带以上的消化器官，包括食管、胃、十二指肠、肝、胆或胰腺疾病）、胃空肠吻合术后的空肠出血或全身性疾病所致的急性上消化道出血，血液从口腔呕出。应注意与鼻腔、口腔、咽喉等部位出血或呼吸道疾病引起的咯血加以鉴别。

【病因】 ①食管疾病：食管炎、食管癌、食管静脉曲张破裂、食管异物、食管贲门黏膜撕裂等；②胃与十二指肠疾病：消化性溃疡、由药物（如阿司匹林、吲哚美辛等）和应激（如大手术、大面积烧伤等）所引起的急性糜烂出血性胃炎、慢性胃炎、胃癌等；③肝、胆疾病：肝硬化门静脉高压、肝癌、肝脓肿、胆囊与胆管结石等；④胰腺疾病：胰腺癌、急性胰腺炎合并脓肿等；⑤急性传染病：流行性出血热、钩端螺旋体病、重症肝炎等；⑥血液病：白血病、血小板减少性紫癜、过敏性紫癜、血友病等；⑦其他：尿毒症、呼吸功能衰竭、血管瘤、抗凝剂治疗过量等。

上述呕血的病因中，以消化性溃疡最为常见，其次为食管、胃底静脉曲张破裂，再次为急性糜烂出血性胃炎和胃癌。

【临床表现】

1. 呕血与黑便　呕血前患者多先有上腹不适及恶心，继之呕出血性胃内容物。呕出血液的颜色，视其出血量多少及在胃内停留时间长短而异。出血量多且在胃内停留时间短，则呈鲜红色、暗红色或混有凝血块；当出血量较少或在胃内停留时间长，则因血红蛋白与胃酸作用而形成酸化正铁血红素，呕吐物呈咖啡渣样棕褐色。上消化道出血超过 60 ml 时，可出现黑便或柏油样便。

2. 失血性休克　若出血量大可致失血性休克，其程度轻重与出血量多少、出血速度等有关。出血量越大，出血速度越快，则病情就越重，常表现为面色苍白、出冷汗、烦躁、口渴、头晕、乏力、心悸、脉搏增快等，严重时出现脉搏快弱、血压下降、呼吸急促等急性周围循环衰竭的表现。某些患者失血性休克的症状与体征可发生在呕血或黑便之前。

3. 发热　多数出血量大的患者在 24 小时内出现发热，一般体温不超过 38.5℃，可持续 3～5 天。

4. 血液学改变　急性出血早期，血象无改变，以后由于组织液渗入，血液被稀释，才出现红细胞与血红蛋白减少。

5. 氮质血症　呕血同时部分血液进入肠道，血红蛋白的分解产物在肠内被吸收，故在出血数小时后血中尿素氮开始上升，24～48 小时可达高峰。如无继续出血，3～4 天即可降至正常。

【伴随症状】

1. 呕血伴上腹痛　呕血伴慢性反复发作、多呈周期性、节律性的上腹痛史，常为消化性溃疡；中老年人，呕血伴慢性上腹痛，无明显规律性，并有厌食、消瘦、贫血者，应警惕胃癌。

2. 呕血伴肝脾大　呕血伴肝明显增大、质硬，表面凹凸不平或有结节，多为肝癌；大量呕血伴脾大，有蜘蛛痣、肝掌、腹壁静脉曲张或腹腔积液，提示肝硬化门静脉高压所致食管胃底静脉曲张破裂出血。

3. 呕血伴皮肤黏膜出血　见于血液病、败血症、重症肝炎等。

4. 呕血伴黄疸　呕血伴黄疸、寒战、发热、右上腹绞痛者，可由胆系疾病所引起；伴黄疸、发热及全身皮肤黏膜有出血倾向者，见于某些传染病，如钩端螺旋体病等。

5. 呕血伴左锁骨上淋巴结肿大　见于胃癌和胰腺癌等。

（二）便血

便血（hematochezia）是指消化道出血，血液从肛门排出。由于出血部位、出血量及血液在消化道停留时间不同，便血颜色可呈鲜红、暗红或黑色。少量出血不造成粪便颜色改变，须经隐血试验才能确定者，称为隐血便。

【病因】　引起呕血的病因均可致便血。此外，便血还见于下消化道疾病：①直肠与肛管疾病：直肠癌、直肠息肉、直肠炎、痔、肛裂、肛瘘、直肠肛管损伤等；②结肠疾病：结肠癌、结肠息肉、细菌性痢疾、阿米巴痢疾、溃疡性结肠炎等；③小肠疾病：肠结核、伤寒、急性出血坏死性肠炎、小肠肿瘤、肠套叠等。

【临床表现】 血便的颜色可呈鲜红、暗红或黑色（柏油样），颜色的差异主要与以下因素有关：①出血部位；②出血量多少；③血液在肠腔内停留时间长短。出血部位越低，出血量越大、排出越快，则血便颜色越鲜红。上消化道出血多为柏油样便，但上消化道大出血伴肠蠕动加快时，可排出较鲜红血便；下消化道出血往往排出较鲜红血便，但小肠出血时，如血液在肠内停留时间较长，亦可呈柏油样便。便血时，粪便可为全血或血与粪便混合。若血色鲜红，不与粪便混合，仅黏附于粪便表面或于排便前后有鲜血滴出或喷出者，提示直肠或肛管疾病出血，如痔、肛裂或直肠肿瘤出血。仔细观察血便的颜色、性状及气味等，对寻找病因和确立诊断有一定的帮助，如阿米巴性痢疾多为暗红色果酱样脓血便；细菌性痢疾多为黏液脓性鲜血便；急性出血坏死性肠炎可排出洗肉水样粪便，并有腥臭味。

少量消化道出血无肉眼可见的粪便颜色改变，须经隐血试验才能确定者，称为隐血便。一般的隐血试验虽敏感性高，但有一定的假阳性，运用人血红蛋白单克隆抗体的免疫学检测方法，则可避免隐血试验假阳性。

【伴随症状】

1. 便血伴腹痛　见于消化性溃疡、肝及胆道出血，还可见于急性出血性坏死性肠炎、肠套叠、肠系膜血栓形成或栓塞、膈疝等。

2. 便血伴里急后重　见于细菌性痢疾、直肠炎、直肠癌等。

3. 便血伴腹部肿块　应考虑结肠癌、肠结核、肠套叠、克罗恩（Crohn）病、小肠恶性淋巴瘤等。

4. 便血伴发热　常见于传染病（如流行性出血热、钩端螺旋体病等）、恶性肿瘤、急性出血坏死性肠炎等。

5. 便血伴皮肤黏膜出血　可见于血液病、急性感染性疾病等。

九、腹泻

腹泻（diarrhea）是指排便次数增多，粪便稀薄、带有黏液、脓血或未消化的食物等。腹泻分为急性腹泻和慢性腹泻，超过 2 个月者为慢性腹泻。

【病因】

1. 急性腹泻

（1）急性肠道疾病　①急性肠道感染，包括病毒、细菌、真菌、阿米巴、血吸虫等感染；②细菌性食物中毒，如肉毒杆菌、嗜盐杆菌、变形杆菌、金黄色葡萄球菌等引起者。

（2）急性中毒　①动物性毒物，如鱼胆、河豚等中毒；②植物性毒物，如毒蕈中毒；③化学毒物，如有机磷、砷等中毒。

（3）传染病　如伤寒、副伤寒、钩端螺旋体病等。

（4）药物性腹泻　泻药、拟胆碱能药、抗生素、抗癌药等，在服药期内可致腹泻。

（5）其他　如过敏性紫癜、甲状腺危象、肾上腺危象、胃泌素瘤、类癌综合征等。

2. 慢性腹泻

（1）消化系统疾病　①胃部疾病，如慢性萎缩性胃炎、胃大部切除后等；②肠道感染，如慢性细菌性痢疾、慢性阿米巴痢疾、肠结核、血吸虫病、钩虫病、肠道念珠菌病等；③肠道非感染性病变，溃疡性结肠炎、Crohn 病、吸收不良综合征等；④肠道肿瘤，如大肠癌、小肠淋巴瘤等；⑤胰腺疾病，如慢性胰腺炎、胰腺癌等；⑥肝胆疾病，如肝硬化、慢性胆囊炎等。

（2）全身性疾病 ①内分泌与代谢障碍疾病，如甲状腺功能亢进症、糖尿病性肠病、肾上腺皮质功能减退等；②其他系统疾病，如系统性红斑狼疮、硬皮病、尿毒症等；③药源性腹泻，如口服甲状腺素、洋地黄类等药物；④自主神经功能紊乱，如肠易激综合征、神经功能性腹泻。

【发生机制】

1. 分泌性腹泻 由各种因素使胃肠黏膜分泌过多的液体，并超过肠黏膜的吸收能力而引起腹泻。如细菌肠毒素、体液性促分泌物（如血管活性肠肽）等刺激肠道所致。

2. 渗出性腹泻 由于肠黏膜炎症导致血浆、黏液、脓血渗出，见于各种肠道炎症疾病。

3. 渗透性腹泻 由于摄入大量不吸收的高渗溶质，使肠腔内渗透压增高，阻碍肠内水分与电解质的吸收而引起，如乳糖酶缺乏，乳糖不能水解即形成肠内高渗，服用盐类泻剂或甘露醇等引起的腹泻。

4. 吸收不良性腹泻 由肠黏膜的吸收面积减少或吸收障碍所引起，如小肠大部分切除、吸收不良综合征等。

5. 动力性腹泻 由于肠蠕动过快，致使肠内食糜停留时间缩短，没有充分吸收所致的腹泻，如胃肠功能紊乱、甲状腺功能亢进等。

【临床表现】 详细了解临床表现，对明确病因和确定诊断有重要的意义。

1. 年龄与性别 肠易激综合征、甲状腺功能亢进症多见于女性；肠结核多见于中青年，而结肠癌多见于中老年人；血吸虫病多见于流行区农民和渔民。

2. 起病及病程 起病急骤伴有发热、腹泻次数频繁者，多为肠道感染或食物中毒所致；溃疡性结肠炎、肠易激综合征、吸收不良综合征等引起的腹泻可长达数年至数十年之久，且常呈间歇性发作；结肠癌引起的腹泻病程一般相对较短。

3. 腹泻次数与粪便性状 急性细菌感染性腹泻，常有黏液血便或脓血便，每天排便可多达10次以上；阿米巴痢疾的粪便呈暗红色或果酱样；慢性腹泻，每天排便数次，可为稀便，亦可带黏液、脓血，见于慢性痢疾、炎症性肠病及结肠、直肠癌等；粪便中带黏液而无病理成分者常见于肠易激综合征。

4. 腹泻与腹痛的关系 小肠疾病的腹泻，疼痛常在脐周，便后腹痛多不缓解；结肠疾病则疼痛多在下腹，且便后疼痛常可缓解或减轻。急性感染性腹泻常有腹痛；分泌性腹泻往往无明显腹痛。

【伴随症状】

1. 腹泻伴发热 可见于急性细菌性痢疾、肠结核、伤寒或副伤寒、肠道恶性淋巴瘤、溃疡性结肠炎急性发作期、败血症等。

2. 腹泻伴明显消瘦 可见于小肠病变，如胃肠道恶性肿瘤、肠结核及吸收不良综合征；亦可见于甲状腺功能亢进症等。

3. 腹泻伴关节肿痛 考虑系统性红斑狼疮、Crohn 病、肠结核等

4. 腹泻伴腹部包块 提示肿瘤或炎性病变，见于消化系统癌、肠结核等。

5. 腹泻伴里急后重 见于急性细菌性痢疾、直肠炎、直肠癌等。

十、黄疸

黄疸（jaundice）是由于血清中胆红素升高（正常范围为1.7～17.1 μmol/L）致使皮

肤、黏膜和巩膜被染成黄色。若血清中胆红素在 17.1～34.2 μmol/L 范围内而临床未察觉黄疸，称为隐性黄疸。超过 34.2 μmol/L 时临床可见黄疸。

【分类】 按病因学分为溶血性黄疸、肝细胞性黄疸、胆汁淤积性黄疸、先天性非溶血性黄疸，以前三型最为多见。按胆红素性质分为以非结合胆红素（unconjugated bilirubin，UCB）增高为主的黄疸和以结合胆红素（conjugated bilirubin，CB）增高为主的黄疸。病因学分类法临床较常用。

【病因、发生机制和临床表现】

1. 溶血性黄疸

（1）病因和发生机制　凡能引起溶血的疾病都可产生溶血性黄疸。①先天性溶血性贫血，如海洋性贫血、遗传性球形红细胞增多症；②后天性获得性溶血性贫血，如自身免疫性溶血性贫血、新生儿溶血、不同血型输血后的溶血以及蚕豆病、伯氨喹啉、蛇毒、毒蕈中毒、阵发性睡眠性血红蛋白尿等。

溶血时由于红细胞破坏，形成大量非结合胆红素，超过肝细胞的处理能力；另一方面，由于溶血造成的贫血、缺氧和红细胞破坏产物的毒性作用，削弱了肝细胞对胆红素的代谢功能，导致非结合胆红素在血中潴留，超过正常水平而出现黄疸。

（2）临床表现　一般黄疸为轻度，呈浅柠檬色，不伴皮肤瘙痒，其他症状主要为原发病的表现。急性溶血可有发热、寒战、头痛、腰痛，并有不同程度的贫血和血红蛋白尿（尿呈酱油色或茶色），严重者可有急性肾衰竭。慢性溶血多为先天性，无明显症状，可仅有轻度贫血及脾肿大。

（3）实验室检查　①血清总胆红素增加，以非结合胆红素为主，结合胆红素基本正常；②由于血中 UCB 增多，故 CB 形成也代偿性增加，致尿胆原增加，粪胆素随之增加，粪色加深；③从肠内吸收回肝的尿胆原增加，肝处理超出正常尿胆原的能力降低，故尿中尿胆原增多，但无胆红素；④急性溶血时尿中有血红蛋白排出，隐血试验阳性；⑤血液检查除贫血外，尚有网织红细胞增加、骨髓红细胞系增生旺盛等。

2. 肝细胞性黄疸

（1）病因和发病机制　由各种使肝细胞广泛损害的疾病所引起，如病毒性肝炎、肝硬化、中毒性肝炎、钩端螺旋体病、败血症等。

由于肝细胞的损害和大面积坏死，致使肝细胞对胆红素的摄取、结合及排泄功能降低，因而血中的 UCB 增加，而未受损的肝细胞仍能将部分 UCB 转变为 CB。CB 一部分仍经毛细胆管从胆道排泄，一部分经已损害或坏死的肝细胞反流入血中；亦可因肝细胞肿胀、汇管区渗出性病变、水肿以及小胆管内的胆栓形成使胆汁排泄受阻而反流进入血液循环，致使血中 CB 亦增加，而出现黄疸。

（2）临床表现　皮肤、黏膜浅黄至深黄色，可伴有轻度皮肤瘙痒，其他为肝原发病的表现，如疲乏、食欲减退，严重者可有出血倾向、腹腔积液、昏迷等。

（3）实验室检查　血中 CB 与 UCB 均增加，黄疸型肝炎时，CB 增加幅度多高于 UCB。尿中 CB 定性试验阳性，而尿胆原可因肝功能障碍而增高。此外，血液生化检查有不同程度的肝功能损害。

3. 胆汁淤积性黄疸

（1）病因和发病机制　此类黄疸可分为肝外阻塞、肝内阻塞及肝内胆汁淤积性黄疸三种。肝外阻塞见于急性胆囊炎、胆总管结石、肿瘤等；肝内阻塞见于肝内泥沙样结石、癌栓、寄生虫病（如华支睾吸虫病）等；肝内胆汁淤积见于病毒性肝炎、药物性胆汁淤积（如氯丙嗪、甲睾酮等）、原发性胆汁性肝硬化、妊娠期复发性黄疸等。

胆道阻塞时，阻塞上方压力升高，胆管扩张，最后导致小胆管与毛细胆管破裂，胆汁中的胆红素反流入血。有些肝内胆汁淤积并非由机械因素引起，而是由于胆汁分泌功能障碍、毛细胆管的通透性增加、胆汁浓缩而流量减少，导致胆道内胆盐沉淀与胆栓形成。

（2）临床表现　皮肤呈暗黄色，完全阻塞者颜色更深，甚至呈黄绿色，并有皮肤瘙痒及心动过缓，尿色深，粪便颜色变浅或呈白陶土色。

（3）实验室检查　①血清 CB 增加；②尿胆红素试验阳性，尿胆原及粪胆素减少或缺如；③血清碱性磷酸酶及总胆固醇增高。

4. 先天性非溶血性黄疸　系由于肝细胞对胆红素的摄取、结合和排泄有先天性缺陷所致。本组疾病临床上少见，多为家族遗传性。

综上所述，可根据血生化及尿常规检查对黄疸做出初步分类，再根据临床表现及辅助检查确定病因和性质。

【伴随症状】

1. 黄疸伴发热　见于急性胆管炎、肝脓肿、钩端螺旋体病、败血症等，病毒性肝炎或急性溶血可先有发热而后出现黄疸。

2. 黄疸伴腹痛　伴上腹剧烈疼痛者，见于胆道结石、肝脓肿或胆道蛔虫病；持续性右上腹钝痛或胀痛者，见于病毒性肝炎、肝脓肿或原发性肝癌。

3. 黄疸伴肝大　若轻至中度肿大、质地软或中等硬度且表面光滑者，见于病毒性肝炎、急性胆道感染或胆道阻塞；明显肿大、质地坚硬、表面凹凸不平有结节者见于原发或继发性肝癌；肿大不明显而质地较硬、边缘不整、表面有小结节者见于肝硬化。

4. 黄疸伴胆囊肿大　提示胆总管梗阻，见于胰头癌、壶腹癌、胆总管癌等。

5. 黄疸伴脾大　可见于病毒性肝炎、钩端螺旋体病、败血症、疟疾、门脉性或胆汁性肝硬化、各种原因引起的溶血性贫血及淋巴瘤等。

6. 黄疸伴腹水　见于重症肝炎、肝硬化失代偿期、肝癌等。

十一、血尿

尿液中含有较多红细胞，即为血尿（hematuria）。正常人尿液中无红细胞或偶有微量的红细胞。血尿可轻可重，轻症者尿色正常，须在显微镜检查才能确定，通常离心沉淀后的尿液镜检每高倍视野有 3 个以上红细胞，称为“镜下血尿”。重症者肉眼即见尿色呈洗肉水色或血色，称为“肉眼血尿”。

【病因】 引起血尿的原因很多，最常见病因是泌尿系统本身疾病所致，仅少数是由全身或泌尿系统邻近组织疾病和其他原因。

1. 泌尿系统疾病　为引起血尿最常见原因，其中以泌尿系结石、尿路感染、肾小球肾炎最多见，其次为肿瘤、多囊肾、血管疾病（肾栓塞、肾动脉硬化）、畸形等。

2. 全身性疾病　①感染性疾病：如败血症、流行性出血热、猩红热、钩端螺旋体病、丝虫病等；②血液病：如白血病、再生障碍性贫血、血小板减少性紫癜、过敏性紫癜和血友病；③风湿病：如系统性红斑狼疮、结节性多动脉炎、类风湿性关节炎等；④心血管疾病：如亚急性感染性心内膜炎、高血压病、慢性心力衰竭等。

3. 尿路邻近器官疾病　如前列腺炎、急性盆腔炎或脓肿、宫颈癌、输卵管炎、阴道炎、直肠和结肠癌等。

4. 化学品或药品对尿路的损害 如磺胺药、吲哚美辛、甘露醇、汞、铅、锡等重金属对肾小管的损害；环磷酰胺引起的出血性膀胱炎；抗凝剂如肝素过量也可出现血尿。

5. 功能性血尿 平时运动量小的健康人突然加大运动量可出现运动性血尿。

【临床表现】 血尿的颜色因尿中含血量和尿酸碱度的不同而异，当尿液为酸性时，颜色深，呈棕色或暗黑色；尿液为碱性时则呈红色。血尿时，要注意确定是真性血尿或假性血尿，排除子宫、阴道出血以及痔出血污染尿液；排除某些药物、染料、试剂或食物所致的红色尿等假性血尿。注意血尿要和血红蛋白尿相区别，血红蛋白尿由溶血引起，尿呈均匀暗红色，如含大量血红蛋白时呈酱油色，震荡时不呈云雾状，无红色沉淀，镜检无红细胞或偶见红细胞。做尿三杯试验可大概了解血尿的来源。嘱患者一次排尿，将前、中、后三段分别排入三个玻璃杯中，如第一杯（即前段）尿含血液或镜下有较多红细胞，表示病变位于尿道；如第三杯（即后段）呈血尿或镜下有较多红细胞，表示病变在膀胱颈部和三角区或后尿道等部位；三段尿均呈红色即全程血尿提示血尿来源于肾或输尿管。用位相显微镜观察尿中红细胞形态，可鉴别肾小球源性血尿（畸形红细胞、血红蛋白含量异常）与非肾小球源性血尿（正常形态红细胞）。

【伴随症状】

1. 血尿伴肾绞痛 见于肾或输尿管结石。

2. 血尿伴尿流中断或排尿困难 见于膀胱和尿道结石。

3. 血尿伴尿频、尿急、尿痛 见于膀胱炎、尿道炎；而伴腰痛、高热、畏寒常为肾盂肾炎。

4. 血尿伴水肿、高血压、蛋白尿 见于肾小球肾炎。

5. 血尿伴肾肿块 单侧可见于肿瘤、肾积水和肾囊肿；双侧肿大见于先天性多囊肾；触及移动性肾见于肾下垂或游走肾。

6. 血尿伴皮肤黏膜及其他部位出血 见于血液病和某些感染性疾病。

7. 血尿合并乳糜尿 见于丝虫病。

十二、抽搐与惊厥

抽搐（tic）与惊厥（convulsion）均属不随意运动。抽搐是指全身或局部成群骨骼肌非自主的抽动或强烈收缩，常可引起关节运动与强直。当肌群收缩表现为强直性和阵挛性时，称为惊厥。惊厥表现的抽搐一般为全身性、对称性、伴有或不伴有意识丧失。

【病因】 抽搐与惊厥的病因可分为特发性与症状性。特发性常由于先天性脑部不稳定状态所致。症状性病因有：

1. 脑部疾病 ①感染：如脑炎、脑膜炎、脑脓肿、脑结核、脑灰质炎等；②外伤：如产伤、颅脑外伤等；③肿瘤：包括原发性脑肿瘤和脑转移瘤；④血管疾病：如脑出血、蛛网膜下腔出血、高血压脑病、脑栓塞、脑血栓形成、脑缺氧等；⑤寄生虫病：如脑型疟疾、脑血吸虫病、脑囊虫病等；⑥其他：如先天性脑发育障碍、核黄疸、结节性硬化等。

2. 全身性疾病 ①感染：如急性胃肠炎、中毒性菌痢、百日咳、狂犬病、破伤风、中耳炎等。小儿高热惊厥主要由急性感染所致；②中毒：如酒精、苯、铅、汞、阿托品、樟脑、有机磷等中毒及尿毒症、肝性脑病等；③心血管疾病：高血压脑病或阿-斯综合征等；④风湿病：如系统性红斑狼疮、脑血管炎等；⑤代谢障碍：如低血糖、低钙及低镁血症、维

生素 B_6 缺乏等。其中低钙血症可表现为典型的手足搐搦症；⑥其他：如溺水、窒息、触电、热射病等。

3. 神经症 如癔症性抽搐和惊厥。

此外，尚有一重要类型，即小儿惊厥（部分为特发性，部分由于脑损害引起），高热惊厥多见于小儿。

【临床表现】 由于病因不同，抽搐和惊厥的临床表现形式也不一样，通常可分为全身性和局部性两种。

1. 全身性抽搐 以全身骨骼肌痉挛为主要表现，典型者为癫痫大发作（惊厥），表现为患者突然意识模糊或丧失，全身强直、呼吸暂停，继而四肢发生阵挛性抽搐，呼吸不规则，尿便失控，发绀，发作约半分钟自行停止，也可反复发作或呈持续状态。发作时可有瞳孔散大，对光反射消失或迟钝、病理反射阳性等。发作停止后不久意识恢复。如为肌阵挛性，一般只有意识障碍。由破伤风引起者为持续性强制性痉挛，伴肌肉剧烈的疼痛。

2. 局部性抽搐 以身体某一局部连续性肌肉收缩为主要表现，大多见于口角、眼睑、手足等。而手足搐搦症则表现间歇性双侧强制性肌痉挛，以上肢手部最典型，呈“助产士手”表现。

【伴随症状】

1. 伴发热 多见于小儿的急性感染，也可见于胃肠功能紊乱、重度失水等。但须注意，惊厥也可引起发热。

2. 伴血压增高 可见于高血压病、肾炎、子痫、铅中毒等。

3. 伴脑膜刺激征 可见于脑膜炎、脑膜脑炎、蛛网膜下腔出血等。

4. 伴瞳孔散大与舌咬伤 见于癫痫大发作。

5. 伴意识丧失 见于癫痫大发作、重症颅脑疾病等。

十三、意识障碍

意识障碍（disturbance of consciousness）是指人对周围环境及自身状态的识别和觉察能力出现障碍。多由于高级神经中枢功能活动（意识、感觉和运动）受损引起，可表现为嗜睡、意识模糊、昏睡和昏迷。

【病因】 引起意识障碍的病因很多，从临床实际出发，可分为脑部原发性损害和全身其他系统病变两大类。

1. 颅脑疾病 ①颅脑感染性疾病：如各种脑膜炎、脑炎及脑型疟疾等；②脑血管病：如脑出血、蛛网膜下腔出血、脑梗死、高血压脑病等；③颅内占位性病变：如脑肿瘤、脑脓肿等；④颅脑损伤：脑震荡、脑挫裂伤、颅骨骨折、外伤性颅内血肿等；⑤癫痫大发作及癫痫持续状态。

2. 全身性疾病 ①缺氧、缺血：各种原因所致的肺泡换气不足（肺炎、肺水肿）、窒息、呼吸肌麻痹、严重心律失常、心力衰竭、心肌损害及心搏骤停等；②急性感染性疾病：如肾综合征出血热、大叶性肺炎、败血症、中毒性菌痢、螺旋体及立克次体感染等；③内分泌与代谢障碍性疾病：如尿毒症、肝性脑病、肺性脑病、甲状腺危象、糖尿病性昏迷、低血糖、水电解质及酸碱平衡紊乱等；④外源性中毒：如安眠药、有机磷农药、一氧化碳、氰化物、酒精和吗啡等中毒；⑤物理性及缺氧性损害：如高温中暑、溺水、触电、高山病等。

【发生机制】 由于脑组织缺血、缺氧、葡萄糖供给不足、酶代谢异常等因素可引起脑细胞代谢紊乱，导致网状结构功能损害和脑功能减退，即可产生意识障碍。意识有两个组成部分，即意识内容及其“开关”系统。意识内容即大脑皮质功能活动，包括记忆、思维、定向力和情感，还有通过视、听、语言和复杂运动等与外界保持紧密联系的能力。意识状态的正常取决于大脑半球功能的完整性。急性广泛性大脑半球损害或半球向下移位压迫丘脑或中脑时，即可引起不同程度的意识障碍。意识“开关”系统包括经典的感觉传导径路（特异性上行投射系统）及脑干网状结构（非特异性上行投射系统）。意识“开关”系统可激活大脑皮质并使之保持一定水平的兴奋性，使机体处于觉醒状态，从而在此基础上产生意识内容。“开关”系统不同部位不同程度的损害，可发生不同程度的意识障碍。

【临床表现】

1. 嗜睡（somnolence） 是最轻的意识障碍，是一种病理性嗜睡。患者陷入持续睡眠状态，可被唤醒，并能正确回答和做出各种反应，但当刺激去除后很快又入睡。

2. 意识模糊（confusion） 是意识水平轻度下降，较嗜睡为深的意识障碍。患者能保持简单的精神活动，但对时间、地点、人物的定向能力发生障碍。

3. 昏睡（stupor） 患者处于深度睡眠状态，虽在强烈刺激下（如压迫眶上神经、摇动其身体等）可被唤醒，但很快又进入昏睡。各种随意运动减少或消失，醒时答话含糊或答非所问。

4. 昏迷（coma） 是严重的意识障碍。表现为意识持续的中断或完全丧失。按其程度可分为三个阶段：①轻度昏迷：意识大部分丧失，无自主运动，对声、光刺激无反应，对疼痛刺激尚可出现痛苦表情或肢体退缩等防御反应，角膜反射、瞳孔对光反射、眼球运动、吞咽反射等可存在；②中度昏迷：对周围事物及各种刺激均无反应，对剧烈刺激可出现防御反射，角膜反射减弱，瞳孔对光反射迟钝，眼球无转动；③深度昏迷：全身肌肉松弛，对各种刺激均无反应，深、浅反射全部消失。

此外，还有一种以兴奋性增高为主的高级神经中枢急性活动失调状态，称为谵妄（delirium）。表现为意识模糊、定向力丧失、感觉错乱（幻觉、错觉）、躁动不安、言语杂乱。可发生于急性感染的发热期间或某些中毒（如颠茄类药物中毒、急性酒精中毒）、代谢障碍（如肝性脑病）、循环障碍或中枢神经疾病等。

【伴随症状】

1. 意识障碍伴发热 先发热后有意识障碍可见于重症感染性疾病；先意识障碍后发热见于脑出血、蛛网膜下腔出血、巴比妥类药物中毒等。

2. 意识障碍伴呼吸缓慢 为呼吸中枢受抑制表现，可见于吗啡、巴比妥类、有机磷杀虫药等中毒、银环蛇咬伤等。

3. 意识障碍伴瞳孔散大 见于颠茄类、酒精、氰化物等中毒以及癫痫、低血糖状态等。

4. 意识障碍伴瞳孔缩小 见于吗啡类、巴比妥类、有机磷杀虫药等中毒。

5. 意识障碍伴心动过缓 见于颅内高压症、房室传导阻滞及吗啡类、毒蕈等中毒。

6. 意识障碍伴高血压 见于高血压脑病、脑血管意外、肾炎尿毒症等。

7. 意识障碍伴低血压 见于各种原因的休克。

8. 意识障碍伴皮肤黏膜改变 如有出血点、瘀斑和紫癜等，可见于严重感染和出血性疾病，口唇呈樱桃红色提示一氧化碳中毒。

9. 意识障碍伴脑膜刺激征 见于脑膜炎、蛛网膜下腔出血等。

10. 意识障碍伴偏瘫 见于脑出血、脑梗死或颅内占位性病变等。

十四、心悸

心悸（palpitation）是指自觉心跳或心慌，伴有心前区不适感。在安静状态和日常生活中，身心健康者不会感到自己的心跳，当心率加快、减慢或心律失常时，往往感到心悸，有时心率和心律正常者亦可有心悸。

【发生机制】 心悸发生机制尚未完全清楚，一般认为心脏活动过度是发生心悸的基础，与心率及心搏出量改变有关。如心动过速时，舒张期缩短、心室充盈不足，在心室收缩期心室肌与心瓣膜的紧张度突然增加，致使心搏增强而感心悸；与心律失常有关，如期前收缩，在一个较长的代偿期之后的心室收缩，往往强而有力，会出现心悸。心悸与心律失常持续时间有关，如突然发生的阵发性心动过速，心悸往往较明显，而许多慢性心律失常的患者，可因逐渐适应而无明显心悸。心悸还与精神因素及注意力有关，焦虑、紧张及注意力集中时易于出现。

【病因与临床表现】

1. 心脏搏动增强　心脏收缩力增强和心搏出量增加可引起心悸，包括生理性和病理性两个方面。

（1）生理性原因　①健康人在剧烈运动、精神过度紧张或情绪波动时；②大量饮酒、喝浓茶或咖啡后；③应用某些药物，如肾上腺素、麻黄碱、咖啡因、阿托品、甲状腺素等。

（2）病理性原因　①各种器质性心脏病　如高血压性心脏病、主动脉瓣或二尖瓣关闭不全、某些先天性心脏病（动脉导管未闭、室间隔缺损）、原发性心肌病、脚气病性心脏病等；②其他心脏搏出量增加的疾病：如发热和甲状腺功能亢进时，基础代谢率增加，心率加快、心排血量增加；贫血时血液携氧量减少，器官及组织缺氧，机体通过增加心率、提高心排血量来保证氧的供应，这种心悸在急性失血时尤为明显；低血糖症、嗜铬细胞瘤由于肾上腺素释放增多，心率加快，也可发生心悸。

2. 心律失常　任何引起心脏搏动频率、心脏传导系统异常的疾病均可出现心悸，特别是突然改变时。

（1）心动过速　各种原因引起的窦性心动过速、阵发性室上性或室性心动过速等。

（2）心动过缓　见于病态窦房结综合征，二、三度房室传导阻滞、房室交界性心律、室性逸搏心律及迷走神经兴奋性过高等。由于心率缓慢，舒张期延长，心室充盈度增加，心搏强而有力，引起心悸，心率突然减慢时明显。

（3）心律不齐　如期前收缩、心房扑动或颤动等，由于心脏跳动不规则或有代偿间歇，使患者感到心悸，甚至有停跳感。

3. 心脏神经症　病因不清，可能与神经类型、环境因素和性格有关，属于功能性神经症的一种。多见于青年女性，尤其是更年期妇女。临床表现除心悸外，尚有呼吸困难、心前区痛、自主神经功能紊乱以及疲乏、失眠、头晕、头痛、耳鸣、记忆力减退等，常在焦虑、情绪激动等情况下发生。

【伴随症状】

1. 心悸伴心前区疼痛　见于冠状动脉粥样硬化性心脏病（如心绞痛、急性心肌梗死）、心肌炎、心包炎、心脏神经症等。

2. 心悸伴发热　见于风湿热、心肌炎、心包炎、感染性心内膜炎及其他发热性疾病。

3. 心悸伴晕厥或抽搐　见于高度房室传导阻滞、心室纤颤或阵发性室性心动过速、病态窦房结综合征等。

4. 心悸伴贫血　见于各种原因引起的急性失血，此时常有虚汗、脉搏微弱、血压下降或休克。慢性贫血，心悸多在劳累后出现。

5. 心悸伴呼吸困难　见于急性心肌梗死、心肌炎、心包炎、心力衰竭、重症贫血等。

6. 心悸伴消瘦及出汗　见于甲状腺功能亢进症。

7. 心悸伴自主神经功能紊乱症状　见于心脏神经症。

（遵义医药高等专科学校　汪漫江）

第六章　体格检查

学习目标

1. 掌握体格检查的五种基本检查方法和各系统的体格检查方法。

2. 熟悉体格检查中正常和异常表现的临床意义并按规定内容和规范格式书写；体格检查技能的操作目的及其注意事项。

第一节　概　述

体格检查是医生运用自己的感官或借助简单的工具来检查被检查者身体状况的一系列最基本的检查方法。体格检查的基本方法包括视诊、触诊、叩诊、听诊和嗅诊五种。

【准备工作】

1. 环境安静、整洁、光线充足、温度适宜。

2. 医师应仪表端庄，举止大方，剪平指甲，去除饰物等。

3. 用物准备　每组准备器物托盘1个，听诊器1副等。

【基本检查方法】

（一）视诊

是医师用眼睛观察患者全身或局部情况的检查方法。可用于全身一般状态和许多体征的检查，如性别、年龄、发育、营养、意识状态、面容、表情、体位、姿势与步态等。局部视诊可了解病人身体各部分的改变，如皮肤、黏膜、舌、头颈、胸及腹部外形，四肢、肌肉、脊柱及关节外形等。必要时可借助某些器械如检耳镜、检眼镜、内镜等协助观察。

注意事项　视诊时应充分暴露被检查部位,并在自然光线下进行。这样有利于观察黄疸、发绀、皮疹、出血点等。侧面光线有利于观察心尖搏动或肿物轮廓。

（二）触诊

是医师通过手接触被检查部位时的感觉来进行判断的一种方法。

1. 浅部触诊法　适用于体表浅表的病变（浅部动脉、静脉、神经、精索、阴囊等）的检查。腹部浅部触诊可触及的深度约为1cm。触诊时，将一手放在被检查的部位，用掌指关节和腕关节的协同动作以旋转或滑动方式轻压触摸。

2. 深部触诊法　检查者可用单手或双手重叠由浅入深，逐渐加压以达到深层触诊的目的。腹部深部触诊法触及的深度约为2cm以上，有时可达4～5cm，按检查目的和手法不同可分为以下几种：

（1）深部滑行触诊法　适于腹部检查。被检者平卧，下肢屈曲略分开立起、张口平静呼吸、放松腹肌，医生右手掌平置于腹壁，腕关节伸直，通过掌指关节的屈伸运动，第2～第5指向腹部深位触诊，对被检查的脏器或肿块做上下左右滑动触摸，了解其形态、大小及硬度等。

(2) 双手触诊法又称双合诊法 用左手托于被检查部位(或器官)的后腹壁或腔内(阴道、肛门)右手置于前腹壁触诊。使被检查器官或包块位于双手之间，以便于触清。可用于肝、脾、肾、子宫等脏器的检查。

(3) 深压触诊法 用于腹部检查。以 1 至 2 个并拢手指逐渐用力深压被检查部位，以了解有无局限触痛点及反跳痛。如阑尾压痛点、胆囊压痛点、输尿管压痛点等。检查反跳痛时，在手指深压的基础上迅速将手抬起，并询问病人是否感觉疼痛加重或察看面部是否出现痛苦表情。

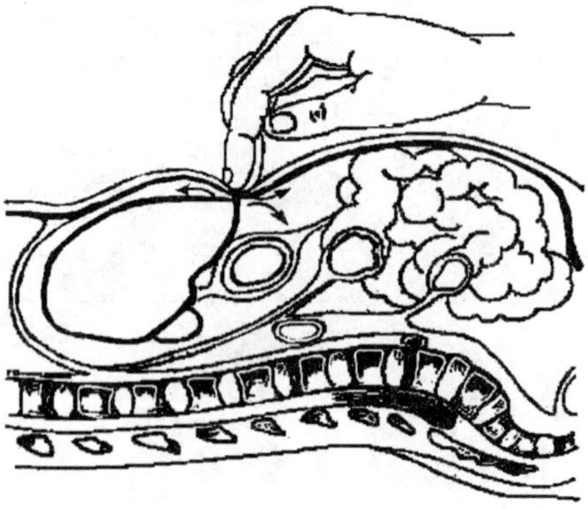

图 6-1 冲击触诊示意图

(4) 冲击触诊法 又称浮沉触诊法，用于大量腹水时肝、脾及腹部包块难以触及者。检查时，右手将第 2～第 5 指并拢、伸直，与腹壁成 70°～90°角，适当用力急促地有节律地从腹壁体表向腹深部冲击数次，指端可感触到肿块或实体脏器表面状况、质地，并有浮沉感。此法检查病人有不适感，用力不能过猛(图 6-1)。

注意事项 ①向病人讲清检查目的,取得配合；②腹部检查时病人先排尿，一般为仰卧位，屈膝、屈髋、下肢略分开立起。必要时可采用半坐位、立位和侧卧位；③医生手要温暖，站于仰卧位受检查者右侧，手法要轻柔，由浅而深由轻到重，发现异常时，边检查边分析思索，并注意被检查者的表情。

(三) 叩诊

是医生用手指叩击被检者某部位体表使之震动产生音响，根据震动和声响的特点，判断检查部位脏器状况有无异常的方法。根据叩诊的目的和方法的不同可分为以下两种：

1. 直接叩诊法 医师右手中间三指并拢，用其掌面直接轻轻叩打(或拍打)被检查部位体表，借助拍击后的反响音及指下的震动感来判断病变情况的方法。适用于胸、腹部范围较广泛的病变。如大量胸腔积液、积气及大片肺实变，腹水等。

2. 间接叩诊法又称指指叩诊法 是临床最常用的叩诊法。医师以左手中指第二指节为板指，紧贴于被检查部位，其余手指稍微抬起；右手各指自然弯曲，用中指指端垂直叩击板指第二指远端(或远端指间关节)。叩击要灵活而富有弹性，用力要均匀，以掌指关节及腕关节运动为主，不要将叩诊指停留在板指指背上(图 6-2)。对每一叩诊部位连续叩击 2～3 下，稍停片刻，辨别叩诊音。因叩击用力不同，可分为轻叩诊法和重叩诊法。被叩诊的部位产生的反响称叩诊音，临床上根据音调高低(频率高低)、音响强弱(振幅大小)、持续时间长短等，分为清音、鼓音、浊音、实音和过清音五种。

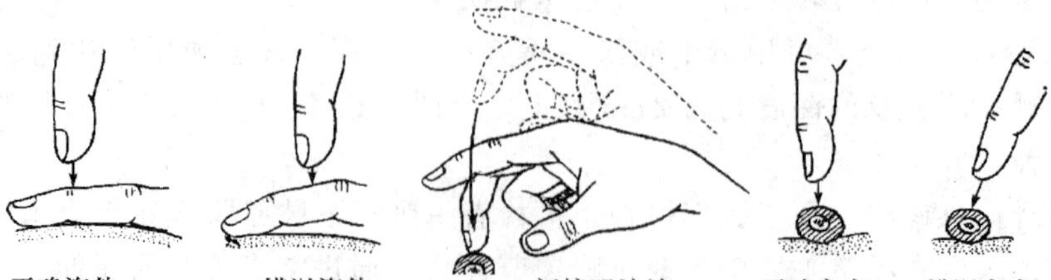

图 6-2 间接叩诊法正误图

注意事项　①被检查者体位要舒适，叩诊部位肌肉要松弛否则影响叩诊音音调与音响；②叩诊时用力要均匀，按叩诊目的采用轻叩法或重叩法；③叩诊动作要规范，避免肘关节和肩关节参与叩诊动作；④叩诊时应注意叩诊音的变化，应结合板指所感受的局部组织振动综合判断。

（四）听诊

是医师根据受检者身体各部分活动时发出的声音判断正常与否的一种诊断方法。可分为以下两种方法：

1. 直接听诊法　医生用耳直接贴于（或接近）被检者体表某部位，听取相关的声音。目前也只有在某些特殊情况和紧急情况下才会采用。

2. 间接听诊法　是使用听诊器听诊。为临床常用方法，可用于身体任何部位，听诊内容广泛。

注意事项　①检查环境要温暖、安静，避免外界噪音及寒冷引起肌肉震颤，而影响听诊效果；②受检者体位，应根据需要采取坐位、卧位、变换体位，但病情严重者尽量减少体位的变动；③听诊器各部连接要紧密、无松动，胶管无阻塞或破裂。听诊过程医师集中注意力，排除其他音响的干扰，如听心音时应摒除呼吸音干扰，听呼吸音时又要摒除心音干扰；④听诊器不能与衣服或皮肤摩擦，以免干扰听诊的准确性。

（五）嗅诊

是通过嗅觉来判断发自病人的异常气味与疾病之间关系的一种诊断方法。因疾病不同，皮肤黏膜气味、呼出气味、口腔气味、痰气味、呕吐物气味、分泌物、排泄物等气味各不相同。

注意事项

1. 体格检查环境宜安静、整洁、光线充足、温度适宜。

2. 应以病人为中心，要关心体贴病人，要有高度的责任感和良好的医德修养。

3. 医师应仪表端庄，举止大方，态度诚恳和蔼。

4. 医生应站于病人的右侧。检查前向病人说明体检目的、要求，取得配合。检查手法应规范轻柔，检查部位暴露应充分。

5. 全身体格检查时应全面、有序、重点、规范和正确。体格检查要按一定顺序进行，避免重复和遗漏，避免反复翻动病人，通常首先进行生命征和一般检查，然后按头、颈、胸、腹、脊柱、四肢、神经系统的顺序进行检查，必要时进行生殖器、肛门及直肠检查。

6. 需急救的危重病人，要重点检查，掌握基本病情，尽快投入抢救。待病情稳定后再做详细体格检查。

7. 根据病情变化及时复查，及时发现阳性体征以利于补充和修正诊断。

第二节　一般检查

【准备工作】

1. 环境安静、整洁、光线充足、温度适宜。

2. 医师应仪表端庄，举止大方，剪平指甲，去除饰物等。

3. 用物准备　每组准备器物托盘1个，内有血压计1台、听诊器1付、手电筒1个、压舌板1包、棉签1包、体温表1支等。

一、全身状态检查

【检查内容及方法】

1. 性别　正常人，根据体貌、性征、生殖器官检查容易辨清性别。

2. 年龄　随着年龄的增长，机体出现生长、发育、成熟、衰老等一系列改变，年龄与疾病的发生及预后有密切关系。

3. 生命征　是评估人生命活动存在与否及其质量的指标，包括体温、呼吸、脉搏和血压。为体格检查时必须检查的项目之一。测量之后应及时而准确地记录于病历和体温记录单上。

（1）体温　测量体温（T）通常有三种方法：①口测法：将消毒的体温计水银球部放于舌下隐窝，闭口测量 5 min，取出、读数、并记录。小儿、抽搐惊厥者、昏迷者禁用此法。正常值 36.3～37.2℃；②腋测法：将腋表水银球部放于腋窝深处，夹紧上臂，测量 10 min，取出、读数、并记录。此法操作方便，安全、不易交叉感染，最常用。正常值 36～37℃；③肛测法：将肛表水银球部涂液体石蜡油，插入肛管，深度为体温计长度的 1/2，医务人员扶持勿脱出，测量 5 min，取出、读数、并记录。多用于婴幼儿及神志不清者。正常值为 36.5～37.7℃。

测体温应该注意：①在测量口温前 15 min 内不能喝过热、过冷饮料，也不能用热、冷水漱口；②测腋温，先用干毛巾擦净腋窝汗液。腋窝使用致冷、致热物品者，去除冷、热物后，待局部恢复到实际温度后方可测温；③消瘦病人，腋测法多夹闭不紧，可用其他方法测量；④测量前一定将水银柱甩到 35℃以下。

（2）脉搏　检查者用示指、中指和环指的末节指腹平放在桡动脉近腕横纹处进行触诊。至少计数 30 s，检查时要注意脉率、节律、紧张度、强弱、动脉壁弹性、波形变化、脉搏与呼吸的关系等。

（3）呼吸　观察胸式呼吸和腹式呼吸，并测量呼吸的频率、节律、深度。对呼吸运动微弱的昏迷病人，检查者持少许棉絮置其口鼻前方，观察每分钟棉絮随呼吸移动的次数。

（4）血压　测量血压的方法有二：直接测压法、间接测量法。袖带加压法血压测量操作规程：①受检者安静休息 10 min，取坐位或仰卧位，暴露右上臂，调整其手臂位置，稍外展，并使肱动脉听诊点、血压计汞柱刻度管 0 点、右心房（坐位平第 4 肋软骨，平卧位平腋中线）在同一水平；②打开血压计水银槽开关；③缠袖带于受检者右上臂，松紧适度（可插入 1 指），袖带下缘距肘横纹 2～3 cm；④正确戴听诊器，用手指触及肘部肱动脉搏动；⑤向袖带内充气，待肱动脉搏动消失后，再将汞柱上升 20～30 mmHg；⑥将听诊器体件按在肘部原肱动脉搏动处；⑦缓慢放气，使汞柱缓慢下降 2 mm/s，同时听诊肱动脉搏动音，第一声“咚”音处为收缩压值，“咚”音变调突然消失处为舒张压值，正确读出测量结果；⑧血压至少应测量 2 次，间隔 1～2 min；⑨如收缩压或舒张压 2 次读数相差 5 mmHg 以上，应再次测量，以 3 次读数的平均值作为测量结果，按收缩压/舒张压（mmHg）格式记录；⑩整理好血压计。

4. 发育与体型　发育通常以年龄、智力、体格成长状态（身高、体重和第二性征）之间的关系进行综合评价。发育正常者，上述各项是比较均衡和协调的。发育正常的成年人，其胸围为身高的一半，两上肢展开的长度约等于身高，坐高等于下肢长度。体型是身体各部发育的外观表现，包括骨骼、肌肉生长、脂肪分布状态等。成年人分三型：①无力型（瘦长型)：体高肌瘦，颈细长，肩窄下垂，胸廓扁平，腹上角锐角。易见内脏下垂。②正力型(匀称型)：身体各部匀称适中，腹上角约为 90 度角。③超力型（矮胖型）：身材矮、粗壮，肌肉坚实，颈粗短，肩宽，腹上角钝角。

5. 营养状态　是根据皮肤、皮下脂肪、肌肉发育、毛发、指甲等情况综合判断。检查营养状态可称量体重、测量一定时间内的体重变化、捏提上臂背侧下 1/3 的皮下脂肪观察其厚度。临床上通常用良好、中等、不良三个等级来描述。①良好：皮肤润泽，弹性好，皮下脂肪丰满，肌肉结实，指甲、毛发柔韧有光泽。②不良：皮肤干燥，弹性差，皮下脂肪菲薄，肌肉松弛，指甲粗糙松脆，毛发干燥易折断脱发，胸骨上窝、锁骨上窝、肋间隙明显凹陷，浅表骨骼突出。极度营养不良称为恶病质。③中等：介于二者之间。

6. 意识状态　是大脑功能活动的综合表现。正常人意识清楚，定向力正常，思维和情感活动合理，语言流畅，表达清晰，对刺激有正确的反应。意识状态检查方法：可通过与被检者谈话来了解其思维、情感、计算能力和定向力（对时间、场所、人物的分析能力），以及感觉、反射检查等以评估意识障碍程度。

7. 语调与语态　语调指语言过程中的语音和声调，语音障碍可分为失音（不能发音）、失语（不能言语，包括运动性失语和感觉性失语）和口吃。语态：指言语过程中的节奏。

8. 面容与表情　面容是指面部呈现的状态；表情是在面部或姿态上思想感情的表现。健康者表情安详，神态自若。当疾病困扰或疾病发展到一定程度时，视诊可见到相关的特征性面容和表情，对诊断有重要价值。

9. 体位　是指患者身体所处的状态。体位的改变对某些疾病的诊断具有一定意义。常见体位如下：

（1）自主体位　身体活动自如，不受限制。见于正常人、病情较轻者或重病早期。

（2）被动体位　患者不能自己调整或变换身体的位置。见于昏迷、瘫痪、极度衰弱病人。

（3）强迫体位　患者为减轻痛苦，被迫采取某种特殊的体位。如强迫仰卧位、强迫俯卧位、强迫坐位、强迫蹲位、强迫停立、辗转体位等。

10. 姿势与步态　是指举止的状态。健康人躯干端正，肢体动作灵活适度。步态即走路的姿态。

二、皮肤

【检查内容及方法】

1. 皮肤颜色　除与种族有关外，还与毛细血管的分布、血管充盈度、色素量、皮下脂肪厚薄等因素有关。检查时注意有无苍白、发红、发绀、黄染以及色素沉着或脱失等改变。最好在良好自然光线下进行。

2. 湿度与出汗　皮肤的湿度与汗腺分泌功能有关，出汗多者皮肤比较湿润，出汗少者比较干燥，正常人在气温高、湿度大的环境里出汗增多是生理的调节。

3. 皮肤弹性　与年龄、营养状态、皮下脂肪及组织间隙所含液体量有关。皮肤弹性检查部位常在手背或上臂内侧下 1/3 处皮肤，医生用拇指与示指将皮肤捏起，片刻后松手，正常人皱褶迅速平复称为皮肤弹性良好。

4. 皮疹　正常人通常无皮疹。检查时应观察其皮疹初现部位、出疹顺序、分布情况、形态大小、颜色、平坦或隆起、压之是否褪色、持续及消退时间、有无痛痒和脱屑等。

5. 脱屑 正常皮肤表层不断角化和更新，但由于数量少，一般不易察觉。

6. 皮下出血 病理情况下可出现皮下出血。根据其直径大小及伴随情况分为以下几种，直径＜3 mm 称出血点；直径在 3～5 mm 者称为紫癜；直径＞5 mm 为瘀斑；片状出血并伴有皮肤隆起称为血肿。

7. 蜘蛛痣与肝掌 蜘蛛痣是由皮肤小动脉末端分支性扩张所形成的血管痣，形似蜘蛛，故称蜘蛛痣。慢性肝病者手掌大、小鱼际处常充血发红，称为肝掌。

8. 水肿 是皮下组织的细胞内及组织间隙液体潴留过多所致。水肿的检查应以视诊和触诊相结合。根据水肿的范围和程度，临床上分为轻、中、重三度。

9. 溃疡与瘢痕 溃疡应注意其部位、大小、数目、形状、深浅和表面分泌物的情况。瘢痕是皮肤创面愈合后新生结缔组织增生的痕迹。

10. 皮下结节 正常人皮肤无结节。出现结节时应注意大小、硬度、部位、活动度、有无压痛等。

11. 毛发 毛发的颜色、多少与种族、遗传、营养状况、年龄、内分泌功能等因素相关。

三、淋巴结

淋巴结分布于全身，体格检查时只能检查身体各部表浅淋巴结。正常淋巴结体积很小，直径多在 0.2～0.5 cm 之间，质地柔韧，表面光滑，单个散在，无压痛，与毗邻组织无粘连，不易触及，亦无压痛。

【检查内容及方法】

1. 检查顺序为 耳前、耳后、枕部、颌下、颏下、颈前三角、颈后三角、锁骨上窝、腋窝、滑车上、腹股沟、腘窝。腋窝淋巴结应按尖群、中央群、胸肌群、肩胛下群和外侧群的顺序进行。

2. 方法 检查淋巴结的方法是视诊和触诊。视诊时不仅要注意局部征象（包括皮肤是否隆起，颜色有无变化，有无皮疹、瘢痕、瘘管等）也要注意全身状态。触诊是检查淋巴结的主要方法。检查者将 2、3、4 手指并拢，其指腹平放于被检查部位的皮肤上由浅入深进行滑行触诊。受检者取坐位或仰卧位，医生站位得当，方便操作。

（1）耳前、耳后、枕部淋巴结检查 检查者站在受检者前面或后面，用示指、中指的指腹缓慢、仔细、滑动触诊耳前、耳后、枕骨部。

（2）颌下、颏下淋巴结检查 检查颌下淋巴结时，嘱受检者头稍低而偏向检查侧，屈曲手指于颌下由浅入深、由内向外滑动触诊；检查颏下淋巴结时，嘱受检者头稍低，屈曲手指于颏下中线处触诊。

（3）颈部淋巴结检查 受检者头稍低并偏向检查侧，颈前淋巴结于胸锁乳突肌前缘之前浅表处触诊，颈后淋巴结于胸锁乳突肌后缘之后浅表处触诊。

（4）锁骨上窝淋巴结检查 受检者头前屈，并偏向检查侧，用左手检查右侧，以右手检查左侧，分别检查锁骨上窝淋巴结。

（5）腋窝淋巴结检查 检查者以右手检查左侧，左手检查右侧。一般先检查左侧，检查者左手抓住病人左腕向外上屈肘外展抬高约 45°，右手指并拢，掌面贴近胸壁向上逐渐达腋窝顶部，滑动触诊，然后依次触诊腋窝尖群、中央群、胸肌群、肩胛下群后再翻掌向外将病人外展之上臂下垂，触诊腋窝外侧群。触诊时由浅及深至腋窝各部。以同样方法检查右侧。

（6）滑车上淋巴结检查 检查方法 检查者左手托住受检者左腕部，屈肘90°，以右手示指抵在肱骨内上髁上，示、中、环指并拢在肱二头肌与肱三头肌间沟中纵行、横行触诊。以同样方法检查右侧。

（7）腹股沟淋巴结检查 检查方法 以右手中间3指紧贴腹股沟皮肤，横行滑动触诊检查腹股沟水平组（上群）淋巴结，纵行滑动触诊检查腹股沟垂直组（下群）淋巴结。

3. 检查内容 淋巴结肿大时，应注意部位、大小、数目、硬度、压痛、活动度、有无粘连，局部皮肤有无红肿、瘢痕、瘘管等。并注意寻找引起淋巴结肿大的原发病灶。

第三节 头颈部检查

【准备工作】

1. 环境安静、整洁、光线充足、温度适宜。

2. 医师应仪表端庄，举止大方，剪平指甲，去除饰物等。

3. 用物准备 每组准备器物托盘1个，听诊器1付、手电筒1个、压舌板1包、大头针数枚、棉签1包、软尺1个、音叉、跑表、视力表、录像片等。

一、头颅检查

【检查内容及方法】

1. 被检者取坐位或仰卧位。

2. 头颅的大小以头围来衡量，测量时以软尺自眉间绕到颅后，经过枕骨粗隆绕头一周。新生儿约34 cm，18岁可达53 cm或以上。

3. 观察头颅的外形变化，有无小颅、巨颅、方颅、尖颅等。

4. 头颅压痛及包块检查。触诊时注意触摸头颅的每一个部位，了解其外形，有无压痛和异常隆起。

5. 视诊有无运动异常。

6. 头皮检查需拨开头发观察头皮颜色、头皮屑、有无头癣、炎症、外伤、血肿、疖痈及瘢痕等。

二、头部器官检查

【检查内容及方法】

1. 眼

（1）外眼的检查 眼部检查应从外向内按一定的顺序进行，即眼眉、眼睑、结膜、巩膜、角膜、虹膜、瞳孔、眼球及视力等。眼部的一些变化可以是全身性某些疾病的反映。①眼眉：正常人眉毛的疏密不完全相同，一般内侧与中间部分比较浓密，外侧部分较稀；②眼睑：注意有无下垂、水肿或闭合障碍；有无包块，内、外翻及倒睫等；③结膜：被检者取坐位或仰卧位，检查者用右手检查被检者左眼，左手检查右眼，结膜分睑结膜、穹窿结膜和球结膜三部分。检查睑结膜、穹窿部结膜时须翻转眼睑才能进行。翻转下睑时，将拇指放在下睑中央部睑缘稍下方轻轻向下牵拉下睑，同时嘱被检者向上看，下睑结膜和下穹窿部结膜即可暴露。翻转上睑时，用示指和拇指捏住上睑中外 1/3 交界处的边缘，嘱被检者向下看，此时轻轻向前下方牵拉，然后示指向下压迫睑板上缘，并与拇指配合将睑缘向上捻转即可将上睑翻开（图 6-3）。结膜检查应注意有无充血、苍白、出血、黄疸、颗粒及滤泡等；④眼球：检查时应注意眼球的外形及运动。

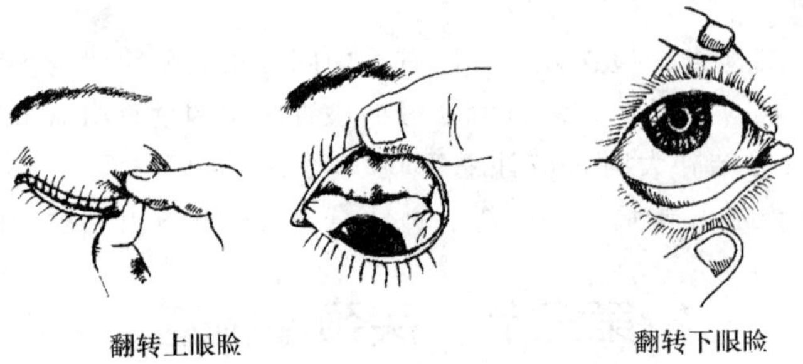

图 6-3 翻转眼睑检查上、下睑结膜示意图

双侧眼球突出见于甲状腺功能亢进。患者除突眼外还有以下眼征（图 6-4）：①Graefe 征：眼球下转时上睑不能相应下垂；②Stellwag 征：瞬目减少；③Mobius 征：集合运动减弱；④Joffroy 征：上视时无额纹出现。

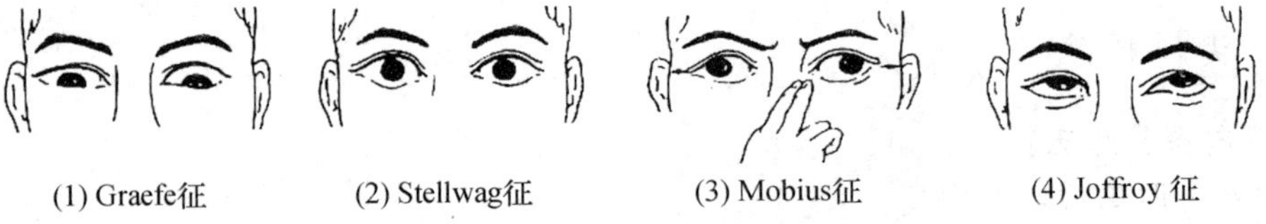

图 6-4 甲状腺功能亢进的眼部特征示意图

眼球运动检查时，医师将目标物（棉签或手指）置于受检者眼前 30～40 cm 处，嘱病人固定头位，眼球随目标方向移动，一般按左→左上→左下，右→右上→右下 6 个方向的顺序进行，每一方向代表双眼的一对配偶肌的功能（图 6-5）。

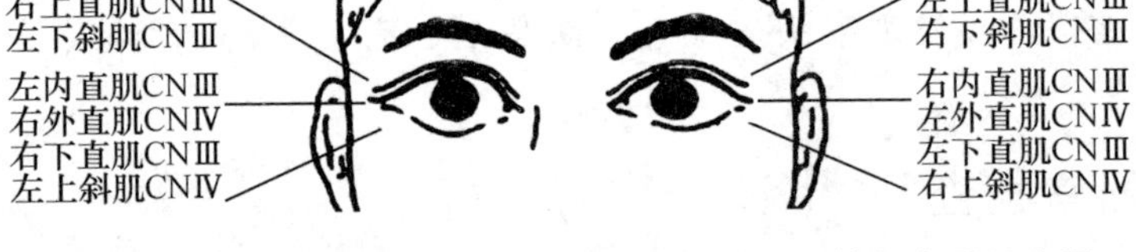

图 6-5 眼球六个方向的运动、相应的配偶肌和神经支配示意图

双侧眼球发生一系列有规律的快速往返运动，称眼球震颤。运动方向以水平方向常见，垂直和旋转方向较少见。检查方法：嘱病人眼球随医生手指所示方向（水平或垂直）运动数次突然停下，观察病人眼球运动是否停止或出现震颤。自发的眼球震颤常见于耳源性眩晕、小脑疾患等。

（2）眼内检查

1）巩膜　不透明，血管极少，呈瓷白色。

2）角膜　表面有丰富的感觉神经末梢，因此感觉十分灵敏。检查时应注意透明度，有无云翳、白斑、软化、溃疡、新生血管等。

3）虹膜 为眼球葡萄膜的最前部分，正常虹膜呈圆盘形，中央有圆形孔洞即瞳孔。虹膜内有瞳孔括约肌与扩大肌，能调节瞳孔的大小。虹膜的颜色与色素多少有关。东方民族多为棕色。正常虹膜纹理呈放射状排列。在充分光线下观察有无纹理模糊或消失，颜色是否变淡，虹膜形态有无异常或裂孔等。

4）瞳孔 虹膜中间的孔洞，正常直径为3～4 mm。检查瞳孔时应注意其形状、大小，两侧是否等大、等圆，对光及调节反射等。对光反射：分直接反射和间接反射。检查方法：嘱被检者注视正前方，通常用手电筒光照射一侧瞳孔，被照的瞳孔立即缩小，移开光源后瞳孔迅速复原，称直接对光反射。用手隔开两眼，光照一侧瞳孔，观察对侧瞳孔反应的情况，若对侧瞳孔也立即缩小，称间接对光反射。瞳孔对光反射迟钝或消失，见于昏迷病人。调节与集合反射：嘱被检者注视1 m以外的目标（通常是检查者的示指尖），然后将目标逐渐移近眼球（距眼球约5～10 cm处），正常人此时瞳孔逐渐缩小，称为调节反射；如同时双侧眼球向内聚合，称为集合反射。

（3）眼的功能检查

1）视力 近距离视力表是在距视力表33 cm处能看清“1.0”行视标者为正常视力。近视力表能测定眼的调节功能。在用视力表测定时，光线要充足，光线来源要适当。检测时宜将对侧眼睛用硬纸壳遮拦，但应避免用手指压眼球。两侧分别进行测验。

2）视野 采用对比检查法可粗略地测定视野，可利用视野计做精确的视野测定。

3）色觉 色觉的异常可分为色弱和色盲两种。色弱为对某种颜色的识别能力减低；色盲为对某种颜色的识别能力丧失。眼底检查：眼底需借助眼底镜才能看到。

2. 耳

（1）视诊 检查时注意耳廓外形有无外伤、结节及畸形等。借助手电筒观察外耳道有无分泌物，鼓膜是否有内陷、外凸或穿孔等。

（2）触诊 双侧外耳及耳后有无结节及触痛。

（3）听力 以粗测法了解被检者的听力情况。即在静室内嘱被检查者闭目坐在椅子上，并用手指堵塞一侧耳道，将机械表（或捻手指）自1 m以外逐渐移近被检者耳部，直到被检者听到声音为止。与正常侧对照，听力正常时，一般约在1 m处即可听到机械表与捻指声。精确法检测听力则需用一定频率的音叉或电测听器等手段进行。

3. 鼻 检查鼻应注意外形、有无鼻翼扇动、鼻道是否通畅、有无脓血分泌物、鼻中隔有无偏曲、鼻黏膜情况及鼻窦有无压痛等。

（1）视诊 注意其形态和皮肤颜色。有无鞍鼻、蛙状鼻、酒渣鼻等异常。

（2）触诊 医师用左手的示指和中指自被检者的额部向下滑压至鼻尖，检查有无鼻梁塌陷和触痛。检查鼻中隔时医师将左手拇指置于鼻尖，其他手指置于额部，以拇指上推鼻尖，右手持手电筒观察鼻中隔是否居中，有无穿孔，鼻黏膜有无充血，有无流涕、鼻塞及分泌物等。

（3）鼻窦 鼻窦为鼻腔周围含气的骨质空腔，有4对（图6-6），鼻窦压痛检查方法如下：①额窦：一手扶持病人枕部，用另一拇指或示指置于眼眶上缘内侧，用力向后向上按压，双手拇指置于眼眶上缘内侧向后、向上按压，询问有无压痛，两侧有无差异；②筛窦：双手固定病人两侧耳后，双侧拇指分别置于鼻根部与眼内眦之间，向内后方按压；③上颌窦：医师双手固定于病人的两侧耳后，将拇指分别置于左、右颧部，向后按压；④蝶窦：因解剖位置较深，不能在体表进行检查。

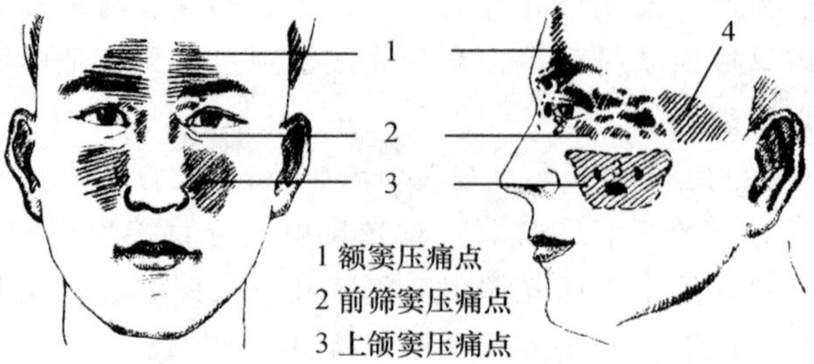

正面图　　侧面图

图 6-6　鼻窦压痛检查示意图

4. 口

（1）口唇　观察有无疱疹、口唇颜色、有无口角糜烂。

（2）口腔黏膜　检查者应在充分的自然光线下进行，可用手电筒照明。观察有无出血点、瘀斑、溃疡、麻疹黏膜斑（Koplik 斑）或色素沉着斑等。

（3）牙齿与牙龈　观察有无龋齿、残根、缺齿及义齿等，牙龈有无肿胀、出血、溢脓、瘘管及齿龈缘有无铅线等。若有病变可按下列格式表明所在部位：

右	8 7 6 5 4 3 2 1	上 1 2 3 4 5 6 7 8	左
	8 7 6 5 4 3 2 1	下 1 2 3 4 5 6 7 8	

1. 中切牙；2. 侧切牙；3. 尖牙；4. 第一前磨牙；5. 第二前磨牙；6. 第一磨牙；7. 第二磨牙；8. 第三磨牙

举例：2┘ 为右上侧切牙；4┐ 为右下第一前磨牙

（4）舌　被检者取坐位或仰卧位，观察舌形态及运动有无异常。让被检者伸舌，观察有无偏斜、萎缩和震颤；观察舌苔改变。

（5）咽部及扁桃体　被检者取坐位头略后仰，口张大并发“啊”音，检查者用压舌板在舌的前 2/3 与后 1/3 交界处迅速下压，此时软腭上抬，在照明的配合下即可见软腭、腭垂、软腭弓、扁桃体、咽后壁等。注意咽部黏膜有无充血、红肿、分泌物、扁桃体是否肿大等。扁桃体增大一般分为三度（图 6-7）：不超过咽腭弓者为Ⅰ度；超过咽腭弓者为Ⅱ度；达到或超过咽后壁中线者为Ⅲ度。

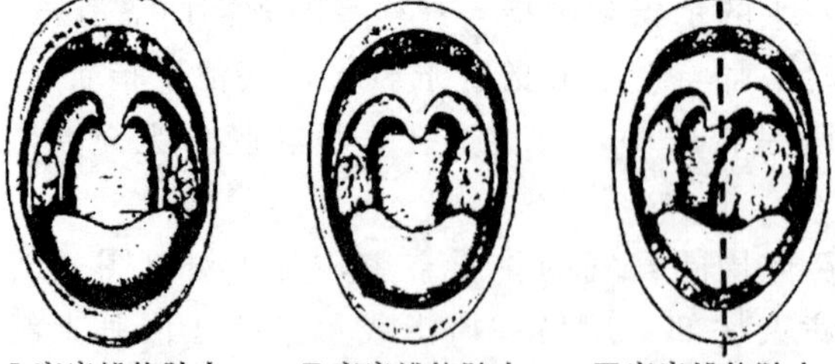

Ⅰ度扁桃体肿大　Ⅱ度扁桃体肿大　Ⅲ度扁桃体肿大

图 6-7　扁桃体位置及其肿大分度

三、颈部检查

【检查内容及方法】

1. 颈部血管

（1）颈静脉　正常人立位或坐位时，颈外静脉（简称颈静脉）常不显露，平卧时可稍见充盈，充盈的水平仅限于锁骨上缘至下颌角距离的下 2/3 以内。若取 30°～45°半卧位时静脉充盈度超过正常水平，称为颈静脉怒张（图 6-8），提示静脉压增高，见于右心衰竭、缩窄性心包炎、心包积液或上腔静脉回流受阻。正常情况下不出现颈静脉搏动，只在三尖瓣关闭不全伴有颈静脉怒张时才能看到。

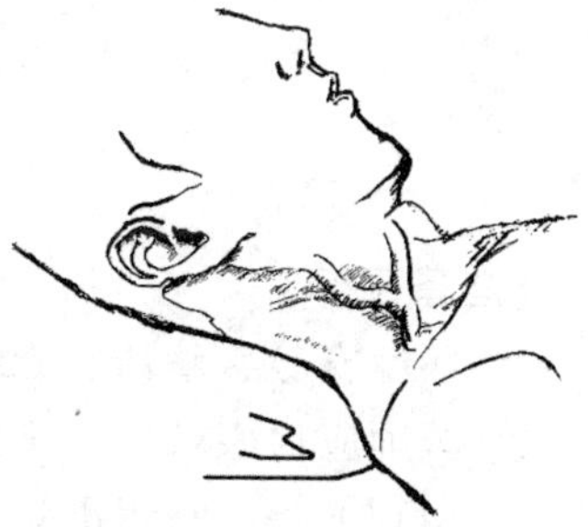

图 6-8　颈静脉怒张

（2）颈动脉　正常人在安静状态下不易看到颈动脉搏动，只在剧烈活动后可见，且很微弱。如见明显搏动，提示心脏搏出量异常增加，多见于主动脉瓣关闭不全、高血压、甲状腺功能亢进及严重贫血患者。

（3）颈部血管听诊　在颈部大血管区听到血管性杂音，且在收缩期明显，则应考虑由动脉硬化或大动脉炎所致的管腔狭窄，如颈动脉或椎动脉狭窄。若在锁骨上窝处听到杂音，可能为锁骨下动脉狭窄，见于结节性动脉炎或颈肋压迫。若在右锁骨上窝处听到连续性静脉“营营”样杂音，则可能为颈静脉血液流入上腔静脉口径较宽的球部所产生，这种杂音是生理性的，用手指压迫颈静脉后即可消失。

2. 甲状腺

（1）视诊　直接观察甲状腺是否肿大。正常人甲状腺外观不明显，女性在青春发育期可略增大。检查时嘱被检查者做吞咽动作，可见甲状腺随吞咽动作向上移动，如不易辨认，再嘱被检查者两手放于枕后，头向后仰，然后仔细观察。

（2）触诊　触诊比视诊更能明确甲状腺的大小及病变的性质，是甲状腺检查的基本方法。根据医生和被检查者的位置关系不同有后面触诊和前面触诊两种方法。

甲状腺峡部位于环状软骨下方第二到第四气管环前面。站于被检者前面用拇指或站于被检者后面用示指从胸骨上切迹向上触摸，可感到气管前软组织，嘱被检者做吞咽动作，可感到此组织在手下滑动，判断有无增厚、肿块等。

检查甲状腺侧叶嘱被检者头微前屈，并偏向检查侧以松弛皮肤和肌肉。

1）前面触诊　一手拇指施压于一侧甲状软骨，将气管推向对侧，另一手示、中指放在对侧胸锁乳突肌后缘，向前推挤甲状腺侧叶，拇指在胸锁乳突肌前缘触诊，配合吞咽动作，重复检查，可触及被推挤的甲状腺。用同样方法检查另一侧甲状腺。

2）后面触诊　类似前面触诊。一手示、中指施压于一侧甲状软骨，将气管推向对侧，另一手拇指在对侧胸锁乳突肌后缘向前推挤甲状腺，示、中指在其前缘触诊甲状腺。配合吞咽动作，重复检查。用同样方法检查另一侧甲状腺。甲状腺肿大可分为三度：Ⅰ度：不能看出肿大但能触及者；Ⅱ度：能看见肿大又能触及，但在胸锁乳突肌外缘以内者；Ⅲ度：超过胸锁乳突肌外缘者。

（3）听诊　当触到甲状腺肿大时，用钟型听诊器直接放在肿大的甲状腺上，如听到低调的连续性静脉“嗡鸣”音，对诊断甲状腺功能亢进症很有帮助。另外，在弥漫性甲状腺肿伴功能亢进者还可听到收缩期动脉杂音。

3. 气管 正常人气管位于颈前正中部。检查时嘱被检者取舒适坐位或仰卧位，使颈部处于自然正中位置，医生面对被检者，将示指与环指指端分别置于两侧胸锁关节上，然后将中指置于胸骨上窝气管正中处，观察中指是否位于示指与环指中间。若两侧距离不等，则提示有气管移位。

第四节 胸部检查

【准备工作】

1. 环境安静、整洁、光线充足、温度适宜。

2. 医师应仪表端庄，举止大方，剪平指甲，去除饰物等。

3. 用物准备 每组准备器物托盘1个，听诊器数付、直尺、多媒体心肺听诊技能训练实训系统，教学录像片等。

一、胸壁、胸廓及乳房

【检查内容及方法】

1. 胸壁 检查胸壁时，应注意检查皮肤、皮下脂肪、淋巴结及肌肉等，检查时观察有无静脉曲张、皮下气肿、轻压胸壁有无疼痛等。

2. 胸廓 正常胸廓外形两侧大致对称，成人胸廓前后径短于左右径，二者之比约1∶1.5；婴幼儿和老年人前后径与横径几乎相等，胸廓近似圆柱形。常见的胸廓外形改变有：扁平胸、桶状胸、佝偻病胸（鸡胸、漏斗胸、肋膈沟、佝偻病串珠）、胸廓一侧或局部变形等。

3. 呼吸运动 正常人呼吸运动规则，左右两侧对称。正常成人平静呼吸时，呼吸频率为16～20次/分，呼吸与脉搏频率之比为1∶4，且节律规整、深浅适度。正常男性和儿童的呼吸以膈肌运动为主，胸廓下部及上腹部起伏较大，称为腹式呼吸；女性呼吸以肋间肌运动为主，整个胸部起伏比较大，称为胸式呼吸。正常人通常表现为两种呼吸运动的混合形式。检查呼吸运动时，视线应与胸壁表面在同一平面。呼吸运动的形式可因某些疾病而发生改变。

4. 乳房 正常儿童及男子乳房一般不明显。妇女青春期乳房逐渐长大，呈半球形，乳头呈圆柱形，一般两侧对称，乳头大约位于锁骨中线第4肋间隙。检查乳房时，让被检查者取坐位或仰卧位，充分暴露检查部位。

（1）视诊 注意两侧乳房大小、形状及乳头位置是否对称。乳房皮肤色泽有无异常，乳头是否内陷、肿胀、有无溢液、裂痕、瘘管、溃疡。

（2）触诊 被检查者采取坐位，两臂下垂，检查者将手指和手掌平放乳房上，逐渐向胸壁按压做浅部滑动触诊检查，先查健侧后查患侧，然后双臂高举超过头部或双手叉腰再进行检查。以乳头为中心做一水平线和垂直线，可将乳房分为四个象限，以便于记录病变部位。检查顺序为：左乳房由外上象限开始，沿顺时针方向，由浅至深触摸，而后触诊尾部及乳头。同法触诊右侧乳房，但沿逆时针方向进行。发现病变应注意描述和详细记录其部位、大小、数目、外形、质地、活动度及压痛等。

二、肺和胸膜

【检查内容及方法】 检查时嘱被检查者取坐位、仰卧位或侧卧位，使其胸部充分暴露。室内环境应温暖舒适并具有良好的自然光线，排除因寒冷诱发的肌颤干扰肺部听诊音。检查顺序一般为先上后下，先前胸后侧胸再背部，左右对比。

1. 视诊 正常人呼吸运动规则，左右两侧对称。正常成人平静呼吸时，呼吸频率为16～20次/分，呼吸与脉搏频率之比为1∶4，且节律规整、深浅适度。正常男性和儿童的呼吸以膈肌运动为主，胸廓下部及上腹部起伏较大，称为腹式呼吸；女性呼吸以肋间肌运动为主，整个胸部起伏比较大，称为胸式呼吸。正常人通常表现为两种呼吸运动的混合形式。检查呼吸运动时，视线应与胸壁表面在同一平面。呼吸运动的形式可因某些疾病而发生改变。

2. 触诊

（1）胸廓扩张度 检查者两手掌平置于前胸廓下面的两侧对称部位，两拇指分别沿两侧肋缘指向剑突，拇指尖置于前正中线两侧对称部位，嘱被检查者做深呼吸运动时，观察两拇指尖移动的距离是否相等（图6-9）。

（2）语音震颤 检查者将手掌或手尺侧小鱼际肌部放于被检查者两侧对称部位，嘱被检查者用拉长的低音调重复发“yi”，此时检查者手掌感到有细微震动。检查顺序可由上而下，由内到外，先前胸，后侧胸，再后胸。因两手掌敏感性不同，可交叉进行，两侧对比。

（3）胸膜摩擦感 检查者两手分别平放在两侧胸廓呼吸运动幅度最大的前下部，嘱被检者做深呼吸运动。当急性胸膜炎时，纤维蛋白沉着于胸膜的表面使其粗糙，深呼吸时壁层胸膜和脏层胸膜相互摩擦，检查者两手有似两层皮革摩擦的感觉，称为胸膜摩擦感。

3. 叩诊

（1）体位 嘱被检者采取坐位或仰卧位，姿势对称，呼吸均匀，两侧保持平衡，裸露被检者部位。检查前胸时，胸部稍向前挺；检查侧胸时，两手举起置于头部；检查背部时，嘱两手交叉抱肘或抱肩，头向前低垂，身体稍向前弯。

（2）方法 一般采用间接叩诊法，病变范围大也可采取直接叩诊法。间接叩诊法叩诊前胸及两侧时，左手中指（扳指）置于肋间隙并与肋间隙平行，叩诊背部肩胛间区时，扳指与脊柱平行。

（3）顺序 先前胸，后侧胸，再背部。由肺尖开始，沿肋间隙进行叩诊，自上而下，由外向内，左右、上下进行对比。

（4）内容

1）正常肺部叩诊呈清音，其音调高低及音响强弱与肺含气量、胸壁厚薄及邻近器官的影响有关。正常肺与肝和心交界处之重叠部分呈浊音。未被肺组织覆盖的心脏和肝区域呈实音，又称绝对浊音区。叩击含有大量气体的空腔脏器呈鼓音。正常人可见于胃泡区和腹部（图6-10）。

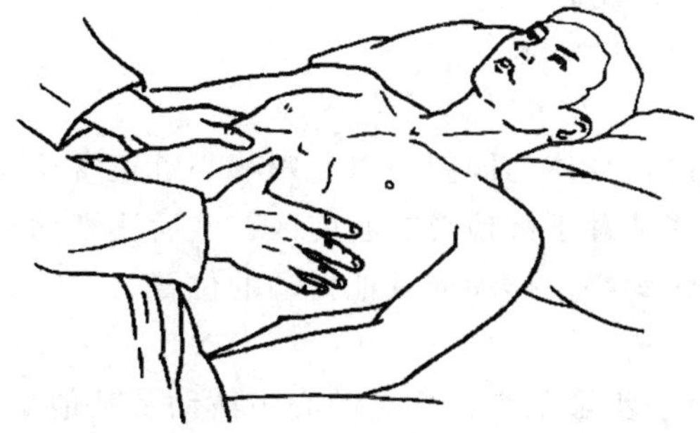

图6-9 胸廓扩张度检查

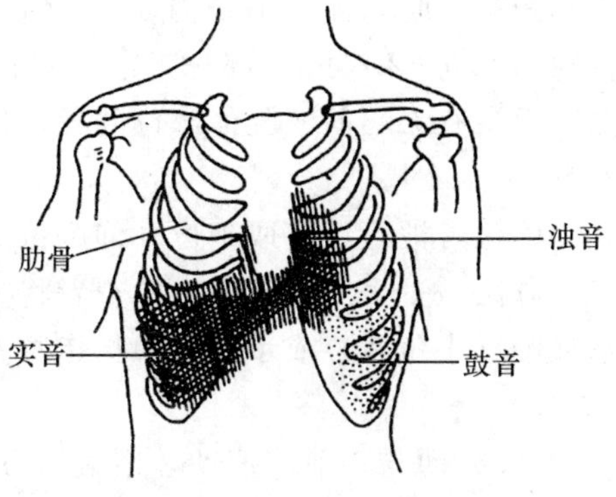

图6-10 正常前胸叩诊音

2）肺上界即肺尖宽度。自斜方肌前缘中央部开始叩诊为清音，逐渐叩向外侧，叩诊音由清音变浊音时止，然后转向内侧叩诊，直至清音变为浊音时止，内、外侧间的宽度为肺尖宽度（称 Kronig 峡）。正常成人宽度为 4～6 cm。

3）肺下界　平静呼吸时，沿两侧垂直线自上向下叩诊，当音响由清变浊时即为肺下界。正常成人肺下界于锁骨中线为第 6 肋间隙，腋中线为第 8 肋间隙，肩胛下角线为第 10 肋间隙。

4）肺下界移动度　肺下界移动度相当于肺下界的移动范围。叩诊时，首先让受检者平静呼吸，沿肩胛下线自上而下叩诊，叩出肺下界，再嘱受检者深吸气后屏气，迅速向下沿肩胛下线叩出此时的肺下界并用笔标记。然后再嘱被检者深呼气后屏气，由平静呼吸时的肺下界迅速向上沿肩胛下线叩出此时肺下界并用笔标记。测量深吸气和深呼气两标记点间距离，即为肺下界移动度。两侧腋中线和肩胛下角线均可叩出肺下界移动度。正常成人肺下界移动度为 6～8 cm（图 6-11）。

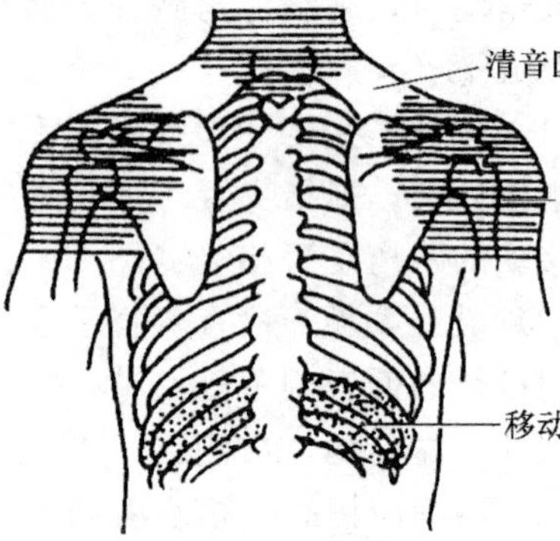

图 6-11　正常肺尖宽度与肺下界移动度

4. 听诊　肺部听诊是肺部检查的重要方法之一。被检查者宜取坐位，病情严重者取卧位，微张口均匀呼吸，必要时可做深呼吸或咳嗽数次。听诊顺序与叩诊相同，自肺尖开始，自上而下，且左右、上下对称部位进行对比。按先前胸、后侧胸、再背部循序沿肋间隙进行检查。肺部听诊内容包括正常呼吸音、异常呼吸音、啰音、语音共振和胸膜摩擦音等。

三、心脏检查

【检查内容及方法】

1. 视诊　患者尽可能取卧位，先观察被检查者胸廓轮廓，医师再将视线与被检查者胸廓同高，逐渐抬高视线，使视线与胸廓呈切线方向观察；如患者为坐位，则先从被检查者前方观察胸廓，再从侧方逐渐将视线前移观察。

（1）心前区外形　主要观察有无隆起与凹陷，正常人心前区与右侧相应部位基本对称，无隆起与凹陷。

（2）心尖搏动　应注意其位置、频率、节律、强度及范围有无异常改变。正常人心尖搏动位于左侧第 5 肋间锁骨中线内 0.5～1 cm 处，频率为 60～100 次/分，节律整齐，搏动范围直径约为 2.0～2.5 cm。部分正常人的心尖搏动不明显。

（3）观察有无心前区其他部位的异常搏动。

2. 触诊

（1）体位　被检者应取坐位、仰卧位或半卧位，身体勿倾斜，以免影响心脏正常位置。

（2）方法　多采用两步法。检查者将右手全手掌置于被检者的心前区，然后逐渐缩小到用手掌尺侧（小鱼际）或示指、中指指腹并拢，触诊心尖搏动或其他搏动的位置。

（3）内容

1）心尖搏动与心前区搏动　用触诊方法可进一步证明视诊所见的心尖搏动及其他搏动，并能确定搏动部位及范围，也可发现视诊看不到的心尖搏动。心尖搏动的凸起冲动，标志着心室收缩的开始，故可利用触诊心尖搏动来确定心音、杂音及震颤出现的时间。

2）震颤　用手触知的一种微细的振动感，又称猫喘。正常人心前区触不到震颤。

3）心包摩擦感　正常心包膜光滑，腔内有少量液体，借以滑润心包膜的脏层与壁层，故无心包摩擦感。当心包膜发生炎症时，表面因纤维蛋白渗出而粗糙，心脏搏动时，心包的脏层和壁层相互摩擦产生振动传到胸壁被手掌感觉，称心包摩擦感。一般在胸骨左缘第4肋间易触及。

3. 叩诊

（1）心脏浊音界叩诊方法　病人取仰卧位或端坐位，平静呼吸，检查者站在病人右侧或面对病人，用间接叩诊法，在肋间隙按一定顺序进行叩诊。平卧位时，板指应与肋间平行并紧贴其上；坐位时，板指应与肋间垂直并紧贴胸壁。叩诊时板指（左手中指第二节末端）置于心前拟叩部位，右手中指借右腕关节活动叩击板指，由外向内逐渐移动板指，板指每次移动距离不超过0.5cm，由清音转为相对浊音时，为心相对浊音界。发现由清音变相对浊音时，需往返叩诊数次，以求其准确。一般叩心左侧相对浊音界以轻叩法为宜，叩右侧相对浊音界以较重叩法为宜。叩诊时还应根据被检查者的胖瘦调整叩诊力度，胖者稍重，瘦者稍轻。

（2）叩诊顺序　先叩左界后叩右界。左侧在心尖搏动外2～3cm处开始，由外向内，逐个肋间向上，直到第2肋间。右界先在右锁骨中线叩出肝上界，然后于其上一肋间由外向内，逐一肋间向上叩诊，直到第2肋间。对各肋间叩得浊音界逐一标记，并测量其与前正中线的垂直距离。

（3）正常心界（相对浊音界）　即为正常人心脏相对浊音界及距前正中线的平均距离图6-12，及表6-1。

表6-1　正常成年人心脏相对浊音界距正中线距离

右界（cm）	肋间	左界（cm）
2～3	2	2～3
2～3	3	3.5～4.5
3～4	4	5～6
	5	7～9

注：正常成年人左锁骨中线至前正中线的距离为8～10cm

4. 听诊

（1）心脏瓣膜听诊区　①二尖瓣听诊区：心尖搏动最强处为二尖瓣听诊区；②肺动脉瓣听诊区：在胸骨左缘第2肋间；③主动脉瓣听诊区：在胸骨右缘第2肋间；④主动脉瓣第二听诊区：在胸骨左缘第3肋间；⑤三尖瓣听诊区：胸骨下端左缘，即胸骨左缘第4、5肋间。心脏瓣膜听诊区（见图6-13）。

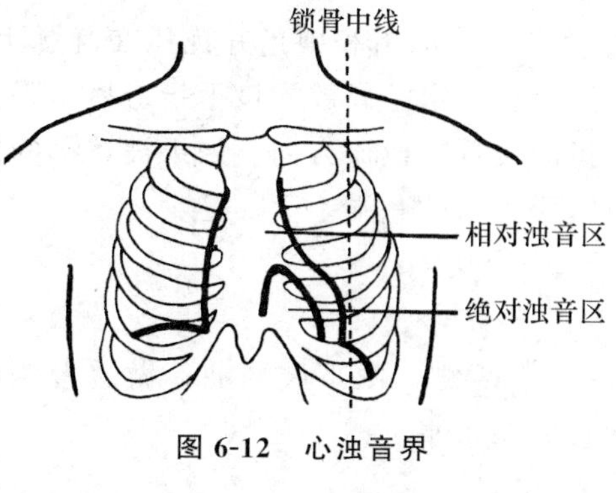

图6-12　心浊音界

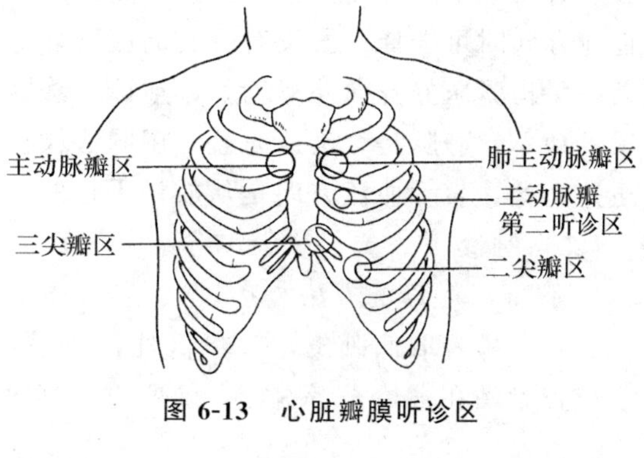

图6-13　心脏瓣膜听诊区

（2）听诊顺序　二尖瓣听诊区→肺动脉瓣听诊区→主动脉瓣听诊区→主动脉瓣第二听诊区→三尖瓣听诊区。

（3）听诊内容　为心率、心律、心音、额外心音、心脏杂音、心包摩擦音等。

（四）血管检查

（1）视诊　①颈静脉：被检查者可取半卧位或坐位，观察有无颈静脉怒张；②腹-颈静脉回流征：用手按压被检查者上腹部，颈静脉充盈更明显为阳性。

（2）触诊　触诊部位：桡动脉、颞动脉、颈动脉、肱动脉、股动脉、足背动脉等。感受内容：脉率、脉律、紧张度、强弱、波形、动脉壁的情况。

（3）周围血管征　①毛细血管搏动征：用手指轻压被检查者指甲末端或以玻片轻压被检查者口唇黏膜，可使局部发白，发生有规律的红、白交替改变即为毛细血管搏动征；②水冲脉：检查者右（左）手握紧被检查者右（左）手腕掌面，示指、中指、环指指腹触于桡动脉上，逐渐将其前臂高举超过头部，有水冲脉者可使检查者明显感知犹如水浪冲击的感觉；③枪击音：在外周较大动脉表面（常选择股动脉），轻放听诊器胸件可闻及与心跳一致、短促如射枪的声音；④Duroziez二重杂音：将听诊器放在浅表大动脉处，将听诊器体件稍加压力，可听到收缩期和舒张期非连续性双重杂音。

第五节　腹部检查

【准备工作】

1. 环境安静、整洁、光线充足、温度适宜。

2. 医师应仪表端庄，举止大方，剪平指甲，去除饰物等。

3. 用物准备　每组准备器物托盘1个，听诊器、多媒体腹部触诊技能训练实训系统，教学录像片，软尺等。

4. 检查前准备　①嘱病人排尿，排空膀胱；②受检者取仰卧位，小枕置于头下，两手自然置于身体两侧，双腿弯曲，腹肌及全身肌肉松弛；③正确暴露腹部，从乳房至耻骨联合，对女病人应盖住乳头；④检查者站在受检者右侧。

【检查内容及方法】

（一）视诊

检查者应立于被检查者的右侧，自上而下进行全面观察，有时检查者需要将视线降低至腹平面，从侧面呈切线方向观察腹部细小征象。观察腹部外形、呼吸运动、有无胃肠型和蠕动波、有无腹壁静脉曲张，检查腹壁曲张静脉的血流方向，有助于判定静脉阻塞的部位。检查血流方向时可选择一段没有分支的腹壁静脉，检查者将右手示指和中指并拢压在静脉上，然后一手指紧压静脉向外滑动，排空该段静脉内的血液，至一定距离放松该手指，另一手指压紧不动，看静脉是否迅速充盈，用同法放松另一手指即可看出血流方向。如果被挤空的静脉迅速充盈，表示血流方向是从放松手指的一端流向紧压手指的一端。

（二）触诊

1. 腹部浅触诊的方法

（1）被检者取仰卧位，头垫低枕，两手自然放在躯干两侧，两下肢屈曲，做缓慢深呼吸。检查者站在被检查者右侧，前臂应与其腹部表面在同一水平。

（2）检查者态度和蔼，手要温暖，动作要轻柔，由浅入深。右手四指并拢，手掌平放于腹部，利用掌指关节和腕关节的活动，柔和地进行滑动触摸。

（3）一般自左下腹开始逆时针方向检查，由下向上，先左后右。原则是先触诊“正常”的部位，逐渐移向“病变”部位。边触诊边观察被检查者的反应与表情，同时与患者交谈，转移其注意力而减少腹肌紧张，以保证顺利完成检查。

（4）用于腹壁紧张度、压痛、搏动、包块和肿大脏器等的触诊。

2. 肝触诊　嘱被检者取仰卧位，两膝关节屈曲，使腹肌放松，并做均匀深呼吸以使肝上下移动。医生用单手触诊法、双手触诊法或钩指触诊法进行触诊。

（1）检查方法

1）单手触诊法　检查者站在被检者右侧，右手掌平放在右侧腹壁，三指并拢，与肋缘大致平行，使示指和中指前端的桡侧缘与肋缘平行，自右髂前上棘平面开始，逐渐向上移动触诊。触诊应与呼吸配合，随患者呼气时，手指压向腹深部，再次吸气时，手指向上迎触下移的肝缘；如此反复进行中，手指逐渐向肋缘移动，直至触到肝缘或肋缘为止（图 6-14）。

2）双手触诊法检查肝时，用左手托住被检者的右腰部，大拇指张开置于肋部，右手的触诊方法同前（图 6-15）。触诊应在右锁骨中线上及前正中线上进行。当触及肝时应测量其肝缘与肋缘或剑突根部的距离。

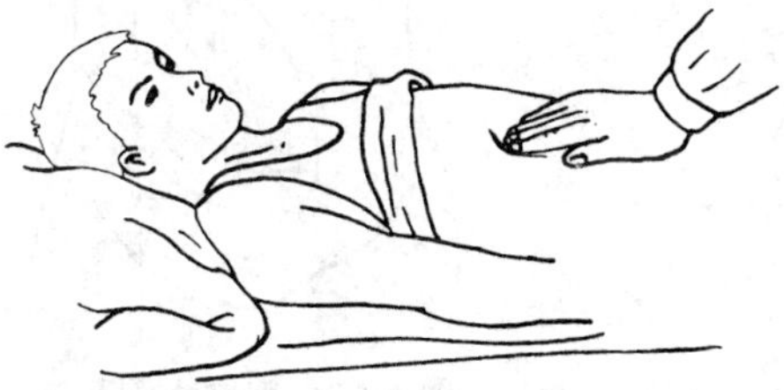

图 6-14　肝单手触诊法

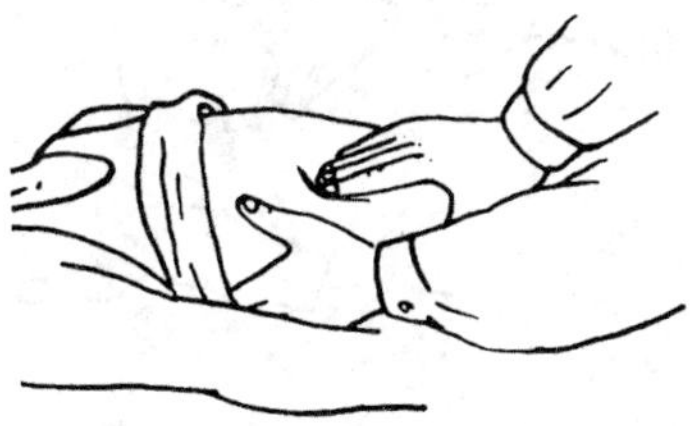

图 6-15　肝双手触诊法

（2）触诊肝时，应注意下列内容。

1）大小　正常人的肝，一般在肋缘下触不到。当腹壁松软、体形较瘦的人，在深吸气时可分别于肋弓下及剑突下触及肝下缘，但分别不超过 1 cm 和 3 cm。若超过上述标准，应考虑肝下移或肝肿大，此时可参照肝上界确定。

2）质地　一般将肝质地分三级：质软、质韧（中等硬度）及质硬。正常肝质地柔软，如触口唇；质韧如触鼻尖；质地坚硬，如触前额。

3）表面形态和边缘　正常肝表面光滑，边缘整齐，且薄厚一致。边缘钝见于脂肪肝或肝瘀血；表面不光滑，呈结节状，见于肝癌、肝硬化和肝包虫病。

4）压痛　正常肝无压痛。

5）搏动　正常肝不伴有搏动，较大的腹主动脉瘤时，因肝传导了其下面的腹主动脉的搏动可有传导性搏动。检查时放在肝表面的两手掌有被推向上的感觉。严重三尖瓣关闭不全时，肝可有扩张性搏动，是因为三尖瓣关闭不全时，右心室收缩搏动通过右心房、下腔静脉而传导至肝，使肝本身呈扩张性，检查时两手掌置于肝左右叶上，感到两手被推向两侧即是。

3. 胆囊触诊　方法同肝触诊，正常胆囊不能触及。胆囊触痛征（Murphy 征）检查方法：检查者以左手掌平放于被检者的右肋缘部，左手拇指勾压右侧腹直肌外缘与肋弓交界处（胆囊点），首先以拇指用力按压腹壁，然后让病人缓慢深吸气，如在吸气过程中因疼痛而突然屏气，则称胆囊触痛征阳性，见于急性胆囊炎。

4. 脾触诊 检查方法：被检者取仰卧位，两腿稍屈曲，检查者左手绕过被检者前方，手掌置于其左腰部第 7～10 肋处，试将其脾从后向前托起，右手掌平放于上腹部，与肋弓成垂直方向，嘱其深呼吸，以手指弯曲的力量下压腹壁，随腹部起伏自下而上触诊。在脾轻度肿大而仰卧位不易触到时，可嘱患者取右侧卧位，右下肢伸直，左下肢屈曲进行触诊，则较易触到（图 6-16）。

脾肿大的测量法有以下几种：

（1）第Ⅰ线指左锁骨中线与左肋缘交点至脾下缘的距离。

（2）第Ⅱ线指左锁骨中线与左肋缘交点至脾最远点的距离。

（3）第Ⅲ线指脾右缘与前正中线的距离。如脾高度增大向右越过正中线，则测量脾右缘至正中线的最大距离，以“＋”表示；如未超过正中线，则测量脾右缘与正中线的最短距离，以“－”表示（图 6-17）。

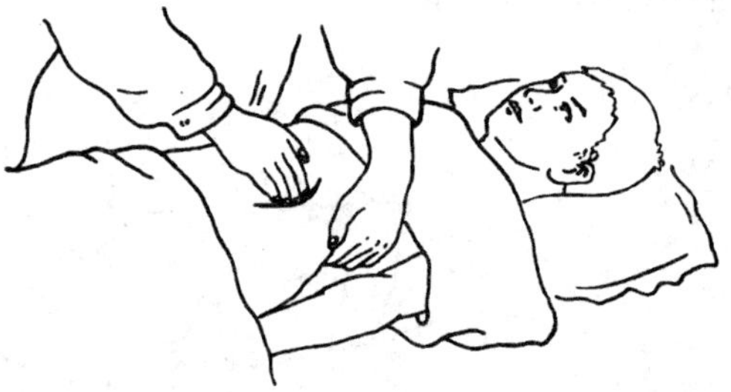

图 6-16 脾触诊法

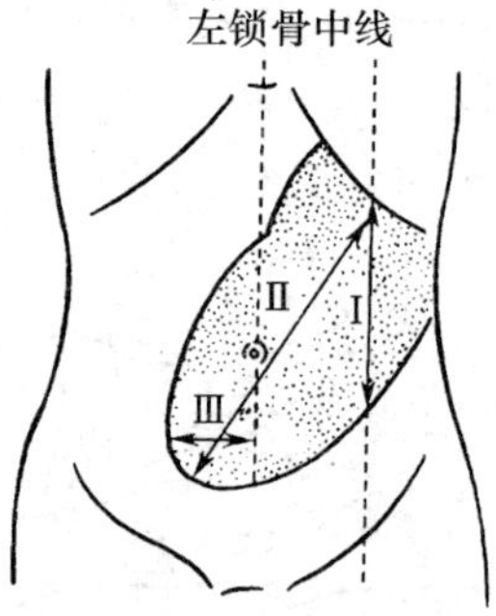

图 6-17 脾肿大测量法

临床上，将脾肿大分为轻、中、高三度。深吸气时，脾缘不超过肋下 2 cm 为轻度肿大；超过 2 cm 至脐水平线之间，为中度肿大；超过脐水平线或前正中线则为高度肿大，即为巨脾，此时应加测第Ⅱ、Ⅲ线，并做图表示。

触诊脾时要注意大小，质地、表面情况、有无压痛及摩擦感等。脾切迹是其特有表现，有助于鉴别。

5. 压痛及反跳痛 被检者取仰卧位，头垫低枕，两手自然放在躯干两侧，两下肢屈曲，做缓慢深呼吸。检查者站在被检查者右侧，用右手示指、中指由浅入深按压，观察被检查者是否有痛苦表情和疼痛。反跳痛检查方法：当触诊腹部出现压痛后，用并拢的示指、中指和无名指于原处稍停片刻，然后迅速将手抬起，如此时患者感觉腹痛骤然加重，并有痛苦表情，称为反跳痛。反跳痛是腹膜壁层已受炎症累及的征象，多见于腹膜炎。压痛、反跳痛、腹肌紧张是腹膜炎的重要体征，三者统称为腹膜刺激征。

6. 波动感亦称液波震颤 检查方法：被检者平卧，检查者以一手掌面贴于被检者一侧腹壁，另一手四指并拢屈曲，用指端叩击对侧腹壁，如有大量液体存在，则贴于腹壁的手掌有被液体冲击的感觉，即波动感。为防止腹壁本身的震动传至对侧，让助手将手掌尺侧缘压于脐部腹中线上，再按上法叩击时，即可阻止腹壁振动的传导。此法用于检查大量腹水患者，需有 3000～4000 ml 以上液体方可查出。

7. 肾触诊 触诊检查方法：一般用双手触诊法。嘱被检者取仰卧位，两腿屈曲并做深呼吸。检查者位于患者右侧，触诊右肾时，以左手掌托住其右腰部向上推起，右手掌平放在右上腹部，手指方向大致平行于右肋缘，于被检者吸气时双手相对挤压。如触到光滑钝圆的脏器，且极易从触诊者手中滑脱，可能为肾下极。如能在双手间握住更大部分，则略能感知其蚕豆状外形，握住时被检者常有酸痛或类似恶心的不适感。左肾检查方法同右肾。

当肾和尿路有炎症或其他疾病时，可在一些部位出现压痛点。临床上常用的有①季肋点：在第10肋骨前端；②上输尿管点：在脐水平线上腹直肌外缘；③中输尿管点：在髂前上棘水平腹直肌外缘，相当于输尿管第二狭窄处；④肋脊点：背部第12肋骨与脊柱的夹角的顶点；⑤肋腰点：背部第12肋骨与腰肌外缘的夹角（肋腰角）的顶点。（图6-18）。

检查方法：双手拇指依次深压两侧第10肋骨前端（即季肋点）、脐水平腹直肌外缘（上输尿管点）和髂前上棘水平腹直肌外缘（中输尿管点），背部第12肋骨与脊柱夹角的顶点（即肋脊点）和第12肋骨与腰肌外缘的夹角顶点（即肋腰点），同时询问被检者有无疼痛。

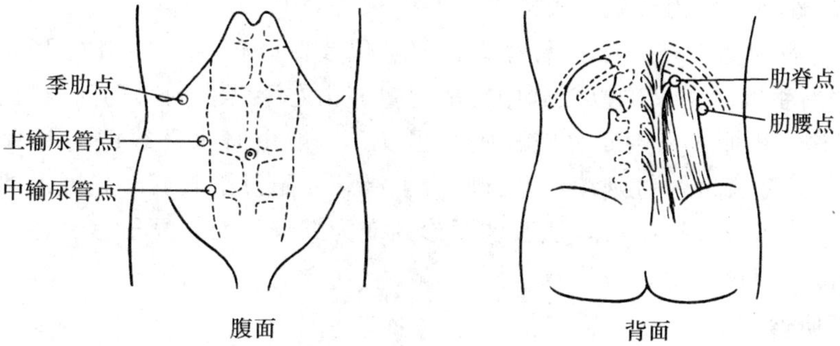

图6-18 输尿管压痛点

（三）叩诊

1. 肝叩诊 用叩诊法可确定肝的大小。一般都是沿右锁骨中线，由肺部向下叩诊。当由清音转为浊音时，即为肝上界。此处相当于被肺遮盖的肝上缘，故又称肝相对浊音界。再向下叩1～2肋间，则浊音变为实音，此处的肝不再为肺遮盖而直接贴近胸壁，称肝绝对浊音界。确定肝下界时，从髂前上棘向上叩，由鼓音转为浊音处即为肝下界。匀称体型者的肝正常在右锁骨中线上，其上界在第5肋间，下界位于右季肋下缘，二者之间的距离正常约为9～11 cm；右腋中线肝上界为第7肋间，右肩胛线为第10肋间。体型矮胖者肝浊音界上移一个肋间，体型瘦长者则可下移一个肋间。

肝区叩击痛的检查方法：检查者将左手掌平置于右胸下部，右手握拳，叩击左手手背，询问被检者有无疼痛。正常人肝无叩击痛，而在肝炎、肝脓肿者肝区可有叩击痛。

2. 脾叩诊 如同肝叩诊一样采用间接叩诊法。在左腋中线上，由肺区向下叩诊，由清音转为实音，即为脾所在。正常时在左腋中线第9～11肋间叩到脾浊音，长度约4～7 cm，其前不超过腋前线。

3. 移动性浊音 腹腔内有较多的液体存留时，因重力关系，液体多积存于腹腔的低处，故在此处叩诊呈浊音。当因体位不同可出现浊音区变动的现象，称移动性浊音。当仰卧位时，腹中部由于肠管内有气体而在液面浮起，叩诊呈鼓音，两侧腹部因腹水积聚叩诊呈浊

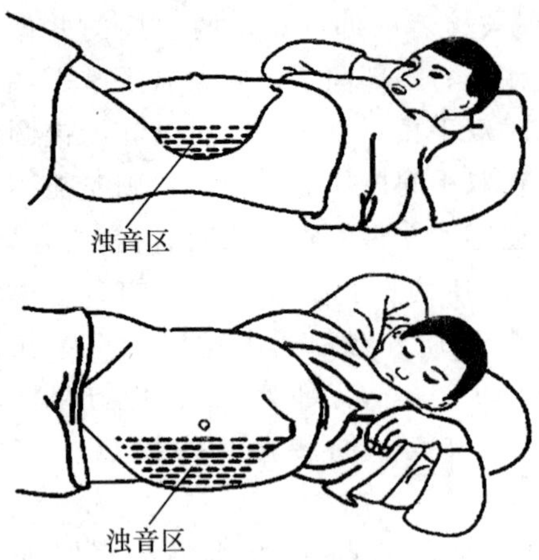

图 6-19 移动性浊音产生的原因

音。患者向一侧卧位时，位置低的一侧腹部因腹水积聚呈更大范围的浊音，而在上面的另一侧腹部转为鼓音。再向另一侧卧位时，浊音侧转为鼓音，而浊音移至靠床的另一侧腹部。这是诊断腹水常用的重要检查方法之一。当腹腔内游离腹水在 1000 ml 以上时，即可查出移动性浊音（图6-19）。

检查方法：被检者先取仰卧位，叩诊先从脐部开始，沿脐水平向左侧方向移动，当叩诊音由鼓音变为浊音，板指位置固定，嘱被检者右侧卧位，稍停片刻，重新叩诊该处，听取音调是否变为鼓音。然后向右侧移动叩诊，移动不便时可改变指尖方向，叩得浊音后，叩诊板指固定位置，嘱被检者再向左侧翻身180°呈左侧卧位，停留片刻后再次叩诊，听取叩诊音之变化。

腹部外形呈蛙腹状，或膨隆呈球状，脐部外突，波动感，移动性浊音阳性，统称为腹水征。其中以移动性浊音较为灵敏、可靠。

4. 肾叩诊　肾叩痛检查方法：嘱被检者取坐位或侧卧位，医生用左手掌平放在其肋脊角处（肾区），右手握拳用尺侧以轻到中等的力量叩击左手背，同时询问被检者有无疼痛。

5. 膀胱叩诊　用叩诊来判断膀胱膨胀的程度。一般由脐水平线叩向耻骨联合。如发现由鼓音转浊音，且浊音区一直延续到耻骨联合上缘，并隐没于其后，呈圆形浊音区，则可能为胀大的膀胱，若当尿液排出后，浊音区叩诊则变为鼓音。而妊娠子宫、卵巢囊肿或子宫肌瘤时，在膀胱区均叩得浊音，应注意鉴别。

（四）腹部听诊

听诊的内容主要有肠鸣音、振水音、血管杂音等。妊娠 5 个月以上的妇女还可在脐下方听到胎心音。听诊时重点注意上腹部、脐部、侧腹部及肝、脾各区。

检查方法：被检查者取平卧位，检查者将已温暖的听诊器的胸件置于腹壁上，有步骤地在腹部进行全面听诊。

1. 肠鸣音　肠蠕动时，肠管内气体和液体随之而流动，产生一种断断续续的咕噜声（或气过水声）称为肠鸣音。正常情况下，肠鸣音大约每分钟 4～5 次。

2. 振水音　检查方法：被检查者取仰卧位，检查者用左耳凑近上腹部，或用听诊器胸件置于上腹部，示、中、无名三指并拢置于上腹部，手指与腹壁呈 70°做数次急速有力的冲击动作，如能听到气、液撞击的声音，即为振水音。亦可用双手扶着患者腰部，左右摇晃，此时即可听到液气相互撞击的声音。正常人饮大量水后，可出现振水音。若在空腹或饭后 6 小时以上仍有振水音，表示胃液潴留，见于幽门梗阻、胃扩张等。

3. 血管杂音　正常腹部无血管杂音。血管杂音有动脉性和静脉性杂音。动脉性杂音的听诊主要在腹主动脉、肾动脉、髂动脉及股动脉处进行（图 6-20）。若这些部位出现杂音则提示腹主动脉瘤或腹主动脉狭窄、肾动脉狭窄、左叶肝癌压迫肝动脉或腹主动脉。静脉性杂音为连续的嗡鸣声或“潺潺”声，无收缩期与舒张期性质，常出现于脐周或上腹部，尤其是腹壁静脉曲张严重处，此音提示门静脉高压时的侧支循环形成。

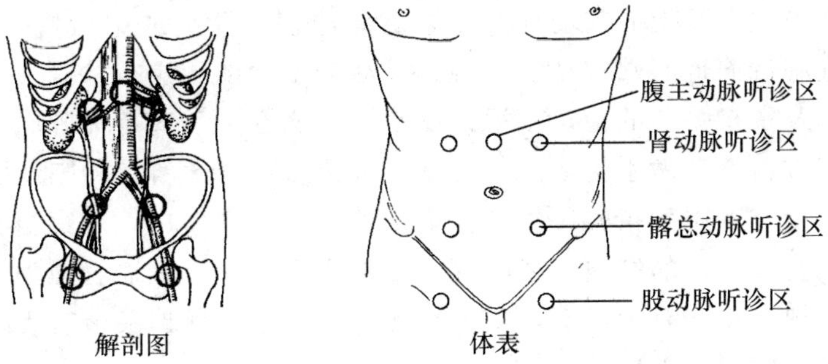

图 6-20　腹部血管杂音听诊部位

【注意事项】 ①嘱病人解小便，排空膀胱；②正确暴露腹部，从乳房至耻骨联合，对女病人应盖住乳头；③腹部检查时，腹部触诊和叩诊可能影响肠鸣音的活跃程度，可根据专科情况，腹部检查改为视、听、触、叩的顺序进行，但记录顺序仍然是视、触、叩、听。

第六节　脊柱、四肢、肛门直肠检查

【准备工作】

1. 环境安静、整洁、光线充足、温度适宜。

2. 医师应仪表端庄，举止大方，剪平指甲，去除饰物等。

3. 用物准备　卷尺、多用叩诊锤、量角器等

一、脊柱检查

【检查内容与方法】

1. 视诊　患者站立位，检查者从侧面观察脊柱有四个生理性弯曲：即颈段稍向前凸、腰椎明显向前凸；胸椎稍向后凸、骶椎明显向后凸；从后面观察脊柱无侧弯。

2. 触诊

(1) 脊柱弯曲度　检查者用示指与中指在病人的棘突上从上向下快速压划，皮肤可见一条红线，可以此判断有无脊柱侧弯。

(2) 棘突及椎旁肌肉压痛　检查者用右手拇指自上而下逐一按压脊柱每一棘突及椎旁肌肉检查有无压痛。

3. 脊柱压痛与叩击痛　直接叩诊，检查者用叩诊锤或手指叩击每个棘突，正常人应无叩痛。间接叩诊，被检者坐直，检查者将左手置于病人头顶，右手半握拳用小鱼际肌部叩击左手背，检查有叩击痛。

4. 脊柱活动度　正常人脊柱有一定活动度，但各部位活动范围明显不同。颈椎段和腰椎段的活动范围最大；胸椎段的活动范围最小；骶椎和尾椎已融合几乎无活动度。检查时嘱被检者躯干做前屈、后伸、侧弯及旋转等动作，观察脊柱的活动有无受限。

二、四肢与关节检查

【检查内容与方法】

1. 上肢　检查者应要求病人脱去上衣，暴露从指端到肩部的全部上肢。观察双上肢的形态、双侧对称性，有无损伤、瘢痕、红斑、瘀斑、肌肉萎缩、畸形、有无发绀和杵状指，

并测量其长度（嘱被检者双上肢向前并拢测量肩峰至桡骨茎突或中指指尖的距离），然后以关节为单位，从远心端向近心端按视诊、触诊、活动度的内容进行检查。

（1）指间关节及掌指关节的检查 视诊皮肤有无病变，关节有无肿胀畸形。触诊关节有无结节及触痛。嘱被检查者做手指弯曲、握拳、伸展及拇指对掌动作来检查关节的活动度。毛细血管搏动征：检查者用手指轻压患者指甲末端，使局部发白，观察当心脏收缩和舒张时发白的局部边缘，有无规律的红白交替改变，如果出现则为毛细血管搏动征阳性。

（2）腕关节 视诊皮肤有无病变，关节有无肿胀畸形。触诊关节有无结节及触痛。嘱受检者做背伸、掌屈、内收、外展运动。

（3）肘关节 视诊皮肤有无病变，关节有无肿胀畸形，提携角是否正常。触诊关节有无结节及触痛。检查肱骨内外上髁和尺骨鹰嘴的关系。正常人在伸肘时三者在一条直线上，屈肘成90°三者形成一等腰三角形。嘱受检者做屈肘、伸肘、双前臂主动向内旋转（旋前）、向外旋转（旋后）运动。

（4）肩关节 视诊皮肤有无病变，关节有无肿胀畸形。嘱受检者固定头部，左手绕头触及右侧耳朵，右手绕头触及左侧耳朵。

2. 下肢检查 充分暴露后大体观察双下肢的形态、双侧对称性，有无损伤、瘢痕、红斑、瘀斑、肌肉萎缩、畸形、有无紫绀和杵状指，并测量其长度（嘱被检者双下肢伸直并拢测量髂前上棘至内踝的距离），然后以关节为单位，从近心端向远心端按视诊、触诊、活动度的内容进行检查。

（1）髋关节 视诊皮肤有无病变，关节有无肿胀畸形。触诊关节有无结节及触痛。髋关节位置较深，只能触及其体表位置，腹股沟韧带中点后下 1 cm、再向外 1 cm，触及此处有无压痛及搏动感。嘱受检者做屈曲、后伸、内收、外展、旋转运动。

（2）膝关节 视诊关节有无肿胀畸形，肌肉有无萎缩。触诊关节有无压痛、肿块、摩擦感。关节肿胀时注意检查浮髌试验，嘱受检者平卧、放松膝关节，检查者左手虎口卡于患者髌骨上极并加压髌上囊，使关节液集中于髌骨底面，另一手示指垂直按压髌骨并迅速抬起，按压时髌骨与关节面有碰触感，松手时髌骨浮起，即为浮髌试验阳性，提示有中等量以上的关节积液（50 ml）。嘱受检者做屈膝、伸膝、内旋、外旋运动。

（3）踝关节 视诊关节有无肿胀畸形，检查有无压痛点，跟腱有无触痛。检查活动度时嘱受检者做跖屈、背伸、内翻、外翻运动。

（4）趾间关节 视诊皮肤有无病变，关节有无肿胀畸形。触诊关节有无结节及触痛。足背动脉搏动情况。检查活动度时嘱受检者做跖屈、背伸、内收、外展运动。

（5）最后检查下肢有无凹陷性水肿。医师用手指按压胫骨前缘中下 1/3 处，检查皮肤有无凹陷及其恢复程度，以此判断有无水肿及其程度。

三、肛门与直肠检查

【检查内容与方法】

1. 常用的检查体位

（1）肘膝位 病人背向光线，双肘关节屈曲，弯曲上身，使前胸及一侧面紧贴检查台面，双膝跪在检查台上，臀部抬高。此种体位适用于前列腺、精囊及直肠前部和内镜检查（图 6-21）。

（2）前俯位 让病人背向光线站立，上身向前弯曲匍伏床边，使髋部弯曲成 90 度姿势，检查者用双手拇指将臀部肌肉轻轻分开，露出肛门。此种体位适用于门诊或轻症病人。

（3）左侧卧位　被检者背向光线取左侧卧，右腿向腹部屈曲，左腿伸直，臀部靠近检查台边；医生站在背后检查。适用于危重病人、年老体弱或女性患者（图 6-26）。

根据病情需要还可采取仰卧位或截石位、蹲位等。

2. 视诊　检查者用手分开被检查者臀部，观察肛门周围皮肤颜色及皱褶，同时注意有无红肿、脓血、瘢痕、痔、肛裂及瘘管等。

3. 触诊　常称为肛门及直肠指诊。方法简便易行，除对肛门、直肠局部病变诊断有重要价值外，还用于检查盆腔疾病，如前列腺精囊、子宫输卵管、阑尾炎、髂窝脓肿等。

检查方法　患者可任取肘膝位、前俯位、左侧卧位等体位的一种，全身放松，避免肛门括约肌紧张。检查者右手戴手套或指套，示指涂以润滑剂如肥皂液、液状石蜡油、凡士林等，先以示指指腹于肛门外口轻轻按摩，待患者肛门括约肌松弛后，再徐徐插入肛门、直肠内进行检查（图 6-22）。先检查肛门及括约肌的紧张度，再有顺序地上下左右全面检查肛管、直肠内壁，注意有无压痛、表面光滑度，有无肿块及搏动感。男性可触诊前列腺与精囊，女性可查子宫、子宫颈、输卵管等器官。检查完毕后取出指套，观察其上有无脓血等分泌物，必要时送检。

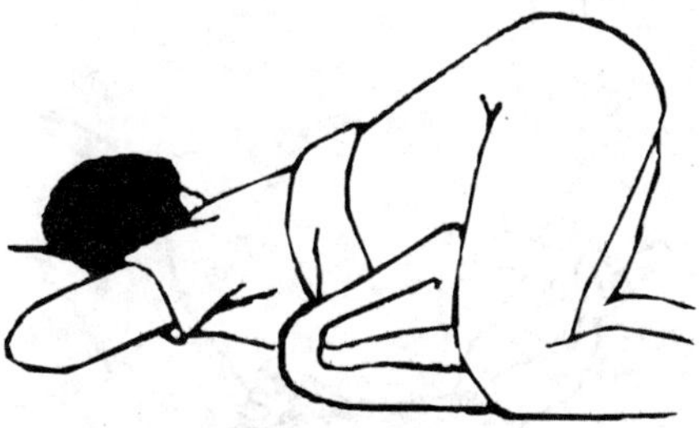

图 6-21　肘膝位

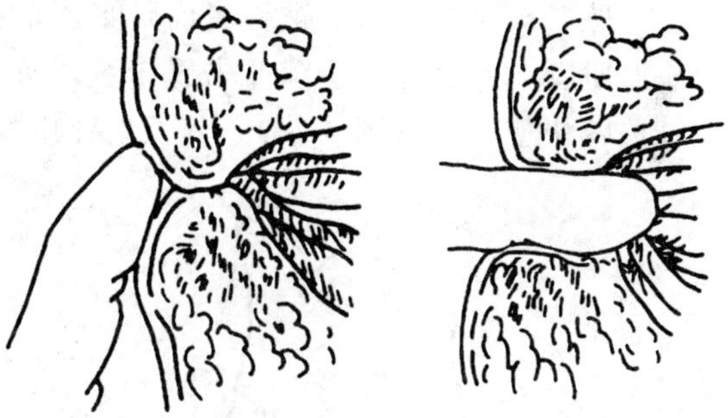

(1) 先于肛门外口轻轻按摩　(2) 徐徐插入肛门

图 6-22　直肠指诊示意图

【注意事项】　①触痛剧烈，常见于肛裂或局部感染引起；②肛管内壁触及压痛伴波动感肿块，见于直肠、肛门周围脓肿或坐骨直肠窝脓肿；③直肠内触及柔软、光滑、活动无压痛、有弹性的包块，多为直肠息肉；④触及硬而凹凸不平的肿块，应考虑直肠癌；⑤指诊后指套表面带有黏液或脓血，应取其标本做镜检或细菌学检查。

第七节　神经系统检查

【准备工作】

1. 环境安静、整洁、光线充足、温度适宜。

2. 医师应仪表端庄，举止大方，剪平指甲，去除饰物等。

3. 用物准备　每组准备器物托盘 1 个，棉签、盛有冷水和温水的试管、叩诊锤、音叉、手电筒、大头针、教学录像片等。

一、神经反射检查

【检查内容与方法】

1. 浅反射　为刺激皮肤、黏膜所引起的反射。临床常用的浅反射检查有以下几种：

(1) 角膜反射 嘱被检者睁眼向内侧注视，用细束的棉絮从其视野外接近并轻触外侧角膜。正常反应为被刺激侧迅速闭眼，称为直接角膜反射。如刺激一侧角膜，对侧也出现眼睑闭合反应，称为间接角膜反射。直接角膜反射消失、间接角膜反射存在，见于患侧面神经瘫痪（传出障碍）；直接与间接角膜反射均消失见于三叉神经病变（传入障碍）。

(2) 腹壁反射 被检者仰卧，下肢稍屈曲，检查者以竹签分别沿肋缘下、脐水平、腹股沟自外向内轻划上、中、下腹壁皮肤，正常可引起被刺激的局部腹壁肌肉收缩。其反射弧中枢分别位于胸髓 7～8 节、胸髓 9～10 节、胸髓 11～12 节。

(3) 提睾反射 以钝竹签由下而上轻划股内侧上方皮肤，正常可出现同侧提睾肌收缩，睾丸上提。其反射弧中枢位于腰髓 1～2 节段（图 6-23）。

(4) 跖反射 被检者仰卧，下肢伸直，检查者手持被检者踝部，用钝竹签划足底外侧，即由足跟沿外侧划向小趾跖趾关节处再转向拇趾侧。正常反应为五足趾跖屈。其反射弧中枢位于骶髓 1～2 节。

2. 深反射

(1) 肱二头肌腱反射 被检者前臂半屈，检查者左手托住被检查者肘部，左拇指按住其肱二头肌肌腱，右手持叩诊锤叩击置于肱二头肌腱上的左手拇指。正常反应为出现肱二头肌收缩，前臂快速屈曲（图 6-24）。其反射弧中枢位于颈髓 5～6 节。

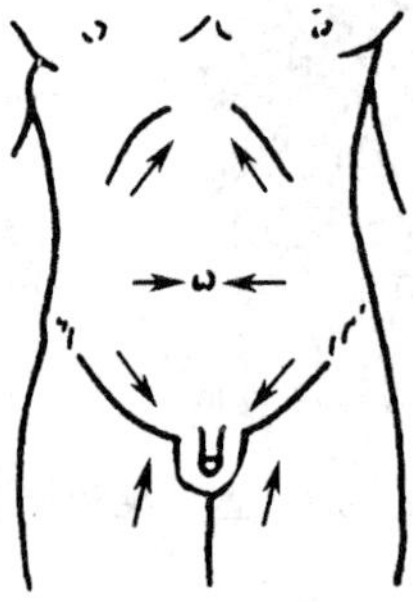

图 6-23 腹壁反射与提睾反射皮肤轻划部位与方向

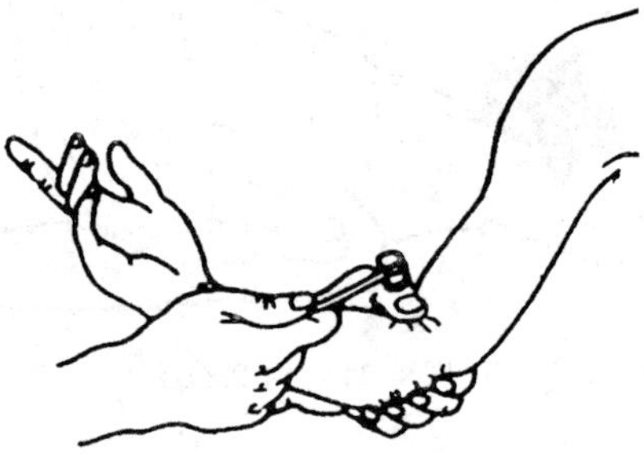

图 6-24 肱二头肌腱反射

(2) 肱三头肌腱反射 被检者前臂半屈、旋前，上臂外展，检查者左手托住其肘部，右手持叩诊锤直接叩击鹰嘴突上方肱三头肌腱。正常反应为出现肱三头肌收缩，引起前臂伸展（图 6-25）。其反射弧中枢位于颈髓 6～7 节。

(3) 桡骨膜反射 被检者前臂半屈，检查者以左手托住其腕部，并使腕部自然下垂，右手持叩诊锤直接叩击桡骨茎突。正常表现为屈肘及前臂旋前（图 6-26）。其反射弧中枢位于颈髓 5～8 节。

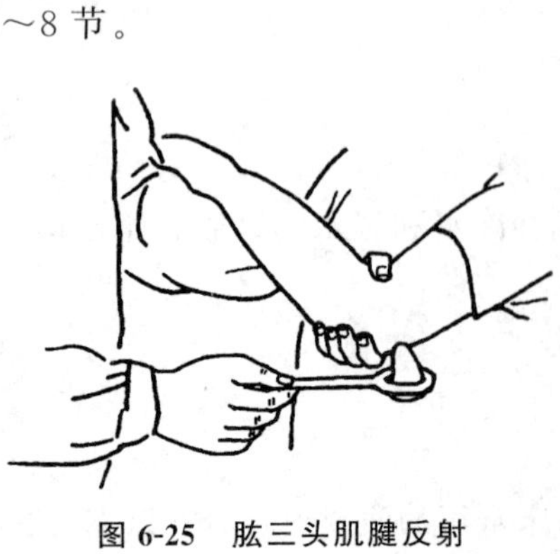

图 6-25 肱三头肌腱反射

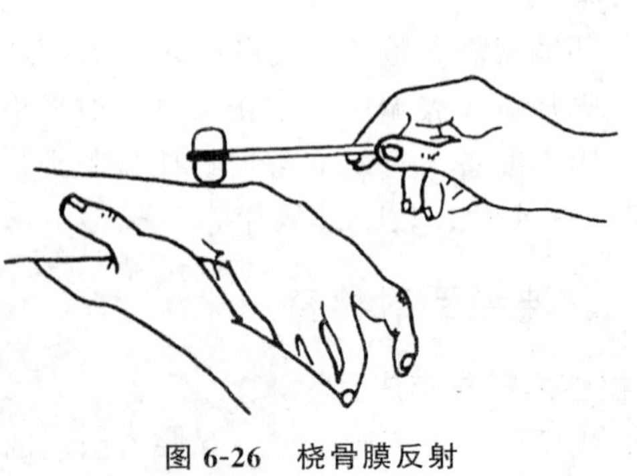

图 6-26 桡骨膜反射

（4）膝腱反射　被检者坐位或仰卧，坐位时，两小腿自然悬垂或足着地；仰卧时，膝稍屈，检查者以左手托腘窝，右手持叩诊锤叩击髌骨下缘股四头肌肌腱。正常反应引起小腿伸展（图 6-27）。其反射弧中枢位于腰髓 2～4 节。

（5）跟腱反射　又称踝反射，被检者仰卧，屈髋屈膝，下肢外旋、外展，两腿分开，检查者左手轻扳其足使其背屈成直角，右手持叩诊锤叩击其跟腱。正常反应为腓肠肌收缩，足跖屈（图 6-28）。其反射弧中枢位于骶髓 1～2 节。

（6）霍夫曼（Hoffmann）征　检查者左手握被检者手腕部，右手示、中指夹住被检者中指并向上提，将腕稍背屈，其余四指半屈放松，检查者以拇指急速弹刮被检者中指指甲，引起拇指及其余各指掌屈者为阳性（图 6-29）。其反射弧中枢位于第 7 颈髓～第 1 胸髓。以往此征被列入病理反射，实际为牵张反射，阳性视为深反射亢进。

（7）阵挛　当深反射亢进时，如突然牵拉相关肌腱使之处于持续紧张状态，则出现该牵拉部位的肌肉发生持续性、节律性收缩，称阵挛。主要见于上运动神经元性瘫痪。

1）踝阵挛　被检者仰卧，检查者以手托其腘窝使其膝髋关节稍屈，另手持足掌前端，突然用力使足背屈并维持之，引起腓肠肌、比目鱼肌节律性收缩致足部快速节律性伸屈不止为阳性（图 6-30）。

2）髌阵挛　被检者仰卧，下肢伸直，检查者以拇、示指置于髌骨上缘，突然向远端用力推髌骨数次后维持推力，如出现股四头肌收缩，引起髌骨节律性上、下运动不止为阳性。

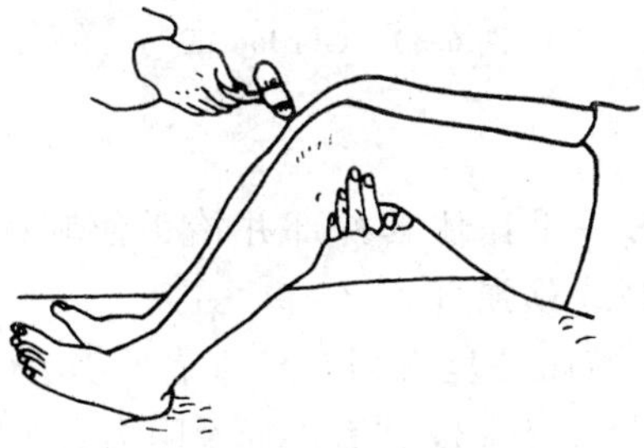

图 6-27　膝腱反射

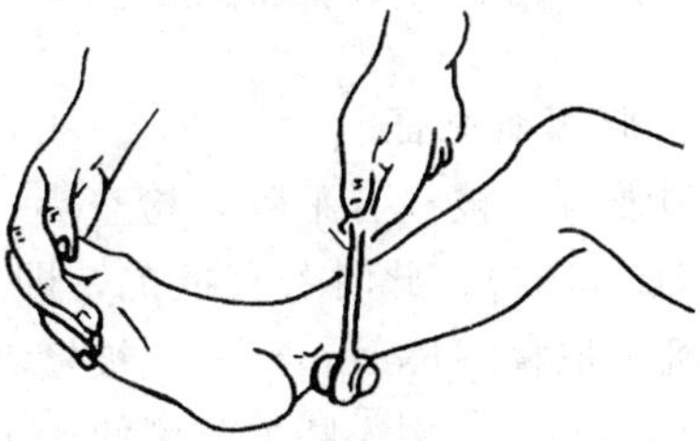

图 6-28　跟腱反射

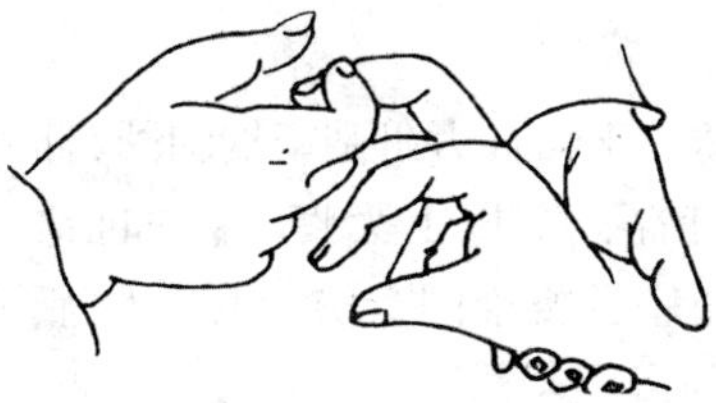

刮被检查者中指指甲

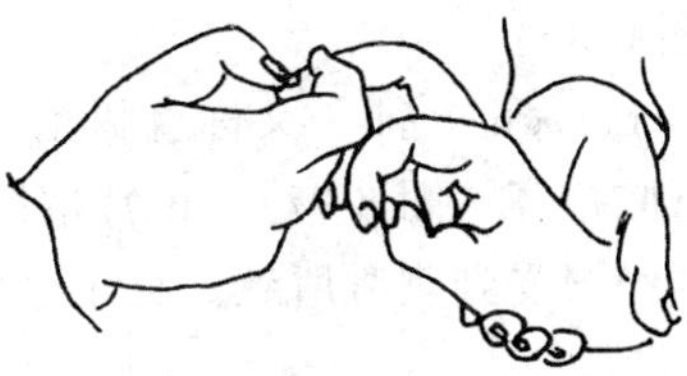

反射阳性

图 6-29　Hoffmann 征

二、病理反射

指锥体束受损时，大脑失去了对脑干和脊髓的抑制作用而出现的异常反射称病理反射。1 岁半以内的婴幼儿由于神经系统发育不完善，正常可出现此种反射，不属于病理性。

【检查内容与方法】

1. 巴宾斯基（Babinski）征　检查方法同跖反射。阳性反应表现为拇趾背屈，其余四趾呈扇形分开（图 6-31）。

2. 奥本海姆（Oppenheim）征 检查者以拇、示指沿被检者胫骨自上向下滑压，阳性表现同 Babinski 征（图 6-32）。

3. 戈登（Gordon）征 检查者用手用力挤压被检者腓肠肌，阳性反应同 Babinski 征（图 6-33）。

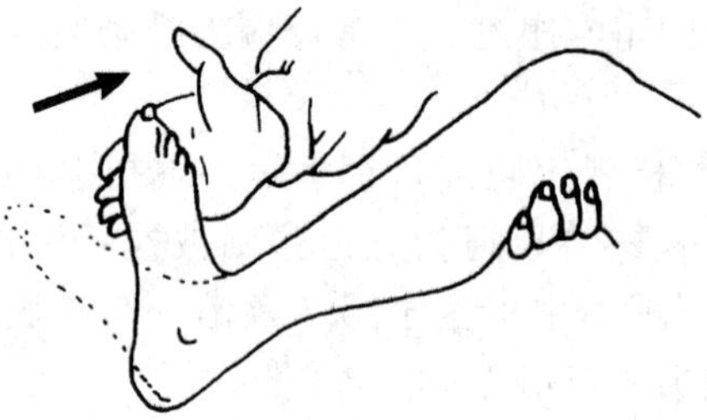

图 6-30 踝阵挛

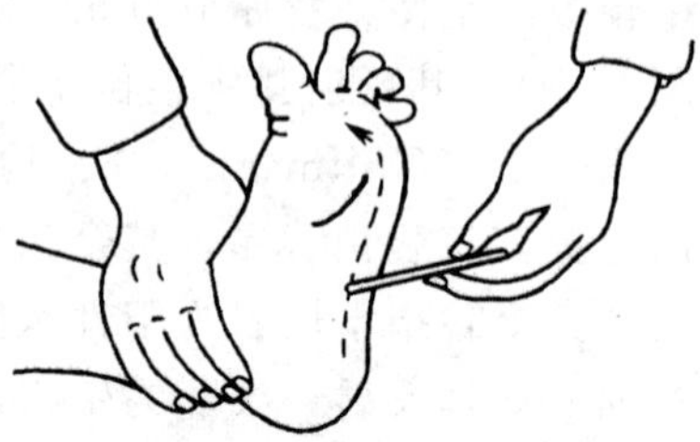

图 6-31 Babinski 征阳性

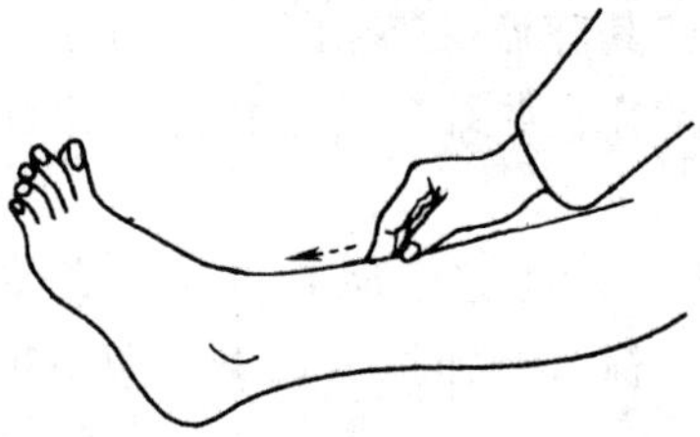

图 6-32 Oppenheim 征

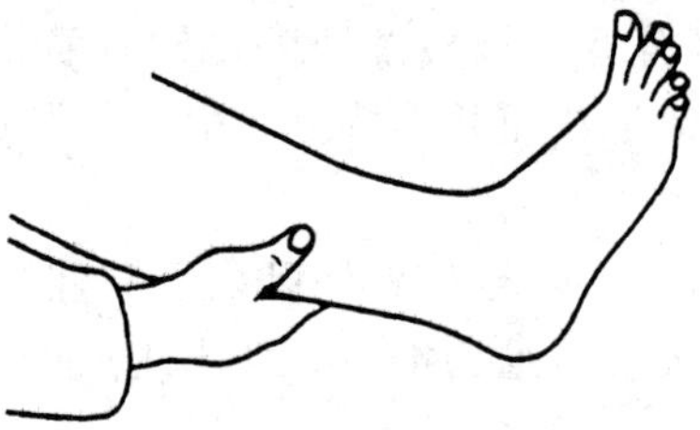

图 6-33 Gordon 征

（三）脑膜刺激征

1. 颈强直 被检者平卧，检查者一手置胸前，另一手托住其枕部并抬手使其被动做屈颈动作（图 6-34），此时若有抵抗，即为颈部阻力增高或颈强直。

2. 凯尔尼格（Kernig）征 被检者仰卧，一侧屈髋屈膝呈直角，检查者将其小腿抬高、伸膝（图 6-35）。正常人膝关节可伸达 135°以上。如伸展小于 135°并有疼痛及阻力者为阳性。

3. 布鲁津斯基（Brudzinski）征 被检者仰卧，下肢伸直，检查者一手托住其枕部，另一手置于胸前，然后检查者用力将被检查者头向胸部屈颈。阳性表现为引起双下肢髋关节、膝关节屈曲（图 6-36）。

4. 拉塞格（Lasegue）征 又称直腿抬高试验。被检查者仰卧，双下肢伸直，检查者将被检查者的一侧下肢抬高（图 6-37）。正常情况下肢抬高 70°以上无疼痛。如抬高 30°以内出现疼痛为阳性，为神经根受到刺激所致。见于坐骨神经痛、腰椎间盘突出症、腰骶神经炎等。

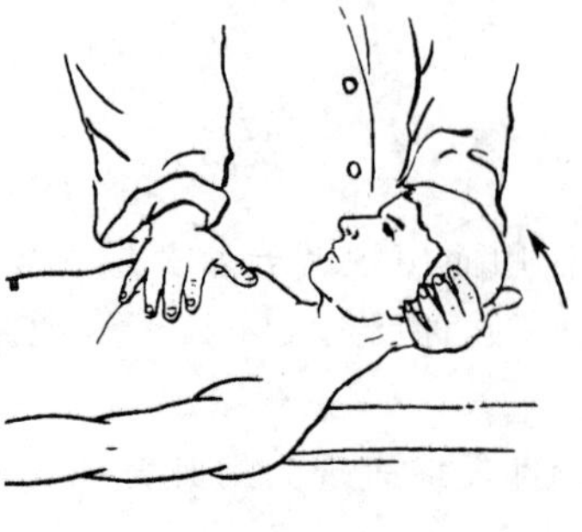

图 6-34 颈强直

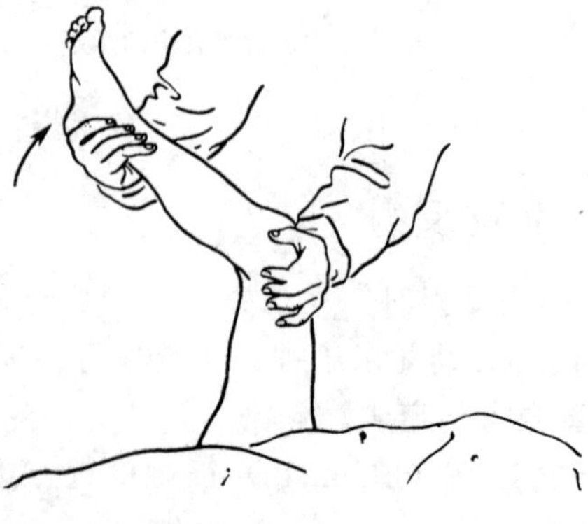

图 6-35 Kernig 征

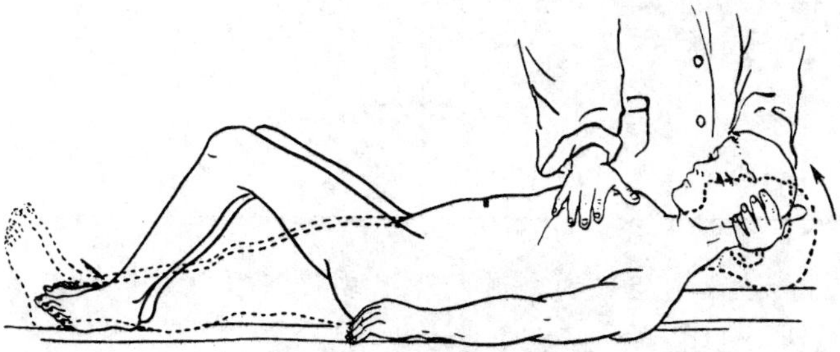

图 6-36　**Brudzinski 征**

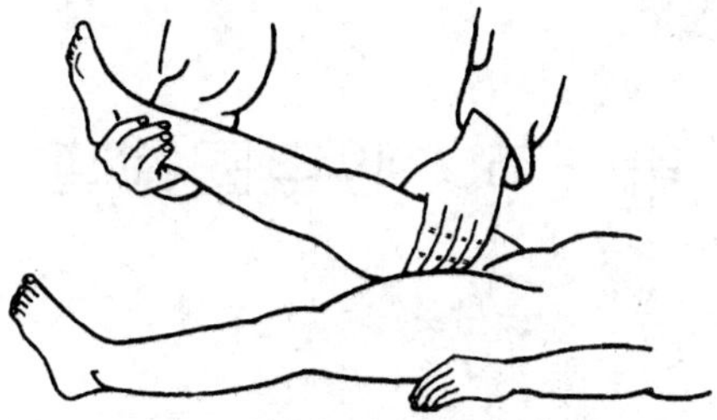

图 6-37　**Lasegue 征**

（常德职业技术学院　聂景蓉）

第七章　辅助检查及其结果判读

学习目标

1. 掌握心电图各波段的组成和命名以及正常心电图的波形特点及正常值；常见心律失常和心肌梗死的心电图特点并能作出心电图诊断；

2. 熟悉常规12导联电极的位置及临床意义和心电图的测量方法。

第一节　心电图检查

一、正常心电图

（一）心电图各波段的命名

正常心电活动起源于窦房结，其电激动传导顺序为：窦房结→结间束→心房（先右后左）→房室交界区→房室束（希氏束）→左、右束支→浦肯野纤维（Pukinje fiber）→心室肌（图7-1）。这种先后有序的电激动的传播，形成了心电图上的相应波段（图7-2）：最早出现的小而圆钝的波是心房的除极波，命名为P波；P波结束至QRS波开始，称为P-R段（实为P-Q段）；P波和P-R段合计为P-R间期，始于心房开始除极，止于心室开始除极；幅度最大的QRS波群是心室除极的全过程；除极完毕后，心室的缓慢和快速复极过程分别形成了ST段和T波；QRS波开始至T波结束为Q-T间期，反映心室除极和复极的全过程。

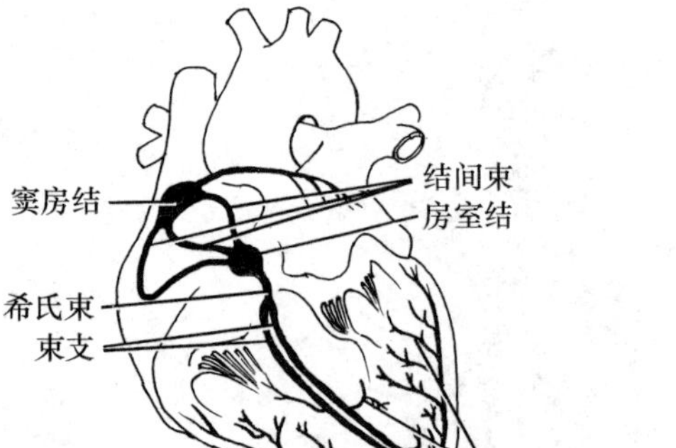

图7-1　心脏传导系统示意图

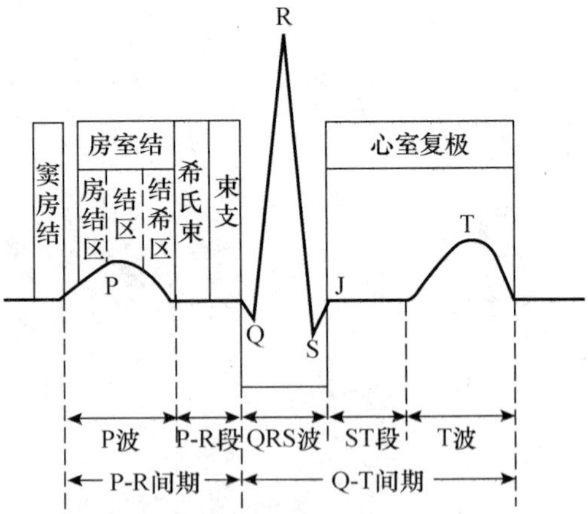

图7-2　心电图各波段名称示意图

（二）心电图导联体系

目前广泛采纳国际通用的常规12导联体系。即标准导联（双极肢导联）Ⅰ、Ⅱ、Ⅲ，加压单极肢体导联 aVR、aVL、aVF，胸导联 V_1 ～ V_6。12 导联电极的位置及其临床意义（表 7-1）。

表 7-1 常规 12 导联电极的位置及临床意义

导联		正极	负极	临床意义
双极肢导联	Ⅰ	左上肢	右上肢	反映左室高侧壁的电位变化
	Ⅱ	左下肢	右上肢	反映左室下壁（膈面）电位变化
	Ⅲ	左下肢	左上肢	反映左室下壁（膈面）电位变化
单极肢导联	aVR	右上肢	无干电极	反映右心室壁的电位变化
	aVL	左上肢	无干电极	反映左室高侧壁的电位变化
	aVF	左下肢	无干电极	反映左室下壁（膈面）电位变化
胸导联	V_1	胸骨右缘第 4 肋间	无干电极	反映右心室壁的电位变化
	V_2	胸骨左缘第 4 肋间	无干电极	反映右心室壁的电位变化
	V_3	V_2 与 V_4 连线的中点	无干电极	反映室间隔的电位变化
	V_4	左锁骨中线与第 5 肋间相交处	无干电极	反映室间隔的电位变化
	V_5	左腋前线 V_4 水平处	无干电极	反映左心室电位变化
	V_6	左腋中线 V_4 水平处	无干电极	反映左心室壁的电位变化

（三）心电图的测量方法

1. 心电图记录纸的组成　心电图记录纸上横轴代表时间，纵轴代表电压，每小格的间距为 1 mm。当走纸速度为 25 mm/s 时，每一小格在横轴上代表时间为 0.04 s。当标准电压 1 mV使指针上下移动 10 mm 时，每一小格在纵轴上代表电压为 0.1 mV。

2. 心率的测量　测量 P-P 或 R-R 间隔时间（s），60 除以间隔时间，所得数即为心率。例如：R-R 间隔为 0.75 s，则心率为 60/0.75＝80 次/分。亦可用查表法或用心率尺直接测出心率数。

3. 心电图各波段时间的测量　从波的起始部内缘，量至该波终止部内缘。

单导联记录的心电图：P 波及 QRS 波时间应选择 12 个导联中最宽的进行测量；P-R 间期应选择 12 个导联中 P 波宽大显著且有明显 Q 波的导联进行测量；Q-T 间期测量应取 12 个导联中最长的 Q-T 间期（图 7-3）。

12 导联同步记录的心电图：P 波或 QRS 波，应分别从 12 导联同步心电图中最早的 P 波或 QRS 波起点测量至最晚的 P 波或 QRS 波的终点；P-R 间期应从 12 导联同步心电图中最早的 P 波起点测量至最早的 QRS 波的起点；Q-T 间期应从 12 导联同步心电图中最早的 QRS 波起点测量至最晚的 T 波终点。

4. 心电图各波段振幅的测量　测量 P 波振幅应以 P 波起始前的水平线为准；测量 QRS 波、J 点、ST 段、T 波、U 波振幅采用 QRS 起始部水平线为参考水平；如果 QRS 起始部为一斜段，应以 QRS 波起点作为测量参考点。测量正向波形的振幅时应自参考水平线上缘垂直地测量到波的顶端；测量负向波形的振幅时，应从参考水平线下缘垂直地测量到波的底端（图 7-4）。

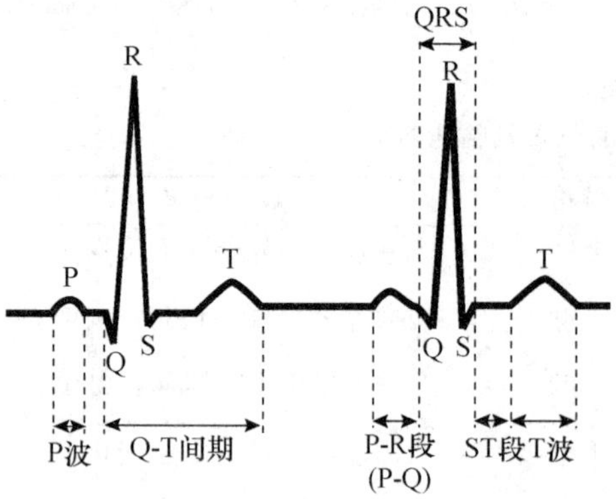

图 7-3 心电图各波段时间的测量

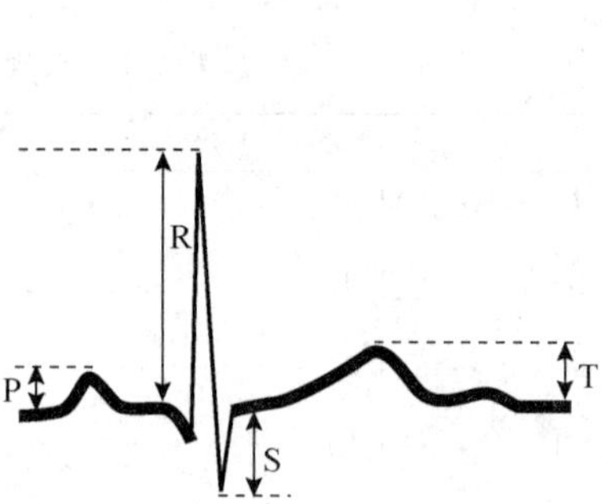

图 7-4 心电图各波段振幅的测量

5. 平均心电轴 通常指心室除极过程中 QRS 波群的综合向量在额面上投影的方向。最简单的方法是目测Ⅰ、Ⅲ导联 QRS 波群的主波方向：若主波均为正向波，则表示电轴不偏；若Ⅰ导联是较深的负向波，Ⅲ导联主波为正向波，则属电轴右偏；若Ⅲ导联是较深的负向波，Ⅰ导联主波为正向波，则属电轴左偏。

（四）心电图各波段的正常值

1. P 波 P 波方向在Ⅰ、Ⅱ、aVF、V_4～V_6 导联直立，aVR 导联倒置。时间不超过 0.11 s。在肢体导联中其振幅不超过 0.25 mV，在胸导联中直立的 P 波振幅不超过 0.15 mV。

2. P-R 间期 心率在正常范围时，成年人的 P-R 间期为 0.12～0.20 s，一般年龄越小或心率越快，P-R 间期越短；反之则越长，但不超过 0.22 s。

3. QRS 波群

（1）时间 正常成年人多为 0.06～0.10 s，最宽不超过 0.11 s。

（2）波形和振幅 正常人 V_1、V_2 导联多呈 rS 型，R/S<1，V_1 导联的 R 波一般不超过 1.0 mV。V_5、V_6 导联可呈 qR、qRs、Rs 或 R 型，R/S>1，R 波不超过 2.5 mV。在 V_3、V_4 导联，R 波和 S 波的振幅大致相等。正常人的胸导联自 V_1 至 V_5，R 波逐渐增高，S 波逐渐变小。aVR 导联的 QRS 主波向下，可呈 QS、rS、rSr′型或 Qr 型，其 R 波一般不超过 0.5 mV。aVL 与 aVF 导联的 QRS 波多呈 qR、Rs 或 R 型，也可呈 rS 型，aVL 的 R 波小于 1.2 mV，aVF 的 R 波小于 2.0 mV，Ⅰ导联的 R 波小于 1.5 mV。Q 波除 aVR 导联外，正常的 Q 波振幅应小于同导联 R 波的 1/4，时间小于 0.04 s，而且无切迹。V_1、V_2 导联不应该有 q 波，但可呈 QS 型。

4. J 点 QRS 波群的终末与 ST 段起始的交接点称为 J 点。J 点大多在等电位线上，通常随 ST 段的偏移而偏移。

5. ST 段 正常的 ST 段多位于等电位线上，有时可以轻微偏移。但 ST 段下移不应超过 0.05 mV；ST 段上抬在 V_1、V_2 导联不超过 0.3 mV，在肢体导联和 V_4～V_6 导联不超过 0.1 mV。

6. T 波 T 波为两肢不对称的大的圆钝的波，前半部平缓，后半部陡直。正常 T 波方向多与 QRS 的主波方向一致，Ⅰ、Ⅱ、V_4～V_6 导联 T 波直立，aVR 导联 T 波倒置，Ⅲ、aVL、aVF、V_1～V_3 导联可直立、双向或倒置。如果 V_3 导联的 T 波倒置，则它的右侧导联（即 V_1、V_2）不应有直立的 T 波。T 波的振幅一般不应该低于同导联 R 波的 1/10。

7. Q-T 间期 心率在 60～100 次/分时，Q-T 间期的正常范围是 0.32～0.44 s。心率越快，Q-T 间期越短，反之则越长。由于 Q-T 间期受心率的影响很大，故常用校正的 Q-T 间期，即 Q-Tc，Q-Tc 最高正常值应小于 0.44 s。

8. U 波　U 波是 T 波后 20～40ms 出现的低而宽的波，多认为代表后继电位。除 aVR 导联外，U 波都是直立的，最明显的 U 波常出现在 V_2 和 V_3 导联。U 波倒置几乎全部在病理情况下发生，U 波明显增高常见于血钾过低。

二、心室肥大

（一）左心室肥大

正常时心室综合向量表现为左室占优势的特征。左心室肥大（left ventricular hypertrophy，LVH）时，可使左心室优势的情况更为突出。左心室肥大的心电图表现为（图 7-5）。

1. QRS 波群电压增高　①胸导联：$R_{V_5}>2.5\,mV$；$R_{V_5}+S_{V_1}\geq 4.0\,mV$（男）或 3.5 mV（女）；②肢体导联：$R_{I}>1.5\,mV$，$R_{aVL}>1.2\,mV$，$R_{aVF}>2.0\,mV$，$R_{I}+S_{III}>2.5\,mV$。

2. 心电轴左偏。

3. QRS 波群时间轻度延长到 0.10～0.11 s，但一般<0.20 s。R_{PtV_5} 或 $VAT_{V_5}\geq 0.05\,s$。

4. 继发性 ST-T 改变　在 R 波为主的导联，其 ST 段可呈下斜型压低达 0.05 mV 以上，T 波低平、双向或倒置。在以 S 波为主的导联（如 V_1 导联）则反而可见直立的 T 波。当 QRS 波群电压增高同时伴有 ST-T 改变者，传统上称左室肥大伴劳损。

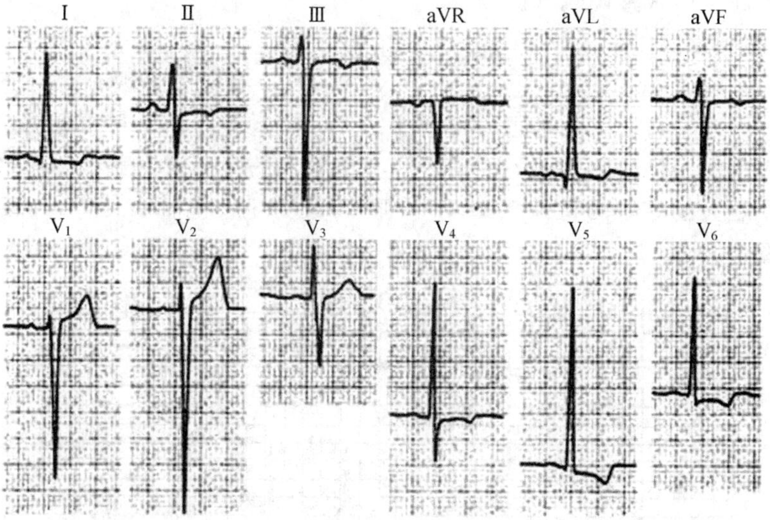

图 7-5　左心室肥大心电图改变

（二）右心室肥大

右心室壁厚度仅有左心室壁的 1/3，故右心室肥大（right ventricular hypertrophy，RVH）到一定程度时，才显示肥大图形改变。右心室肥大的心电图表现为（图 7-6）：

1. V_1 导联 R/S>1，呈 R 型或 Rs 型，重度右心室肥大可使 V_1 导联呈 qR 型（除外心肌梗死）；V_5 导联 R/S≤1 或 S 波比正常加深；aVR 导联以 R 波为主，R/q 或 R/S≥1。$R_{V_1}\geq 1.0\,mV$，$Rv_1+Sv_5>1.05\,mV$（重症>1.2 mV）；$R_{avR}>0.5\,mV$。

2. 心电轴右偏≥+90°（重度可>110°）。

3. 继发性 ST-T 改变　右室组导联 ST 段下降，T 波倒置，传统上称右心室肥大伴劳损。

4. R_{PtV_1} 或 $VAT_{V_1}\geqslant 0.04$ s。

5. 显著顺钟向转位，$V_{1\sim6}$呈 rS 型。

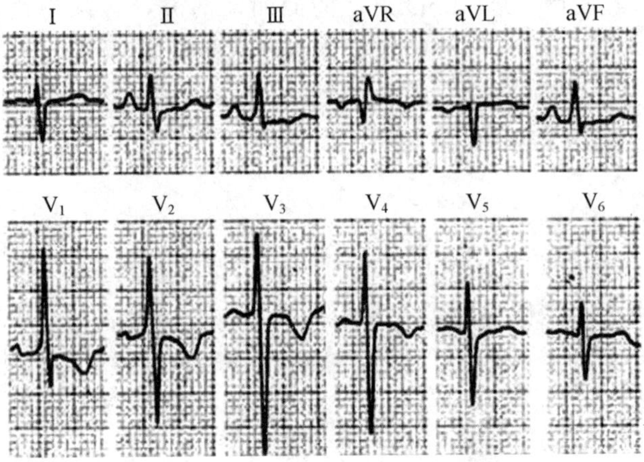

图 7-6 右心室肥大心电图改变

诊断右心室肥大，有时定性诊断（依据 V_1 导联 QRS 形态及电轴右偏等）比定量诊断更有价值。一般来说，阳性指标愈多，则诊断的可靠性越高。虽然心电图对诊断明显的右心室肥大准确性较高，但敏感性较低。

（三）双心室肥大

双心室肥大（both ventricular hypertrophy，BVH）心电图表现有以下三种情况：①大致正常心电图：因左、右心室均等肥大，增加的除极向量方向相反互相抵消；②单侧心室肥大心电图：只表现出一侧心室肥大，而另一侧心室肥大的图形被掩盖；③双侧心室肥大心电图：既表现右室肥大的心电图特征（如 V_1 导联 R 波为主，电轴右偏等），又存在左室肥大的某些征象（图 7-7）。

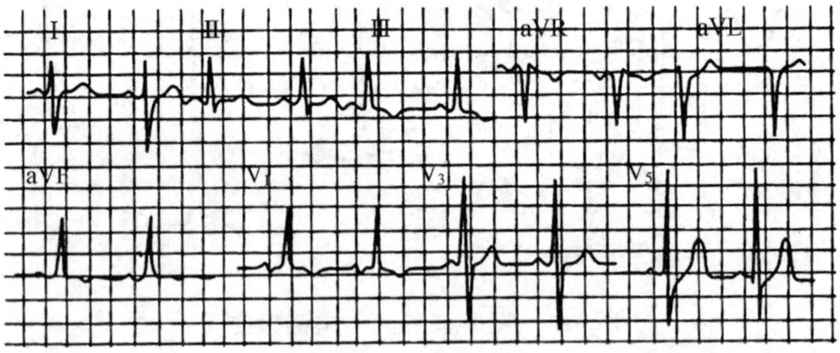

图 7-7 双侧心室肥大心电图改变

提示：心房、心室肥大心电图诊断只供参考，不能确诊，所以诊断时需密切结合临床资料。

三、窦性心律失常

起源于窦房结的心律称为窦性心律（sinus rhythm）。窦性心律心电图特征（图 7-8）。

1. 窦性 P 波规律出现，P 波在Ⅰ、Ⅱ、aVF、$V_{4\sim6}$导联直立，在 aVR 导联倒置。

2. P-R 间期≥0.12 s。

3. P 波频率为 60～100 次/分。

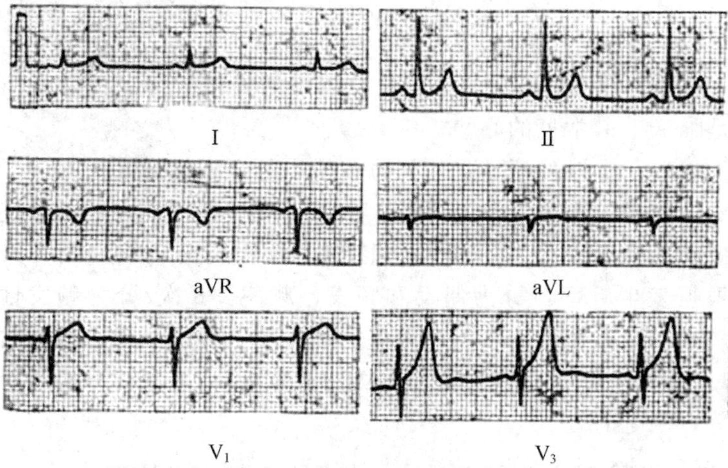

图 7-8　正常窦性心律心电图表现

（一）窦性心动过速（sinus tachycardia，STC）

窦性心律的 P 波频率>100 次/分时称为窦性心动过速（图 7-9）。

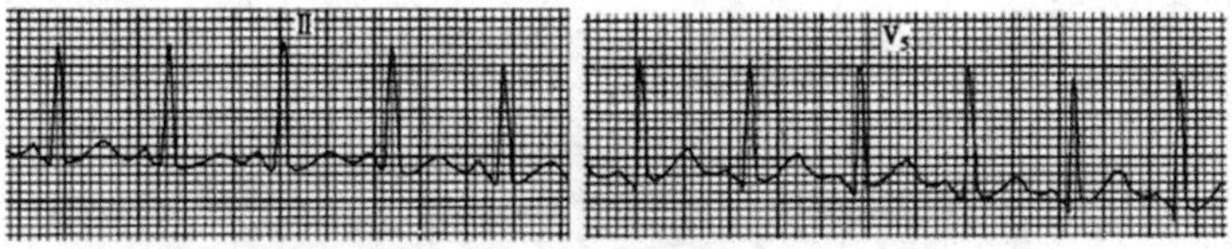

图 7-9　窦性心动过速心电图表现

（二）窦性心动过缓（sinus bradycardia，SBC）

心电图（图 7-10）特点：①窦性 P 波：规律出现的 P 波在Ⅰ、Ⅱ、aVF、V_4～V_6 导联上直立，在 aVR 导联倒置。P-R 间期为 0.12～0.20 s；②窦性 P 波的频率<60 次/分，即 P-P 间期>1.0 s。常见于老年人、运动员、窦房结功能低下、甲状腺功能低下、颅内压增高及服用某些药物如 β 受体阻滞剂等。

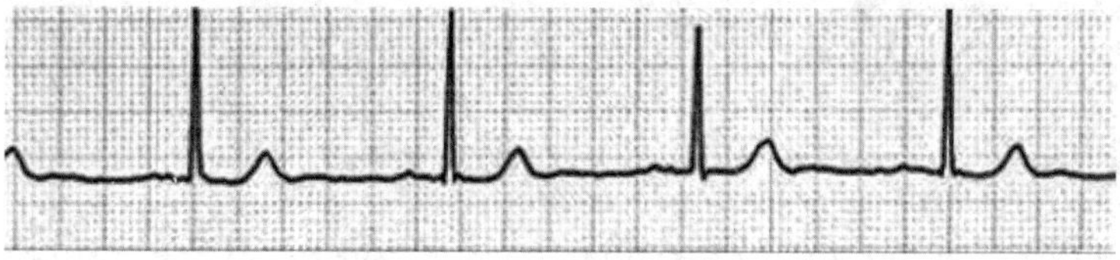

图 7-10　窦性心动过缓

（三）窦性心律不齐（sinus arrhythmia，SAT）

窦性心律节律不整，在同一导联上 P-P 间期差值>0.12 s。常与窦性心动过缓同时存在。多见于青少年或自主神经功能不稳定者，常与呼吸有关，一般无临床意义（图 7-11）。

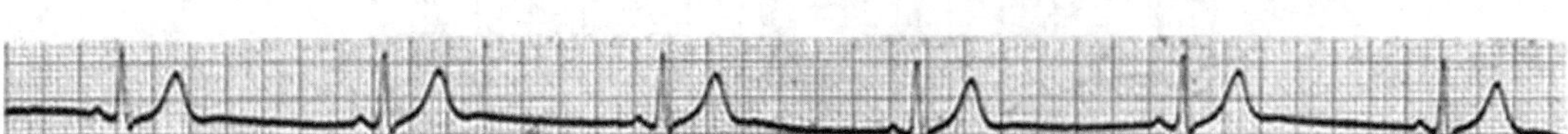

图 7-11　窦性心动过缓及窦性心律不齐心电图表现

四、期前收缩

期前收缩（premature contraction，PC）指起源于窦房结以外的异位起搏点提前发出的冲动，又称过早搏动或早搏，是临床上最常见的心律失常。

期前收缩产生机制包括：①折返；②触发活动；③异位起搏点的兴奋性增高。

期前收缩的分型：①根据异位起搏点部位：分为房性、室性、交界性期前收缩，以室性期前收缩最为常见；②根据异位起搏点的数目：分为单源性与多源性期前收缩（图 7-12)。后者多见于器质性心脏病；③根据发生频率：分为偶发和频发，频率≥6 次/分为频发性期前收缩；④根据期前收缩的规律性：频发性期前收缩可有规律地发生，如二联律（期前收缩与窦性心律交替出现）、三联律（每两个窦性心搏后出现一次期前收缩）、四联律（每三个窦性心搏后出现一次期前收缩）等（图 7-13，14）。

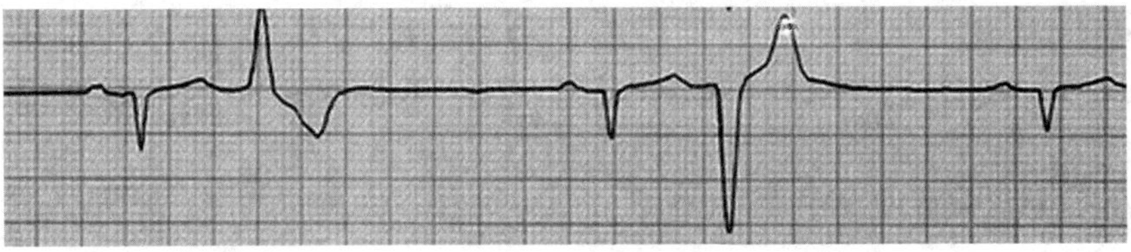

图 7-12　多源性室性期前收缩

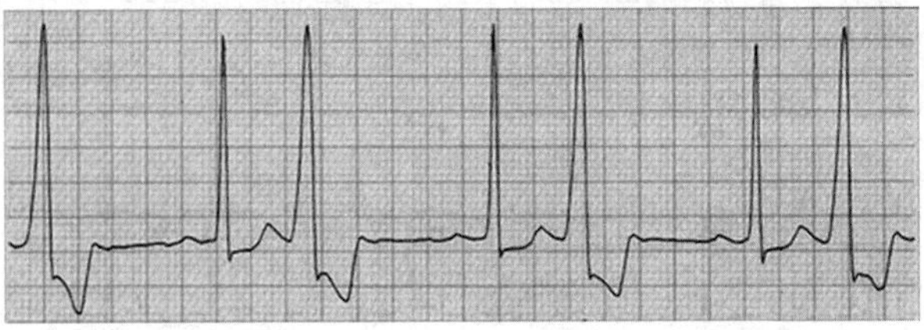

图 7-13　室性期前收缩形成二联律

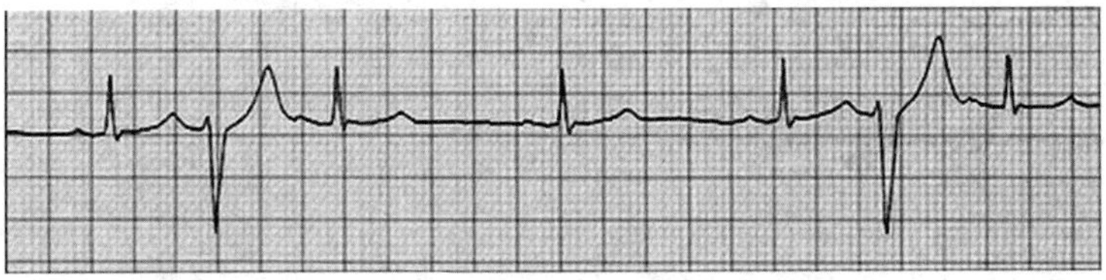

图 7-14　插入性室性期前收缩

1. 室性期前收缩（premature ventricular contraction，PVC） 心电图表现（图 7-15）为：①提前出现宽大畸形的 QRS 波群，时间常＞0. 12 s，T 波方向常与 QRS 波群的主波方向相反，其前无 P 波或相关 P 波；②往往出现完全代偿间歇，即期前收缩前后两个窦性 P 波间距等于窦性周期（正常 P-P 间期）的 2 倍。

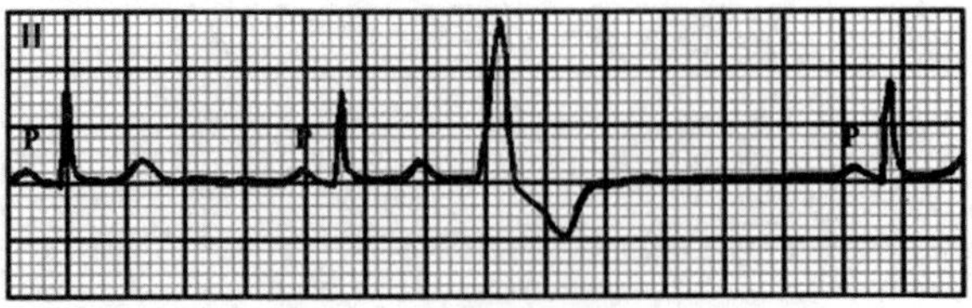

图 7-15　室性期前收缩

2. 房性期前收缩（premature atrial contraction，PAC）心电图表现（图 7-16）为：①提前出现的异位 P′波，形态与窦性 P 波不同；②多数后继的 QRS 波群形态与窦性相同，P′-R 间期>0.12 s；③大多为不完全性代偿间歇，即期前收缩前后两个窦性 P 波的间距小于正常 P-P 间距的 2 倍；④部分期前收缩的 P′-R 间期可延长；部分异位 P′波后无 QRS 波群，是房性期前收缩未下传；部分 P′波后的 QRS 波群增宽变形，呈右束支阻滞图形，是由于心室处在相对不应期，干扰了房性期前收缩激动在心室内的传导，形成室内差异性传导。

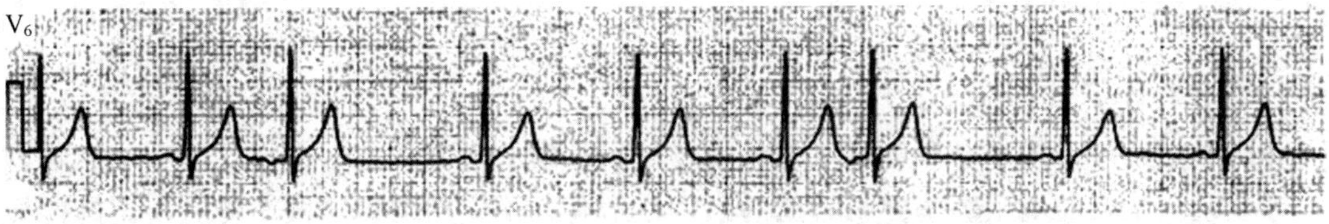

图 7-16 房性期前收缩心电图表现

五、异位性心动过速

异位性心动过速是指异位节律点兴奋性增高或折返激动引起的快速异位心律，实质是连续出现 3 次或以上的期前收缩。根据异位节律点的发生部位，分为房性、交界性及室性心动过速。

1. 阵发性室上性心动过速（paroxysmal supraventricular tachycardia，PSVT） 简称室上速，分为房性和交界性心动过速，常因 P′波无法辨别，故将两者统称为室上性阵发性心动过速。发作特点：突发突止，频率一般 160～260 次/分，节律整齐，QRS 波群形态一般与窦性 QRS 波群形态相同，如伴有室内差异性传导或束支阻滞时，可呈宽大的 QRS 波。多无器质性心脏病，由于解剖学定位比较明确，可通过导管射频消融术根治（图 7-17）。

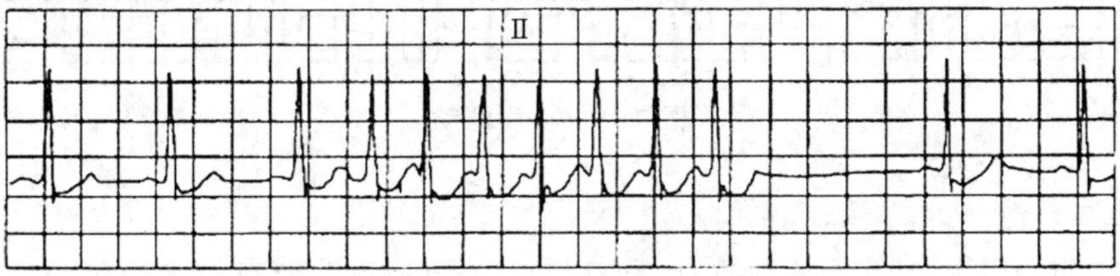

图 7-17 阵发性室上性心动过速心电图表现

2. 室性阵发性心动过速（paroxysmal ventricular tachycardia，PVT） 简称室阵速，发作时频率 140～200 次/分，节律略不齐，QRS 波群宽大畸形，时间>0.12 s，有时可有窦性 P 波，其频率慢于室性频率，P-R 无固定关系（房室分离），偶可下传心室，形成心室夺获（ventricular capture，VC）或室性融合波（ventricular fusion，VF），是诊断室性心动过速的可靠依据（图 7-18）。

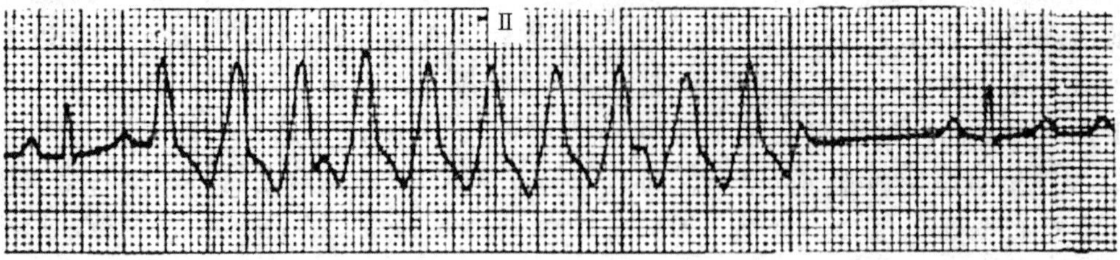

图 7-18 阵发性室性心动过速心电图表现

六、颤动

扑动与颤动可出现于心房或心室，扑动较规则，颤动常极不规则，室扑、室颤属临终前的一种表现。主要的电生理基础为心肌的兴奋性增高，不应期缩短，同时伴有一定的传导障碍，形成环性激动及多发微折返。

（一）心房颤动

心房颤动心电图（图 7-19）特点：①正常 P 波消失，代之以大小不等、形态各异、间隔不匀的颤动波（f 波），常以 V_1 导联最明显；②f 波的频率为 350～600 次/分；③心室率绝对不规则，QRS 波一般不宽。当伴有室内差异性传导时则 QRS 波群增宽畸形，常发生在长间歇之后，多呈右束支阻滞图形，往往提示洋地黄用量不足，应与室性期前收缩相鉴别。心房颤动伴有三度房室传导阻滞时，所有的 f 波均不能下传心室，心电图上见心房颤动伴缓慢而匀齐的交界性或室性逸搏心律。心房颤动多发生于器质性心脏病，如风湿性心脏病、冠状动脉粥样硬化性心脏病等。

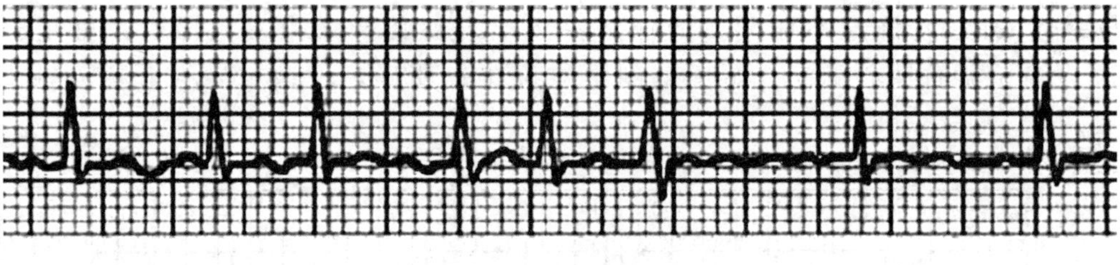

图 7-19 心房颤动

（二）心室纤颤

心室纤颤的心电图（图 7-20）特点：心电图上 P-QRS-T 波群完全消失，代之以大小不等、连续不匀齐的低小波动，频率约为 250～500 次/分。心室已失去收缩功能，可立即死亡，是最严重的致死性心律失常。

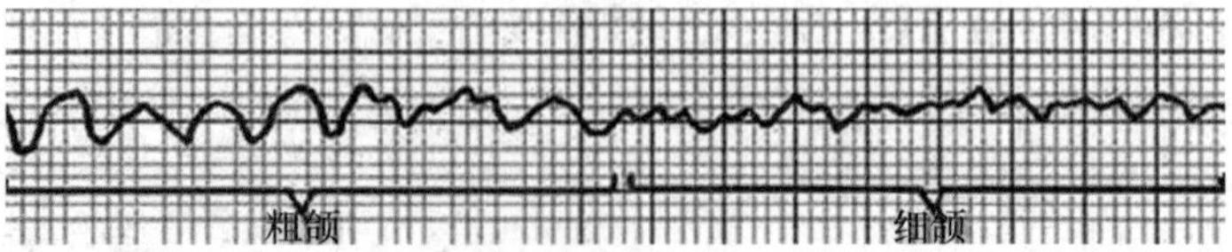

图 7-20 心室纤颤

七、心脏传导阻滞

心脏传导系统的任何部位由于器质性损害、迷走神经张力增高或药物作用及位相性的影响等，引起传导延缓或阻滞称为心脏传导阻滞（heart block，HB）。包括窦房传导阻滞、房内传导阻滞、房室传导阻滞和室内传导阻滞。

（一）房室传导阻滞按阻滞程度分为三度。

1. 一度房室传导阻滞　心电图表现为：P-P间期延长，成人超过0.20 s，每个P波后都有QRS波群（图7-21）。

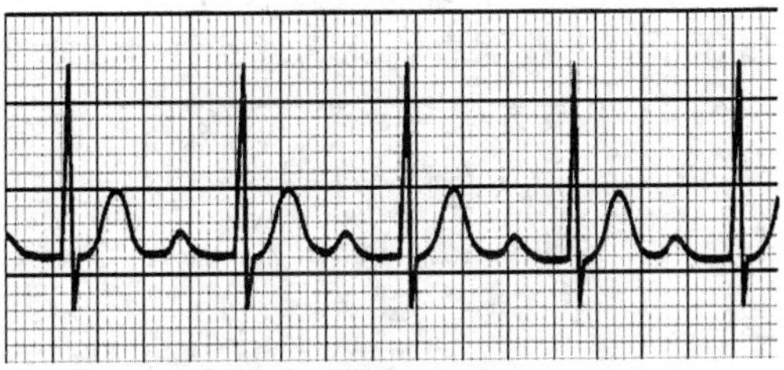

图7-21　一度房室传导阻滞心电图表现

2. 二度房室传导阻滞　心电图表现为P波后有QRS波脱漏，分为两型：①Ⅰ型：又称文氏型，心电图表现为：P波规律出现，P-R间期逐渐延长，直到一个室波脱漏，P-R间期又趋缩短，之后又逐渐延长，室波脱漏，周而复始（图7-22）；②Ⅱ型：又称莫氏型，心电图表现为P-P间期固定（正常或延长），部分P波后无QRS波群。凡连续出现两次或以上的QRS波群脱漏者，称为高度房室传导阻滞（图7-23）。

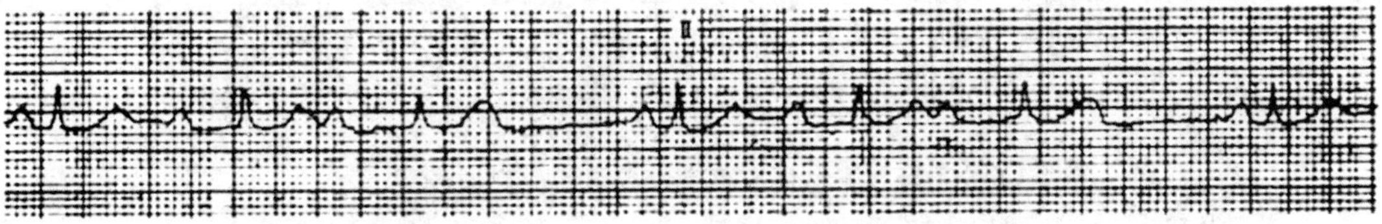

图7-22　二度Ⅰ型房室传导阻滞心电图表现

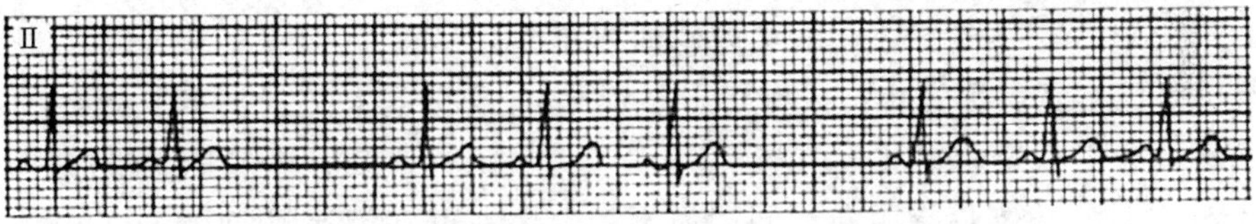

图7-23　二度Ⅱ型房室传导阻滞心电图表现

3. 三度房室传导阻滞　又称为完全性房室传导阻滞（complete atrioventricular block，CAVB）。心电图表现为：P波与QRS波群毫无关系，P波频率快于QRS波群频率；QRS波群的形态取决于起搏点的位置：起搏点在房室分叉以上，出现交界性逸搏心律，QRS波群形态基本正常；起搏点在房室束分叉以下，出现室性逸搏心律，QRS波群形态宽大畸形（图7-24）。

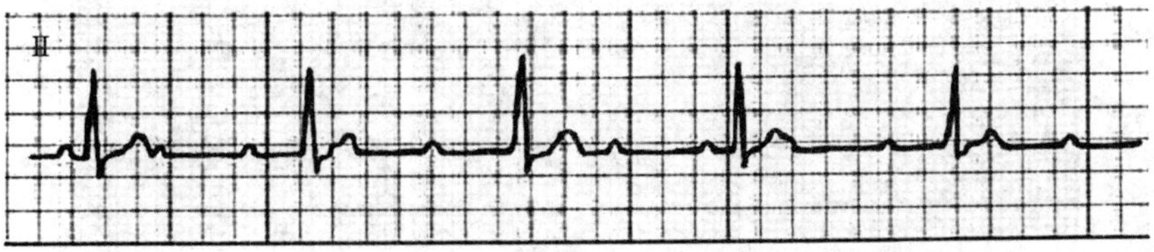

图7-24　三度房室传导阻滞心电图表现

（二）室内传导阻滞

发生在房室束支以下部位的传导障碍统称为室内传导阻滞，包括右束支传导阻滞、左束支传导阻滞、左前分支传导阻滞、左后分支传导阻滞、双束支传导阻滞等。

1. 右束支传导阻滞（right bundle branch block，RBBB） 完全性右束支传导阻滞（complete right bundle branch block，CRBBB）心电图表现（图 7-25）为：①QRS 波群时间≥0.12 s，V_1 导联的 R 峰时间>0.05 s；②V_1、V_2 导联 QRS 波呈 rsR′或 M 形波，ST 段轻度压低，T 波倒置，此为最特征性的改变；③Ⅰ、V_5、V_6 导联 S 波增宽并有切迹，时间≥0.04 s，T 波方向与 S 波方向相反；④aVR 导联呈 QR 型，R 波宽而有切迹。若 QRS 波群时间<0.12 s，其余特点与完全性右束支传导阻滞相同，为不完全性右束支传导阻滞（incomplete right bundle branch block，IRBBB）。

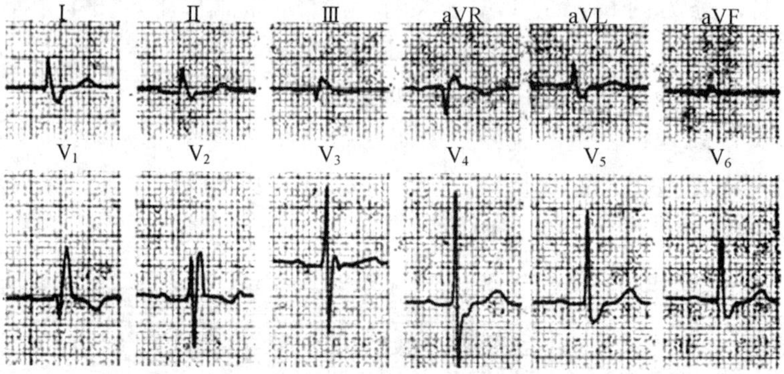

图 7-25 完全性右束支传导阻滞心电图表现

2. 左束支传导阻滞（left bundle branch block，LBBB） 完全性左束支传导阻滞（complete left bundle branch block，CLBBB）心电图表现（图 7-26）为：①QRS 波群时间≥0.12 s；②V_1、V_2 导联呈 rS 波，S 波明显加深增宽，或呈宽而深的 QS 波；③Ⅰ、aVL、V_5、V_6 导联 R 波增宽、顶峰粗钝或有切迹，V_5、V_6 导联的 R 峰时间>0.06 s；④心电轴左偏；⑤继发性 ST-T 改变，T 波方向与 QRS 波群主波方向相反。若 QRS 波群时间<0.12 s，其余特点与完全性左束支传导阻滞相同，为不完全性左束支传导阻滞（incomplete left bundle branch block，ILBBB）。

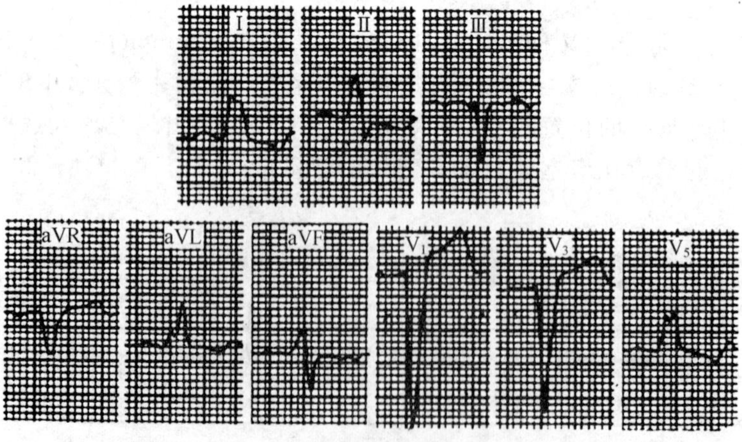

图 7-26 完全性左束支传导阻滞

八、急性心肌梗死

（一）急性心肌梗死特征性心电图改变

1. 缺血型改变 心肌缺血时首先表现为心肌复极时间延长，面向梗死区的导联上出现T波形态、振幅及方向的改变。缺血型T波的形态主要有3个特点：①升支与降支对称。②顶端变为尖耸的箭头状。③T波由直立（T波与QRS主波的方向相同）变为倒置（与QRS主波方向相反）。

2. 损伤型改变 心肌缺血时间延长，程度进一步加重时，可造成心肌损伤，出现损伤型ST段改变，主要表现为面向梗死区的导联上ST段弓背向上抬高，甚至形成单向曲线。

3. 坏死型改变 心肌缺血持续下去即发生心肌坏死，在面向梗死区的导联上出现坏死型Q波（宽度≥0.04 s，深度≥R波的1/4）或QS波，而对应导联则出现R波增高。

（二）急性心肌梗死心电图演变及分期

急性心肌梗死典型的动态性心电图演变及分期如下（图7-27）：

1. 早期（超急性期） 急性心肌梗死数分钟后，首先出现短暂的心内膜下心肌缺血，心电图上产生异常高耸的T波，随后ST段上斜型抬高，个别出现QRS波群振幅增高，但尚未出现异常Q波。

2. 急性期（充分发展期） 此期开始于梗死后数小时或数日。主要表现为R波降低，Q波变深、变宽，ST段呈弓背向上抬高，甚者呈单向曲线，然后ST段开始缓慢下移，T波由高耸逐渐下降，多呈对称性倒置。此期坏死型Q波、损伤型ST段抬高和缺血型T波倒置可同时并存。

3. 近期（亚急性期） 出现于梗死后数周至数月，此期以坏死和缺血图形为主要特征。抬高的ST段基本回至基线，坏死型Q波持续存在，缺血型T波倒置由深逐渐变浅。

4. 陈旧期（愈合期） 常出现在急性心肌梗死后3个月以上，坏死的Q波多持续存在，ST段和T波恢复正常或T波持续倒置、低平，趋于恒定不变。

近年来，由于临床上溶栓、介入治疗的应用，可使闭塞的冠状动脉及时再通，大大缩短了各期的进程，可不呈现上述典型心肌梗死的演变过程。此外，若梗死范围局限、多部位梗死或梗死区位于心电图常规导联记录的盲区，也可产生不典型的心肌梗死图形。

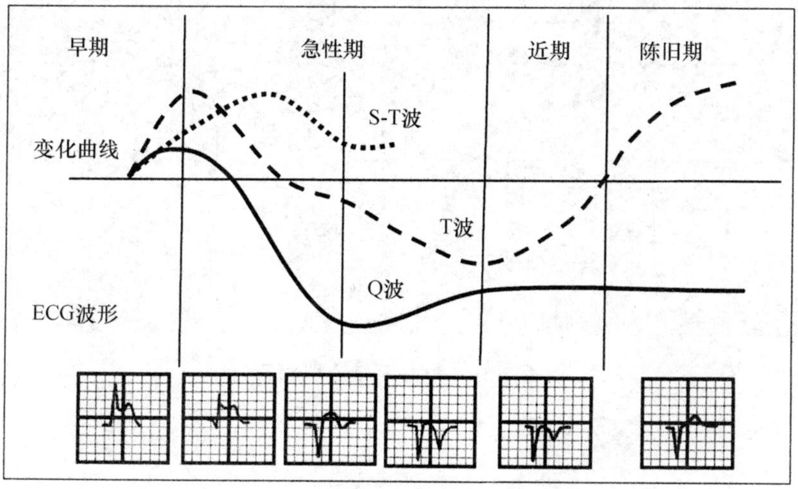

图7-27 急性心肌梗死的动态性心电图演变与分期

（三）心肌梗死的定位诊断

冠状动脉不同分支的阻塞，可引起不同部位的心肌梗死，心电图上一般根据梗死的特征性改变出现的导联位置，做出心肌梗死的定位诊断（表 7-2，图 7-28，图 7-29）。

表 7-2 心肌梗死的定位诊断

梗死波形出现的导联	梗死部位	闭塞的冠状动脉
$V_1 \sim V_2$ （V_3）	前间壁	左前降支
$V_2 \sim V_4$	前壁	左前降支
$V_5 \sim V_6$ （Ⅰ、aVL）	前侧壁	左前降支，左回旋支
Ⅰ、aVL（$V_5 \sim V_6$）	高侧壁	左前降支，左回旋支
Ⅰ、aVL、$V_1 \sim V_6$	广泛前壁	左前降支
Ⅱ、Ⅲ、aVF	下壁	右冠状动脉、左回旋支
Ⅱ、Ⅲ、aVF、$V_4 \sim V_6$	下侧壁	右冠状动脉、左回旋支
$V_7 \sim V_9$	正后壁	左回旋支

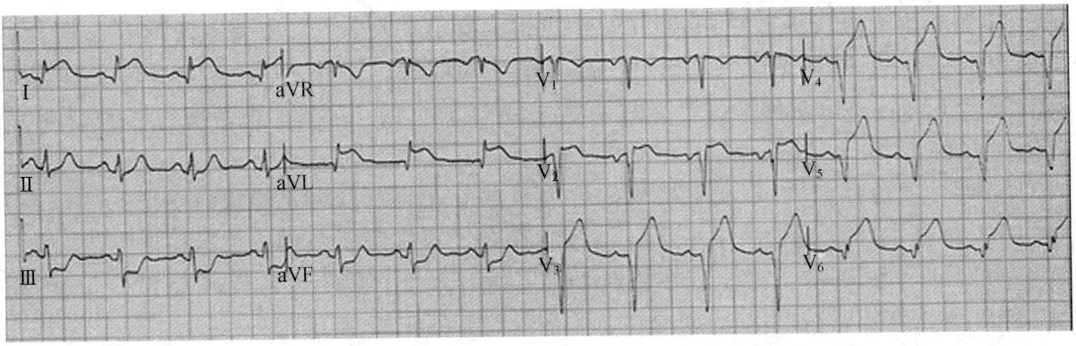

图 7-28 急性广泛前壁心肌梗死

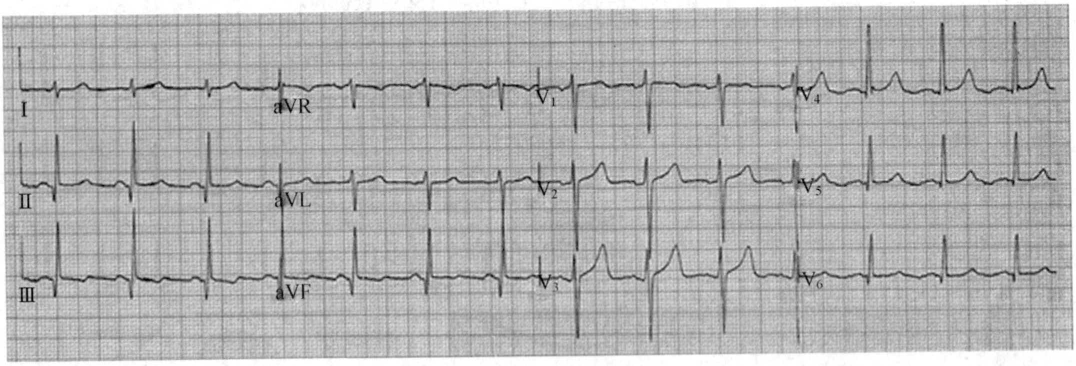

图 7-29 急性下壁心肌梗死

第二节 X线检查

学习目标

1. 掌握肺炎、气胸、胸腔积液、肺结核的X线表现；掌握肠梗阻和胃肠穿孔的X线表现；掌握长骨骨折的X线表现。

2. 熟悉正常胸部正位片的X线特点；正常腹部平片的X线特点。

X线是一种波长很短的电磁波，波长范围位于γ射线与紫外线之间，用于X线成像的波长为0.031～0.008nm，它具有穿透性、荧光效应、感光效应和电离生物效应四大特性。

一、正常胸部正位片

正常胸部X线影像是胸腔内、外各种组织和器官重叠的复合影像（图7-30，图7-31）。掌握各种影像的正常及变异的X线表现，是识别和分析胸部异常X线表现的基础。

（一）肺与纵隔正常影像表现

1. 胸廓　正常胸廓左右两侧对称，由软组织与骨骼组成。

（1）胸廓的软组织　在正位胸片上可看到肌肉和乳房等软组织影像。

胸锁乳突肌自锁骨胸骨端及胸骨柄，从内下向后上止于乳突，在两肺尖内侧形成边缘锐利、均匀致密的阴影。其外侧下端与锁骨上皮肤皱褶相连。

胸大肌多见于肌肉发达的男性，在两肺野中、外带显示为自内下向外上方延伸至腋窝的致密影，下界较清楚，右侧较为明显，不可误为病变。

在女性胸片中，乳房在两下肺野内形成对称的致密影，下缘呈半圆形，轮廓清楚，并向外与腋部皮肤连续，上缘密度逐渐变淡以至消失。两侧乳房可因发育或手术切除而不对称，勿将对侧乳房阴影误认为肺内病变。乳头有时在双肺下野相当于第4～5前肋间处，可形成小圆形致密影，多见于年龄较大的妇女，有时也见于男性，勿误认为肺内结节性病变，乳头影多为两侧对称。

（2）骨性胸廓　骨性胸廓由脊柱、胸骨、肋骨、肩胛骨、锁骨共同组成。

在标准的胸部正位片上，第1～4胸椎清楚可见，其余椎体因与心影重叠而显示不清。肩胛骨位于胸廓的后外上方，呈内缘较为平直的倒三角形影，外上部的肩峰与锁骨形成肩锁关节。肩胛骨在标准后前位胸片上，一般应投影于肺野之外。两侧锁骨位于胸廓的前上部，呈横“S”形。两侧锁骨内侧端应与中线等距，此点为判断胸片正位位置是否正确的标志。

胸骨由胸骨柄、体和剑突构成。胸骨柄外缘与锁骨形成胸锁关节，胸骨侧缘与肋软骨形成关节。在常规后前位胸片上，大部分胸骨影与纵隔重叠，仅有胸骨柄两侧外上角突出于纵隔影之外。

肋骨常为胸部病变的定位标志。肋骨共12对，一般两侧对称，相邻两肋骨间的间隙称为肋间隙。肋骨的后端以肋骨头与胸椎形成关节，第1～10对肋骨前端以肋软骨直接或间接与胸骨相连，第11、第12对肋骨的末端游离。肋软骨未钙化时，在X线片上不显影，表现为肋骨前端游离。肋软骨钙化始于第1肋，以后由下向上依次发生，第2肋软骨最后钙化，也可不钙化，或只少量钙化。有时表现为肋软骨内部的斑点状高密度影，勿误认为肺内病变。

2. 胸膜　胸膜由壁层胸膜和脏层胸膜构成。壁层胸膜附着于胸壁内面、膈面和纵隔面，脏层胸膜包绕于肺表面。壁层胸膜和脏层胸膜在每侧形成的封闭腔隙称胸膜腔，其内为负压。正常情况下胸膜不显影，仅X线束在胸膜返折处与胸膜走行方向平行时，胸膜才显示为薄层状或线状致密影。

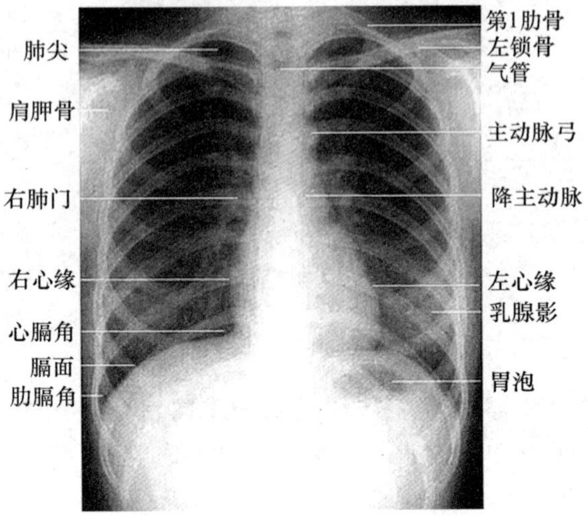

图 7-30　正常胸部后前位片

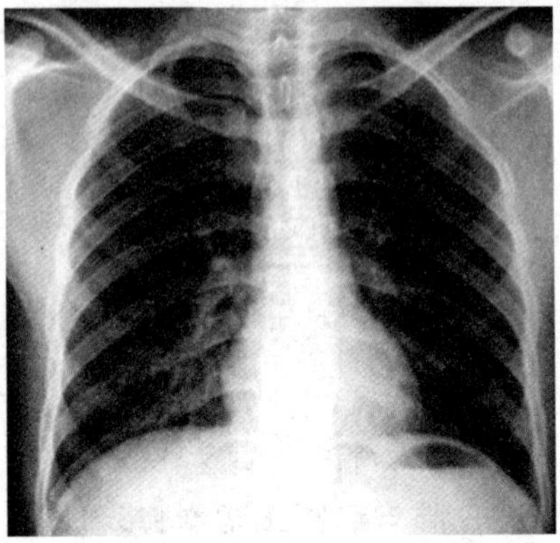
图 7-31　正常胸部后前位片

3. 气管及支气管

(1) 气管　气管起始于环状软骨下缘（约平第6颈椎水平），向下进入胸腔，长约11～13 cm，宽约1.5～2 cm，在第5～6胸椎平面分为左、右主支气管。气管分叉处称气管杈，分叉的内下壁形成隆突，分叉角为60°～85°，吸气时角度略大。

(2) 支气管及其分支　右主支气管可视为气管的延续，短粗，长约3 cm，与气管长轴间的夹角为20°～30°。左主支气管长约4～5 cm，与气管长轴间的夹角为30°～45°。两侧主支气管逐级分出肺叶、肺段、小支气管、细支气管、呼吸性细支气管、肺泡管和肺泡囊。两侧支气管的分支不完全相同，右主支气管分为上、中、下肺叶支气管，左主支气管分为上、下肺叶支气管。

4. 肺　肺的各解剖结构投影在X线片上表现为肺野、肺门和肺纹理。

(1) 肺野　肺野是含气的肺在胸片上所显示的透亮区域。两侧肺野透亮度与肺含气量成正比，与肺的血流量成反比。吸气时，肺内含气量增加，透亮度增高；呼气时，肺内含气量下降，透亮度则降低。通常将第1肋环下缘以上的肺野称为肺尖，肺尖以下至第2前肋下缘之间的肺野称锁骨下区。为了描述病变的位置，一般将肺野分为上、中、下3野和内、中、外3带。通过第2、4肋骨前端下缘画2条水平线，将肺分为上、中、下3野；将每一侧肺分成纵行3等分，将肺野划为内、中、外3带（图7-32）。

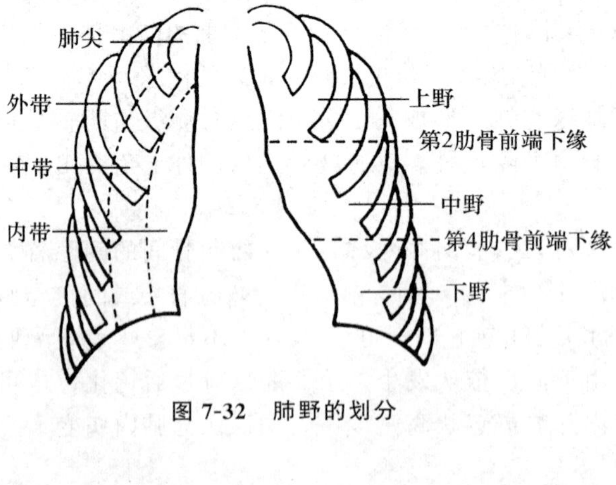

图 7-32　肺野的划分

（2）肺门 正常肺门影是肺动脉、肺静脉、伴行支气管及淋巴组织的总投影。肺动脉及肺静脉为其主要构成部分，正常大小的淋巴结、神经及结缔组织不能形成影像。后前位胸片上，肺门位于两肺中野内带第2～4前肋间处，通常左侧肺门比右侧高1～2 cm，少数人两肺门等高，正常人右肺门不应高于左肺门。两肺门的大小和密度大致相等。在肺门附近往往可见到肺血管的断面，呈圆点状致密阴影，边缘光滑，其直径一般约为2～3 mm，有时可达5 mm，同支气管的环形断面并列，大小相等，勿误认为钙化点或小空洞。

（3）肺纹理 肺纹理为自肺门向肺野呈放射状分布的树枝状阴影。主要由肺动脉、肺静脉、支气管和淋巴管形成。肺纹理由肺门向外围延伸，逐渐变细，越到肺外带越细小而稀少。右下肺内带的肺纹理往往比较粗大而不锐利，这是由于较大的肺静脉阴影相混所致。在站立位时，由于重力作用，肺血流量的分布是不均匀的，约1/3肺血流量分布于肺上部，2/3在肺下部。因此，肺下野纹理较肺上野粗。在卧位时，这种肺血流量分布的差别明显减少，表现为两上肺纹理较立位时明显增粗，上、下肺纹理管径相差无几。老年人的肺纹理一般较青年人显著，但其分支形态和分布均正常。婴儿的肺纹理则相对细小稀少。

5. 纵隔 纵隔由心脏、大血管、气管、主支气管、食管、神经、淋巴结、胸腺、神经及脂肪等组成。正常胸片上，气管和支气管可清楚显示，其余结构因缺乏对比而难以分辨。

（二）后前位心脏、大血管正常X线影像

利用心脏与大血管后前位即正位在X线下的影像表现，可进行心脏与血管各径线的测量和随访观察对比。后前位心与大血管位于胸部中线偏左侧，有左右两缘，一般2/3位于中线左侧，1/3位于右侧，心尖指向左下，心底部朝向右后上方。

心右缘下段较圆，为右心房；上段为升主动脉与上腔静脉的复合影，中年和老年人因主动脉硬化增宽，延长，该段可由升主动脉构成。深吸气时，心脏右下缘下方还可见小的三角形影，为下腔静脉。心左缘自上而下有三个比较隆凸的弧弓，依次为主动脉结、肺动脉段和左心室。主动脉结为主动脉降部的起始段，随年龄增长而突出。肺动脉段亦称肺动脉干，由肺动脉总干构成，正常时凹平或微凸，其下方有左心耳参与。由于左心室外突，肺动脉段显得比较凹陷，称为心腰。透视见左心室搏动与大血管相反，在心腰构成反向搏动点。心尖在第三弧的外下端，由左心室与右心室邻接部构成，正常时居横膈平面的附近。心脏各弧弓之间无明确的界限，应根据各弧的不同方向来识别。心胸比率值为心脏横径与胸廓横径的比（图7-33），心胸比率正常时不能大于0.5，但在肥胖者心脏横位时，心胸比率可达0.52。心胸比率能粗略地反映心脏大小，还可用于比较同一患者在不同时期心脏的大小。

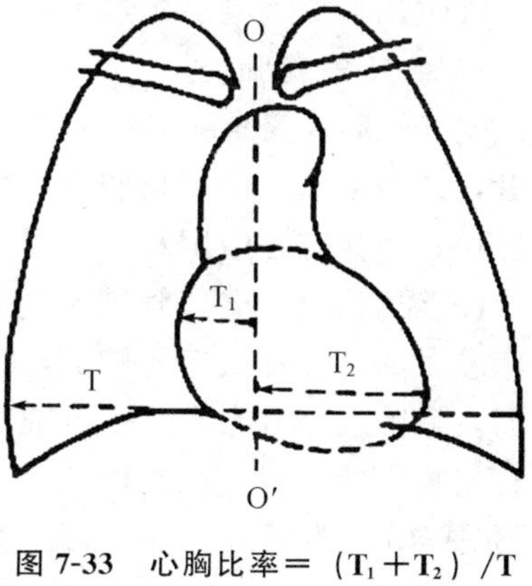

图7-33 心胸比率＝（T_1+T_2）/T

二、肺炎

肺炎为肺部常见病、多发病。按病因学可分为感染性、理化性、免疫和变态反应性，其中感染性最常见。根据病变的解剖分布可分为大叶性肺炎、小叶性肺炎及间质性肺炎。

（一）大叶性肺炎

大叶性肺炎为细菌引起的急性肺部炎症，主要致病菌为肺炎链球菌，炎症累及整个肺叶或多个肺叶，也可呈肺段分布。在冬、春季节发病较多。本病多见于青壮年，多数患者发病前有受凉、过度劳累或上呼吸道感染史。临床上起病急，以突然高热、寒战、胸痛、咳嗽、咳铁锈色痰为临床特征。白细胞总数及中性粒细胞数明显增高。

【X 线表现】 X 线表现通常较临床症状出现晚。

(1) 充血期 往往无明显异常的 X 线征象，或仅病变区肺纹理增强，透亮度稍低。

(2) 实变期 包括红色肝样变期及灰色肝样变期。表现为：大片状密度均匀的致密影，形态与肺叶解剖形态相符合（图 7-34）。有时在大叶阴影内可见透亮的支气管影，称空气支气管征。病变的叶间裂的一侧显示有明显平直的界限，而在其他部分则表现为模糊不清，外围阴影逐渐变淡；病变局限在肺叶的一部分或某一肺段。

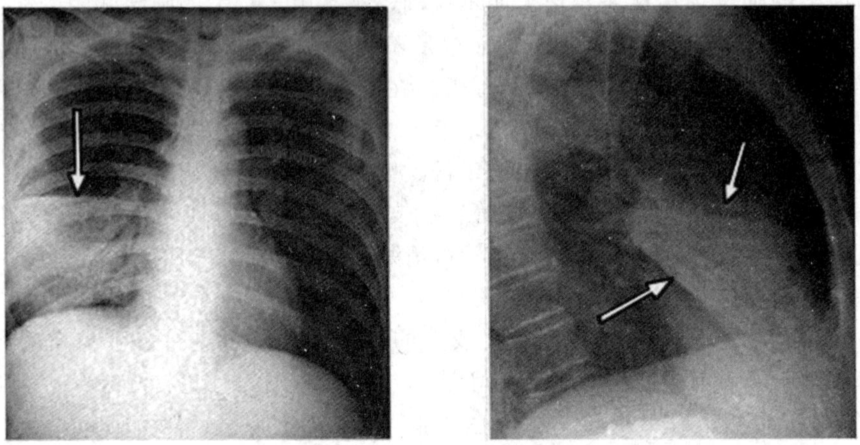

图 7-34 右中叶肺实变

(3) 消散期 表现为大叶实变阴影的密度减低、不均匀，呈散在斑片状影。病变多在两周内吸收，少数病例可延迟 1～2 个月吸收，偶可机化演变为机化性肺炎。

(二) 支气管肺炎

支气管肺炎又称小叶性肺炎，病原体多为化脓菌。多见于婴幼儿、老年人及极度衰弱的患者，或为手术后以及长期卧床患者。临床表现发病急骤，多有高热、咳嗽、咳泡沫样黏液脓性痰，并伴有呼吸困难、发绀及胸痛等。

【X 线表现】 支气管肺炎的 X 线表现：①病变多见于两肺中、下野的内、中带，长期卧床患者的坠积性支气管肺炎，病灶多见于两侧脊柱旁及两下肺野；②肺纹理增多、增粗、模糊，沿肺纹理分布有斑点状或斑片状密度增高阴影，边缘较淡且模糊不清，密集的病变可融合成较大的片状（图 7-35）；③病灶液化坏死可形成空洞；④支气管炎性阻塞时，在病区内可见三角形肺不张的致密影，相邻肺野有代偿性肺气肿表现。

(三) 间质性肺炎

间质性肺炎系肺间质的炎症，可由细菌或病毒感染所致，以病毒感染所致者较多见。小儿较成人多见，常继发于麻疹、百日咳或流行性感冒等急性传染病。临床表现有发热、咳嗽、咳痰、气急、发绀、鼻翼扇动等，临床症状明显而呼吸系统体征较少。

【X 线表现】 间质性肺炎的 X 线表现：①病变分布广泛，多累及两侧，好发于两肺门区附近及肺下野；②两肺纹理增粗，边缘模糊；③两肺可见网状及小点状密度增高影（图 7-36）；④肺门阴影增大，密度增高，但结构不清；⑤细支气管中的炎性分泌物阻塞可引起肺气肿或肺不张。

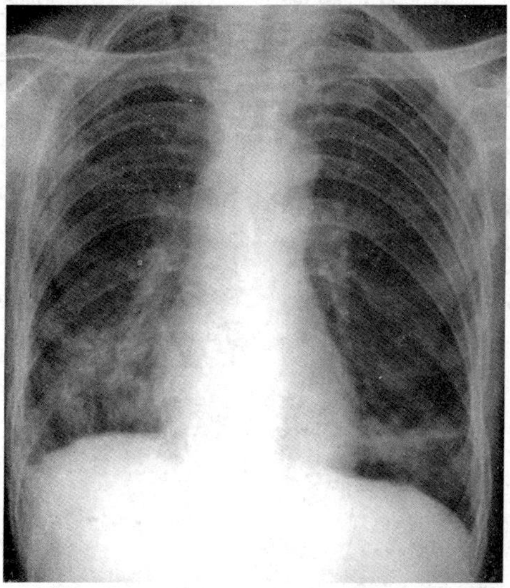

图 7-35 支气管肺炎

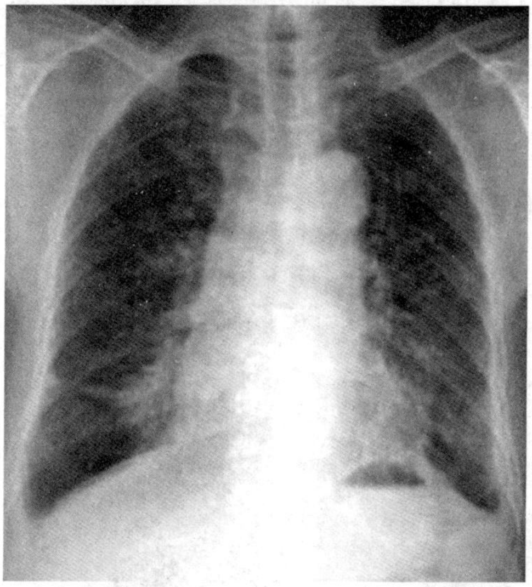

图 7-36 间质性肺炎

三、气胸

胸膜腔由胸膜壁层和脏层构成，是不含空气的密闭的潜在性腔隙。任何原因使胸膜破损，空气进入胸膜腔，称为气胸。根据产生原因不同分为人工气胸、外伤性气胸和自发性气胸。按病理生理变化又分为闭合性（单纯性）气胸、开放性（交通性）气胸和张力性（高压性）气胸。

【X线表现】 气胸的典型X线表现为外凸弧形的细线条形阴影，称为气胸线，线外透亮度增高，无肺纹理，线内为压缩的肺组织（图 7-37）。大量气胸时，肺向肺门回缩，呈圆球形阴影。大量气胸或张力性气胸常显示纵隔及心脏移向健侧。合并纵隔气肿者在纵隔旁和心缘旁可见透光带。

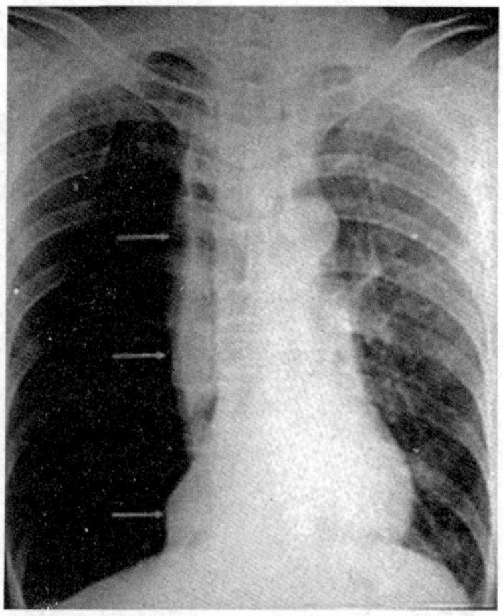

图 7-37 右侧气胸

肺结核或肺部慢性炎症使胸膜多处粘连，发生气胸时，多呈局限性包裹，有时气胸互相通连。气胸若延及下部胸腔，肋膈角变锐利。合并胸腔积液时，显示气液平面，透视下变动体位可见液面亦随之移动。局限性气胸在后前位胸片易遗漏，侧位胸片可协助诊断，或在X线透视下转动体位可发现气胸。

四、胸腔积液

由于病理状态所致的胸腔内液体量增加，称为胸腔积液。可由炎症、肿瘤、肺结核、外伤、转移肿瘤、心肾疾病、血浆蛋白过低等引起。

（一）游离性胸腔积液

胸腔少量积液是指积液平面在第4前肋端以下肋膈角处，表现为肋膈角变钝（图 7-38）；

中等量积液是指液面在第 2～4 前肋端之间，表现为下肺野均匀致密影，边缘清楚，肋膈角消失，出现典型的内低外高凹面向上的弧状致密影（图 7-39）；大量积液是指液体上缘达第 2 前肋端以上，患侧肺野均匀致密，有时仅肺尖部透明，可出现肋间隙增宽、胸廓增宽、纵隔向健侧移位，横膈下降等征象（图 7-40）。

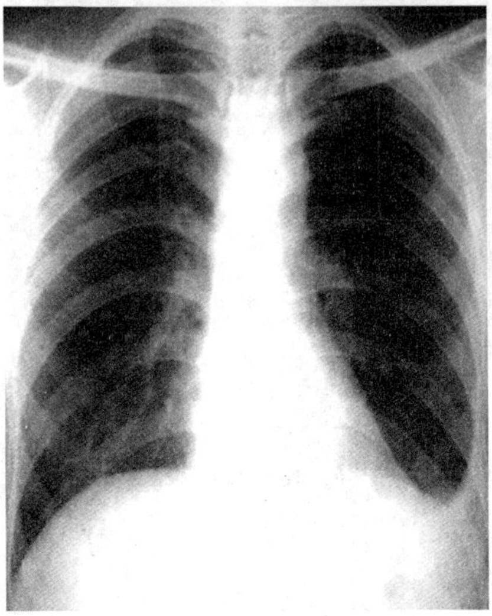

图 7-38　左侧胸腔少量积液

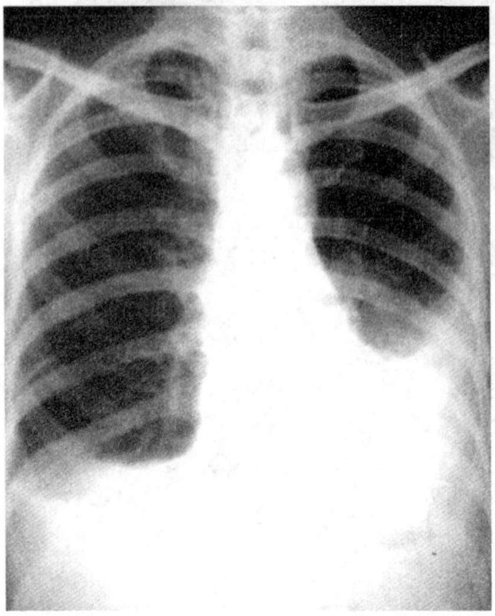

图 7-39　左侧胸腔中等量积液

（二）包裹性积液

脏、壁层胸膜发生粘连，可使积液局限于胸腔的某些部位，形成包裹性积液。多在侧、后胸壁，切线位表现为自胸壁向肺野突出的半圆形或梭形致密影，边缘光滑、密度均匀，上下缘与胸壁成钝角，与肺组织交界清楚（图 7-41）。

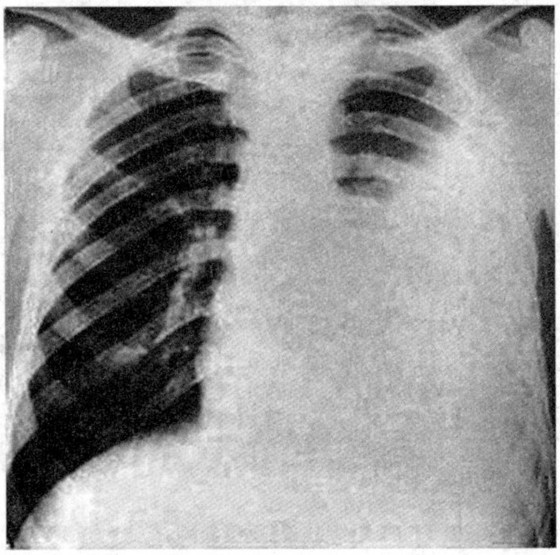

图 7-40　左侧胸腔大量积液

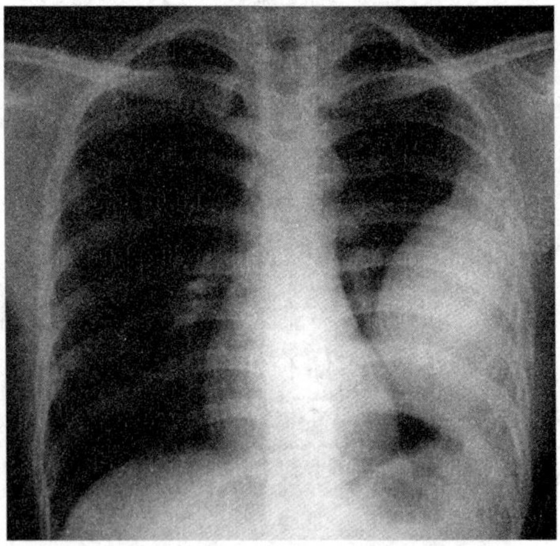

图 7-41　左侧胸腔包裹性积液

五、肺结核

肺结核是由结核分枝杆菌引起的一种肺部慢性传染性疾病。肺结核基本病变有三种，即渗出性病变、增殖性病变和变质性病变。三种性质的病变常同时存在于同一个病灶内，而以其中某一种为主。

肺结核的临床表现与感染的结核菌的数量、毒力及机体免疫反应和变态反应状态有关，也与病变的发展阶段有关。可无任何临床症状，或仅有咳嗽、咯血及胸痛。有些患者除了这些症状外，尚有较明显的全身中毒症状，可表现为低热、盗汗、乏力、食欲减退和明显消瘦等。

结核病的临床分类，目前以中华结核病学会于1998年8月制订的我国新的结核病分类标准。将其分为五种类型即：原发型肺结核（Ⅰ型）包括原发综合征和胸内淋巴结结核；血行播散型肺结核（Ⅱ型）包括急性粟粒型肺结核和亚急性或慢性血行播散型肺结核；继发型肺结核（Ⅲ型）包括渗出浸润为主型、干酪为主型和空洞为主型肺结核；结核性胸膜炎（Ⅳ型）包括结核性干性胸膜炎、结核性渗出性胸膜炎和结核性脓胸；其他肺外结核（Ⅴ型），按部位及脏器命名，如骨结核、肾结核、肠结核及结核性脑膜炎等。

（一）原发型肺结核（Ⅰ型）

机体初次感染结核分枝杆菌所引起的肺结核病称为原发型肺结核。原发型肺结核最常见于儿童，少数为成人。

【X线表现】

1. 原发综合征　肺部原发灶、局部淋巴管炎和所属淋巴结炎三者合称为原发综合征。①原发病灶表现为云絮状或类圆形密度增高影，也可表现为肺段或肺叶范围的片状或大片状密度增高影，边缘模糊不清，多见于上叶的下部或下叶后部靠近胸膜处；②肺门或纵隔淋巴结肿大表现为肺门增大和纵隔边缘肿大淋巴结突向肺野；③自原发病灶引向肿大淋巴结的淋巴管炎，表现为一条或数条较模糊的条索状密度增高影；④典型的原发综合征形成哑铃状改变（图7-42）；⑤局部胸膜增厚。

2. 胸内淋巴结结核　当原发病灶被完全吸收时，纵隔和（或）肺门淋巴结肿大则成为原发型肺结核的重要表现，称为胸内淋巴结结核（图7-43）。X线表现：①炎症型：肺门增大并向外扩展的高密度影，略显结节状，其边缘模糊，与周围肺组织分界不清；②结节型：表现为肺门区域突出的圆形或卵圆形边界清楚的高密度影，边缘清晰；③多个淋巴结肿大能使纵隔阴影增宽，密度增高，边缘呈波浪状。

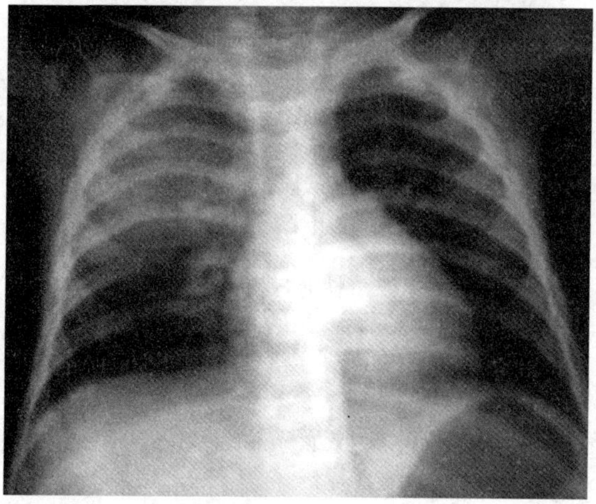

图7-42　原发综合征

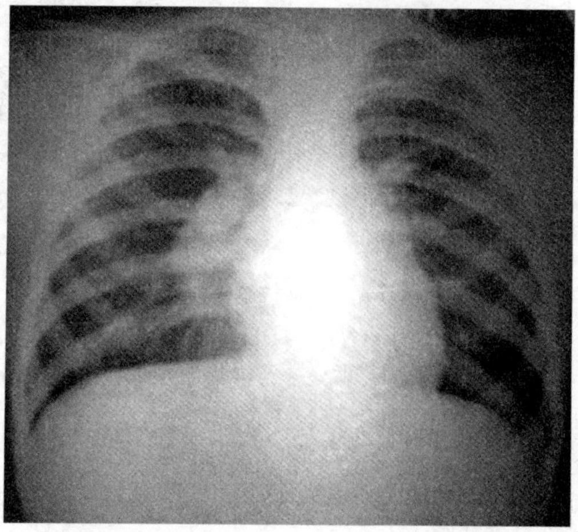

图7-43　胸内淋巴结结核

（二）血行播散型肺结核（Ⅱ型）

进入血液循环的结核分枝杆菌可来自于原发病灶、气管、支气管及纵隔淋巴结结核的破溃，或来自于体内其他脏器如泌尿生殖器官或骨关节结核病灶的进展融解、干酪样坏死物破溃进入血管。根据结核分枝杆菌的毒力、侵入血液循环的途径、数量、次数和机体的反应，可分为急性粟粒型肺结核和亚急性或慢性血行播散型肺结核。

【X线表现】

1. 急性粟粒型肺结核　由于大量结核分枝杆菌一次或短时间内数次侵入血液循环所引起，多见于儿童及青年，老年人急性粟粒型肺结核也时有发生。X线表现：①表现为广泛均匀分布于两肺的粟粒大小的结节状密度增高影，其特点为病灶分布均匀、大小均匀和密度均匀，即所谓“三均匀”（图7-44）；②病灶数量多而分布密集时，两肺野可呈磨玻璃样改变；③其直径为1～2 mm，呈圆形或椭圆形，境界较为清楚，若为渗出性病灶则其边缘不清。

2. 亚急性或慢性血行播散型肺结核　由于较少量的结核分枝杆菌在较长时间内多次侵入血液循环所造成。播散的来源大多为泌尿生殖器官或骨关节结核病的病菌侵入血液循环而引起。X线表现：①病变多位于双肺上、中肺野；②表现为多发大小不一，密度不均、分布不均匀的粟粒状阴影（图7-45）；③有的为较淡的渗出增殖性病灶，有的则为致密的钙化灶；轮廓有的较模糊，有的较锐利；④在有些病例，多个粟粒病灶融合在一起，产生干酪样坏死，形成空洞和支气管播散。

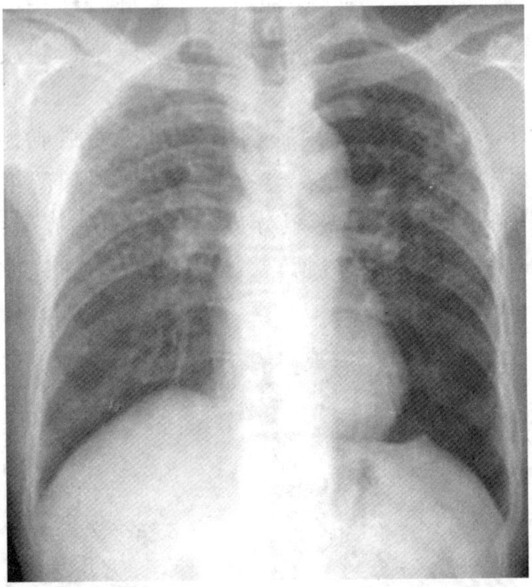

图7-44　急性粟粒型肺结核

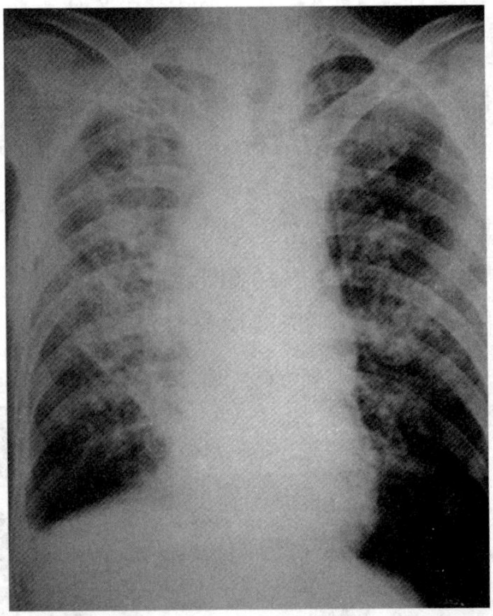

图7-45　亚急性血行播散型肺结核

（三）继发型肺结核（Ⅲ型）

是肺结核中最常见的类型，成人多见。此类型中包括多种病变如浸润病灶、干酪病灶、增殖性病灶、空洞病灶、结核球以及纤维化、钙化等不同性质的病灶。

【X线表现】

1. 渗出浸润为主型　X线表现（图7-46）：①病灶好发于上叶尖后段和下叶背段，可单发或多发；②病灶大多呈斑片状或云絮状，边缘模糊，病灶内可见空洞形成；③空洞可为薄壁、张力、干酪厚壁和纤维空洞等；④有时可见其他肺野的较广泛和散在的支气管播散灶，呈大小不等的斑点状或斑片状影。

2. 干酪为主型　包括结核球和干酪性肺炎。X线表现：①结核球（图7-47）呈圆形或椭圆形，好发于上叶尖后段与下叶背段，多数为单发，少数可多发，其大小多为2～3 cm，少数可达4 cm以上，轮廓多较光滑，少数者可略呈切迹很浅的分叶状，密度较高且较均匀，有时可见空洞形成，以厚壁多见，部分结核球内可见成层的环形或散在的斑点状钙化，结核球邻近的肺野可见散在的增殖性或纤维性病灶，称之为卫星病灶；②干酪性肺炎（图7-48）表现为肺段或肺叶实变，轮廓较模糊，以上叶多见，有时在同侧和（或）对侧肺内，可见经支气管播散的斑片状边缘模糊阴影，以下肺多见，肺叶体积常因肺组织广泛破坏而缩小。

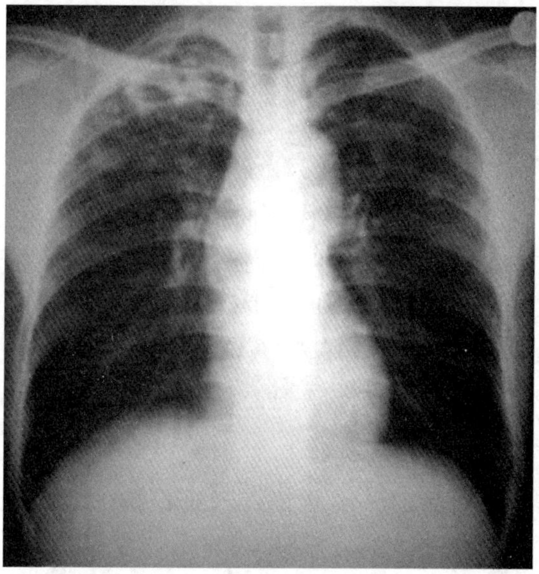

图7-46　浸润型肺结核

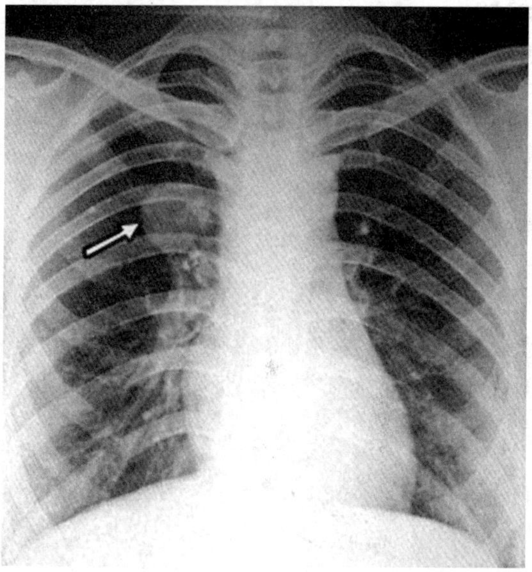

图7-47　结核球

3. 空洞为主型　以纤维厚壁空洞、广泛的纤维性变及支气管播散病灶组成病变的主体（图7-49）。锁骨上、下区有形状不规则的慢性纤维空洞，周围伴有较广泛的条索状纤维性改变和散在的新旧不一的病灶，在同侧和（或）对侧肺内多可见斑点状的支气管播散病灶，常使同侧肺门上提，肺纹理垂直向下呈垂柳状，可合并支气管扩张。未被病变所累及的肺野呈代偿性肺气肿表现，两上胸多可见胸膜增厚及同侧胸廓塌陷。

（四）结核性胸膜炎（Ⅳ型）

多见于儿童与青少年，可见于原发型肺结核或继发型肺结核。临床上分为干性及渗出性结核性胸膜炎。

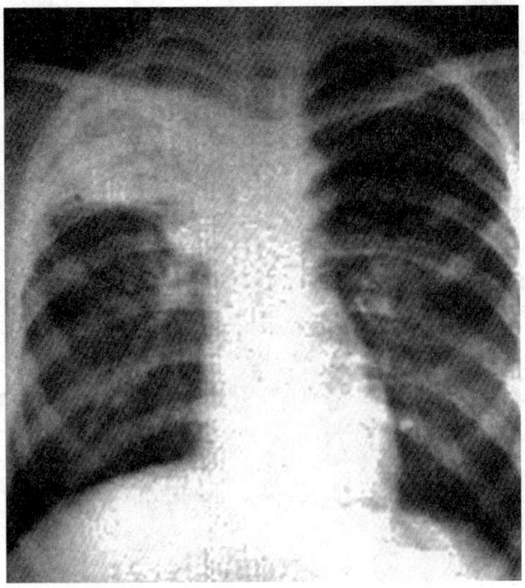

图 7-48 干酪性肺炎

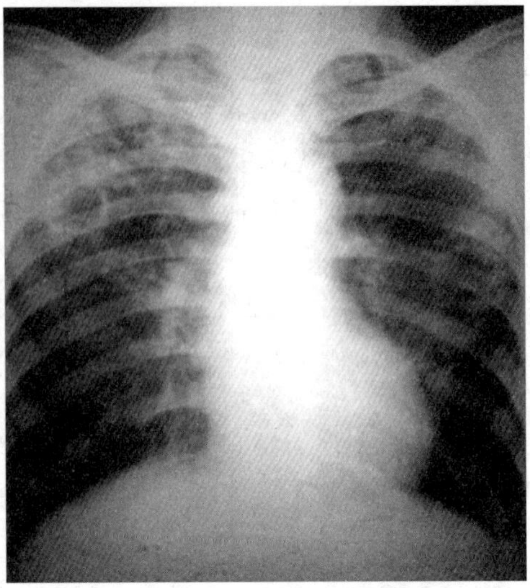

图 7-49 慢性纤维空洞型肺结核

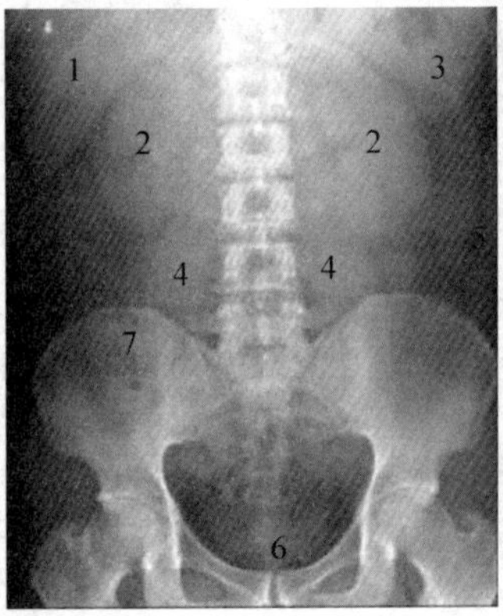

图 7-50 正常腹部平片

平片中的白色影：1. 肝影；2. 双肾影；3. 脾影；4. 腰大肌影

平片中的灰黑色影：5. 腹脂线；6. 盆脂线；7. 肠气影

六、正常腹部平片

腹部各脏器密度大致相同，不能形成对比；只有依靠腹内脂肪层和胃肠内气体的衬托，才能大体显示出各脏器的形状。了解正常腹部平片的X线表现（图 7-50），有助于识别腹部各脏器的病理变化。

（一）肠道解剖

空肠、回肠的长度与宽度，随着肠张力、蠕动等变化也发生变化。在X线片上测量其内径，空肠约为 1.5～2.5 cm，回肠宽约为 1～2 cm。空肠位于左上腹，回肠位于中、下腹偏右。大肠位于腹腔四周，盲肠宽约 5～6 cm，左半结肠宽约 3～4 cm。结肠除位置特殊、口径较大与小肠不同外，还有结肠袋也是小肠所没有的。在肠腔呈萎陷状态时，黏膜皱襞呈盘曲花纹状。肠腔扩大之后，小肠仅见环状皱襞，大肠仅见半月状皱襞。

（二）肠道内气体与液体

胃肠道内的气体，70%以上来源于咽下的空气，其次来源于血液弥散到肠腔内的气体和肠内细菌发酵所产生的气体。气体进入胃腔之后，可随嗳气等动作经口腔排出，也可经幽门进入小肠。气体进入小肠之后以小气泡的形式与肠液混合，部分经肠壁吸收入血液随呼吸从肺排出，部分随小肠内容物蠕动进入大肠。一般成人小肠内气体较少，婴幼儿常因啼哭，不断吸吮吞咽动作、腹部松弛、回盲瓣无力等诸多因素使小肠、大肠有较多积气，但在X线下呈杂乱无章、肠腔多边形表现，表示肠腔内压不高，能受周围组织形态的影响。

正常肠内液体为消化道腺体所分泌和随食物摄入的液体。每天约有7000～8000 ml消化液进入肠内，其中唾液约有1500 ml，胃液为2000～3000 ml，肠液为3000 ml，胆液为300～500 ml。肠道内液体绝大部分由小肠或大肠黏膜再吸收而进入血液，仅余少量随粪便排出，所以肠腔内并无多少液体潴留。

（三）腹部平片X线表现

1. 腹壁与盆壁　腹膜外间隙及器官周围有脂肪组织，于平片上显示为灰黑影。腹部前后位片上，在两侧胁腹壁内侧，可见腹膜外脂肪影，上起第10肋骨外下端，向下延伸到髂凹而逐渐消失，称胁腹线。肾周脂肪线是肾囊内、肾周间隙的脂肪组织投影。腰大肌、腰方肌位于腹横筋膜以前，闭孔内肌、肛提肌等处于盆腹膜外，由于肌鞘内脂肪组织的对比，摄影条件好的腹部前后位平片也可显示出它们的边缘。正常腹部平片，还可显示腹腔及盆腔的骨性支持结构及胸膜壁软组织。

2. 实质器官　肝、脾、胰、肾等是中等密度，但借助于器官周围或邻近的脂肪组织和相邻充气胃肠的对比，于腹部平片上，可显示器官的轮廓、大小、形状及位置。正位片在部分患者可显示肝下缘，微向上突或较平直。肝下缘与肝外缘相交形成肝角，一般呈锐角。脾上极与左膈影融合，下极较圆钝。两肾沿腰大肌上部排列。胰腺于X线平片上不易显示。子宫偶尔显影，位于膀胱上缘上方，呈扁圆形软组织影。

3. 空腔器官　空腔器官如胃肠道、胆囊、膀胱等的腔壁为中等密度，依腔内的内容物不同而有不同的X线表现。胃、十二指肠球部及结肠内可含气体，于腹部平片上可显示其内腔。小肠除婴幼儿可有积气外，一般充满食糜及消化液，与肠壁同属中等密度，因缺乏对比而不能显示。如胃内有较多固态食物，结肠或直肠内有较多粪便，由于他们周围有气体衬托，故可显出软组织密度斑片或团块影。结肠分布于腹部四周。膀胱和胆囊周围如有较多脂肪，也可显示部分边缘。

七、肠梗阻

肠梗阻多由肠粘连、扭转、肿瘤和蛔虫等引起，其中以肠粘连最常见。其X线检查通常采用普通透视或X线平片，一般禁用钡餐检查。肠梗阻的基本X线征象是肠管积气扩张和肠腔内气液平面形成。由于肠梗阻的病因不同，形成梗阻类型不同，因而X线表现各异。

（一）单纯性小肠梗阻

梗阻发生后早期多无X线异常征象，3～6 h后可见梗阻近端肠曲胀气扩张，立位胀气肠曲一般呈弓拱形，进一步出现高低不等和长短不一多个气液平面，呈阶梯状排列。在透视下气液平面有升降表现，跟踪检查气液平面的位置、长短和多少有较大变化为其特征。一般可从肠曲积液的位置和胀气肠曲的黏膜皱襞形态特征来确定梗阻的部位（图7-51，图7-52）。

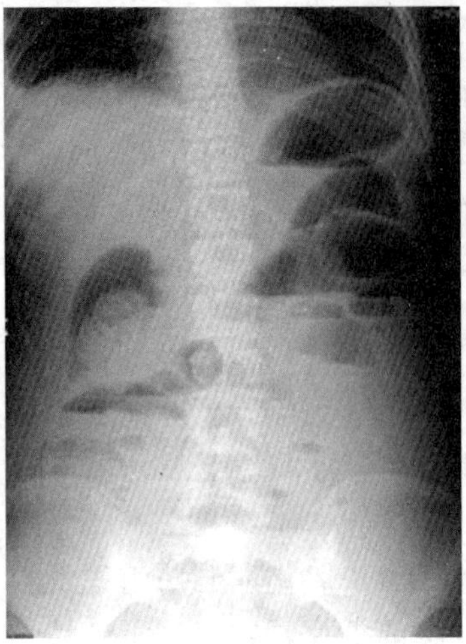

图 7-51 高位小肠不完全梗阻

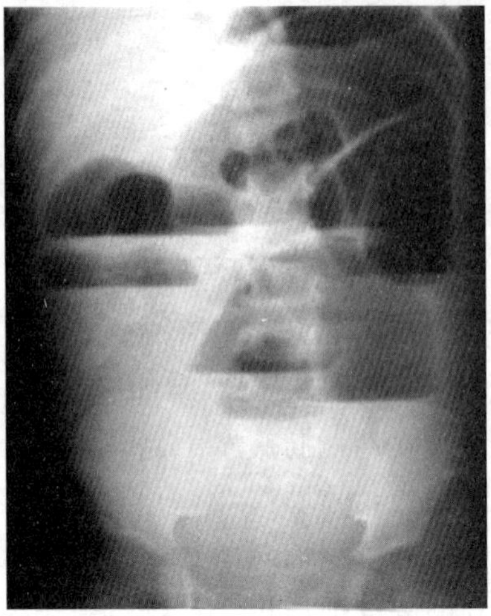

图 7-52 低位小肠完全梗阻

(二) 绞窄性小肠梗阻

常见于肠扭转、内疝、套叠和粘连。肠曲向某一固定部位聚集，导致肠壁血循环障碍。典型 X 线表现有多个气液平面形成，透视下气液平面无升降表现。当绞窄肠曲内充满大量液体时，在周围胀气肠管的衬托下可见球形软组织影，称“假肿瘤征”。胀气肠曲可呈马蹄形、同心圆形、“8”字形、花瓣形及香蕉形等，部分患者小肠内充满液体而无上述特征（图 7-53）。

(三) 麻痹性肠梗阻

常见于腹膜炎、腹部手术后、胸腹部外伤及感染等。系肠运动力减弱或消失所致。主要表现小肠、大肠均胀气扩张，气液平面短小且分布广泛。肠内气体多、液体少，致肠内液面较低。腹腔内有渗出液体，致胀气肠曲间距增宽，梗阻无定位征象为其特征（图 7-54）。

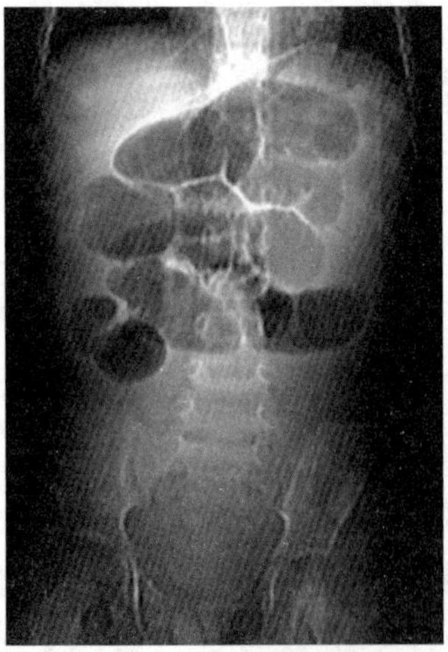

图 7-53 绞窄性肠梗阻

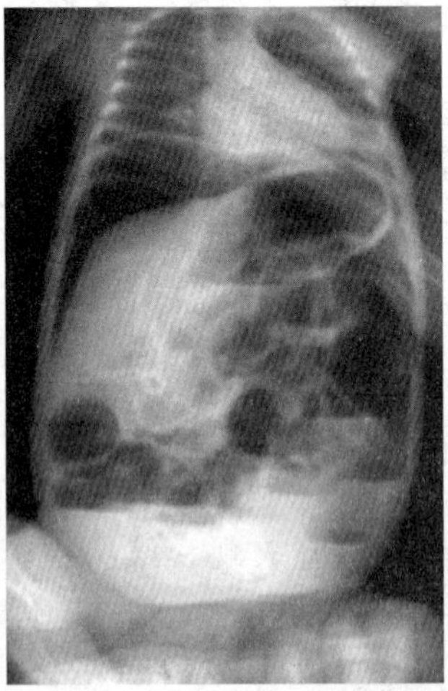

图 7-54 麻痹性肠梗阻伴游离气腹

八、消化道穿孔

消化道穿孔多见于消化性溃疡、消化道外伤及肿瘤，以胃和十二指肠溃疡穿孔最多见。胃肠腔内气体经穿孔处进入腹腔形成游离气体，游离气体始终位于腹腔最高处，随体位变化而移动为其特点。

胃肠穿孔X线表现：①立位或坐位，游离气体积存于膈与肝或膈与胃之间，少量气体沿膈下呈弧线样分布，形如眉弓，称"眉弓征"，中等量气体在膈下呈带状新月形透亮影，大量气体可伴气液平面（多并发腹膜炎），气体也可位于右侧腹部最高处呈"半月征"，膈下游离气体可位于单侧或双侧（图7-55）。

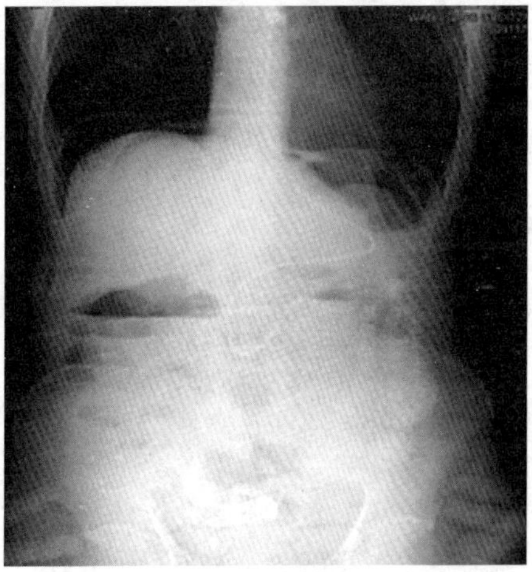

图7-55 双侧膈下游离气体

九、长骨骨折

骨的连续性与完整性中断，即为骨折。由于骨受到不能耐受的暴力冲击，造成骨骼结构连续性中断者，称为外伤性骨折；由于骨骼本身存在疾病，自发或仅由轻微的外力而引起的骨骼结构连续性中断者，称为病理性骨折。骨折以长骨骨折和脊椎骨折常见。本节主要介绍长骨骨折。

（一）骨折的X线表现

1. 骨折线　骨皮质及骨小梁断裂后出现的缝隙，在X线片上显示为透光的线状影，称为骨折线（图7-56）。它的边缘清楚锐利，宽窄不一致，断端的拐角处常呈尖刺状。骨折线的形状有横形、纵形、斜形、螺旋形、"T"形或"Y"形等。有的骨折线需要在多种位置的摄片X线片上仔细观察方可确认，或在外伤后1～2周内复查，才能显示。

2. 密度增高的致密线影或条状影　当骨折两断端相互插入时或当凹入的骨块和相邻的颅板重叠时，在X线片上显示为致密的线状影或条状影。前者为嵌入性骨折，后者见于颅骨凹陷性骨折。

3. 骨小梁扭曲紊乱　多见于松质骨骨折或青枝骨折。

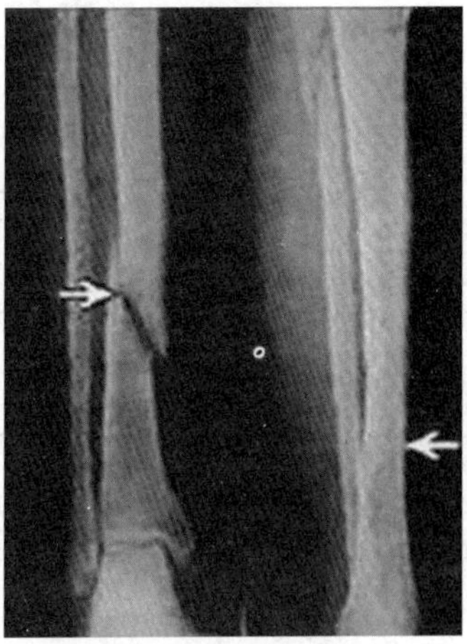

图7-56 胫骨骨折

4. 碎骨片　表现为主骨附近边缘锐利的游离骨片。

5. 软组织改变　骨折周围软组织不同程度的肿胀或气肿，这是骨折的间接征象。

（二）长骨骨折的类型

1. 线状骨折　骨折线呈长度不定的细线状透光影，须仔细观察以免漏诊。常见于颅骨及四肢长骨。

2. 横行骨折　骨折线呈横的走行，骨折面横断，经过整复和外固定后不易错位。

3. 斜行骨折　骨折线呈斜的走行，属于不稳定性骨折。

4. 螺旋骨折　骨折线呈螺旋状走行，属于不稳定性骨折。

5. 青枝骨折　是一种不完全性骨折，骨折线未贯穿骨的全径。常见于儿童的四肢长骨。X线表现为部分骨皮质及骨小梁断裂，无移位，但可有弯曲变形。

6. 骨骺分离　即由于外伤而使骨骺脱离原来的位置。常见于肘关节。轻微分离常需与健侧对比方可确诊。

7. 嵌入性骨折　两端互相插入，互相交错。X线表现为骨折密度增大，不见骨折线，移位少或无移位。

8. 粉碎性骨折　骨折产生两块以上的骨块时称之粉碎性骨折。

9. 撕脱骨折　是由于肌腱牵拉而使其附着处一小骨块断离。常见于肱骨内上髁或外上髁、踝关节的内踝及外踝。

长骨骨折的类型（图7-57）。

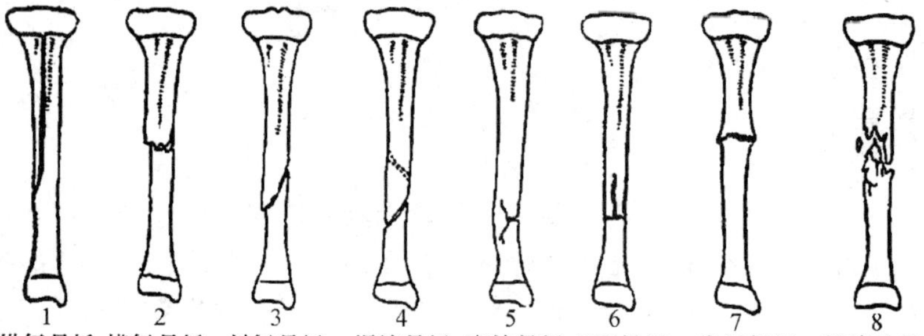

图7-57　长骨骨折的类型

第三节　实验室检查

学习目标

1. 掌握血、尿、粪常规检查指标的正常值及临床意义；肝、肾功能检查指标的正常值及临床意义。

2. 熟悉血清电解质、血糖、血脂、血尿淀粉酶的正常值及临床意义；甲胎蛋白、癌胚抗原的正常值及临床意义。

一、血、尿、粪便常规

（一）血液常规检验

1. 红细胞计数（RBC）、血红蛋白（HGB/Hb）、血细胞比容（HCT）测定

【参考值】 见（表7-3）。

表 7-3　红细胞计数、血红蛋白、血细胞比容测定参考值

人群	RBC	HGB	HCT
成年男性	（4.0～5.5）$\times 10^{12}$/L	120～160 g/L	0.40～0.50
成年女性	（3.5～5.0）$\times 10^{12}$/L	110～150 g/L	0.37～0.48
新生儿	（6.0～7.0）$\times 10^{12}$/L	170～200 g/L	0.49～0.60

【临床意义】

（1）红细胞、血红蛋白和血细胞比容增多　①相对性增多：见于严重呕吐、腹泻、大量出汗、大面积烧伤等。②绝对性增多：可分为继发性与原发性增多。继发性增多可由红细胞生成素代偿性增加和非代偿性增加所致。红细胞生成素代偿性增加见于胎儿和新生儿、高原地区居民、慢性心肺疾患等。红细胞生成素非代偿性增加与某些肿瘤或肾疾患有关。真性红细胞增多症是一种原因不明的以红细胞增多为主的慢性骨髓增殖性疾病，本病属慢性和良性增生，但具有潜在恶性趋向。

（2）红细胞、血红蛋白和血细胞比容减少：①生理性减少：见于婴幼儿及妊娠中晚期女性等。②病理性减少：见于各种贫血，原因有红细胞生成不足，如缺铁性贫血、巨幼细胞性贫血、再生障碍性贫血等；红细胞破坏过多，如各种溶血性贫血；红细胞丢失过多，如急、慢性失血性贫血。

2. 红细胞的三个平均值

【参考值】 见表 7-4。

表 7-4　MCV、MCH、MCHC 平均值

	手工法	血细胞分析仪
平均红细胞体积（MCV）	80～92 fl	80～100 fl
平均血红蛋白量（MCH）	27～31 pg	27～34 pg
平均血红蛋白浓度（MCHC）	320～360 g/L	320～360 g/L

【临床意义】 根据红细胞的三个平均值可以进行贫血的细胞形态学分类。可分为正常细胞性贫血、大细胞性贫血、小细胞低色素性贫血、单纯小细胞性贫血，临床意义见（表 7-5）。

表 7-5　贫血的细胞形态学分类及临床意义

贫血类型	MCV	MCH	MCHC	常见疾病
正常细胞性贫血	正常	正常	正常	急性失血、溶血、再生障碍性贫血
大细胞性贫血	增高	增高	正常	叶酸、维生素 B_{12} 缺乏
小细胞低色素性贫血	下降	下降	下降	缺铁性贫血
单纯小细胞性贫血	下降	下降	正常	慢性炎症、慢性肝肾疾病

3. 网织红细胞（Ret）计数

【参考值】 成人 0.005～0.015（0.5%～1.5%），新生儿 0.02～0.06（2%～6%）。绝对值（24～84）$\times 10^9$/L。

【临床意义】

（1）反映骨髓的造血功能　网织红细胞增多表示骨髓红细胞系增生旺盛，在溶血性贫血时网织红细胞可明显升高；急性失血性贫血、缺铁性贫血及巨幼细胞性贫血时也有轻度升高。网织红细胞减少表示骨髓造血功能减低，常见于再生障碍性贫血。

（2）作为贫血治疗效果判断和病情观察的指标　如贫血治疗有效，经1～2天治疗后网织红细胞即开始增高，1周后达高峰。治疗无效时，网织红细胞无变化。

4. 白细胞计数（WBC）和白细胞分类（DC）计数

【参考值】 见表7-6。

表7-6 白细胞计数、白细胞分类计数参考值

项目		分类比例（%）	正常参考值
白细胞分类计数	中性粒细胞（N）	50～70	（2～7）$\times 10^9$/L
	嗜酸性粒细胞（E）	0.5～5	（0.02～0.5）$\times 10^9$/L
	嗜碱性粒细胞（B）	0～1	（0～0.1）$\times 10^9$/L
	淋巴细胞（L）	20～40	（0.8～4）$\times 10^9$/L
	单核细胞（M）	3～8	（0.12～0.8）$\times 10^9$/L
白细胞计数	成人		（4～10）$\times 10^9$/L
	新生儿		（15～20）$\times 10^9$/L
	婴儿		（11～12）$\times 10^9$/L

【临床意义】

（1）白细胞和中性粒细胞增多　①生理性增多见于新生儿、婴幼儿、妊娠、分娩、月经期、剧烈运动、兴奋、寒冷等。②病理性增多见于急性化脓菌感染、急性出血、急性溶血、急性中毒（化学药品及药物中毒、尿毒症、糖尿病酮症酸中毒等）、严重组织损伤（大手术后、心肌梗死、脑梗死、肺栓塞、创伤等）、白血病尤其是慢性粒细胞性白血病、肿瘤尤其是消化道恶性肿瘤晚期等。

（2）白细胞和中性粒细胞减少　见于病毒感染（流感、风疹、麻疹、病毒性肝炎等）、某些革兰阴性杆菌感染（伤寒、副伤寒、布氏杆菌等）、原虫及螺旋体感染（黑热病、疟疾、回归热等）、再生障碍性贫血、脾功能亢进、粒细胞减少症、极度严重感染、某些药物中毒、X线及镭照射、化疗后等。

（3）嗜酸性粒细胞　①增多见于过敏性疾病（血管神经性水肿、血清病、荨麻疹、食物药物过敏、支气管哮喘等）、寄生虫病（钩虫、蛔虫、肺吸虫、血吸虫、丝虫病、包囊虫病等）、皮肤病（湿疹、剥脱性皮炎、天疱疮、银屑病等）、肿瘤性疾病（肺癌、慢性粒细胞性白血病等）、内分泌疾病、嗜酸性粒细胞增多症、猩红热、脾切除等。②减少见于伤寒、副伤寒、严重烧伤、大手术、肾上腺皮质功能亢进或大量应用肾上腺皮质激素后等。

（4）嗜碱性粒细胞　①增多见于慢性粒细胞性白血病、黏液性水肿、溃疡性结肠炎、甲状腺功能减退、骨髓纤维化、转移瘤、铅中毒、脾切除术后等。②嗜碱性粒细胞减少临床意义不大。

（5）淋巴细胞　①增多见于再生障碍性贫血、粒细胞缺乏症等导致的相对性增高；病毒及细菌感染（麻疹、风疹、流行性腮腺炎、传染性单核细胞增多症、传染性肝炎、伤寒、肺结核、百日咳等）、慢性淋巴细胞性白血病；传染病及中毒症的恢复期、肾移植术的排斥反应等。②减少见于传染病急性期、放射病、细胞免疫缺陷病、应用肾上腺皮质激素后等。

（6）单核细胞 ①增多见于亚急性细菌性心内膜炎、伤寒、疟疾、黑热病、活动性肺结核、单核细胞性白血病、骨髓增生异常综合征、粒细胞缺乏症恢复期、急性感染性疾病恢复期等。②单核细胞减少未见有临床意义。

5. 血小板计数（PLT 或 BPC）

【参考值】（100～300）$\times 10^9$/L。

【临床意义】

（1）血小板增多 血小板计数大于 400$\times 10^9$/L 为增多。一过性增多见于急性大失血、脾切除后、急性化脓性感染、急性溶血。持续性增多见于原发性血小板增多症、真性红细胞增多症、慢性粒细胞性白血病、多发性骨髓瘤及一些恶性肿瘤早期。

（2）血小板减少 血小板计数小于 100$\times 10^9$/L 为减少。原因：①造血功能障碍：再生障碍性贫血、急性白血病、放射病、多发性骨髓瘤、骨髓转移瘤、缺乏维生素 B_{12} 等；②血小板破坏增加：原发性血小板减少性紫癜、脾功能亢进、系统性红斑狼疮等；③血小板消耗过多：弥散性血管内凝血、血栓性血小板减少性紫癜、溶血性尿毒症等；④感染或中毒：伤寒、败血症、化学药物中毒等。

（二）尿液常规检验

1. 尿液一般性状检查

【参考值】 见表 7-7。

表 7-7 尿液一般性状检查参考值

项目	参考值
尿量	1000～2000 ml/24 h（成人）
尿色	淡黄色
尿透明度	新鲜尿液为澄清透明
尿 pH 值	6.0～6.5
尿比重	1.015～1.025（成人）

【临床意义】

（1）尿量改变 ①尿量增多：24 h 尿量超过 2500 ml 称多尿。生理性多尿见于大量饮水、精神紧张、大量服用利尿剂等。病理性多尿可见于尿崩症、糖尿病、肾疾病等；②尿量减少：24 h 尿量少于 400 ml 或每小时尿量持续少于 17 ml 称为少尿，24 h 尿量少于 100 ml 称为无尿或尿闭，可见于急性和慢性肾衰竭。

（2）尿色改变 ①血尿：肉眼可见尿呈淡红色或红色，多见于肾肿瘤、肾结核、泌尿系结石、外伤性肾损害、某些出血性疾病等；②血红蛋白尿：尿呈酱油色而透明，可见于溶血性贫血、血型不合的输血反应等；③胆红素尿：尿液呈深黄色，可见于阻塞性黄疸、肝细胞性黄疸；④菌尿和脓尿：菌尿呈云雾状浑浊，脓尿可有白色云絮状沉淀，可见于泌尿系感染；⑤乳糜尿：尿液呈乳白色，见于丝虫病或其他原因的肾周淋巴管阻塞；⑥蓝绿色：可见于铜绿假单胞杆菌引起的泌尿系感染。

（3）尿液透明度改变 新鲜尿液呈混浊状，见于大量尿酸盐、磷酸盐、碳酸盐沉淀、菌尿及脓尿等。

(4) 尿pH值改变 ①病理性酸性尿：见于酸中毒、高热、脱水以及服用氯化铵等酸性药物，低钾性代谢性碱中毒排酸性尿为其特征之一；②病理性碱性尿：见于碱中毒、尿潴留、使用碱性药物等，肾小管酸中毒特别是Ⅰ型可持续排碱性尿，放置过久的尿因尿素分解而变碱性。

(5) 尿比重改变 ①相对比重升高：见于脱水、高热、急性肾炎、心功能不全、休克等；②相对比重降低：见于尿崩症、慢性肾炎、尿毒症、恶性高血压、使用利尿剂等。

2. 尿显微镜检查

【参考值】 见表7-8。

表7-8 尿显微镜检查参考值

项目	参考值
尿红细胞	0～3个/HP
尿白细胞	0～5个/HP
尿上皮细胞	少许扁平上皮细胞
尿管型	无或偶见透明管型
尿结晶	无或少量结晶

【临床意义】

(1) 尿红细胞增多 ①生理性尿红细胞增多可由剧烈运动导致；②病理性尿红细胞增多见于泌尿系统结石、血小板减少性紫癜、某些传染病、肿瘤、急性肾炎和血友病等。

(2) 尿白细胞增多 尿中白细胞增多可见于泌尿系感染和肿瘤、前列腺炎、白带污染等。

(3) 尿上皮细胞增多 ①扁平上皮细胞来自尿道前段和阴道黏膜表层，尿道炎时大量出现，妇女白带污染也会增多；②大圆上皮细胞来自膀胱上皮表层和阴道上皮中层，膀胱炎时成片脱落；③小圆上皮细胞来自肾小管，急性肾盂肾炎、肾小球肾炎最为多见，成堆出现表示肾小管坏死性病变；④尾形上皮细胞来自肾盂、输尿管和膀胱颈，这些部位炎症时可成片脱落。

(4) 尿管型增多 ①透明管型增多见于肾盂肾炎、急性肾小球肾炎早期及恢复期、肾病综合征、肾动脉硬化、充血性心功能不全、服用某些药物（如利尿剂）等；②红细胞管型常见于急性肾小球肾炎、慢性肾小球肾炎急性发作期、急性肾小管坏死、肾移植急性排斥反应、肾静脉血栓形成等；③白细胞管型常见于急性肾盂肾炎、间质性肾炎、急性肾小球肾炎、狼疮性肾炎、肾病综合征等；④上皮细胞管型常表示有肾小管病变；⑤混合管型指多种细胞混杂的管型，见于肾炎后期、肾坏死、肾病综合征等；⑥细颗粒管型常见于急性肾炎后期、慢性肾炎。粗颗粒管型常见于慢性肾炎及某些原因引起的肾小管损伤；⑦蜡样管型常见于慢性肾小球肾炎晚期、重症肾功能不全、肾淀粉样变等；⑧脂肪管型见于慢性肾小球肾炎的肾病期、肾病综合征、微小病变性肾病、亚急性肾小球肾炎等。

(5) 尿结晶增多 ①酸性尿结晶：尿酸结晶见于膀胱或肾结石以及机体尿酸代谢障碍。亮氨酸和酪氨酸结晶见于重症肝炎、肝硬化、某些恶性肿瘤等，磺胺药物结晶见于服用磺胺类药物，胆红素结晶见于急性肝萎缩、肝硬化、肝癌等，胆固醇结晶见于肾炎、肾变性、泌尿系肿瘤等；②碱性尿结晶：磷酸钙结晶见于慢性膀胱炎、前列腺增生、慢性肾盂肾炎、尿潴留等，尿酸胺结晶提示膀胱有细菌感染。

3. 尿液化学检查

【参考值】 见表7-9。

表7-9　尿液化学检查参考值

项目	参考值
尿蛋白（PRO）	阴性，＜0.15 g/24 h
尿糖（GLU）	阴性，0.55～5.0 mmol/24 h尿
尿酮体（KET）	阴性，0.34～0.85 mmol/24 h尿
尿胆红素（BIL）	阴性，≤2 mg/L
尿胆原（URO）	阴性或弱阳性，≤10 mg/L
尿隐血（BLD）	阴性
尿白细胞（ELU）	阴性
尿亚硝酸盐（NIT）	阴性

【临床意义】

1. 尿蛋白增多　尿蛋白定性呈阳性或定量超过150 mg/24 h，称为蛋白尿。分为生理性蛋白尿和病理性蛋白尿。

（1）生理性蛋白尿　高蛋白饮食、剧烈运动、寒冷、精神过度紧张、长时间直立均可有暂时性蛋白尿。

（2）病理性蛋白尿　临床常见于急性肾小球肾炎、肾病综合征、肾盂肾炎、慢性肾小球肾炎、高血压肾病、苯中毒等。包括以下五种：①肾小球性蛋白尿：因肾小球的损伤而引起的蛋白尿，定性为+～++++，定量常＞1.0 g/24 h，见于肾病综合征，原发性肾小球疾病如急进性肾炎、慢性肾炎、膜性肾病或系膜增生性肾炎等，继发性肾小球疾病如糖尿病肾病、红斑狼疮性肾炎等；②肾小管性蛋白尿：肾小管受到感染或中毒损伤后，出现以小分子蛋白为主的蛋白尿，称为肾小管性蛋白尿。一般＜2 g/24 h，定性+～++，肾小管性蛋白尿多见于肾小管间质病变如间质性肾炎、肾盂肾炎、遗传性肾小管疾病、中毒性肾病、器官移植排斥反应等；③混合性蛋白尿：指肾疾病时，肾小球和肾小管同时或相继受损而产生的蛋白尿，尿中大分子、中分子、小分子蛋白质均可出现，尿蛋白定性为+～++++，定量常＞1.0 g/24 h；④溢出性蛋白尿：指血液循环中，出现了大量以中、小分子为主的异常蛋白质，如游离血红蛋白、肌红蛋白、溶菌酶等增多，经肾小球滤出后，原尿中的含量超过了肾小管重吸收的最大能力，而大量出现在尿液中形成的蛋白尿，尿蛋白质定性，多为+～++，定量为1.0～2.0 g/24 h，可见于急性血管内溶血、急性肌肉损伤等；⑤组织性蛋白尿：凡肾组织细胞代谢产生的蛋白质、组织破坏分解的蛋白质，以及肾组织炎症，或受药物等刺激泌尿道组织分泌的蛋白质等，进入尿液中形成的蛋白尿，均称为组织性蛋白尿，定性为±～+，定量为0.5～1.0 g/24 h，其组成成分多以T-H蛋白为主。

2. 尿糖增多　尿糖定性试验呈阳性或定量超过正常称糖尿。

（1）生理性糖尿　为一过性糖尿，可因摄入糖类过多、注射高渗葡萄糖、妊娠、情绪激动等，使肾小球滤过增加，肾小管吸收相对减少而引起。

（2）病理性糖尿　见于血糖增高性糖尿（如糖尿病、甲亢、垂体前叶功能亢进、嗜铬细胞瘤、库欣综合征、肢端肥大症等）、肾性糖尿（如多发性肾小管糖吸收功能障碍、慢性肾炎、肾病综合征等）。其他糖尿（如颅脑外伤、脑血管意外、急性心肌梗死、肝硬化、某些遗传病等）。

3. 尿酮体增多 当某种原因造成肝内酮体产生速度超过肝外组织利用速度时，则血中酮体增加，产生酮血症，过多的酮体从尿中排出，产生酮尿。尿酮体升高见于糖尿病酮症酸中毒、饥饿、麻醉、子痫、脱水、呕吐、腹泻、肾小管功能不全等患者。

4. 尿胆红素阳性 可见于胆管阻塞、病毒性肝炎、肝细胞性黄疸等。

5. 尿亚硝酸盐阳性 多见于泌尿系统细菌感染。

（三）粪便常规检查

1. 一般性状检查

【参考值】 正常人粪便为黄褐色或棕褐色成形软便，一般每日大约100～300 g。婴儿粪便呈金黄色。

【临床意义】

（1）黏液便或黏液脓血便 见于各类肠炎、细菌性痢疾、阿米巴痢疾、急性血吸虫病等。黏液脓血便说明肠道下段有病变，常见于痢疾、溃疡性结肠炎、局限性肠炎、结肠或直肠癌。在阿米巴痢疾，脓血便以血为主，血中带脓，呈暗红色稀果酱样。细菌性痢疾则以黏液及脓为主，脓中带血。

（2）胨状便 肠易激综合征患者常于腹部绞痛后排出黏胨状、膜状或纽带状物，某些慢性细菌性痢疾患者也可排出类似的粪便。

（3）鲜血便 直肠息肉、结肠癌、肛裂及痔疮等均可见鲜血便。痔疮时常在排便之后有鲜血滴落，而其他疾病多见鲜血附着于粪便的表面。

（4）柏油样便 上消化道出血50～75 ml时，可出现柏油样便。当上消化道持续大出血时，排便次数可增多，而且稀薄，粪便可由柏油样转为暗红色。服用活性炭、铁剂等之后也可排黑色便，但无光泽且隐血试验阴性。

（5）稀糊状或稀汁样便 常因肠蠕动亢进或分泌物增多所致。见于各种感染或非感染性腹泻，尤其是急性肠炎。小儿肠炎时肠蠕动加速，粪便很快通过肠道，以致胆绿素来不及转变为粪胆素而呈绿色稀糊样便。

（6）米泔水样便 呈白色淘米水样，内含黏液片块，量大。见于重症霍乱、副霍乱患者。

（7）白陶土样便 粪便呈灰白色，主要见于阻塞性黄疸。

（8）干结便 常见于便秘，由于粪便在结肠内停留过久，水分过度吸收而排出羊粪样的硬球状便。

（9）细条状便 细条或扁片状粪便，说明直肠狭窄，常提示有直肠肿物存在。

（10）乳凝块 婴儿粪便中见有黄白色乳凝块，亦可能见蛋花样便，提示脂肪或酪蛋白消化不全，常见于消化不良、婴儿腹泻。

2. 粪便化学检查

（1）隐血试验

【参考值】 阴性。

【临床意义】 正常情况下可受饮食影响呈弱阳性。病理情况下可见于胃溃疡、十二指肠溃疡、肠结核、溃疡性结肠炎、钩虫病、消化道肿瘤、伤寒及出血性疾病。

（2）粪胆素定性试验

【参考值】 阳性（＋～＋＋）。

【临床意义】

（1）增加见于溶血性贫血或各种血管内溶血。

（2）减少见于胆总管阻塞。

3. 显微镜检查

【参考值】 见表7-10。

表7-10 粪便显微镜检查参考值

项目	参考值
白细胞	无或偶见
红细胞	无
吞噬细胞	无
上皮细胞	无
肿瘤细胞	无

【临床意义】

（1）粪便里中性粒细胞增多见于肠炎和细菌性痢疾患者；出现嗜酸性粒细胞见于过敏性肠炎以及肠道寄生虫病，特别是钩虫病和阿米巴痢疾患者。

（2）粪便中出现红细胞，可见于肠道下段炎症、细菌性痢疾、溃疡性结肠炎、结肠癌、肠息肉、痔、肛裂等。

（3）粪便中出现吞噬细胞，可见于细菌性痢疾以及直肠炎症等。

（4）肠道炎症时可见粪便中上皮细胞增多。

（5）直肠癌、乙状结肠癌等患者粪便中可出现肿瘤细胞。

二、血清电解质

（一）钾

钾离子（K^+）是细胞内液的主要阳离子。钾在参与蛋白质和糖代谢、维持心肌和神经肌肉正常的应激性、维持酸碱平衡等方面起重要作用。

【参考值】 血清钾 3.5～5.5 mmol/L。

【临床意义】

1. 血清钾升高 ①钾摄入过多；②肾排钾减少；③严重溶血或组织损伤、炎症坏死、化疗时肿瘤细胞破坏、大量输入库存血、挤压综合征、灼伤、运动过度，均可使红细胞或肌肉组织内的钾大量释放入细胞外液导致血钾升高；④组织缺氧：呼吸或循环功能不全、手术麻醉时间过长、休克，均可导致组织缺氧，此时大量细胞内钾转移至细胞外液，发生高血钾；⑤过度使用其他含钾药物及潴钾利尿剂，如注射大剂量青霉素钾盐或长期应用螺内酯、甲氨蝶呤等，尤其在合并肾功能受损时可发生高钾血症。

2. 血清钾降低 ①钾盐摄入不足：长期禁食、低钾饮食、厌食等。②钾丢失过多：严重呕吐、腹泻或胃肠减压等，大量应用排钾利尿剂及肾上腺皮质激素等，肾上腺皮质功能亢进或醛固酮增多症，某些慢性消耗性疾病，代谢性碱中毒时肾排钾增多，烧伤、腹腔引流、血液及腹膜透析使钾丢失过多，某些药物影响，如大量注射青霉素钠盐时，肾小管会大量失钾。③钾在体内的分布异常：水潴留或大量输入无钾盐的液体，使细胞外液稀释，血清钾降低；应用胰岛素，细胞外钾大量移入细胞内；碱中毒时细胞外液的钾转入细胞内。

（二）钠

钠离子（Na^+）是细胞外液的主要阳离子。钠的主要功能是维持体液的正常渗透压及酸碱平衡，并具有维持肌肉、神经的应激作用。体内钠离子浓度的平衡主要通过肾调节。

【参考值】 血清钠 135～145 mmol/L。

【临床意义】

1. 血清钠升高 ①体内液体容量减少，如脱水；②肾上腺皮质功能亢进，由于皮质激素的排钾保钠作用，血钠升高；③脑性高血钠：脑外伤、脑血管意外、垂体肿瘤等；④中枢性尿崩症时抗利尿激素分泌减少；⑤高渗性脱水。

2. 血清钠降低 ①胃肠道失钠：腹泻、呕吐、幽门梗阻和胃肠道、胆道、胰腺手术后造瘘、引流等；②泌尿系统失钠：严重肾盂肾炎、肾小管严重损害、肾上腺皮质功能不全、糖尿病、应用利尿剂治疗等；③皮肤失钠：大量出汗后只补充水分，大面积烧伤或创伤；④肾病综合征、肝硬化腹水、右心衰竭时有效血容量减少，引起抗利尿激素分泌过多，血钠被稀释；⑤大量抽放胸腹水。

（三）氯

氯离子（Cl^-）是细胞外阴离子，是血浆、胃、小肠及大肠分泌液中含量最丰富的阴离子。Cl^- 主要通过肾排出体外，还有少部分以出汗形式丢失。氯的主要功能是调节机体的酸碱平衡、渗透压及水、电解质平衡，参与胃液中胃酸的生成。

【参考值】 血清氯 96～108 mmol/L。

【临床意义】

1. 血清氯增高 见于氯化物排泄减少、氯化物摄入过多、高氯性代谢性酸中毒、肾血流减少、原发性甲状旁腺功能亢进等。

2. 血清氯降低 ①频繁呕吐和胃肠道减压，丢失大量胃液，使血清氯离子减少；②急性肾功能不全，常出现低氯血症，这是因尿素潴留影响血浆渗透压，血浆中 NaCl 减少，以此来调节渗透压的变化；③肾上腺皮质功能亢进，如库欣综合征，可表现为低钾和低氯性碱中毒；④慢性呼吸功能不全，如肺心病等引起的呼吸性酸中毒，因 CO_2 潴留，血浆 HCO_3^- 相应增加，Cl^- 自肾排泄增加，血清 Cl^- 减少；⑤心功能不全、肝硬化腹水、不适当地限制盐和应用袢利尿剂，可引起血清 Cl^- 降低。

（四）钙

钙离子（Ca^{2+}）是人体中含量最多的金属微量元素，血清钙离子水平相当稳定。钙离子的主要生理功能为：降低神经肌肉的兴奋性，维持心肌传导系统的兴奋性和节律性，参与肌肉收缩及神经传导，激活酯酶及三磷酸腺苷，同时，Ca^{2+} 也是凝血过程的必需物质。

【参考值】 血清总钙 2.25～2.75 mmol/L。

【临床意义】

1. 血清钙增高 ①原发性甲状旁腺功能亢进，促进骨钙吸收，使血钙增高；②某些恶性肿瘤可产生甲状旁腺素样物质，如肾癌、支气管腺癌等，以促进骨钙吸收释入血中，使血清钙增高；③维生素 D 中毒，可引起高钙血症；④肾上腺皮质功能不全，常可出现高血钙；⑤骨髓增殖性疾病，特别是白血病和红细胞增多时，发生骨髓压迫性萎缩，引起骨质脱钙，钙进入血中，出现高血钙。

2. 血清钙降低 ①甲状旁腺功能低下，可出现低钙血症；②慢性肾衰竭，可因 1,25 $(OH)_2$-D_3 生成不足而致血钙降低；③急性胰腺炎，亦可发生低血钙。

（五）无机磷

磷在体内主要存在于骨骼中，其余存在于软组织、细胞内，只有少部分存在于体液中。

血液中的磷以有机磷和无机磷两种形式存在，血磷通常指血浆中的无机磷。

【参考值】血清磷　成人　0.96～1.61 mmol/L，儿童　1.45～2.10 mmol/L。

【临床意义】

1. 血磷增高　①甲状旁腺功能减退，因 PTH 分泌减少，肾小管对磷重吸收亢进；②甲状腺功能亢进，可出现高血磷；③维生素 D 中毒，出现高血钙同时有高血磷；④垂体前叶功能亢进，如生长激素分泌过多，可使尿磷排泄减少，血磷升高；⑤慢性肾功能不全，可有磷贮留而致高血磷。

2. 血磷降低　①甲状旁腺功能亢进，使尿中磷排出量增加，导致血清磷减少；②肠道吸收不良或维生素 D 缺乏，可引起血磷降低；③肾小管重吸收功能缺陷，如肾小管性酸中毒等可出现血清磷降低。

（六）镁

【参考值】　血清镁　0.67～1.04 mmol/L。

【临床意义】

1. 血清镁增高　①急性或慢性肾功能不全、少尿或无尿时可使血清镁增加；②严重脱水，因少尿使镁容易贮留；③某些内分泌疾病，如肾上腺皮质功能减退、甲状腺功能减退均使肾小管对镁重吸收增加而出现高血镁；④糖尿病性酮症酸中毒未治疗前，可因细胞内镁向细胞外转移而导致血清镁升高。

2. 血清镁降低　①摄入不足，如长期禁食、营养不良、厌食等，常可引起低血镁；②丢失过多，如严重腹泻、胃肠道减压、脂肪泻等使镁丢失或吸收障碍，肾小管损害可致镁重吸收减少，糖尿病酸中毒经治疗后镁向细胞内转移亦可导致低镁血症；③高钙血症，尤其是由于甲状旁腺功能亢进，亦引起低镁血症；④其他疾病，急性胰腺炎、肺炎等疾病时亦可发生低镁血症。

三、血糖、血脂

（一）空腹血糖测定

血糖（GLU）是指血液中的葡萄糖。肝是维持血糖水平恒定的关键器官。正常人血糖浓度虽有波动，但由于神经、肝等组织和激素对血糖的调节作用，血糖的来源和去路保持着动态平衡，使血糖恒定在 4.4～6.7 mmol/L 范围内。若这种平衡被打破，临床上将会导致血糖浓度的升高或降低，而表现为高血糖症或低血糖症。

【参考值】空腹血浆葡萄糖 3.9～6.7 mmol/L。

【临床意义】

1. 血糖增高　血糖水平增高可分为三度：①血糖 7.0～8.4 mmol/L 为轻度增高；②血糖 8.4～10.1 mmol/L 为中度增高；③血糖＞10.1 mmol/L 为重度增高。当血糖水平超过肾糖阈值（8.8 mmol/L）时可出现尿糖阳性。常见原因有：

（1）生理性或暂时性高血糖　餐后 1～2 h、注射葡萄糖后、情绪紧张激动时、肾上腺素分泌增多或注射该药后，可出现暂时性高血糖。

（2）病理性高血糖　①胰岛素水平相对或绝对不足；②其他内分泌系统的疾病，如甲状腺功能亢进、垂体前叶功能亢进（巨人症或肢端肥大症）、肾上腺皮质功能亢进（库欣综合征）、嗜铬细胞瘤、胰岛 α 细胞瘤等；③颅内压增高刺激血糖中枢，如颅外伤、颅内出血、脑膜炎等；④由脱水引起的血液浓缩，使血糖升高，如呕吐、腹泻、高热等。

2. 血糖降低 根据血糖降低程度分为：①血糖在 3.4～3.9 mmol/L 为轻度降低；②血糖在 2.2～2.8 mmol/L 为中度降低；③血糖<1.7 mmol/L 为重度降低。常见原因有：

(1) 生理性低血糖或暂时性低血糖 见于饥饿或剧烈运动后；注射胰岛素或口服降血糖药物后。

(2) 病理性低血糖 可见于胰岛β细胞瘤引起的胰岛素分泌过多症；严重肝病由于肝的生糖作用降低而使血糖来源减少；对抗胰岛素的激素分泌不足如在发生垂体、肾上腺皮质或甲状腺功能减退等情况时。

(二) 口服葡萄糖耐量试验 (OGTT)

临床上对空腹血糖正常或稍有升高，间或出现糖尿，症状又不明显的患者，常选用葡萄糖耐量试验，以明确有无糖代谢异常。

【参考值】 空腹血糖为 3.9～6.1 mmol/L，1 h 血糖上升达高峰<11.1 mmol/L，2 h 下降<7.8 mmol/L，3 h 下降至空腹值。

【临床意义】

1. 诊断糖尿病 两次空腹血糖均≥7.0 mmol/L，或服糖后 2 h 血糖值≥11.1 mmol/L，随机血糖≥11.1 mmol/L，或有糖尿病临床症状者，均可诊断为糖尿病。

2. 糖耐量减低 指空腹血糖<7.0 mmol/L；服糖后 2 h 血糖为 7.8～11.1 mmol/L；血糖达高峰时间可延至 1 h 后，血糖恢复正常时间延至 2～3 h 后，伴随尿糖阳性。常见于 2 型糖尿病、肥胖症、甲状腺功能亢进、肾上腺皮质功能亢进、腺垂体功能亢进、嗜铬细胞瘤等。

3. 糖耐量曲线低平 指空腹血糖正常或降低，服糖后血糖上升不明显，服糖后 2 h 血糖仍处于低水平。见于甲状腺功能亢进、肾上腺皮质或腺垂体功能减退等。

4. 了解血糖波动范围，分析糖尿病稳定程度 正常人空腹血糖波动范围为 3.9～6.1 mmol/L，糖尿病患者空腹血糖与餐后 3 h 血糖值差越小越稳定，反之则不稳定。

(三) 血脂测定

血浆脂类简称血脂，包括游离胆固醇 (free cholesterol，FC)、胆固醇酯 (cholesterol ester，CE)、磷脂 (phospholipid，PL)、三酰甘油 (triacylglycerol/triglyceride，TG)、游离脂肪酸 (free fatty acid，FF) 等。其中总胆固醇 (total cholesterol，TC，包括游离胆固醇和胆固醇酯)、PL 和 TG 含量最多。血浆脂质总量为 4.0～7.0 g/L。

1. 血清总胆固醇测定

【参考值】 2.86～5.98 mmol/L。

【临床意义】

(1) 总胆固醇增高 见于长期大量进食富含胆固醇的食物，长期吸烟、饮酒，过度肥胖者，患胆结石、胆总管阻塞 (排泄减少)、冠状动脉粥样硬化、甲状腺功能减退 (胆固醇转换成胆汁酸盐减少)、糖尿病、肾病综合征 (胆固醇合成亢进)、家族性高胆固醇血症患者，服用某些药物 (如激素等) 的患者。

(2) 总胆固醇降低 见于严重贫血、长期素食、严重营养不良者，急性肝坏死、肝硬化、甲状腺功能亢进、无或低β脂蛋白血症等的患者。

2. 血清三酰甘油测定

【参考值】 男性 0.45～1.81 mmol/L，女性 0.40～1.53 mmol/L。

【临床意义】

（1）三酰甘油（TG）增高 三酰甘油升高是动脉粥样硬化发生的重要因素之一，三酰甘油还可使血液凝固性增强，并抑制纤维蛋白溶解，促进血栓形成，故与冠状动脉粥样硬化性心脏病的发生有极密切的关系。见于高脂饮食、肥胖、原发性高脂血症、冠状动脉粥样硬化、阻塞性黄疸、肾病综合征、糖尿病、甲状腺功能减退、痛风等。

（2）三酰甘油减低 见于肾上腺皮质功能不全、吸收不良、严重肝病等。

3. 血清脂蛋白测定 血清脂蛋白是脂类在血液中运输及代谢的主要形式。一般根据密度不同大致分为乳糜微粒（CM）、极低密度脂蛋白（VLDL）、低密度脂蛋白（LDL）、高密度脂蛋白（HDL）四种。

【参考值】 CM 阴性；VLDL 0.13～0.25 mmol/L；LDL≤3.12 mmol/L；HDL 1.03～2.07 mmol/L。

【临床意义】

（1）血清 CM 增高常见于引起总胆固醇或三酰甘油升高的各种疾病。

（2）HDL 增高对防止动脉粥样硬化、预防冠心病的发生有重要作用，也见于慢性肝炎、肝硬化等；HDL 减低见于动脉粥样硬化、急性感染、糖尿病、慢性肾衰竭等。

（3）LDL 为致动脉粥样硬化的因子，LDL 水平增高与冠心病发病呈正相关，LDL 增高也见于甲状腺功能减退症、肥胖、肾病综合征、阻塞性黄疸等。降低见于遗传性无β脂蛋白血症、肝功能异常载脂蛋白β合成减少，导致 LDL 含量降低。

四、血、尿淀粉酶测定

淀粉酶（AMS）是一种水解淀粉、糊精和糖原的水解酶，对食物中的多糖类化合物的消化起重要作用。血清及尿淀粉酶来自胰腺和唾液腺的分泌。在正常情况下，大部分淀粉酶随消化液进入消化道，少量可进入血液循环。引起血清淀粉酶活性增高有三个方面的原因：①胰腺组织的炎症损伤使酶释放增加；②分泌过多；③胰腺等组织排泄受阻。

【参考值】 血清淀粉酶总活性：Somogyi 法 80～180 U/L，染色淀粉膜法 76～145 U/L；尿液淀粉酶活性：100～1200 U/L。

【临床意义】

（一）AMS 活性增高

1. 胰腺炎 急性胰腺炎是 AMS 增高最常见的原因。血清 AMS 一般于发病 6～12 h 开始增高，12～72 h 达到峰值，3～5 天恢复正常。一般 AMS 增高越明显，胰腺损伤越严重。慢性胰腺炎急性发作、胰腺囊肿、胰腺管阻塞时 AMS 也可增高。

2. 胰腺癌 胰腺癌早期 AMS 增高，其原因为：①肿瘤压迫造成胰腺导管阻塞，并使其压力增高，使 AMS 逸入血液中；②短时间内大量胰腺组织破坏，组织中的 AMS 进入血液中。

3. 非胰腺疾病 ①腮腺炎，其增高的 AMS 主要为来自腮腺的淀粉同工酶 S（S-AMS），借此可与急性胰腺炎相鉴别；②消化性溃疡穿孔、上腹部手术后、机械性肠梗阻、胆管梗阻、急性胆囊炎等 AMS 也增高，这主要是由病变累及胰腺或富含 AMS 的肠液进入腹腔被吸收所致。

（二）AMS 活性减低

AMS 减低多由于胰腺组织遭到严重破坏或肿瘤压迫时间过久，腺体组织纤维化导致胰腺分泌功能障碍所致；常见于慢性胰腺炎、胰腺癌、重症肝炎、肝硬化、糖尿病等。

五、肝功能检查

（一）蛋白质代谢功能检查

1. 总蛋白、清蛋白、球蛋白及清蛋白/球蛋白比值测定

【参考值】 成人血清总蛋白（TP）60～80 g/L，血清清蛋白（Alb）40～55 g/L，血清球蛋白（G）20～30 g/L，清蛋白与球蛋白的比值（A/G）1.5～2.5∶1。

【临床意义】

（1）总蛋白　总蛋白增高见于各种原因引起的血液浓缩或蛋白合成增加，如严重脱水、肠梗阻、多发性骨髓瘤、巨球蛋白血症、冷球蛋白血症、系统性红斑狼疮、多发性硬化和某些慢性感染造成球蛋白升高等。总蛋白减低见于：①蛋白合成障碍如肝细胞病变、肝功能受损；②营养不良及消耗增加如结核病、甲状腺功能亢进、肿瘤；③蛋白丢失过多如肾病综合征、严重烧伤；④体内水分过多。

（2）清蛋白　清蛋白增高见于严重失水所致的血液浓缩。清蛋白减低见于：①清蛋白的合成减少如急性或慢性肝疾病；②营养不良或吸收不良；③遗传性缺陷如无清蛋白血症；④手术严重损伤或炎症引起的清蛋白分解代谢增加；⑤清蛋白的异常丢失如肾病综合征、慢性肾小球肾炎、系统性红斑狼疮等；⑥清蛋白的分布异常如门静脉高压引起的腹水中有大量蛋白质。

（3）球蛋白　球蛋白增高见于慢性肝疾病、多发性骨髓瘤、巨球蛋白血症、慢性炎症和感染等。球蛋白减低见于婴幼儿、肾上腺皮质功能亢进、使用免疫抑制剂等。

（4）A/G 比值减低或倒置　最常见于严重肝功能损害（如慢性中度以上持续性肝炎、肝硬化、原发性肝癌）和 M 蛋白血症（如多发性骨髓瘤、原发性巨球蛋白血症）。

2. 血清蛋白电泳

【参考值】 醋酸纤维膜电泳法　清蛋白 61%～71%，α_1 球蛋白 3%～4%，α_2 球蛋白 6%～10%，β 球蛋白 7%～11%，γ 球蛋白 9%～18%。

【临床意义】 清蛋白减低，α_1、α_2 球蛋白和 β 球蛋白减少，γ 球蛋白升高，见于慢性肝炎、肝硬化、肝癌等。

3. 血氨测定

【参考值】 谷氨酸脱氢酶法　11～35 μmol/L。

【临床意义】 肠道内未被吸收的氨基酸和未被消化的蛋白质在大肠埃希菌作用下生成氨。氨对中枢神经系统有高度毒性，体内大部分氨在肝内通过鸟氨酸循环生成尿素，经肾排出体外。血氨增高常见于肝性脑病、重症肝炎、尿毒症等；降低见于贫血、低蛋白饮食等。

（二）胆红素代谢检查

血清总胆红素、结合胆红素、非结合胆红素测定。

【参考值】 血清总胆红素（STB）1.7～17.1 μmol/L，血清结合胆红素（CB）0～6.8 μmol/L，血清非结合胆红素（UCB）1.7～10.2 μmol/L。

【临床意义】

（1）判断有无黄疸及程度　血清总胆红素在 17.1～34.2 μmol/L 时为隐性黄疸；34.2～171 μmol/L，为轻度黄疸；171～340 μmol/L 为中度黄疸；>340 μmol/L 为重度黄疸。

（2）判断黄疸的类型　血清总胆红素及结合胆红素升高为阻塞性黄疸，见于胆石症、胆

管癌、胰头癌等压迫胆管造成的胆道阻塞性疾病；总胆红素及非结合胆红素升高为溶血性黄疸，见于新生儿黄疸、各种溶血性疾病等；三者皆升高为肝细胞性黄疸，见于急性活动性肝炎、肝硬化等。通常阻塞性黄疸为中、重度黄疸；肝细胞性黄疸为轻、中度黄疸；溶血性黄疸为轻度黄疸。

（三）血清酶学检查

1. 血清转氨酶测定　用于肝疾病检查的转氨酶主要是丙氨酸氨基转移酶（ALT，曾被称为谷氨酸丙酮酸转氨酶，即 GPT）和天门冬氨酸氨基转移酶（AST，曾被称为谷氨酸草酰乙酸转氨酶，即 GOT）。ALT 主要分布在肝，其次为骨骼肌、肾、心肌和脑等组织中；在肝细胞 ALT 则主要存在于肝细胞质内。AST 主要分布于心肌，其次为肝、骨骼肌和肾等组织中，在肝细胞中 AST 约有 80%以上存在于线粒体中。正常状态下，ALT 和 AST 在血清中的含量很低，当肝细胞遭受损伤时，肝细胞膜通透性增加，胞浆内的 ALT 和 AST 释放入血，导致血液中 ALT 和 AST 升高，因此，血清转氨酶测定是肝损伤的敏感指标。

【参考值】 速率法（37℃）ALT　10～40 U/L，AST　10～45 U/L，ALT/AST≤1

【临床意义】 血清 ALT 和 AST 增高的临床意义：

（1）急性病毒性肝炎　ALT 与 AST 均显著增高，常可达参考值上限的 20～50 倍以上，甚至达 100 倍，但以 ALT 升高更明显，ALT/AST＞1。通常在肝炎病毒感染后 1～2 周转氨酶达高峰，3～5 周逐渐下降，ALT/AST 比值恢复正常。如急性病毒性肝炎恢复期 ALT 和 AST 仍不能恢复正常或再上升，提示急性肝炎转为慢性。急性重症肝炎，病程初期即表现出 AST 升高比 ALT 升高更明显，说明肝细胞损伤严重；急性重症肝炎病情恶化时可出现黄疸加重，胆红素明显升高，但转氨酶却减低，即“胆酶分离”现象，提示肝细胞严重坏死，预后不良。

（2）慢性病毒性肝炎　血清转氨酶轻度升高或正常，ALT/AST＞1，如 AST 升高较 ALT 明显，则提示慢性肝炎可能转为活动期。

（3）非病毒性肝病　药物性肝炎、脂肪肝等非病毒性肝病时，转氨酶轻度升高或正常，ALT/AST＜1。酒精性肝病时，酒精可致线粒体破坏，此外，酒精还能抑制吡哆醛活性，使 AST 升高明显，而 ALT 可能正常。

（4）肝硬化　肝硬化时其转氨酶活性取决于肝细胞坏死和肝纤维化的程度，终末期血清转氨酶活性可正常或降低。

（5）胆汁淤积　肝内、外胆汁淤积时，转氨酶轻度升高或正常，借此可与肝实质细胞损伤鉴别。

（6）急性心肌梗死　AST 对 AMI 的诊断有重要价值，急性心肌梗死后 6～8 h，AST 增高，18～24 h 达高峰，可达参考值的 4～10 倍，与心肌坏死的范围和程度有关，4～5 天后恢复。

（7）其他疾病　因 ALT 和 AST 为非特异性肝细胞内功能酶，其血清浓度增高还可见于其他疾病，如骨骼肌疾病、肺梗死、肾梗死、胰腺炎及流感病毒感染等。上述疾病时转氨酶常呈轻度增高。

2. 血清碱性磷酸酶测定　碱性磷酸酶（ALP）为一组在碱性环境中水解单磷酸脂的酶类，存在于身体的各个器官，尤以肝、小肠、骨骼、胎盘、白细胞等中含量较高。正常人血清中的 ALP 主要来源于肝和骨骼。因此 ALP 的测定主要用于辅助诊断肝胆和骨骼系统疾病。

【参考值】 连续监测法测定（37℃） ALT＜270 U/L。

【临床意义】

（1）ALP生理性增高 见于妊娠中晚期、新生儿骨质生成和正在发育儿童。

（2）病理性增高见于 ①肝内或肝外胆管梗阻：胆汁排泄不畅，ALP滞留血中而增高，其增高程度与梗阻程度、持续时间成正比；②伴有黄疸的急、慢性肝炎，肝硬化、肝坏死等ALP活性增高；③原发性或继发性肝癌均能刺激肝细胞产生过多的ALP，使血中ALP活性增高；④骨骼系统疾病时如骨细胞瘤、变形性骨炎、成骨不全症、骨质软化症、骨折恢复期等，血中ALP活性也增高。

（3）黄疸患者同时测定ALP和ALT有助于黄疸的鉴别诊断 ①胆汁淤积性黄疸ALP多明显增高，而ALT仅轻度增高；②肝细胞性黄疸时，ALT活性很高，ALP正常或稍增高，血清胆红素中度增加；③ALP明显增高，胆红素不增高，多为肝内局限性胆道梗阻，见于肝癌等；④毛细胆管性肝炎时ALP和ALT均明显增高；⑤溶血性黄疸时ALP可正常。

3. γ-谷氨酰转移酶测定 γ-谷氨酰转移酶（γ-glutamyltransferase，GGT）是一种肽转移酶，此酶在体内分布较广，在肾、胰腺、肝、脾中含量丰富，血清中GGT主要来自肝胆系统，存在于肝细胞胞质和肝内胆管上皮中，在各种肝胆系统疾病时，血清GGT均可明显升高。

【参考值】 连续检测法 成年男性11～50 U/L，女性7～30 U/L。

【临床意义】

（1）胆道阻塞性疾病 肝内或肝外胆管阻塞时，GGT排泄受阻易随胆汁反流入血，使血中GGT明显升高，而且与血清中胆红素、ALP的变化相一致。阻塞发生愈快，上升愈迅速，阻塞愈重，上升愈显著。

（2）原发性或转移性肝癌 由于肝癌细胞合成GGT，同时，肝癌造成肝内阻塞，可使血清中GGT显著升高，且GGT活性与肿瘤大小及病情严重程度呈平行关系。因此，GGT的动态观察有助于判断疗效和预后。

（3）病毒性肝炎和肝硬化 急性肝炎时，坏死区邻近的肝细胞内此酶合成亢进，引起血清GGT中度升高，但上升幅度明显低于ALT。慢性肝炎、肝硬化的非活动期，GGT的活性正常，在肝炎恢复期，GGT仍可升高，提示尚未痊愈，如长期升高，提示病变活动或病情恶化。

（4）急、慢性酒精性肝病 酒精性肝病者GGT可呈中度以上升高，可达300～1000 U/L。该指标对酒精性肝病的诊断有一定的价值，酗酒者戒酒后GGT可随之下降。

（5）其他 如药物性肝损害、脂肪肝、胰腺炎、阿米巴肝脓肿等GGT亦可有轻度增高。

4. 单胺氧化酶测定 单胺氧化酶（MAO）为一种含铜的酶，分布在肝、肾、胰、心等器官。肝中主要存在于肝细胞线粒体内，能促进结缔组织形成，血清中MAO活性与体内结缔组织增生呈正相关，因此临床上常用MAO活性测定来观察肝纤维化的程度。

【参考值】 12～40 U/L。

【临床意义】

（1）肝疾病 急性肝炎时MAO多正常；近半数中、重度慢性肝炎MAO增高，表明有肝细胞坏死和纤维化形成；80%以上的重症肝硬化患者及肝硬化伴肝癌患者MAO活性增高，但对早期肝硬化反应不敏感。

(2) 其他疾病 慢性充血性心力衰竭、甲状腺功能亢进、糖尿病、结缔组织病等都有MAO增高。

六、肾功能检查

肾是一个生成尿液，排泄水分、代谢产物、保留有用物质，以维持体内水、电解质、蛋白质和酸碱等代谢平衡的重要器官。同时肾也兼有内分泌功能，如产生肾素和促红细胞生成素等，具有调节血压、内分泌和造血等重要功能。肾功能检查是判断肾疾病严重程度和预测预后、确定疗效、调整某些药物剂量的重要依据。但必须指出，正常肾具有强大的储备能力，在病变早期、肾损害轻微时，实验室检查仍可正常。因此，肾功能检查正常，不能排除肾实质损害。

(一) 肾小球功能检查

1. 内生肌酐清除率测定 内生肌酐清除率（Ccr）是测定肾小球滤过功能最常用的方法，体内肌酐从肌酸和食物中来。在肌肉总量和活动量相对恒定的条件下，其生成量相对恒定。成人约以1 mg/min的速度产生内源性肌酐，肾也以相似的速度将其排出体外。

【参考值】 成人80～120 ml/（min·1.73 m^2），新生儿40～65 ml/（min·1.73 m^2）。

【临床意义】

(1) Ccr能敏感地反映肾小球滤过功能有无损害 成人Ccr<80 ml/min应视为肾小球滤过功能下降。急性肾小球肾炎患者首先出现Ccr下降，并随病情好转而回升。慢性肾小球损害，Ccr呈进行性下降。

(2) Ccr可反映肾小球滤过功能受损程度 Ccr70～51 ml/min为轻度损害；Ccr50～30 ml/min为中度损害；Ccr<30 ml/min为重度损害。

(3) Ccr对临床治疗的指导作用 Ccr<30～40 ml/min，应限制蛋白质摄入；Ccr≤30 ml/min，噻嗪类利尿剂常无效；Ccr≤10 ml/min应进行人工透析治疗。

2. 血清肌酐测定 血中肌酐（Cr）主要由肾小球滤过，肾小管排泌较少。因此，在外源性肌酐摄入稳定的情况下，血中肌酐浓度取决于肾小球的滤过能力。当肾实质损害时，肾小球滤过率降低，血肌酐就会升高。

【参考值】 全血肌酐88.4～176.8 μmol/L，血清或血浆肌酐53～106 μmol/L（男），44～97 μmol/L（女）。

【临床意义】 血肌酐升高见于：①肾实质损害，但由于肾储备能力及代谢能力很强，肾早期损害时，肌酐常不增高；②肾源性肾功能不全时，血肌酐常超过200 μmol/L，心功能不全时，肾血流量减少，血肌酐上升一般不超过200 μmol/L；③若血肌酐与尿素氮均升高，说明肾损害明显。若只有尿素氮升高，血肌酐正常可能为肾外因素所致，通常为肠源性。

3. 血清尿素氮测定 血清尿素氮（blood urea nitrogen，BUN）主要由肾小球滤过随尿排出，当肾实质损害，肾小球滤过率降低，可使血中尿素氮增高。

【参考值】 成人3.2～7.1 mmol/L，儿童1.8～6.5 mmol/L。

【临床意义】 血中尿素氮增高见于：①肾疾病如慢性肾炎、肾盂肾炎、肾动脉硬化、肾结核或肿瘤晚期；②肾前或肾后因素引起的尿量显著减少或尿闭，如脱水或循环功能衰竭等；③体内蛋白质分解过多，如上消化道大出血、大面积烧伤等。

（二）肾小管功能检查

1. 尿浓缩稀释试验 受检者照常饮食，每餐含水量500～600 ml，不再另外饮水。上午8时排空膀胱，于10时、12时、下午2时、4时、6时、8时各收集一次尿液，此后至次晨8时的夜尿收集在一个容器内；应注意每次排尿均应全部排入容器内，分别测定7份标本的尿量和比重。

【参考值】 正常成人24 h尿量为1000～2000 ml，昼尿量与夜尿量之比为4∶1，12 h夜间尿不应超过750 ml；尿液最高比重应在1.020以上；最高比重与最低比重之差，不应少于0.009。

【临床意义】

（1）少尿伴高比重 见于血容量不足引起的肾前性少尿。

（2）多尿伴低比重或夜尿增多伴比重固定在1.010 表明肾小管浓缩功能差，见于慢性肾炎、慢性肾衰竭、慢性肾盂肾炎等。

2. 尿液及血浆渗量测定 渗量（Osm）系指溶液中具有渗透活性的各种溶质微粒的总浓度。被检查者禁水8 h，次晨空腹收集尿液，并采静脉血，肝素抗凝，用冰点渗透压计测定尿液和血浆渗量。结果以毫渗量（mOsm/kg H_2O）表示。

【参考值】 尿液：600～1000 mOsm/kg H_2O，24 h内最大范围40～1400 mOsm/kg H_2O

血浆渗量（Posm）：275～305 mOsm/kg H_2O，平均300 mOsm/kg H_2O

尿渗量与血浆渗量之比3～4.5∶1

【临床意义】 慢性肾炎、肾盂肾炎、多囊肾、阻塞性肾病等均可出现肾间质损害，累及远端肾小管，肾小管浓缩功能障碍，尿渗量降低，尿渗量/血浆渗量比值显著降低。

七、乙肝病毒免疫标志物检测

乙型肝炎病毒（HBV）是一种DNA病毒，属嗜肝DNA病毒科，是直径为42 nm的球形颗粒（也称Dane颗粒），有外壳和核心两部分。HBV的抗原复杂，其外壳中有表面抗原，核心成分中有核心抗原和e抗原，感染后可引起机体的免疫反应，产生相应的抗体。

（一）乙型肝炎病毒表面抗原（HBsAg）

血清中检测到HBsAg，表示体内感染了HBV，因而是一种特异性标志。HBsAg阳性见于：①急性乙型肝炎的潜伏期或急性期（大多短期阳性）；②HBV引起的慢性肝病、迁延性和慢性活动性肝炎、肝炎后肝硬化或原发性肝癌等；③无症状携带者。

（二）乙型肝炎病毒表面抗体（抗HBs）

抗-HBs阳性表示曾感染过HBV，不论临床上有无肝炎症状表现，均已得到恢复，并且对HBV有一定的免疫力。

（三）乙型肝炎病毒核心抗原（HBcAg）

HBcAg全部定位于受感染的肝细胞核中，复制后再释放到肝细胞浆中。HBsAg在肝细胞中形成，它将肝细胞浆中的HBcAg包被后，转配成完整的Dane颗粒释放入血。由于HBcAg主要存在于肝细胞核内，并仅存在于Dane颗粒中。因此，患者血清通常检测不到HBcAg。

（四）乙型肝炎病毒核心抗体（抗HBc）

抗HBc是HBcAg的对应抗体，它不是一种保护性抗体，而是反映肝细胞受到HBV侵害的一种指标，有IgG、IgM型，其中抗HBc-IgM是诊断急性乙肝的有用指标。抗HBc-

IgG 在 HBV 感染后可数年不消失，是既往感染的一项指标。血清内抗 HBc 阳性临床意义：①新近有过 HBV 感染；②体内有 HBV 增殖；③有助于诊断急性或慢性乙型肝炎，特别是少数病例就诊时已处于急性恢复期早期，HBsAg 已从血中消失，此时血中仅有抗 HBc 存在，因此，对恢复期患者可做病因追索。

（五）乙型肝炎病毒 e 抗原（HBeAg）

HBeAg 在 HBV 繁殖时生成，再从感染的肝细胞分泌入血，HBeAg 的多少与 HBV 的复制率成正比。HBeAg 阳性表示：①患者有传染性的指标；②在乙肝加重之前，血中 HBeAg 即有升高，故亦为预测肝炎病情的一项指标。

（六）乙型肝炎病毒 e 抗体（抗 HBe）

抗 HBe 多见于 HBeAg 转阴的患者，它意味着 HBV 大部分已被清除或抑制，HBV 生成减少，是传染性降低的一种表现。但抗 HBe 并非一保护性抗体，它不能抑制 HBV 的增殖。

（七）乙型肝炎病毒 DNA（HBV-DNA）定性和定量检测

血中 HBV-DNA 的存在是 HBV 感染最为直接、最为灵敏和最为特异的指标。使用 PCR 检测血中 HBV-DNA，其临床价值主要是：急性 HBV 感染的诊断，当机体感染 HBV 时，在外周血中 HBV-DNA 的出现要早于其他血清学抗原抗体指标，并且只有 HBV-DNA 存在才会引起感染，特异性强；对治疗效果和抗病毒药物的疗效评价，使用定量 PCR 测定患者血清中 HBV-DNA 的含量变化，可考核治疗方案和评价药物疗效。

乙肝病毒免疫标志物检测结果的判读见表 7-11。

表 7-11 乙肝病毒免疫标志物检测结果的判读

HBsAg	HBeAg	抗 HBc	抗 HBc-IgM	抗 HBe	抗 HBs	结果的判读
+	+	−	−	−	−	急性 HBV 感染早期，HBV 复制活跃
+	+	+	+	−	−	急性或慢性乙肝，HBV 复制活跃
+	−	+	+	−	−	急性或慢性乙肝，HBV 复制减弱
+	−	+	+	+	−	急性或慢性乙肝，HBV 复制减弱
+	−	+	−	+	−	HBV 停止复制
−	−	+	+	−	−	HBeAg/抗-HBs 空白区，可能 HBV 处于平静携带中
−	−	+	−	−	−	既往感染 HBV，未产生抗-HBs
−	−	+	+	+	−	抗-HBs 出现前阶段，HBV 低度复制
−	−	+	−	+	+	HBV 感染恢复阶段
−	−	+	−	−	+	HBV 感染恢复阶段
+	+	+	+	−	+	不同亚型（变异型）HBV 再感染
+	−	−	−	−	−	HBV-DNA 处于整合状态
−	−	−	−	−	+	病后或接种乙肝疫苗后获得性免疫
−	+	+	−	−	−	HBsAg 变异的结果
+	−	−	−	+	+	表面抗原、e 抗原变异

八、甲胎蛋白、癌胚抗原检测

（一）甲胎蛋白

甲胎蛋白（α-fetoprotein，FP 或 AFP）是胎儿发育早期，由胎儿肝和卵黄囊合成的一种血清糖蛋白，分子量为 70 000，电泳时位于白蛋白和 α_1 球蛋白之间，在妊娠 30 周达最高峰，以后逐渐下降，胎儿出生后不久即转为阴性或仅含微量。

【参考值】 成人 酶联免疫法≤25 μg/L，放射免疫法≤20 μg/L。妊娠 20 周 母体 20～100 μg/L，羊水（20 周妊娠）5～25 mg/L。

【临床意义】

1. 原发性肝癌 AFP＞500 μg/L，时间持续一个月以上，或甲胎蛋白在 200 μg/L 以上的中等水平持续 8 周以上，或甲胎蛋白由低浓度逐渐升高不降，并能排除妊娠、活动性肝炎、幼儿的睾丸或卵巢畸胎瘤等即可确诊为原发性肝癌。

2. 病毒性肝炎 慢性肝炎活动期 AFP 有轻到中度升高，一般在 50～300 μg/L，与原发性肝癌不同点为升高幅度低，一般不持续增高，经治疗后降低以至恢复正常。

3. 妊娠 女性妊娠 3～4 个月以后 AFP 上升，7～8 个月达高峰（＜400 μg/L），分娩后约 3 周即恢复正常。

4. 其他 肝硬化活动期、先天性胆总管闭锁、生殖腺胚胎肿瘤等，血清 AFP 也增加，但多不超过 200 μg/L。

（二）癌胚抗原

癌胚抗原（carcino-embryonic antigen，CEA）是一种酸性糖蛋白，是存在于成人癌组织中的一种胎儿蛋白，是一种广谱肿瘤标志物，它能反映出多种肿瘤的存在，对大肠癌、乳腺癌和肺癌的疗效判断、病情发展、监测和预后估计是一个较好的肿瘤标志物，但其特异性不强，灵敏度不高，对肿瘤早期诊断作用不明显。

【参考值】 0～5 μg/L。

【临床意义】

1. 血清 CEA 升高主要见于结肠癌、直肠癌、乳腺癌、胃癌、肺癌等，其他恶性肿瘤也有不同程度的阳性率。

2. 血清 CEA 测定对原发性肝癌和转移性肝癌的鉴别价值较大，后者 CEA 阳性率高达 90%，绝对值明显增高。

3. CEA 轻度增加也见于溃疡性结肠炎、肝硬化、阻塞性黄疸、吸烟者和老年人。

（湖北省孝感市中心医院 何荣华）

第八章　病历书写

学习目标

1. 掌握病历书写的基本要求；门（急）诊病历与住院病历书写主要内容及要求。

2. 熟悉打印病历以及病历复印及复制的主要要求。

为规范病历书写行为，中华人民共和国卫生部对2002年卫生部《病历书写基本规范（试行）》进行了修订和完善，制定了《病历书写基本规范》，并从2010年3月1日起实施。

第一节　病历书写的基本要求

病历书写有严格的要求和规范，每位医师都必须严格遵守。

1. 病历是指医务人员在医疗活动过程中形成的文字、符号、图表、影像、切片等资料的总和，包括门（急）诊病历和住院病历。

2. 病历书写是指医务人员通过问诊、查体、辅助检查、诊断、治疗、护理等医疗活动获得有关资料，并进行归纳、分析、整理形成医疗活动记录的行为。

3. 病历书写应当客观、真实、准确、及时、完整、规范。

4. 病历书写应当使用蓝黑墨水、碳素墨水，需复写的病历资料可以使用蓝或黑色油水的圆珠笔。计算机打印的病历应当符合病历保存的要求。

5. 病历书写应当使用中文，通用的外文缩写和无正式中文译名的症状、体征、疾病名称等可以使用外文。

6. 病历书写应规范使用医学术语，文字工整，字迹清晰，表述准确，语句通顺，标点正确。

7. 病历书写过程中出现错字时，应当用双线划在错字上，保留原记录清楚、可辨，并注明修改时间，修改人签名。不得采用刮、粘、涂等方法掩盖或去除原来的字迹。上级医务人员有审查修改下级医务人员书写病历的责任。

8. 病历应当按照规定的内容书写，并由相应医务人员签名。实习医务人员、试用期医务人员书写的病历，应当经过本医疗机构注册的医务人员审阅、修改并签名。进修医务人员由医疗机构根据其胜任本专业工作实际情况认定后书写病历。

9. 病历书写一律使用阿拉伯数字书写日期和时间，采用24小时制记录。

10. 对需取得患者书面同意方可进行的医疗活动，应当由患者本人签署知情同意书。患者不具备完全民事行为能力时，应当由其法定代理人签字；患者因病无法签字时，应当由其授权的人员签字；为抢救患者，在法定代理人或被授权人无法及时签字的情况下，可由医疗机构负责人或者授权的负责人签字。因实施保护性医疗措施不宜向患者说明情况的，应当将有关情况告知患者近亲属，由患者近亲属签署知情同意书，并及时记录。患者无近亲属的或者患者近亲属无法签署同意书的，由患者的法定代理人或者关系人签署同意书。

第二节 病历书写的种类、格式与内容

一、门（急）诊病历书写内容及要求

1. 门（急）诊病历　内容包括门（急）诊病历首页（门诊手册封面）、病历记录、化验单（检验报告）、医学影像检查资料等。

2. 门（急）诊病历首页　内容应当包括患者姓名、性别、出生年月日、民族、婚姻状况、职业、工作单位、住址、药物过敏史等项目。门诊手册封面内容应当包括患者姓名、性别、年龄、工作单位或住址、药物过敏史等项目。

3. 门（急）诊病历记录　分为初诊病历记录和复诊病历记录。

(1) 初诊病历记录书写　内容应当包括就诊时间、科别、主诉、现病史、既往史，阳性体征、必要的阴性体征和辅助检查结果，诊断及治疗意见和医师签名等（图 8-1）。

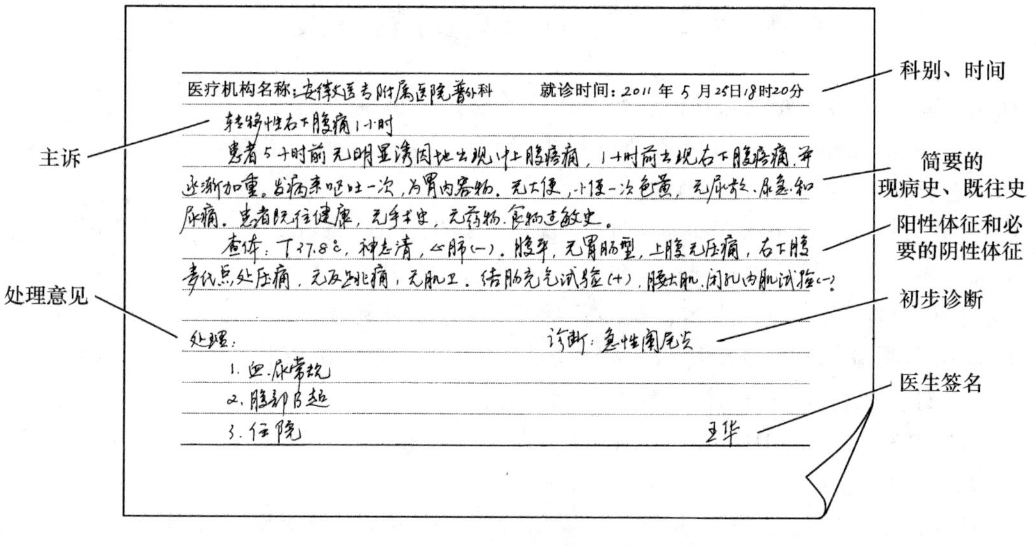

图 8-1　初诊病历记录书写内容及格式

(2) 复诊病历记录书写　内容应当包括就诊时间、科别、主诉、病史、必要的体格检查和辅助检查结果、诊断、治疗处理意见和医师签名等。急诊病历书写就诊时间应当具体到分钟。

4. 门（急）诊病历记录　应当由接诊医师在患者就诊时及时完成。

5. 急诊留观记录　是急诊患者因病情需要留院观察期间的记录，重点记录观察期间病情变化和诊疗措施，记录简明扼要，并注明患者去向。抢救危重患者时，应当书写抢救记录。门（急）诊抢救记录书写内容及要求按照住院病历抢救记录书写内容及要求执行。

二、住院病历书写主要内容及要求

(一) 住院病历内容

住院病历内容包括住院病案首页、入院记录、病程记录、手术同意书、麻醉同意书、输血治疗知情同意书、特殊检查（特殊治疗）同意书、病危（重）通知书、医嘱单、辅助检查报告单、体温单、医学影像检查资料、病理资料等。

(二) 入院记录的要求及内容

入院记录是指患者入院后，由经治医师通过问诊、查体、辅助检查获得有关资料，并对这些资料归纳分析书写而成的记录。可分为入院记录、再次或多次入院记录、24 h 内入出院记录、24 h 内入院死亡记录。

入院记录、再次或多次入院记录应当于患者入院后 24 h 内完成；24 h 内入出院记录应当于患者出院后 24 h 内完成，24 h 内入院死亡记录应当于患者死亡后 24 h 内完成。

入院记录的要求及内容包括：

1. 患者一般情况　包括姓名、性别、年龄、民族、婚姻状况、出生地、职业、入院时间、记录时间、病史陈述者。

2. 主诉　是指促使患者就诊的主要症状（或体征）及持续时间。

3. 现病史　是指患者本次疾病的发生、演变、诊疗等方面的详细情况，应当按时间顺序书写。内容包括：①发病情况：记录发病的时间、地点、起病缓急、前驱症状、可能的原因或诱因；②主要症状特点及其发展变化情况：按发生的先后顺序描述主要症状的部位、性质、持续时间、程度、缓解或加剧因素，以及演变发展情况；③伴随症状：记录伴随症状，描述伴随症状与主要症状之间的相互关系；④发病以来诊治经过及结果：记录患者发病后到入院前，在院内、外接受检查与治疗的详细经过及效果。对患者提供的药名、诊断和手术名称需加引号以示区别；⑤发病以来一般情况：简要记录患者发病后的精神状态、睡眠、食欲、排尿、排便、体重等情况。与本次疾病虽无紧密关系、但仍需治疗的其他疾病情况，可在现病史后另起一段予以记录。

4. 既往史　是指患者过去的健康和疾病情况。内容包括既往一般健康状况、疾病史、传染病史、预防接种史、手术外伤史、输血史、食物或药物过敏史等。

5. 个人史、婚育史、月经史、家族史

(1) 个人史　记录出生地及长期居留地，生活习惯及有无烟、酒、药物等嗜好，职业与工作条件及有无工业毒物、粉尘、放射性物质接触史，有无冶游史。

(2) 婚育史、月经史　婚姻状况、结婚年龄、配偶健康状况、有无子女等。女性患者记录初潮年龄、行经期天数、间隔天数、末次月经时间（或闭经年龄），月经量、痛经及生育等情况。

(3) 家族史　父母、兄弟、姐妹健康状况，有无与患者类似的疾病，有无家族遗传倾向的疾病。

6. 体格检查　内容包括体温、脉搏、呼吸、血压，一般情况，皮肤、黏膜，全身浅表淋巴结，头部及其器官，颈部，胸部（胸廓、肺部、心脏、血管），腹部（肝、脾等），直肠肛门，外生殖器，脊柱，四肢，神经系统等的检查。

7. 专科情况　应当根据专科需要记录专科特殊情况。

8. 辅助检查　指入院前所做的与本次疾病相关的主要检查及其结果。应分类按检查时间顺序记录检查结果，如系在其他医疗机构所做检查，应当写明该机构名称及检查号。

9. 初步诊断　是指经治医师根据患者入院时情况，综合分析所做出的诊断。如初步诊断为多项时，应当主次分明。对待查病例应列出可能性较大的诊断。

10. 书写入院记录的医师签名　再次或多次入院记录，是指患者因同一种疾病再次或多次住入同一医疗机构时书写的记录。要求其内容基本同入院记录。主诉是记录患者本次入院的主要症状（或体征）及持续时间；现病史中要求首先对本次住院前历次有关住院诊疗经过进行小结，然后再书写本次入院的现病史。

患者入院不足24 h出院的，可以书写24 h内入出院记录。内容包括患者姓名、性别、年龄、职业、入院时间、出院时间、主诉、入院情况、入院诊断、诊疗经过、出院情况、出院诊断、出院医嘱，医师签名等。

患者入院不足24 h死亡的，可以书写24 h内入院死亡记录。内容包括患者姓名、性别、年龄、职业、入院时间、死亡时间、主诉、入院情况、入院诊断、诊疗经过（抢救经过）、死亡原因、死亡诊断，医师签名等。

（三）病程记录的主要内容及要求

病程记录是指继入院记录之后，对患者病情和诊疗过程所进行的连续性记录。内容包括患者的病情变化情况、重要的辅助检查结果及临床意义、上级医师查房意见、会诊意见、医师分析讨论意见、所采取的诊疗措施及效果、医嘱更改及理由、向患者及其近亲属告知的重要事项等。

1. 首次病程记录　是指患者入院后由经治医师或值班医师书写的第一次病程记录，应当在患者入院8小时内完成。内容包括：①病例特点：应当在对病史、体格检查和辅助检查进行全面分析、归纳和整理后写出本病例特征，包括阳性发现和具有鉴别诊断意义的阴性症状和体征等；②拟诊讨论（诊断依据及鉴别诊断）：根据病例特点，提出初步诊断和诊断依据；对诊断不明的写出鉴别诊断并进行分析；并对下一步诊治措施进行分析；③诊疗计划：提出具体的检查及治疗措施安排。

2. 日常病程记录　是指对患者住院期间诊疗过程的经常性、连续性记录。如果是实习医务人员或试用期医务人员书写，应有经治医师签名。书写日常病程记录时，首先标明记录时间，另起一行记录具体内容。对病危患者，每天至少1次。对病重患者，至少2天记录一次病程记录。对病情稳定的患者，至少3天记录一次病程记录。

3. 上级医师查房记录　是指上级医师查房时对患者病情、诊断、鉴别诊断、当前治疗措施疗效的分析及下一步诊疗意见等的记录。

主治医师首次查房记录应包括查房医师的姓名、专业技术职务。首次当于患者入院48 h内完成。内容为补充病史和体征、诊断依据与鉴别诊断的分析及诊疗计划等。日常查房记录间隔时间视病情和诊疗情况确定。

科主任或具有副主任医师以上专业技术职务任职资格医师查房的记录，内容包括查房医师的姓名、专业技术职务、对病情的分析和诊疗意见等。

以下是主任医师查房记录的格式及内容示例。

2011-4-25，9：10　张军主任医师查房记录

张军主任医师今日查房分析：患者系“急性广泛性前壁心肌梗死”，急行“经皮腔内冠状动脉成形术（PTCA）＋腔内支架（stent）置入”术后第3天，目前仍处于低血压状态，血压波动于80/55 mmHg左右。查体：体温37.5℃，脉搏90次/分，呼吸18次/分，血压80/55 mmHg。口唇无发绀，双肺未闻及干、湿啰音及胸膜摩擦音。心律齐，各瓣膜听诊区未闻及杂音，心尖区第一心音极低，余查体同前。病人血压低考虑与下列因素有关：①心脏射血能力急剧下降；②血容量不足；③神经反射性血管扩张。其中①所列应为主要因素。嘱停用“贝那普利5 mg，qd”，加706代血浆500 ml、复方丹参20 ml，5%葡萄糖溶液500 ml，

参麦 60 ml 静滴，1 次/天，待血压控制后，可尽早加用 ACEI 类制剂以改善心肌重塑，密切观察心率、血压及心电活动。

张军/刘彦

4. 疑难病例讨论记录　内容包括讨论日期、主持人、参加人员姓名及专业技术职务、具体讨论意见及主持人小结意见等。

5. 交（接）班记录　是指患者经治医师发生变更之际，交班医师和接班医师分别对患者病情及诊疗情况进行简要总结的记录。交班记录应当在交班前由交班医师书写完成；接班记录应当由接班医师于接班后 24 小时内完成。

6. 转科记录　是指患者住院期间需要转科时，经转入科室医师会诊并同意接收后，由转出科室和转入科室医师分别书写的记录。包括转出记录和转入记录。转出记录由转出科室医师在患者转出科室前书写完成（紧急情况除外）；转入记录由转入科室医师于患者转入后 24 小时内完成。

7. 阶段小结　是指患者住院时间较长，由经治医师每月所做病情及诊疗情况的总结。交（接）班记录、转科记录可代替阶段小结。

8. 抢救记录　是指患者病情危重，采取抢救措施时做的记录。因抢救急危患者，未能及时书写病历的，有关医务人员应当在抢救结束后 6 h 内据实补记，并加以注明。

9. 有创诊疗操作记录　是指在临床诊疗活动过程中进行的各种诊断、治疗性操作（如胸腔穿刺、腹腔穿刺等）的记录。应当在操作完成后即刻书写。内容包括操作名称、操作时间、操作步骤、结果及患者一般情况，记录过程是否顺利、有无不良反应，术后注意事项及是否向患者说明，操作医师签名。

10. 会诊记录　见第二章第五节：会诊制度。

11. 术前小结　是指在患者手术前，由经治医师对患者病情所做的总结。内容包括简要病情、术前诊断、手术指征、拟施手术名称和方式、拟施麻醉方式、注意事项，并记录手术者术前查看患者相关情况等。

12. 术前讨论记录　是对拟实施手术方式和术中可能出现的问题及应对措施所做的讨论。讨论内容包括术前准备情况、手术指征、手术方案、可能出现的意外及防范措施、参加讨论者的姓名及专业技术职务、具体讨论意见及主持人小结意见、讨论日期、记录者的签名等。

13. 麻醉术前访视记录　是指在麻醉实施前，由麻醉医师对患者拟施麻醉进行风险评估的记录。麻醉医师签字并填写。

14. 麻醉记录　是指麻醉医师在麻醉实施中书写的麻醉经过及处理措施的记录。

15. 手术记录　是指手术者书写的反映手术一般情况、手术经过、术中发现及处理等情况的特殊记录，应当在术后 24 h 内完成。特殊情况下由第一助手书写时，应有手术者签名。

16. 手术安全核查记录　是指由手术医师、麻醉医师和巡回护士三方，在麻醉实施前、手术开始前和病人离室前，共同对病人身份、手术部位、手术方式、麻醉及手术风险、手术使用物品清点等内容进行核对的记录，输血的病人还应对血型、用血量进行核对。应有手术医师、麻醉医师和巡回护士三方核对、确认并签字。手术安全核查记录的格式及内容见图 8-2。

手术安全核查表

日期：__________ 科别：__________ 住院号：__________ 实施手术名称：________________

1. 患者麻醉手术前（开始）

■ 手术医师、麻醉医师及护士共同确认
- ➢ 患者身份 □
- ➢ 手术部位 □
- ➢ 手术方式 □
- ➢ 知情同意 □

■ 手术部位标识
- ➢ 是 □ 否 □

■ 麻醉安全检查完成 □

■ 血氧监测建立 是 □ 否 □

■ 患者过敏史 有 □ 无 □

■ 气道障碍或呼吸功能障碍
- ➢ 有 □ 设备/提供支持 □
- ➢ 无 □

■ 静脉通道建立完成
- ➢ 是 □ 否 □

■ 皮肤完整性检查
- ➢ 是 □ 否 □

■ 计划自体 □/ 异体输血 □
- ➢ 是 □ 否 □

■ 假体 □/ 植入物 □/ 金属 □
- ➢ 有 □ 无 □

■ 其他：有 □ 无 □

手术医生签名：____________

2. 皮肤切开之前（暂停）

■ 手术医师、麻醉医师及护士共同确认
- ➢ 患者身份 □
- ➢ 手术部位 □
- ➢ 手术方式 □
- ➢ 手术体位 □

■ 手术风险预警：

手术医师陈述：预计手术时间 □
预计失血量 □
强调关注点 □

麻醉医师陈述：强调关注点 □
应对方案 □

手术护士陈述：物品灭菌合格 □
应对方案 □
仪器设备完好 □

■ 术前 60 分钟内给予预防性抗生素
- ➢ 是 □ 否 □

■ 需要相关影像资料
- ➢ 是 □ 否 □

■ 其他：有 □ 无 □

麻醉师签名：____________

3. 患者离手术室之前（结束）

■ 手术医师、麻醉医师及护士共同确认

■ 记录实施手术的名称 □

■ 清点手术用物 □

数量正确 □

数量不正确 □（X-ray 和签名 □）

■ 手术标本确认 有 □ 无 □

患者姓名 □ 病案号 □

■ 皮肤完整性检查

是 □ 否 □

■ 引流管 有 □ 无 □

■ 尿管 有 □ 无 □

■ 其他管路：

■ 仪器设备需要检修 是 □ 否 □

■ 病人去向：
- ➢ PACU □
- ➢ 回病房 □
- ➢ ICU □

■ 其他：有 □ 无口

在与核对项目相应的框内“□”打钩“√”即可完成！

巡回护士签名：____________

图 8-2 手术安全核查记录的格式及内容

17. 手术清点记录是指巡回护士对手术患者术中所用血液、器械、敷料等的记录，应当在手术结束后即时完成。

18. 术后首次病程记录是指参加手术的医师在患者术后即时完成的病程记录。内容包括手术时间、术中诊断、麻醉方式、手术方式、手术简要经过、术后处理措施、术后应当特别注意观察的事项等。

19. 麻醉术后访视记录是指麻醉实施后，由麻醉医师对术后患者麻醉恢复情况进行访视的记录。

20. 出院记录是指经治医师对患者此次住院期间诊疗情况的总结，应当在患者出院后 24 小时内完成。内容主要包括入院日期、出院日期、入院情况、入院诊断、诊疗经过、出院诊断、出院情况、出院医嘱、医师签名等。

21. 死亡记录是指经治医师对死亡患者住院期间诊疗和抢救经过的记录，应当在患者死亡后 24 小时内完成。

22. 死亡病例讨论记录　是指在患者死亡一周内，由科主任或具有副主任医师以上专业技术职务任职资格的医师主持，对死亡病例进行讨论、分析的记录。内容包括讨论日期、主持人及参加人员姓名、专业技术职务、具体讨论意见及主持人小结意见、记录者的签名等。

（四）知情同意书书写格式和内容

1. 手术同意书　是指手术前，经治医师向患者告知拟施手术的相关情况，并由患者签署是否同意手术的医学文书。内容包括术前诊断、手术名称、术中或术后可能出现的并发症、手术风险、患者签署意见并签名、经治医师和术者签名等。

2. 麻醉同意书　是指麻醉前麻醉医师向患者告知拟施麻醉的相关情况并由患者签署是否同意麻醉意见的医学文书。

3. 输血治疗知情同意书　是指输血前，经治医师向患者告知输血的相关情况，并由患者签署是否同意输血的医学文书。内容见图 8-3。

4. 特殊检查、特殊治疗同意书　是指在实施特殊检查、特殊治疗前，经治医师向患者告知特殊检查、特殊治疗的相关情况，并由患者签署是否同意检查、治疗的医学文书。

5. 病危（重）通知书是指因患者病情危、重时，由经治医师或值班医师向患者家属告知病情，并由患方签名的医疗文书。内容包括患者姓名、性别、年龄、科别，目前诊断及病情危重情况，患方签名、医师签名并填写日期。一式两份，一份交患方保存，另一份归病历中保存。

（五）医嘱书写要求

医嘱是指医师在医疗活动中下达的医学指令。医嘱单分为长期医嘱单和临时医嘱单。

长期医嘱单内容包括患者姓名、科别、住院病历号（或病案号）、页码、起始日期和时间、长期医嘱内容、停止日期和时间、医师签名、执行时间、执行护士签名。临时医嘱单内容包括医嘱时间、临时医嘱内容、医师签名、执行时间、执行护士签名等。

医嘱内容及起始、停止时间应当由医师书写。医嘱内容应当准确、清楚，每项医嘱应当只包含一个内容，并注明下达时间，应当具体到分钟。医嘱不得涂改。需要取消时，应当使用红色墨水标注“取消”字样并签名。

一般情况下，医师不得下达口头医嘱。因抢救急危患者需要下达口头医嘱时，护士应当复诵一遍。抢救结束后，医师应当即刻据实补记医嘱。

输血治疗同意书

门诊号__________

受血者姓名：__________ 性别：（男/女）年龄：__________ 住院号__________ 科别：__________
输血目的：______________________ 输血史：有/无 血型：__________ Rh（D）__________
输血成分：______________________ 临床诊断：______________；孕__________ 产__________
输血前检查：ALT ______ U/L；HBsAg ________；Anti-HBs ________；HBeAg ________；
Anti-HBe ________；Anti-HBc ________；Anti-HCV ________；Anti-HIV1/2 ________；
梅毒________。

输血治疗包括输全血、成分血，是临床治疗的重要措施之一，是临床抢救急危重患者生命行之有效的手段。

但输血存在一定的风险，可能发生输血反应及感染经血传播的疾病。

虽然我院使用的血液，均已按卫生部有关规定进行检测，但由于当前科技水平的限制，输血仍有某些不能预测或不能防止的输血反应和输血传染病。输血时可能发生的主要情况如下：

1. 过敏反应
2. 发热反应
3. 感染肝炎（乙型肝炎、丙型肝炎等）
4. 感染艾滋病、梅毒
5. 感染疟疾
6. 巨细胞病毒或 EB 病毒感染
7. 输血引起的其他疾病或反应

在您及家属或监护人了解上述可能发生的情况后，如同意输血治疗，请在下面签字。

受血者（家属/监护人）签字：__________，__________年__________月__________日

医　师　签　字：__________，__________年__________月__________日

图 8-3 输血治疗知情同意书的格式及内容

（六）辅助检查报告单的书写要求

辅助检查报告单是指患者住院期间所做各项检验、检查结果的记录。内容包括患者姓名、性别、年龄、住院病历号（或病案号）、检查项目、检查结果、报告日期、报告人员签名或者印章等。

第三节 打印病历以及病历复印及复制的主要要求

一、打印病历主要内容及要求

打印病历是指应用文字处理软件编辑生成并打印的病历。打印病历应当按照本规定的内容录入并及时打印，由相应医务人员手写签名。打印病历编辑过程中应当按照权限要求进行修改，已完成录入打印并签名的病历不得修改。

二、病历复印及复制的主要要求

住院病历一直是医疗纠纷鉴定、诉讼中的重要证据，也是医患双方争执的焦点。自 2002 年 9 月 1 日开始实施的《医疗事故处理条例》及卫生部配套文件《医疗机构病历管理规定》有明确的规定，允许部分病历内容复印和复制。

（一）可以复印及复制的病历内容

可以复印或者复制的病历内容为：门（急）诊病历、入院记录、体温单、医嘱单、化验单（检验报告）、医学影像检查资料、特殊检查（治疗）同意书、手术同意书、手术及麻醉记录单、病理报告、护理记录、出院记录。

（二）复印或者复制病历申请人范围

①患者本人或其代理人；②死亡患者近亲属或其代理人；③保险机构；④公安、司法机关。

（三）复印或者复制病历资料的审批程序

1. 申请人为患者本人的，应当提供有效身份证明。

2. 申请人为患者代理人的，应当提供患者及其代理人的有效身份证明、申请人与患者代理关系的法定证明材料。

3. 申请人为死亡患者近亲属的，应当提供患者死亡证明及其近亲属的有效身份证明、申请人是死亡患者近亲属的法定证明材料。

4. 申请人为死亡患者近亲属代理人的，应当提供患者的死亡证明、死亡患者近亲属及其代理人的有效身份证明，死亡患者与其近亲属关系的法定证明材料，申请人与死亡患者近亲属代理关系的法定证明材料。

5. 申请人为保险机构的，应当提供保险合同复印件，承办人员的有效身份证明，患者本人或其代理人同意的法定证明材料；患者死亡的，应当提供保险合同复印件，承办人员的有效身份证明，死亡患者近亲属或其代理人同意的法定证明材料。合同或者法律另有规定的除外。

6. 公安、司法机关因办理案件，需要查阅、复印或者复制病历资料的，应当出具采集证据的法定证明及执行公务人员的有效身份证明。

医疗机构受理复印或者复制病历资料的申请后，由负责医疗服务质量监控的部门或者专（兼）职人员通知负责保管病历档案的部门（人员）或者病区，将需要复印或者复制的病历资料在规定时间内由医务人员送至指定地点（一般设在病案室），并在申请人在场的情况下复印或者复制。复印或者复制的病历资料经申请人核对无误后，医疗机构应当加盖证明印记。

（安徽省立新安医院　周道平）

第三篇　临床常用操作技能

第九章　基本操作技能

学习目标

1. 掌握各项临床基本操作技能的整个程序和操作方法。
2. 熟悉各项临床基本操作技能的操作目的及其注意事项。
3. 了解各项临床基本操作技能的操作前准备和适用范围。

第一节　手术区消毒

【操作目的】 利用无菌技术的原理与方法，消灭拟做切口处及其周围皮肤的微生物，杜绝皮肤上的细菌污染手术区域。

【适用范围】 手术前准备及各种有创操作前准备。

【准备工作】

1. 术前给患者备皮，即剃净拟做切口部位及其周围20cm范围内的毛发，并用肥皂和清水洗净皮肤。如果皮肤上留有较多的油脂或胶布粘贴痕迹，可用汽油、松节油或乙醚擦去，洗净后再剃除毛发。病人应理发、修剪指（趾）甲并沐浴更衣。

2. 手术无菌要求高时，如骨科手术或有内植入物的手术，须手术前3日清洗皮肤并备皮，每日用乙醇连续消毒皮肤并用无菌棉垫包扎。

3. 消毒前检查皮肤有无破损及感染。

4. 根据手术切口位置和手术类型确定皮肤消毒区域及铺巾顺序。

5. 巡回护士打开手术巾单包，器械护士准备好消毒用灭菌碗和卵圆钳。

【操作方法】

1. 消毒方法　患者取充分暴露消毒部位的体位，第一助手洗手消毒后，站在患者的右侧，用卵圆钳夹持消毒剂浸过的棉球或纱布块，自手术区切口区开始由内向外环形涂擦，或从上至下由清洁区到相对不洁区平行或叠瓦形涂擦。会阴、肛门及感染伤口的手术消毒应自清洁区域开始（图9-1）。

（1）碘酊、乙醇消毒法　适用于成人皮肤消毒，不可用于婴幼儿、面部皮肤及黏膜的消毒。先用纱布或棉球蘸取2.5%～3%碘酊溶液，均匀涂擦皮肤，待干后再用70%～75%乙醇溶液脱碘2遍。

（2）1∶1000苯扎溴铵或1∶1000氯己定消毒法　适用于婴儿、面部皮肤、口腔、肛

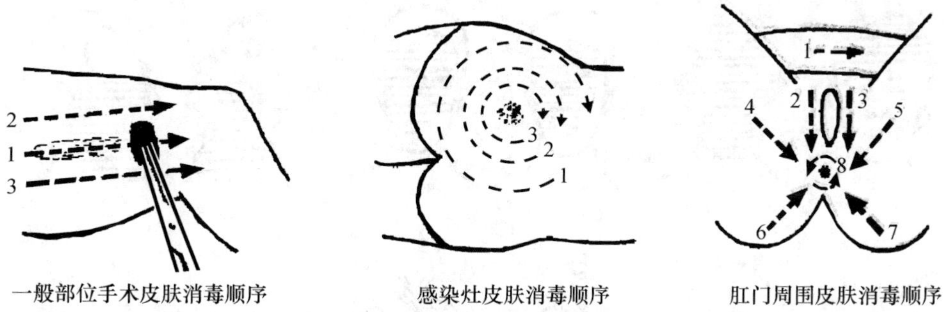

图 9-1 皮肤消毒顺序

门、外生殖器的消毒。用蘸有药液的纱布或棉球涂擦 2 遍即可。

(3) 乙醇消毒法　适用于植皮手术时供皮区皮肤的消毒。用 75% 乙醇涂擦 2～3 遍即可。

(4) 聚维酮碘（碘伏）消毒法　用纱布或棉球蘸取 0.5%～1% 的碘伏溶液，均匀涂擦皮肤 2～3 遍，待干后即可。

2. 消毒范围　见图 9-2。

3. 铺巾方法

(1) 铺单者（第一助手）站在病人的右侧，确定切口后，先铺四块无菌治疗巾于切口四周（近切口侧的治疗巾反折 1/4，反折部朝下），铺巾顺序为对侧→下端→上端→己侧，每块巾的内侧缘距切口线 3 cm 以内，铺好后再用 4 把巾钳固定住 4 个角。如果操作者已穿手术衣，则先铺己侧，再铺其他侧。器械护士按顺序传递治疗巾，前 3 块折边向着手术助手，第 4 块折边向着器械护士。使用巾钳时避免夹住皮肤及巾钳向上翘。

(2) 铺单者和器械护士二人分别站在手术床两侧，由器械护士传递中单，在切口上方、下方铺置中单，头侧超过麻醉架，足侧超过手术台。

(3) 铺完中单后，铺单者应再用消毒剂泡手 3 min 或用碘伏涂擦手臂，再穿无菌手术衣、戴无菌手套。

(4) 最后铺带孔的剖腹大单，将开口对准切口部位，短端向头部、长端向下肢，并将其展开。铺盖时和其他助手一起，寻找到上、下两角，先展开铺上端，盖住患者头部和麻醉架，再展开铺下端，盖住器械托盘和患者足端，两侧及足端应下垂过手术床缘 30 cm 以下。

(5) 小手术用一块洞巾遮盖即可。腹部手术铺盖手术巾的方法，见图 9-3。

【注意事项】

1. 蘸取的消毒液量不可过多，一般从切口中心向四周涂擦，但肛门或感染伤口手术，应由外周涂向肛门或感染伤口。

2. 已接触过污染部位的棉球或纱布，不可再返擦已消毒的部位。消毒用过的卵圆钳不可放回手术器械台。

3. 手术区皮肤消毒范围至少要包括手术切口周围 15 cm 的区域，如果术中有延长手术切口可能者，应扩大消毒范围。

4. 操作者的手勿接触病人的皮肤及其他物品。在手术区消毒完毕后，操作者再次消毒双手、臂后穿手术衣、戴无菌手套。

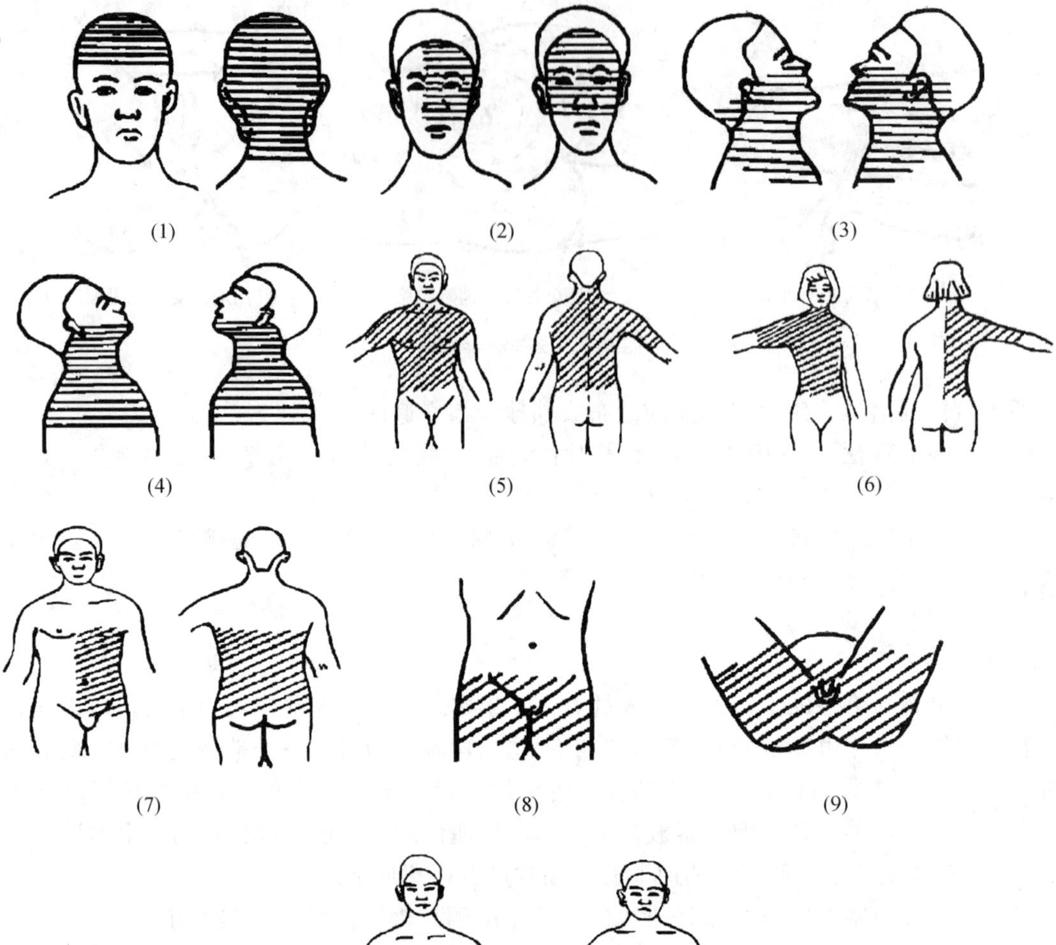

图 9-2 各部位手术皮肤消毒范围

（1）头部；（2）眼部；（3）颌部；（4）颈部；（5）胸部；（6）乳房；（7）肾部；
（8）腹股沟和外生殖器；（9）会阴部；（10）上、下腹部；（11）四肢

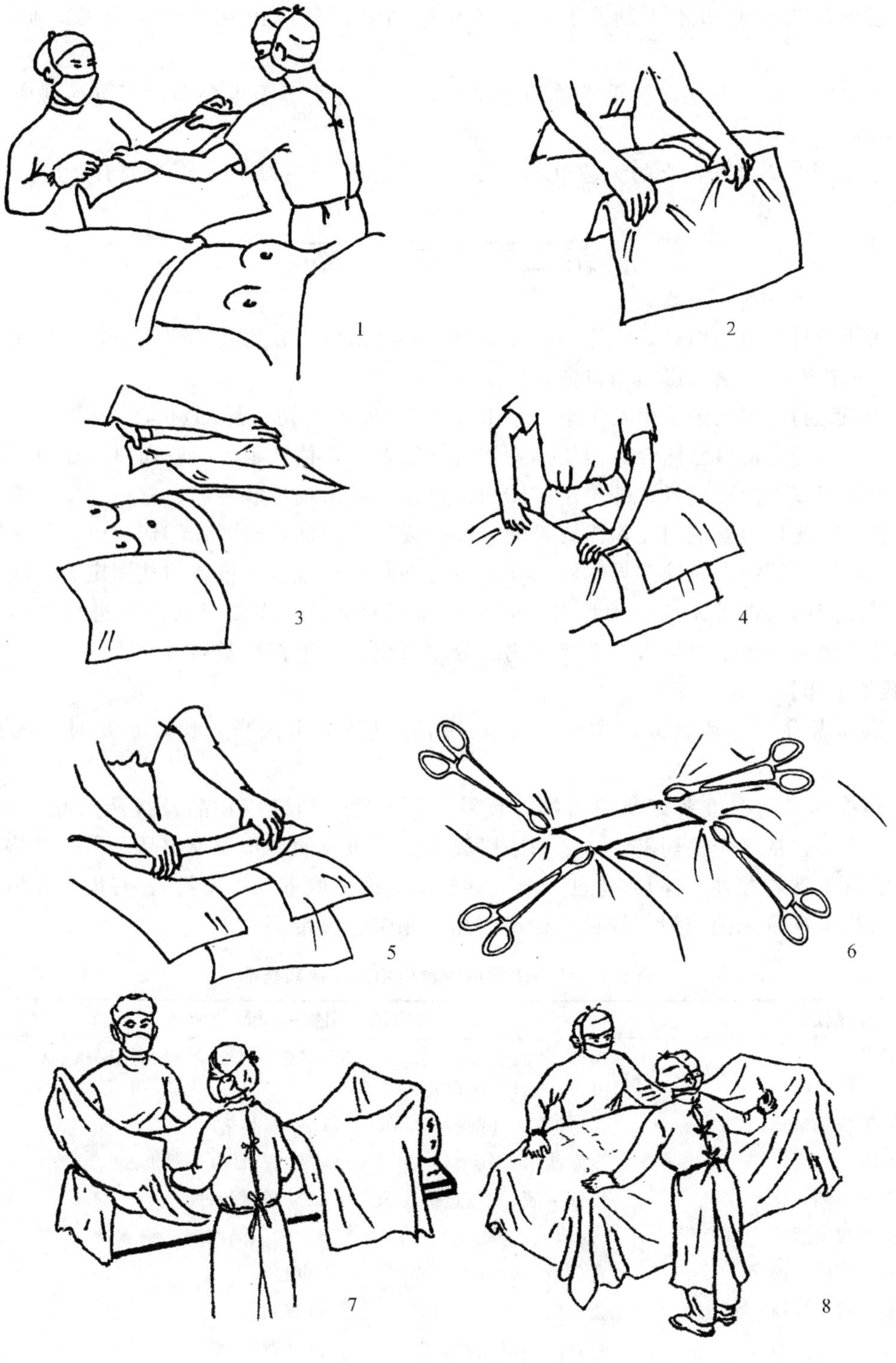

图 9-3　腹部手术铺盖手术巾

5. 铺巾的原则是先铺相对不洁处，再铺盖清洁处。

6. 已铺好的皮肤巾不得随意移动，必须移动时，只能由切口处向外移，而不能向内移。

7. 铺巾时，双手只能接触手术单的边角部，手不得低于手术台面，不可接触未经消毒灭菌的物品。

8. 手术野四周及托盘上的无菌单至少要有4～6层，手术野周边至少要有2层以上。

第二节 换 药

【操作目的】 检查伤口，清除伤口分泌物，去除伤口内异物和坏死组织，通畅引流，局部用药，包扎固定，消除影响伤口愈合的因素。

【适用范围】 ①无菌手术及污染性手术后3～4天检查切口局部愈合情况，观察伤口有无感染；外科缝合伤口已愈合，需要拆除切口缝线者；②估计手术后有切口出血可能或外层敷料已被血液或渗液浸透者；③位于肢体的伤口包扎后出现患肢肿痛、皮色青紫、局部有受压情况者；④伤口内安放引流物需要松动、部分拔除或全部拔出者；⑤伤口已化脓感染，需要定期清除坏死组织、脓液和异物者；⑥伤口局部敷料松脱、移位或包扎固定失去应有作用者；⑦需要定时局部外用药物治疗者；⑧手术前创面准备，需要对其局部进行清洁、湿敷者；⑨各种瘘管漏出物过多者；⑩排泄物或分泌物浸湿邻近伤口敷料者。

【准备工作】

1. 操作者穿工作服、戴好帽子、口罩，用肥皂及流水洗净双手，必要时穿隔离衣戴手套。

2. 根据伤口情况准备好所需器械、敷料、引流物、消毒用物品及换药药品（表9-1），常规换药物品包括2个换药碗（一个用来盛放无菌纱布及油纱布条等物品，另一个盛放碘伏棉球、酒精棉球或湿纱布等）、弯盘一个（盛放从创面上取下的污染物）、有齿、无齿镊各一把，有时尚需准备无菌剪刀、探针及外用药品、绷带、腹带等。

表9-1 换药室常用消毒用物品及换药药品

适用范围	常用消毒用物品及换药药品
皮肤消毒	70%～75%乙醇、2.5%～3%碘酊、0.5%～1.0%碘伏、0.1%苯扎溴铵、0.1%氯己定
一般化脓性感染创面	0.1%依沙吖啶纱布、0.02%呋喃西林
一般创面	等渗盐水、凡士林、0.1%～0.5%依沙吖啶纱布
厌氧菌感染创面	攸锁溶液、3%过氧化氢、0.02%高锰酸钾
铜绿假单胞菌感染伤口换药	1%苯氧乙醇、0.5%乙酸、1%～2%磺胺嘧啶银软膏
真菌感染伤口的换药	大蒜液、碘甘油、克霉唑、酮康唑
皮肤感染尚未破溃	金黄散（醋调）、10%～30%鱼石脂
水肿肉芽	3%～5%氯化钠、20%～30%硫酸镁湿敷
生长过度的肉芽组织	1%～2%硝酸银
皮炎、湿疹	10%～15%氧化锌油（软膏）
愈合缓慢的伤口的换药	10%鱼肝油软膏
慢性溃疡及压疮的换药	碘仿、1%氯胺、20%鞣酸、压疮膏、烧伤膏

3. 向患者说明换药的目的和注意事项，争取配合。

4. 换药室或病房环境的准备，换药前半小时内不要扫地。

【操作方法】

1. 给患者取舒适体位，充分暴露换药部位，注意遮盖与保暖。

2. 松解胶布，用手取下伤口外层绷带及敷料，若遇胶布粘着毛发时，可剪去毛发或用乙醚、松节油等浸润后揭去。揭除的敷料内层向上置于弯盘内。

3. 用右手持无菌镊（此无菌镊此后只能接触伤口）夹持内层敷料沿伤口长轴方向取下（图 9-4）。若内层敷料已与创面结成痂，可用等渗盐水、过氧化氢溶液浸湿，待敷料与创面分离后再轻轻揭去纱布；若伤口情况良好者，则可将未干结成痂的部分剪去，留下已干结成痂的敷料使其愈合。

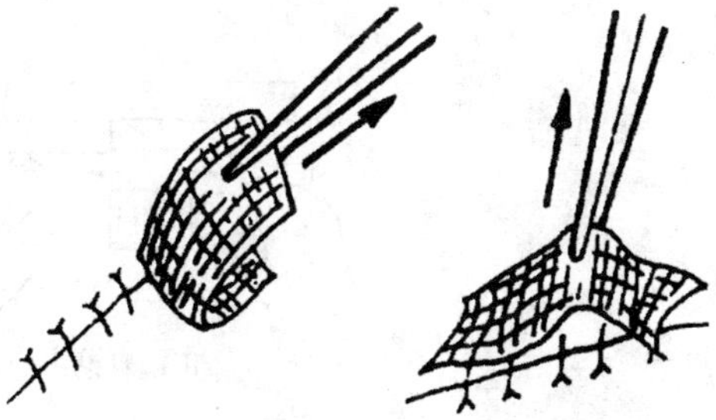

图 9-4 揭除敷料

4. 左手持无菌镊将换药碗内的 0.5%～1% 碘伏或 2.5%～3% 碘酊与 70% 乙醇棉球传递给右手无菌镊做伤口及周围皮肤的消毒，一般消毒范围应达伤口周围 5 cm，消毒方向见本章第一节相关内容。

5. 检查伤口情况

（1）一期缝合的清洁伤口，一般于术后 3 天更换敷料，此时伤口轻度水肿、针眼及缝线处稍红肿、轻度压痛均属正常。

（2）切口发生感染时，伤口周围皮肤发红、肿胀并有明显压痛甚至有波动感，常伴发热。

（3）开放性伤口要注意了解伤口的大小、深度、分泌物情况，引流是否通畅，以及上皮和肉芽组织生长情况。健康肉芽组织呈鲜红色、干净、易出血；肉芽组织高出创缘，妨碍上皮的生长者为肉芽组织过度生长；肉芽组织色晦暗、透亮、触之不易出血为肉芽组织生长不良或水肿。

（4）根据引流物情况更换、拔除或松动引流物。

6. 清理伤口　左手镊传递无菌敷料和无菌物品，右手镊清理伤口。

（1）一期缝合的清洁伤口用盐水棉球清洁创面，轻沾吸去分泌物。清洗时由内向外，棉球的一面用过后，可翻过来用另一面，然后弃去。

（2）感染切口可先用针头试穿抽脓或将伤口分开少许，视情况部分或全部拆除缝线，敞开伤口，排除脓液，彻底清除伤口内线头、坏死组织等，并取标本送细菌培养及药敏试验。分泌物较多且创面较深时，宜用生理盐水冲洗；如坏死组织较多，可用攸锁溶液或其他消毒溶液冲洗；分泌物稠厚，且有臭味者，可用攸锁溶液湿敷。

（3）健康肉芽组织用无菌生理盐水棉球或药液棉球蘸吸创面渗液，用凡士林纱布覆盖；肉芽组织过度生长可用剪刀剪平或硝酸银棒烧灼，用无菌棉球压迫止血，盐水棉球拭净后，用等渗盐水纱布湿敷；肉芽组织水肿用 3%～5% 氯化钠溶液湿敷；肉芽组织生长不良、坏死或陈旧性肉芽组织可祛除表面肉芽组织，再外敷药物。

（4）缝线反应可常规消毒后用 75% 乙醇纱布湿敷。

(5) 针眼脓疱较小者可先用无菌镊子夹破并用干棉球挤出脓液，再用消毒剂涂擦；较大者则拆除缝线。

7. 再次用0.5%～1%碘伏或70%乙醇棉球消毒伤口及周围皮肤，范围较覆盖的无菌敷料略大。

8. 无菌敷料覆盖伤口，大小以不暴露伤口并达伤口外3 cm左右为宜，以胶布固定，粘贴方向应与皮纹平行（见图9-5）。创面大、渗液多的伤口，可加用棉垫覆盖，绷带包扎固定。

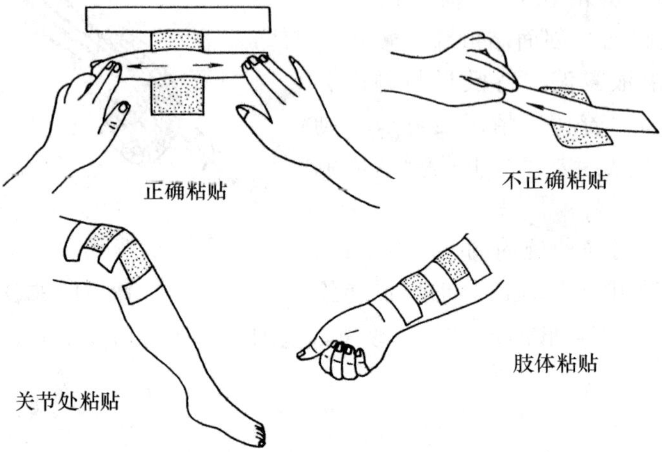

图 9-5 敷料粘贴固定

【注意事项】

1. 严格遵守无菌操作原则，有条件时应在换药室内换药，复杂换药应在手术室进行。换药动作应轻柔，要注意保护肉芽创面，减少创面损伤，减轻患者痛苦。

2. 给多个患者或多个伤口换药时应按一定的次序，先换无菌伤口，再换感染轻的伤口，最后换感染重的伤口，特殊感染伤口由专人换药。换完一人后须认真洗净双手，才可给另一患者换药。

3. 换药过程中，两把换药镊须保持其中一把处于相对无菌状态，不可混用。

4. 更换下的各种敷料应置于弯盘内，倾倒入指定的污物桶内；所用器械浸泡在消毒液中预处理，再进一步消毒灭菌。特殊感染伤口的敷料和器械按规定做特殊处理，以防止污染环境或发生交叉感染。

5. 合理掌握换药间隔时间，间隔时间过长不利于观察伤口，间隔时间过短因反复刺激会影响伤口愈合，同时增加患者痛苦。手术后无特殊反应的无菌伤口，常于术后3天左右第一次换药；感染伤口或分泌物较多者，应每天换药1次；新鲜肉芽创面，隔1～2天换药1次；严重感染或置引流的伤口及粪瘘等，应根据其引流量的多少，决定换药的次数。烟卷引流伤口，每日换药1～2次，并在术后12～24 h转动烟卷并向外拔出0.5 cm左右，最终拔除引流；橡皮条引流伤口常在术后48 h内拔除；橡皮管引流伤口术后2～3天换药，引流3～7天更换或拔除。根据切口的部位和愈合情况决定拆线时间（表9-2）。换药后要有详细记录。

6. 特殊感染伤口，如气性坏疽，必须严格遵守隔离原则。创口要反复清洗，彻底清除坏死组织，用3%过氧化氢冲洗和湿敷；真菌感染时可选用大蒜液、碘甘油、酮康唑等溶液湿敷。

表 9-2 手术切口拆线时间

拆线部位	时间（d）
头、面、颈	3～5
下腹部、会阴部	5～7
上腹部、胸、背	7～10
四肢	10～12
关节、减张缝合	14

第三节 穿、脱手术衣和戴无菌手套

【操作目的】 避免手术人员手及臂皮肤上的微生物污染手术区域，预防术后感染。

【适用范围】 手术前准备及各种有创操作前准备。

【准备工作】

1. 操作前，手术人员必须洗手，并经消毒液泡手或涂擦并晾干。

2. 无菌手术衣包事先由巡回护士打开，无菌手套亦由巡回护士备好。

3. 根据标号选择无菌手套的大小。

【操作方法】

1. 穿传统开襟式无菌手术衣 见图 9-6。

（1）从已打开的无菌手术衣包内取出无菌手术衣一件，面对无菌台，站在手术间内较宽敞的地方穿衣。

（2）先认准衣领，使手术衣内面对向自己身体，用手提取衣领两角轻轻抖开，勿触碰到其他物品或地面。看准袖筒的入口，将手术衣轻轻向前上方抛起，两手顺势伸入袖筒内，向前平举伸直两臂，双手穿出袖口。巡回护士从术者身后提起两侧衣内领角向后轻拉，协助穿好手术衣。

（3）术者两手从身前交叉提起腰带中段向后传递，手不超过腋中线，由巡回护士在背后接过腰带并协助系好腰带和后面的衣带。

2. 穿全遮盖式无菌手术衣 穿衣法基本同上，只是当操作者穿上手术衣、戴好无菌手套后，由器械护士（或巡回护士用无菌持物钳）将腰带传递给术者自己系扎（图 9-7）。

3. 脱手术衣

（1）他人帮助脱衣法 术者双手抱肘，由巡回护士将手术衣肩部向肘部翻转，继而向手的方向拉扯，即可脱下手术衣。

（2）个人脱衣法 左手抓住手术衣右肩向下拉，使衣袖翻向外，同法拉下手术衣左肩，脱下手术衣，使衣里外翻，继而脱下手术衣。

4. 戴无菌手套 见图 9-8。

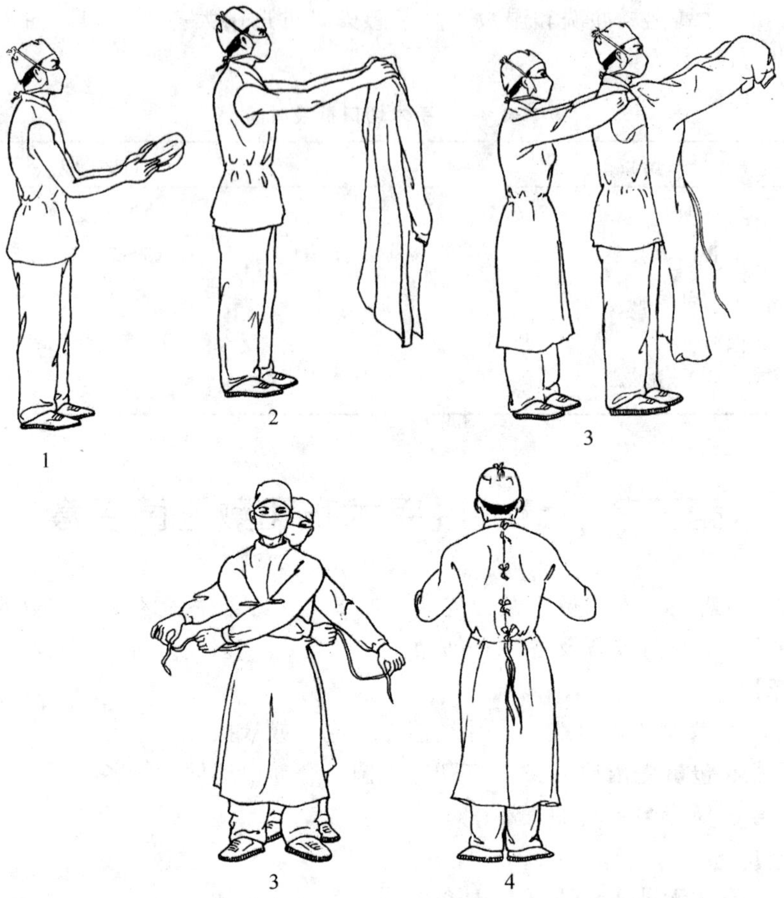

图 9-6 穿传统手术衣

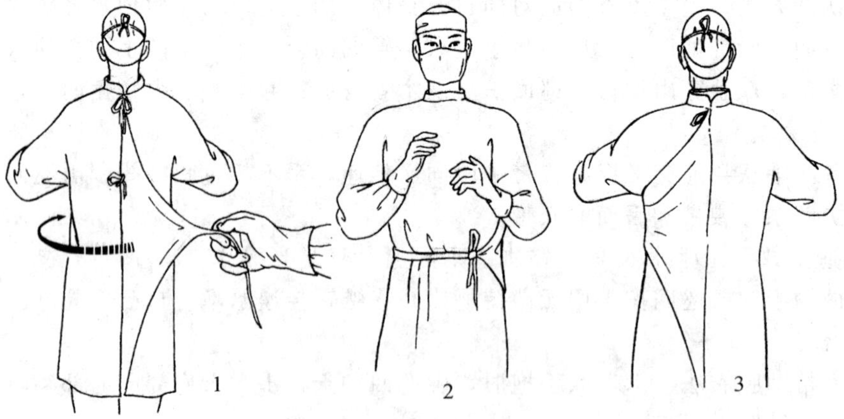

图 9-7 穿全遮盖式无菌手术衣

（1）穿好手术衣后，取出手套包（夹）内的无菌滑石粉小纸包，将滑石粉撒在手心，然后均匀地抹在手指、手掌和手背上。

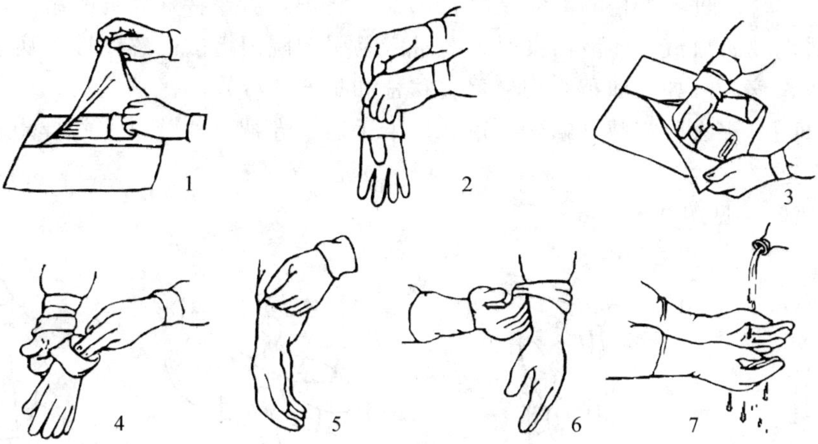

图 9-8 戴无菌手套

(2) 取无菌手套一副，取手套时只能捏住手套口的翻折部（手套内面），不能用手接触手套外面。

(3) 对好两只手套，使两只手套的拇指对向前方并靠拢。左手提起手套，右手插入手套内，并使各手指尽量深地插入相应指筒末端。再将已戴手套的右手指插入左侧手套口翻折部内（手套外面），将左侧手套拿稳，然后再将左手插入左侧手套内，最后将手套套口翻折部翻转包盖于手术衣的袖口上。

(4) 用无菌等渗盐水洗净手套外面的滑石粉。

5. 脱无菌手套　左手抓住右手手套外面，使其翻转脱下（手套对手套法），右手拇指伸入左手手套的手掌部以下，提起手套，使其翻转脱下（皮肤对皮肤法），即脱下双手手套。

【注意事项】

1. 取手术衣时应整件一次性拿起，不能只抓衣领将手术衣拖出无菌区。

2. 穿衣时，双手不能高举过头顶或伸向两侧，以免碰触到未消毒或灭菌的物体。

3. 未戴手套的手不能触及手术衣的正面，更不能将手插入胸前衣袋里。

4. 传递腰带时，不能与协助穿衣人员的手相接触。

5. 戴干手套时，先穿手术衣，后戴手套。戴湿手套时，则后穿手术衣。

6. 未戴手套的手只可接触手套的内面，而不可接触手套的外面。戴好手套的手，只可接触手套的外面，而不应接触另一手的皮肤。

7. 等待手术时，双手应拱手置于胸前或放置于胸前的衣袋里，切不可双手下垂或交叉置于腋下。

8. 穿好手术衣，戴好手套后，术者脐平面以上、乳头平面以下、两侧腋前线至胸前区为无菌区，背部、腰以下及肩以上都应视为非无菌区，不能接触。

9. 连台手术时，若前一次手术为污染手术，无论手套是否破损，均应重新洗手消毒，才能再次穿无菌手术衣、戴无菌手套参加手术。

第四节　穿、脱隔离衣

【操作目的】 保护病人及医护人员，避免交叉感染及自身感染；防止病原体的传播。

【适用范围】 ①进入严格隔离病区时；②检查、护理需要特殊隔离的患者，工作服可能受分泌物、排泄物、血液、体液污染时；③进入易引起院内播散的感染性疾病患者病室和接触需要特别隔离病人（如大面积烧伤、器官移植和早产儿等）的医护人员。

【准备工作】 穿衣前需戴好帽子口罩，取下手表、卷袖至前臂以上并行清洁洗手。

【操作方法】

1. 穿隔离衣　见图 9-9。

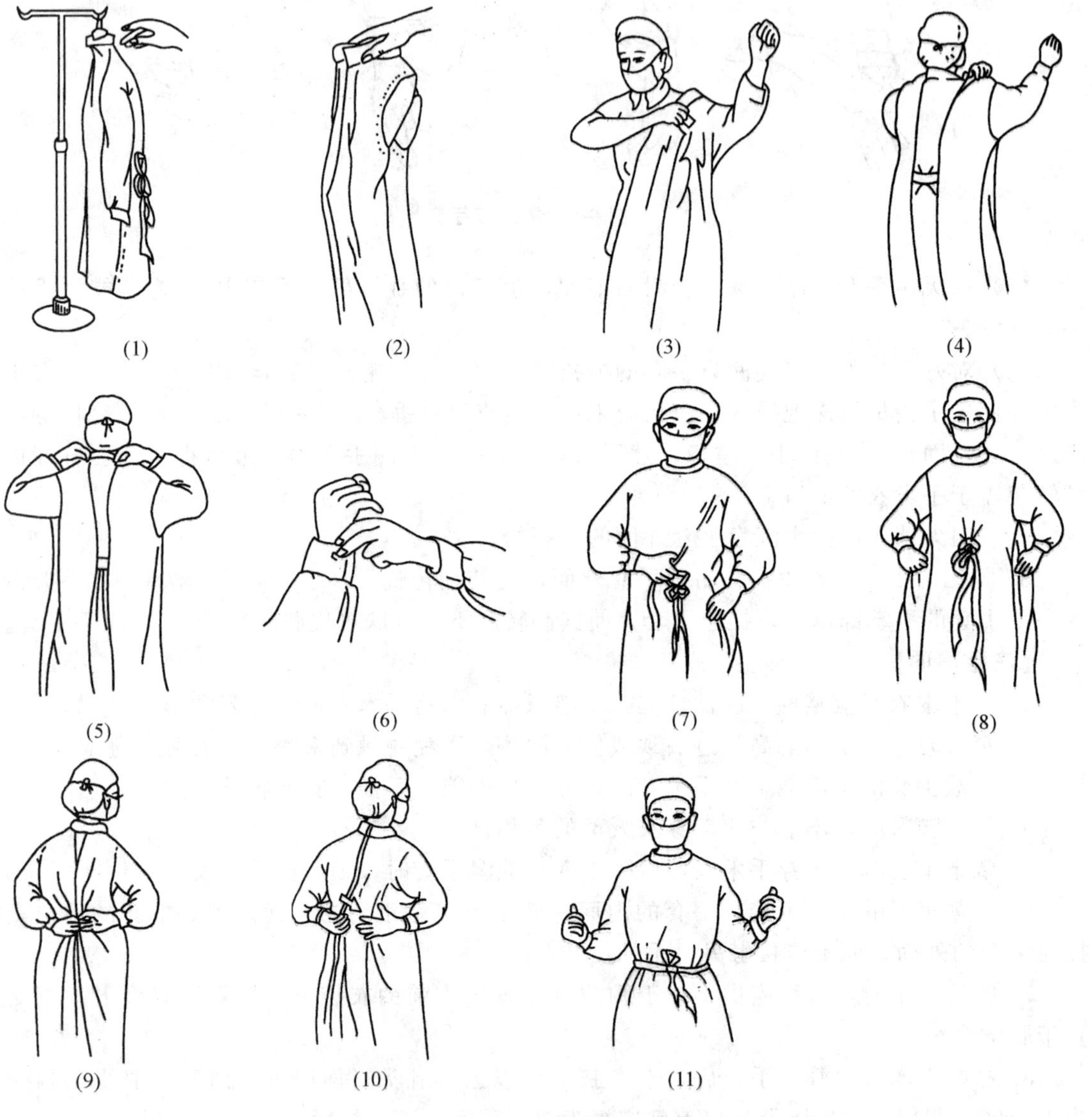

图 9-9　穿隔离衣

（1）右手持衣领，从衣钩上取下隔离衣，使清洁面对向自己，双手将衣领的两端向外折，对齐肩缝，袖笼内口对着自己。

（2）右手持领边，左手插入袖筒内，举手使袖轻轻抖至臂上，手伸向袖口外边；再换左手提衣领，按同法使右手伸入袖内穿好。

（3）双手沿衣领前缘摸到颈后，扣好（系好）衣领纽扣（带子）。

（4）放下手臂使衣袖落下，将袖口倒向一边折叠，扣好纽扣或系好袖带。

（5）解开腰带活结，顺一侧衣缝在腰带下 5 cm 处将隔离衣后身向前拉，见到边缘后用同侧手捏住。用同样方法捏住另一侧。

（6）双手捏住边缘，拉向背后对齐（清洁面相对），向一侧折叠，一手按住折叠处。松开另一手回到前面，将腰带拉向背后并压好折叠处，换手回前面取另一侧腰带至背后交叉，绕回前面系好腰带。

2. 脱隔离衣　见图 9-10。

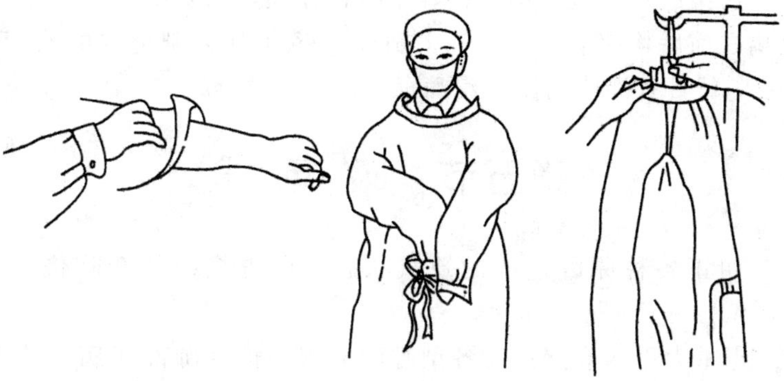

图 9-10　脱隔离衣

（1）解开腰带，在前面松松打一活结。

（2）解开两侧袖口纽扣或袖带，捏住衣袖外面（污染面），将袖口拉到肘部，掖于工作服袖下，尽量暴露双手前臂。

（3）双手于消毒液中浸泡清洗，并用毛刷按前臂、腕部、手掌、手背、指缝、指甲、指尖顺序刷洗两分钟，再用清水冲洗干净。

（4）刷手后擦干，用清洁的手解开领扣或领带。

（5）右手示指、中指插入左袖口内，捏住内面（清洁面）拉下衣袖过手部。

（6）左手在袖内捏住右袖外面（污染面对污染面），助右手退入袖内。

（7）双手缩入袖筒内，对齐袖口，双臂逐渐退出。

（8）双手将领边里面向外对齐，一手持衣领，另一手将隔离衣后缘对齐，并对折一次，使清洁面向外。如在污染区，则将污染面向外。

（9）将隔离衣挂上衣钩，以备下次使用。如果不再使用，则将清洁面向外卷起，放入污物袋。

3. 刷手法

（1）用刷子蘸肥皂水将手彻底洗刷，将前臂、腕部、手掌、手背、指甲、指缝等处顺序刷洗。

（2）刷洗的范围应包括被污染部分，并超过一些。

（3）每只手刷半分钟，用流水冲净后再重刷一次，双手共刷 2 min。

【注意事项】

1. 穿隔离衣前应准备好工作中的一切用物，穿隔离衣后不得进入清洁区。

2. 隔离衣为各病室专用，不得串用。

3. 隔离衣每 24 h 更换 1 次，如有破洞或被弄湿，应立即更换。

4. 隔离衣的纽扣、腰带必须齐全，并且宽大，能够盖住工作服。

5. 必须分清隔离衣的清洁面与污染面，并保持清洁面不被污染。穿、脱隔离衣时，污染的手不可触及清洁面和帽子口罩。如果清洁面受到污染，应立即更换隔离衣；清洁的手触及污染面时，也应立即洗手消毒。

6. 穿好隔离衣后，只能在规定的区域内活动。

7. 悬挂隔离衣，如果是在污染区，污染面应向外，如果是在清洁区，清洁面应向外。

8. 如果隔离衣污染严重，应立即更换，不得再挂起，以防误用。

9. 穿、脱隔离衣前后均应清洁洗手。手刷放入盛有 10%肥皂水的治疗碗内。肥皂水每日更换一次。洗手刷每日煮沸或高压蒸汽消毒一次。

第五节 吸氧术

【操作目的】 纠正各种原因造成的缺氧状态，促进组织的新陈代谢，维持机体生命活动。

【适用范围】 ①重大手术麻醉；②各型呼吸衰竭、慢性肺部疾病，肺泡气体交换不足，低氧血症；③血管疾病、心血管系统功能代偿不全，如心搏骤停及复苏后、心力衰竭、急性心肌梗死；④各种原因导致的休克；⑤血氧运输功能障碍，血液成分及血液化学成分显著改变，如严重贫血、血红蛋白异常等；⑥某些药物中毒，如吗啡、巴比妥类药物、麻醉药；⑦严重酸碱中毒、一氧化碳中毒等。

【准备工作】

1. 向病人解释氧气吸入的目的及注意事项，并给患者取舒适体位。

2. 用物准备

(1) 氧气装置 1 套　氧气筒、氧气表或氧气流量表、湿化瓶等。

(2) 扳钳、鼻导管、玻璃接管、橡胶管、纱布、棉签、胶布、治疗碗、弯盘、氧气面罩、头罩、鼻塞、氧气枕等。

3. 操作者洗手、戴口罩，检查氧气装置是否漏气、通畅。

4. 将易燃物、引火物清出现场，在氧气筒上挂上“禁止吸烟”标志。

5. 掌握缺氧的类型、程度和氧疗的目的，并决定给氧的浓度与速度。

【操作方法】

1. 鼻导管法

(1) 用湿棉签清洁鼻腔。

(2) 先关紧流量表开关，将氧气表装在氧气筒上，湿化瓶中注入适量湿化液（无菌蒸馏水或 25%～75%乙醇溶液）。打开总开关，再慢慢打开流量表开关，连接鼻导管，观察氧气流出是否通畅，然后关闭流量表开关。

(3) 测量鼻导管插入长度，约为鼻尖至耳垂的长度的 2/3（图 9-11）。

(4) 打开流量表将鼻导管用水湿润后，自鼻孔轻轻插入至鼻咽部。用胶布将鼻导管固定于鼻梁部或面颊部（图 9-12），别针固定橡胶管于被单上。

(5) 调节流量　缺氧伴有严重二氧化碳潴留患者，1～2 L/min；无二氧化碳潴留患者，2～4 L/min，心脏病、肺水肿患者，可用为 4～6 L/min。

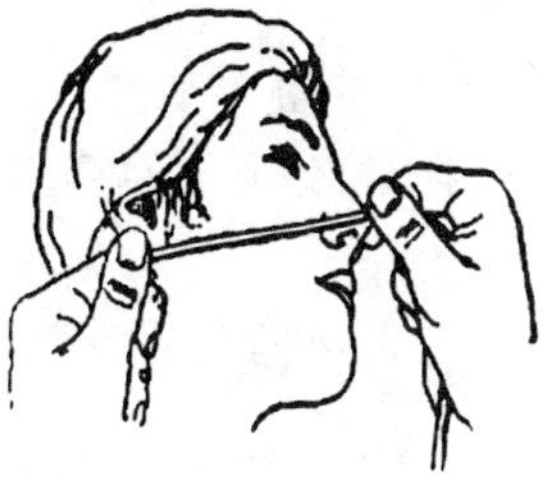

图 9-11 测量鼻导管插入长度

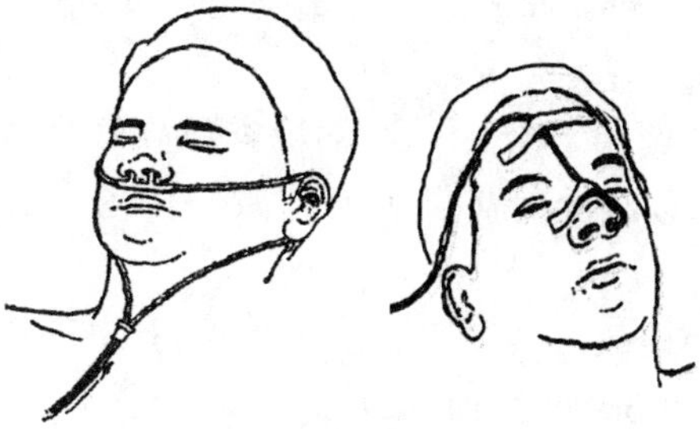

图 9-12 鼻导管法吸氧

2. 头罩法 以头罩代替鼻导管，多用于婴幼儿。将患儿头部置于头罩内，头罩与颈部之间保持适当距离。一般流量为 4～5 L/min。

3. 面罩法 适用于无二氧化碳潴留的患者（图 9-13）。

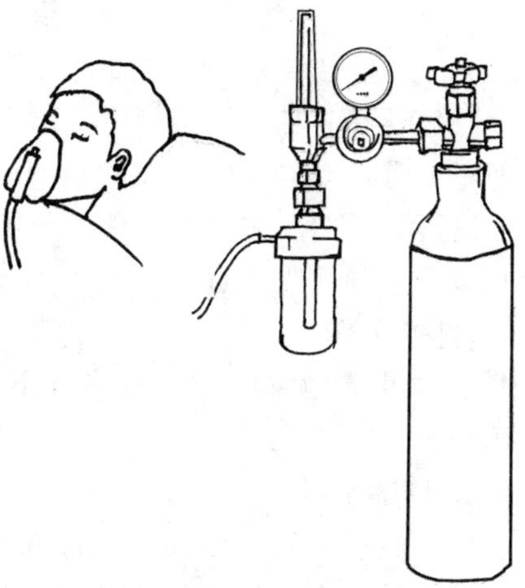

图 9-13 面罩法给氧

（1）检查面罩各部功能是否良好。

（2）放置面罩，使与患者面部密合，以橡皮带固定。

（3）调节流量 一般为 3～4 L/min，严重缺氧者为 7～8 L/min。

（4）高流量控氧浓度面罩在氧流量 6～15 L/min 时，吸入氧浓度（FiO_2）分别可达 24%、28%、35%、40%、50%。

（5）气管切开时面罩与带有 40%、60%、100% 三种给氧浓度的湿化缸相连。

4. 鼻塞法 适用于长期用氧者，无导管刺激黏膜的缺点，患者舒适，使用方便。拭净鼻腔，将鼻塞塞入鼻孔，鼻塞大小以恰能塞严鼻孔为宜，塞入勿深。调节流量同鼻导管法。

5. 加压给氧 在面罩给氧或应用麻醉机、呼吸器的过程中，当病人开始吸气时，用手挤压呼吸囊，加大吸气量，使之吸入更多的氧，呼气时须完全取消压力，以免妨碍呼气。可以间歇加压，也可以连续加压。加压给氧时，呼吸道必须通畅。此法适用于胸腔手术、心搏骤停、急性肺水肿、急性心力衰竭等。

6. 高压氧治疗 利用高压氧舱在 2 个大气压的压力下吸氧，多用于严重休克、一氧化碳中毒、脑缺氧后遗症、严重颅脑损伤、新生儿窒息等。

7. 呼吸机给氧 将氧气管与呼吸机连接，通过调控呼吸机达到给氧的目的。

8. 氧气枕法 氧气枕为一长方形橡胶枕，枕的一角有一橡胶管，上有调节器可调节氧流量。氧气枕充入氧气，接上湿化瓶即可使用。此法可用于家庭氧疗、危重病人的抢救或转运途中代替氧气装置。

【注意事项】

1. 切实做到防火、防油、防震。氧气筒存放于阴凉处，离暖气 1 m 以上，距火炉 5 m 以上，周围严禁烟火或放置易燃物品，禁止在氧气表的各接头处涂油。

2. 治疗过程中，经常观察患者缺氧情况有无改善、氧气装置有无漏气、流量表指示与流量是否正确。调节流量时，应先分离导管或移动面罩后进行。以防高压氧冲入呼吸道损伤黏膜。

3. 持续用氧者，应经常检查鼻导管是否通畅，每8～12 h更换鼻导管1次，并更换鼻孔插入，以减少对鼻黏膜的刺激与压迫。鼻塞者也需每日更换，使用面罩者4～8 h更换一次。

4. 筒内氧气切勿用尽，至少保留0.5 MPa（5 kg/cm^2）压力，以防外界空气及杂质进入筒内，于再充气时引起爆炸。

5. 氧气筒要有标志，注明“满”或“空”字，以便于使用时鉴别。各班交接班时，应检查氧气装置是否有缺损、漏气，氧气量是否够用，如有缺损、漏气应补充及修理，以免影响急救和治疗。

第六节 吸痰术

【操作目的】 利用机械吸引的方法，将患者呼吸道内黏膜痰液或误吸的异物吸出，达到清理呼吸道，改善通气功能的目的。

【适用范围】 主要用于年老体弱、危重、昏迷、麻醉未清醒前等各种原因引起的不能有效咳嗽者，预防吸入性肺炎、肺不张、窒息等并发症发生。

【准备工作】

1. 向患者解释吸痰的目的与注意事项，消除患者的恐惧心理，争取合作。给患者取舒适体位。

2. 用物准备

（1）吸引装置 电动吸引器或中心负压吸引装置。

（2）治疗盘内盛无菌持物钳、粗细适宜的吸痰管数根、玻璃T形管一只（连接吸痰管及吸引器导管）、纱布数块、棉签、镊子，弯盘、多头电插板，治疗碗内盛生理盐水或温开水，必要时备压舌板、开口器、拉舌器等。

3. 操作者洗手、戴口罩及戴手套。

【操作方法】

1. 接电源或连接中心吸引装置，打开开关，检查吸引器性能是否良好，吸引管道是否通畅。

2. 检查病人口、鼻腔，取下活动义齿。

3. 将患者的头转向一侧，面向操作者。

4. 一手反折吸痰管末端或放松T形管侧孔，另一手用无菌血管钳或镊夹持吸痰管前端，将吸痰管由口颊部插至咽部，然后放松导管末端或按闭T形管侧孔，先吸口咽部分泌物；在患者吸气时将吸痰管插入气管，再吸气管内分泌物。昏迷病人可用压舌板或开口器启开口腔，如口腔吸痰有困难，可从鼻腔插入；有气管插管或气管切开者，可直接插入气道一定深度后进行操作。

5. 吸痰时动作要轻柔，从深部向上提拉，左右旋转，如此反复直至吸净。

6. 每次插入吸痰时间不超过15 s，以免缺氧，退出导管后，应用生理盐水抽吸冲洗，以防导管被痰液阻塞。

7. 操作完毕，关闭吸引装置，并将吸痰玻璃接管插入盛有消毒溶液的容器中浸泡。用盐水棉签清洁口腔，同时检查黏膜有无损伤。

【注意事项】

1. 严格执行无菌操作，治疗盘内用物每日更换 1～2 次，吸痰管每次更换，勤做口腔护理。气管切开患者更应注意无菌操作。

2. 如痰液黏稠，可叩拍胸背，以振动痰液利于吸出或交替使用超声雾化吸入，使痰液稀释，便于吸出。

3. 对患儿吸痰时，要选择细小的吸痰管，且吸力要小。

4. 吸痰过程中，要及时观察呼吸频率的改变，吸出物的性状、量及颜色等。

5. 定时吸痰，如发现喉头有痰鸣音或排痰不畅，应及时抽吸。

6. 吸引负压一般成人为 40 kPa～53.3 kPa，儿童不超过 40 kPa，以免损伤呼吸道黏膜。

第七节 胃插管术

【操作目的】 ①经胃肠减压管引流胃肠内容物；②腹部手术术前准备；③经胃管给予食物及药物，保证患者摄入足够的营养、水分和药物。

【适用范围】 ①胃扩张、幽门狭窄及食物中毒等；②钡剂检查或手术治疗前的准备；③昏迷、极度厌食者插管行营养治疗；④口腔及喉手术需保持手术部位清洁者；⑤胃液检查，如胃、十二指肠液检查；⑥胃肠减压，如急性胃扩张，胃、十二指肠穿孔，腹部较大型手术后，机械性及麻痹性肠梗阻。

【准备工作】

1. 操作者洗手、戴口罩、戴手套。

2. 向患者解释留置胃管的目的和注意事项，消除患者的恐惧心理，争取患者的配合。取下病人眼镜或活动义齿，妥善放置。

3. 训练病人插管时的配合动作，以保证插管顺利进行。

4. 器械准备 备消毒胃管、弯盘、血管钳或镊、10 ml 注射器、纱布、治疗巾、石蜡油、棉签、胶布、夹子及听诊器。

5. 插管前先检查鼻腔通气情况，选择通气顺利一侧鼻孔插管。

6. 检查胃管是否通畅，长度标记是否清晰。

【操作方法】

1. 病人取坐位或半卧位，颌下铺塑料布或治疗巾，清洁患者鼻孔。

2. 测量胃管插入的长度，并做标记（相当于患者鼻尖至耳垂再到剑突的距离，或前额发际到剑突的距离）（图 9-14）。

3. 用石蜡油润滑胃管前段，左手持纱布托住胃管，右手持镊子夹住胃管前段，沿一侧鼻孔缓慢插入到咽喉部（14～16 cm），嘱病人做吞咽动作，同时将胃管送下，插入深度为 45～55 cm，然后用胶布固定胃管于鼻翼处。

4. 检查胃管是否在胃内（图 9-15）。

（1）抽 胃管末端接注射器抽吸，如有胃液抽出，表示已插入胃内。

（2）听 用注射器从胃管内注入少量空气，同时置听诊器于胃部听诊，如有气过水声，表示胃管已插入胃内。

（3）看 将胃管末端置于盛水碗内应无气体逸出，若有气泡连续逸出且与呼吸相一致，表示误入气管内。

5. 证实胃管在胃内后，将胃管固定于鼻翼及面颊部。

6. 将胃管末端折叠用纱布包好，用夹子夹住，置病人枕旁备用。

7. 整理用物，并清洗消毒。

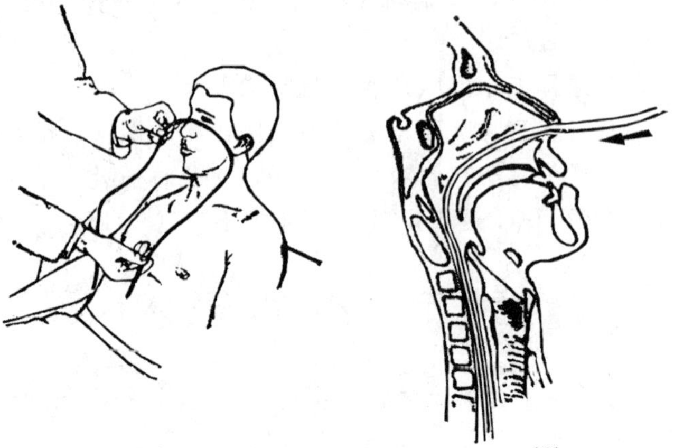

(1) (2)

图 9-14 测量胃管长度与插管路径

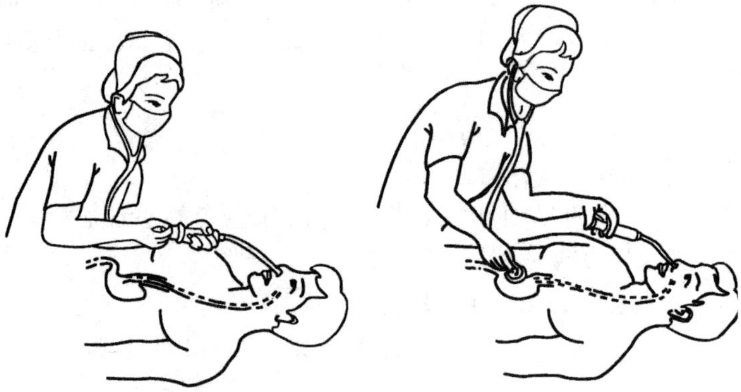

图 9-15 检查胃管是否在胃内

【注意事项】

1. 严重的食管静脉曲张、消化道腐蚀性损伤、鼻腔阻塞、食管或贲门狭窄或梗阻，严重心肺功能不全、呼吸困难及支气管哮喘等情况为胃插管术的禁忌证。

2. 插管动作轻稳，镊子尖端勿碰及患者黏膜，以免引起疼痛与损伤。

3. 插管过程中如果患者出现剧烈恶心、呕吐，可暂停插入，嘱患者做深呼吸；如病人出现咳嗽、呼吸困难及发绀等现象，提示胃管插入气管，应立即拔出，休息后重新插入；插入不畅时检查口腔，了解胃管是否在口咽部或将胃管拔出少许，再缓慢插入。

4. 每天进行口腔护理，普通胃管每周更换一次，硅胶管每月更换一次，聚氨酯胃管放置可长达两月。

5. 昏迷患者吞咽和咳嗽反射消失，不能合作，插管前使病人头后仰，胃管插入 15 cm 至会厌部时，以左手托起头部，使下颌靠近胸骨柄，以增大咽喉部通道的弧度，继续插管，胃管即可沿后壁滑行至胃内（图 9-16）。

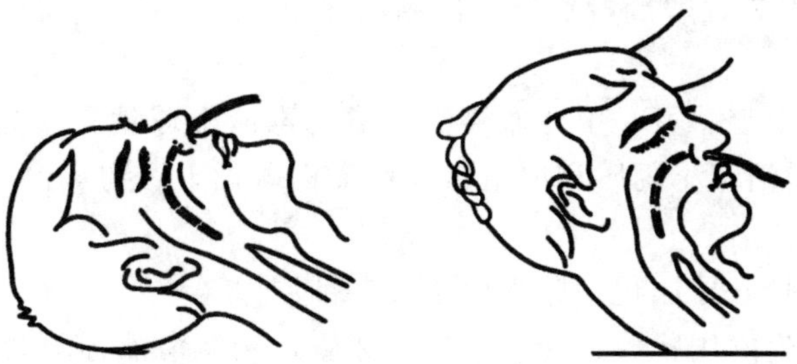

图 9-16 昏迷病人插管

7. 每 4 小时应用少量温水冲洗一次胃管，每隔 1～2 小时抽吸一次。经胃管注药后，应关闭或夹住胃管 1～2 h，避免药物被吸出。

第八节 导尿术

【操作目的】 建立膀胱与外界通道，可用于尿潴留尿液引流、留尿细菌培养、准确记录尿量、测量残余尿量、膀胱测压或造影、危重病人抢救。

【适用范围】 ①尿潴留患者引流尿液，包括前列腺肥大、昏迷等多种原因引起的尿潴留；②协助临床诊断，如留取未受污染的尿标本作细菌培养；测量膀胱容量、压力及检查残余尿；进行尿道或膀胱造影；抢救危重患者时记录每小时尿量、测量尿比重，以观察患者的病情变化；③留置保留导尿或观察每小时尿量变化；④盆腔器官手术前准备，需排空膀胱，保持膀胱空虚；⑤为膀胱肿瘤患者进行膀胱化疗；⑥尿失禁或尿瘘、会阴部手术后患者，保持会阴部的清洁干燥，并训练膀胱功能；⑦某些泌尿系统手术后进行膀胱引流和冲洗、减轻伤口张力的需要。

【准备工作】

1. 向患者说明导尿的目的和注意事项，争取配合。让患者自己用肥皂水和清水洗净外阴。生活不能自理者，需协助进行。女患者清洗范围包括前庭部、大小阴唇和周围皮肤；男患者包括阴茎和包皮，包皮过长时应翻转，清除包皮垢。部分患者需剪短体毛，以利胶布粘贴固定。

2. 用品准备 导尿盘、无菌导尿包、导尿管（根据导尿目的准备单腔导尿管、双腔气囊导尿管或三腔导尿管）、无菌手套一副、橡胶布及治疗巾、检验标本容器（按医嘱准备）、无菌玻璃管、长橡胶管、500～1000 ml 一次性尿袋、无菌带盖贮尿瓶、止血钳、宽胶布、酒精灯及火柴。

3. 操作者穿工作服、戴好帽子、口罩，用肥皂及流水洗净双手。

4. 有条件在换药室进行操作者，需要进行换药室环境准备；若在病房操作，需携带屏风适当遮挡患者。

【操作方法】

1. 在治疗室以无菌操作打开导尿包，准备消毒物品。

2. 患者仰卧，脱去裤管并适当遮盖。两腿屈膝自然外展分开。术者站在患者右侧，将橡胶布和治疗巾垫于患者臀下，导尿弯盘置于外阴处，导尿包置于两膝之间。

3. 根据男、女患者尿道解剖特点进行消毒、导尿。

(1) 女性

1) 操作者一手戴手套，另一手持血管钳夹取消毒液棉球消毒阴阜、大阴唇，接着以戴手套的手分开大阴唇，消毒小阴唇和尿道口。污染棉球置于污物弯盘内；消毒完毕后脱下手套置于污物弯盘内。

2) 在患者两腿间打开导尿包，戴无菌手套，铺洞巾。

3) 按操作顺序整理好用物，选择合适的导尿管，用润滑液棉球润滑导尿管前端。

4) 一手分开并固定小阴唇，一手持血管钳夹取消毒液棉球，分别消毒尿道口、小阴唇和肛门周围。

5) 无菌弯盘置于洞巾口旁，嘱患者张口呼吸，用另一血管钳夹持导尿管对准尿道口轻轻插入尿道 4～6 cm，见尿液流出再插入 1 cm 左右，松开固定小阴唇的手下移固定导尿管，将尿液引入弯盘内（图 9-17）。

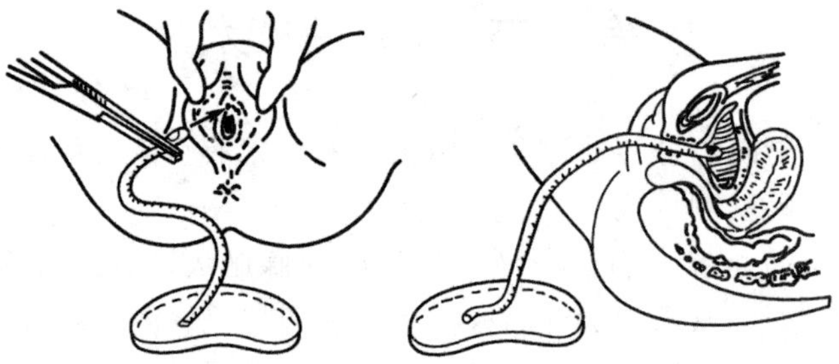

图 9-17 女性导尿术

(2) 男性

1) 操作者一手戴手套，另一手持血管钳夹取消毒液棉球进行初步消毒，顺序为阴阜、阴茎、阴囊。然后以戴手套的手用无菌纱布裹住阴茎，将包皮向后推，暴露尿道口，自尿道口向外向后旋转擦拭尿道口、龟头及冠状沟。污染棉球置于污物弯盘内；消毒完毕后脱下手套置于污物弯盘内。

2) 在患者两腿间打开导尿包，戴无菌手套，铺洞巾。

3) 按操作顺序整理好用物，选择合适的导尿管，用润滑液棉球润滑导尿管前端。

4) 以戴手套的手用无菌纱布裹住阴茎，将包皮向后推暴露尿道口，一手持血管钳夹取消毒液棉球再次消毒尿道口、龟头及冠状沟。

5) 无菌弯盘置于洞巾口旁，嘱患者张口呼吸，以戴手套的手用无菌纱布裹住阴茎固定并提起，使之与腹壁成 60°角，用另一血管钳夹持导尿管对准尿道口轻轻插入尿道 20～22 cm，见尿液流出再插入 1～2 cm，松开固定阴茎的手下移固定导尿管，将尿液引入弯盘内（图 9-18）。

4. 若需做尿培养，用无菌标本瓶接取中段尿 5 ml，盖好瓶盖送检。

5. 当尿液流出不畅时，轻压膀胱区，尽量使膀胱排空，然后用止血钳夹闭导尿管再徐徐拔出，以防止尿液流出污染衣物。

6. 如需留置导尿，则应使用双腔气囊导尿管或以胶布固定导尿管，以防滑脱（图 9-19）。外端以血管钳夹紧，外口以无菌纱布包好，定时排放尿液，或接上无菌塑料袋，挂于床侧。

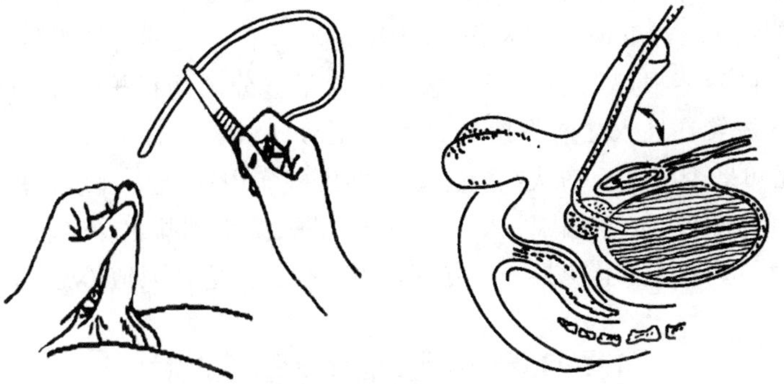

图 9-18　男性导尿术

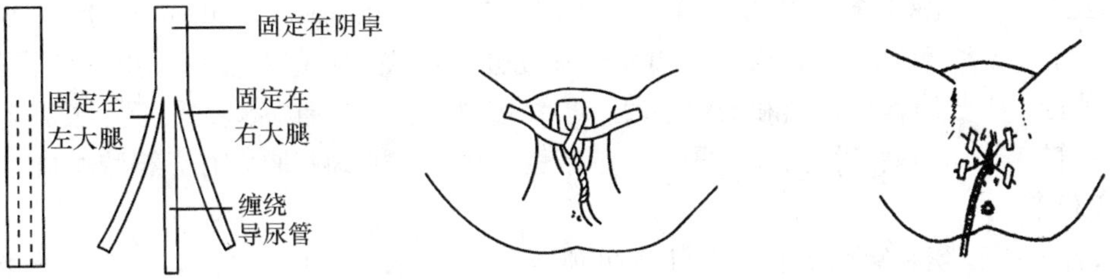

(1) 女性导尿管固定法

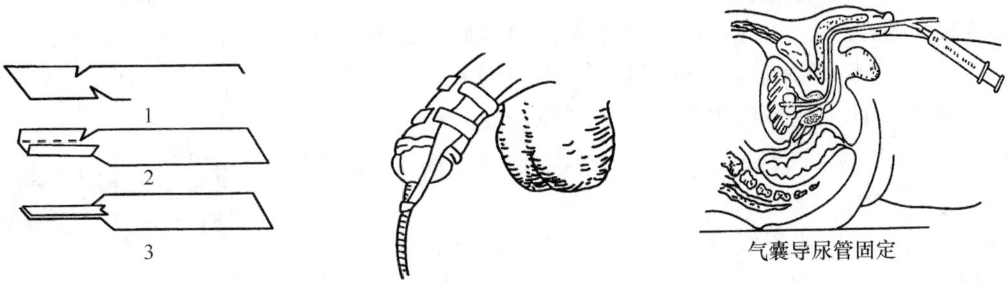

(2) 男性导尿管固定法

图 9-19　导尿管固定法

【注意事项】

1. 严格执行无菌操作，导尿管误插入阴道或脱出时，应更换无菌导尿管重插，避免医源性尿道感染。

2. 选择光滑和粗细适宜的导尿管。插入导尿管动作要轻柔，防止损伤尿道黏膜，若插入时有阻挡感可更换方向再插，男性尿道有两个生理弯曲，应按解剖特点，变换阴茎位置，以利于插入。

3. 选择导尿管的粗细要适宜，对小儿及疑有尿道狭窄者，导管宜细。

4. 若膀胱高度膨胀，患者又极度虚弱，排尿宜缓慢时，不宜按压膀胱区，第一次导尿不应超过 500 ml，以免导致虚脱或血尿。

5. 一次性尿袋或玻璃接管、橡胶管、贮尿瓶每 3 天更换 1 次，导尿管每周更换 1 次。贮尿瓶中尿满时，应及时倾倒，并记录尿量。倒尿时，不可将橡胶引流管末端提高，以防尿液逆流。

6. 长期留置者，经常清洁外阴部，以保持尿道口清洁，防止感染，每日用消毒溶液消毒尿道口，并用密闭式冲洗法冲洗膀胱1～2次，冲洗液吊瓶每日更换1次。留置导尿超过48 h，应定期检查尿液，若出现白细胞尿，应以抗菌药液每天冲洗膀胱1次。如尿道口有脓性分泌物，应用手自阴茎根部向前轻轻按摩，以利尿道分泌物排出。嘱患者多饮水。

7. 双腔气囊导尿管在插入之前先按导尿管的型号向气囊内注入10～20 ml灭菌生理盐水，检查气囊充盈情况和是否漏水，确认气囊完好后抽出气囊内灭菌生理水，然后插入膀胱，要将气囊部分全部插入膀胱内，向气囊内注入10～15 ml的灭菌生理盐水，轻轻外拉导尿管，即予固定并防止导管滑脱。每5～7天宜更换一次导管，再次插管前应让尿道松弛数小时，再重新插入。

第九节 腹膜腔穿刺术

【操作目的】 用于检查腹腔积液的性质，抽液减压或通过穿刺给药等。

【适用范围】 ①抽液进行化验与病理检查协助诊断，如诊断腹腔内出血，空腔脏器穿孔或腹腔脓肿等；②治疗性的腹腔灌洗，如出血性坏死性胰腺炎时；③腹腔内注射治疗性药物，如化疗药；④行人工气腹作为诊断和治疗手段；⑤大量腹水引起严重胸闷、气短、腹胀者，也可适量放液减轻症状作为姑息性措施；⑥进行诊断性穿刺，以明确腹腔内有无积脓积血。

【准备工作】

1. 向患者说明腹膜腔穿刺的目的和注意事项，争取配合。嘱患者排尿，以免误伤膀胱。

2. 操作者穿工作服、戴好帽子、口罩，用肥皂及流水洗净双手。

3. 用品准备 腹膜腔穿刺包、无菌手套、治疗盘（碘伏、棉签、胶布、局部麻醉药等）、试管，盛放腹水的容器等，需做细菌培养者准备培养瓶。如需腹腔内给药，应准备好所需药品。

4. 根据患者病情确定穿刺点 见图9-20。

（1）脐与髂前上棘连线中外1/3交界处，最为常用。

（2）脐与耻骨联合连线中点上方1.0 cm，偏左或偏右1.5 cm处。

（3）侧卧位，脐水平线与腋前线或腋中线之延长线相交处，此处常用于诊断性穿刺。

（4）少量积液时，尤其有包裹性积液，须在B超指导下定位穿刺。

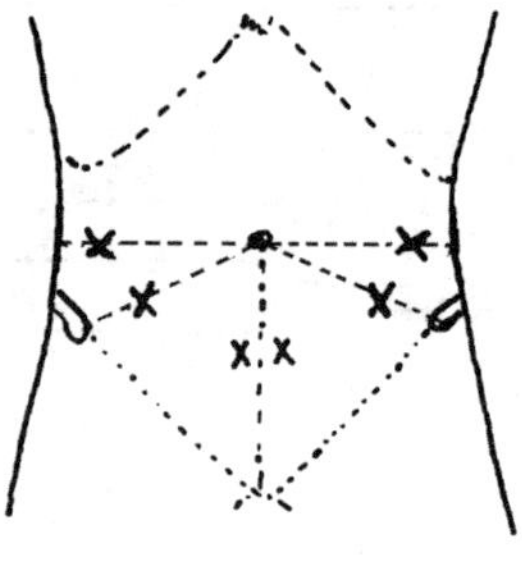

图9-20 腹部穿刺点

【操作方法】

1. 患者可取半卧位、平卧位或左侧卧位。如放腹水，背部先垫好腹带并测量腹围、脉搏、血压，并检查腹部体征，以观察病情变化。

2. 选择适宜的穿刺点。

3. 穿刺点周围常规皮肤消毒（至少15 cm），戴无菌手套，覆盖无菌洞巾。

4. 自皮肤至壁腹膜以2%利多卡因做局部麻醉。

5. 术者左手固定穿刺点皮肤，右手持针经麻醉处垂直刺入腹壁，待针锋抵抗感突然消失时，示针尖已穿过壁腹膜，即可抽取腹水，并留样送检。

6. 操作完成后拔出穿刺针，覆盖消毒纱布，以手指压迫数分钟，胶布固定。

【注意事项】

1. 腹腔粘连或粘连性包块，肝性脑病或脑病先兆，包虫病的巨大包囊，巨大卵巢囊肿，严重肠胀气，躁动不能合作者为腹膜腔穿刺禁忌证。

2. 术中严格无菌操作，密切观察患者，如有头晕、心悸、恶心、气短、脉搏增快及面色苍白等，应立即停止操作，并做适当处理。

3. 放腹水时若流出不畅，可将穿刺针稍做移动或稍变换体位。

4. 放液不宜过快、过多，首次不超过 1000～2000 ml，以后每次不超过 3000～4000 ml，以免影响呼吸和循环或致电解质紊乱；肝硬化患者一次放液一般不超过 3000 ml，过多放液可诱发肝性脑病和电解质紊乱，可每放液 1000 ml 后输入白蛋白 6～8 g 以缓解。大量放液后，需用腹带包裹腹部，以防腹压骤降、内脏血管扩张引起血压下降或休克。

5. 血性腹水，仅留取标本送检，不宜放液。

6. 对腹水量较多者，为防止漏出，在穿刺时应注意避免使皮肤穿刺点和壁腹膜的针眼位于一条直线上，方法是当针尖通过皮肤到达皮下后，即在另一只手协助下，稍向侧方移动一下穿刺针头，再向腹腔刺入。如仍有漏出，可用消毒火棉胶粘贴穿刺孔，用蝶形胶布或创可贴拉紧，腹带包裹腹部。术后嘱患者平卧，并使穿刺针孔位于上方以免腹水漏出。

7. 放液前、后应测量腹围、脉搏、血压，检查腹部体征，以观察病情变化。

8. 诊断性穿刺可直接用 20 ml 或 50 ml 注射器及 7 号针头进行；大量放液时，可用 8 号或 9 号针头，并于针栓接一橡皮管，助手用消毒血管钳固定针头，以输液夹子调整放液速度，将腹水引入容器中记量并送检。

第十节　骨髓穿刺术

【操作目的】 采集骨髓液进行细胞学、寄生虫、细菌学检查及毒物检验等方面检查，或为骨髓移植收集骨髓液。

【适用范围】 ①各种血液病的诊断、鉴别诊断及治疗随访；②不明原因的红细胞、白细胞、血小板数量增多或减少及形态学异常；③不明原因的发热的诊断与鉴别诊断，可做骨髓培养，骨髓涂片找寄生虫等；④特殊毒物检验及鉴定，如酚、醌等；⑤证实骨髓中是否有异常细胞浸润，如恶性肿瘤骨髓转移等；⑥采取骨髓液做骨髓移植。

【准备工作】

1. 向患者说明骨髓穿刺的目的和注意事项，争取配合。

2. 操作者穿工作服、戴好帽子、口罩，用肥皂及流水洗净双手。

3. 用品准备　骨髓穿刺包、无菌手套、治疗盘（碘伏、棉签、胶布、局部麻醉药等）、玻片、骨髓采集容器等，需做细菌培养者准备培养瓶。

4. 根据患者病情确定穿刺点（图 9-21）。

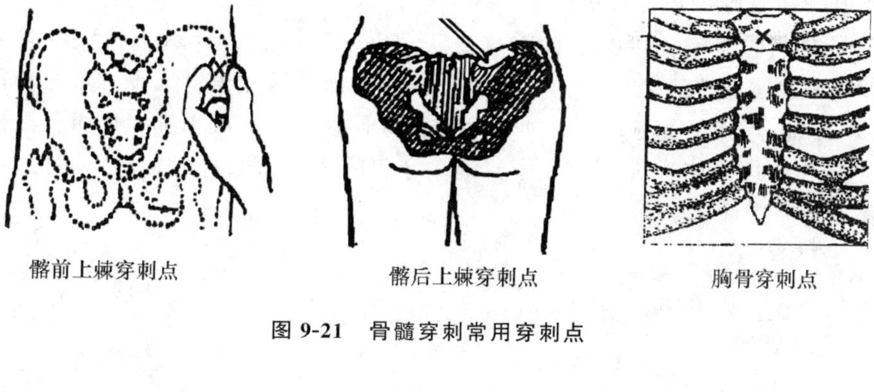

图 9-21　骨髓穿刺常用穿刺点

（1）髂前上棘　常取髂前上棘后上方 1～2 cm 处作为穿刺点，此处骨面较平，容易固定，操作方便安全。

（2）髂后上棘　位于骶椎两侧、臀部上方骨性突出部位，距后正中线约 4～6 cm。

（3）胸骨柄　胸骨柄或胸骨体相当于第 1、2 肋间隙位置，但此处骨质较薄，其后为心脏及大血管，穿透后有危险，故仅于髂前上棘或髂后上棘穿刺失败时选用。

（4）腰椎棘突　位于腰椎棘突突出处，一般选择第 11、12 胸椎或第 1、2、3 腰椎棘突为穿刺点，极少选用。

【操作方法】

1. 根据确定的穿刺点选择合适的体位。胸骨及髂前上棘穿刺时取仰卧位。髂后上棘穿刺时应取侧卧位。腰椎棘突穿刺时取坐位或侧卧位（同腰穿）。

2. 常规消毒皮肤（至少为 15 cm 范围），戴无菌手套、铺无菌洞巾。

3. 用 2%利多卡因做局部浸润麻醉直至骨膜。

4. 将骨髓穿刺针固定器固定在适当长度上（髂骨穿刺约 1.5 cm，肥胖者可适当放长，胸骨柄穿刺约 1.0 cm），以左手拇、示指固定穿刺部位皮肤，右手持针于骨面垂直刺入（若为胸骨柄穿刺，穿刺针针体略向腹部倾斜，与骨面成 30°～45°角斜行刺入），当穿刺针接触到骨质后则围绕针体长轴左右旋转，缓缓钻刺骨质，当感到阻力消失，且穿刺针已固定在骨内时，表示已进入骨髓腔。

5. 拔出针芯置于无菌盘内，接上干燥且内栓退出 1 cm 的 20 ml 注射器，用适当力度缓慢抽吸，可见少量红色骨髓液进入注射器内，骨髓液抽吸量以 0.1～0.3 ml 为宜。

6. 取下注射器，将骨髓液推于玻片上，由助手迅速制作涂片 5～6 张，送检细胞形态学及细胞化学染色检查。

7. 如需做骨髓培养，再接上注射器，抽吸骨髓液 2～3 ml 注入培养液内。

8. 抽吸完毕，插入针芯，轻微转动拔出穿刺针，随将消毒纱布盖在针孔上，稍加按压 1～2 min，再用胶布加压固定。

【注意事项】

1. 术前要进行出、凝血时间检查，血友病患者禁做骨髓穿刺，有出血倾向患者操作时应特别注意。

2. 穿刺针进入骨质后避免摆动过大，以免折断。胸骨柄穿刺不可垂直进针，不可用力过猛，以防穿透内侧骨板。

3. 注射器与穿刺针必须干燥，以免发生溶血。抽吸骨髓液时，逐渐加大负压，做细胞形态学检查时，抽吸量不宜过多，否则使骨髓液稀释，但也不宜过少。骨髓液抽取后应立即涂片，否则会很快凝固，致涂片失败。

4. 如未能抽得骨髓液，可能是针腔被皮肤、皮下组织或骨片填塞，也可能是进针太深或太浅，针尖未在髓腔内，此时应重新插上针芯，稍加旋转或再钻入少许或再退出少许，拔出针芯，如见针芯上带有血迹，再行抽吸可望获得骨髓液。多次干抽时应进行骨髓活检。

5. 穿刺操作中应严格遵守无菌操作原则，穿刺后注意局部有无出血，一般静卧 2～4 h，无任何变化方可照常活动。

第十一节　腰椎穿刺术

【操作目的】 采集脑脊液进行生化检验，检查脑脊液的动力学改变，为向椎管内注入造影剂和药物提供通道。

【适用范围】

1. 诊断性穿刺　①检查脑脊液的性质成分，对诊断颅内感染（脑膜炎、脑炎等）、出血性脑血管病、颅内肿瘤、寄生虫病等神经系统疾病有重要意义；②测定颅内压力，了解有无颅内压增高或减低；③检查脑脊液的动力学，了解椎管内是否阻塞及其程度；④开颅手术后，了解颅内压及有无出血和感染；⑤注入造影剂或核素等介质行神经影像学检查。

2. 治疗性穿刺　①蛛网膜下腔出血及某些颅内炎症时，引流有刺激性的脑脊液以缓解头痛等临床症状；②鞘内注入药物如抗生素、抗肿瘤药等。

【准备工作】

1. 向患者说明腰椎穿刺的目的和注意事项，训练患者的配合动作。

2. 操作者穿工作服、戴好帽子、口罩，用肥皂及流水洗净双手。

3. 用品准备　腰椎穿刺包、无菌手套、治疗盘（碘伏、棉签、胶布、局部麻醉药等）、测压仪（管）、脑脊液采集容器等，需做细菌培养者准备培养瓶。

【操作方法】

1. 患者侧卧于硬板床上，背部与床面垂直，头向前胸屈曲，两手抱膝紧贴腹部，使躯干呈弓形；或由助手在术者对面用一手托患者头颈部，另一手挽腘窝处并用力抱紧，使脊柱尽量后凸以增宽椎间隙，便于进针（图 9-22）。特殊情况下亦可取坐位进行穿刺，患者向前弯，双臂交叉置于椅背上，使脊柱突出。

2. 确定穿刺点，以髂后上棘连线与后正中线的交会处为穿刺点，此处相当于第 3～4 腰椎棘突间隙，也可在上一或下一腰椎棘突间隙进行。

3. 穿刺点周围常规皮肤消毒（至少 15 cm），戴无菌手套，覆盖无菌洞巾。

4. 用 2%利多卡因自皮肤到椎间韧带做局部麻醉。

5. 术者用左手固定穿刺点皮肤，用垫有无菌纱布的手指托扶针梗，右手示指与中指夹持穿刺针针栓，用右手拇指顶住针尾，以垂直背部的方向缓慢刺入，针尖稍斜向头部、针体偏向臀部（图 9-23），成人进针深度约 4～6 cm，儿童约 2～4 cm。

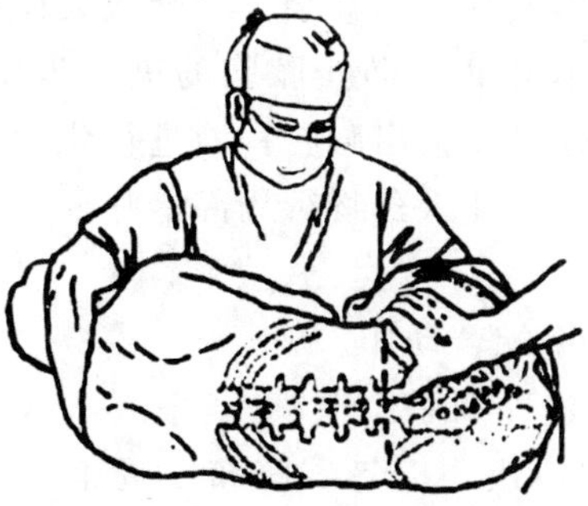

图 9-22　腰椎穿刺体位

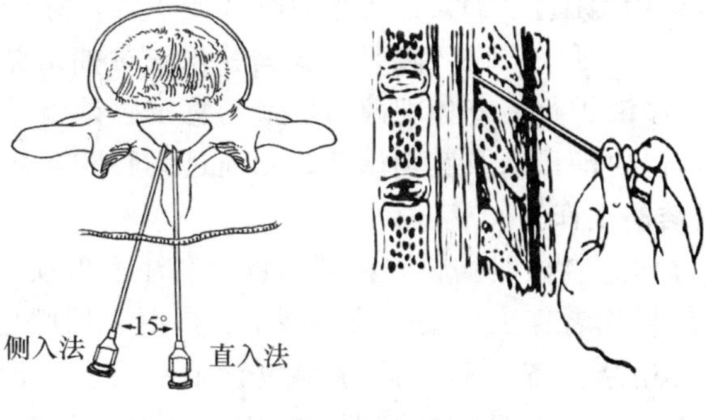

图 9-23　穿刺法

6. 当针头穿过韧带与硬脑膜时，有阻力突然消失的落空感。此时可将针芯慢慢抽出(以防脑脊液迅速流出，造成脑疝)，即可见脑脊液流出。其后可嘱病人头和腿稍伸直，呈放松体位，便于脑脊液流出。

7. 放液前先接上压力计（测压管）测量压力。正常侧卧位脑脊液压力为 0.69～1.764 kPa（70～180 mm H_2O）或 40～50 滴/分（确定无颅内压增高时）。

若了解蛛网膜下腔有无阻塞，可做 Queckenstedt 试验。即在测定初压后，由助手先压迫一侧颈静脉约 10 s，然后再压另一侧，最后同时按压双侧颈静脉；正常时压迫颈静脉后，脑脊液压力立即迅速升高一倍左右，解除压迫后 10～20 s，迅速降至原来水平，为试验结果阴性，示蛛网膜下腔通畅。若压迫颈静脉后，不能使脑脊液压力升高，则为试验阳性，示蛛网膜下腔完全阻塞；若施压后压力缓慢上升，放松后又缓慢下降，示有不完全阻塞。凡颅内压增高者，禁做此试验。

8. 撤去压力计（测压管），收集脑脊液 2～5 ml 送检；如需做培养时，应用无菌操作法留标本。必要时可在放液后用测压管再测一次脑脊液压力为末压（相对之前的为初压）。

9. 术毕，将针芯插入后一起拔出穿刺针，覆盖消毒纱布，用胶布固定。

【注意事项】

1. 严格掌握禁忌证，凡颅内压明显增高，已明确后颅窝占位病变或已有脑疝迹象者；穿刺局部感染、腰椎畸形或骨质破坏者；病情垂危、休克及躁动不能合作者；穿刺部位或颅底骨折脑脊液漏，腰穿可能增加感染的机会者；高位颈段脊髓肿瘤（腰穿后可致脊髓急性受压，出现呼吸麻痹）者不宜进行腰椎穿刺。

2. 穿刺时患者如出现呼吸、脉搏、面色异常等症状时，应立即停止操作，并做相应处理。

3. 鞘内给药时，应先放出等量脑脊液，然后再等量置换性注入药液。推入药物时勿一次完全注入，应注入、回抽，每次注入药液量多于回抽量，如此反复多次，才可完成。

5. 低颅压者于腰穿放出脑脊液后，注入等量生理盐水，防止术后头痛加重。

6. 术后患者去枕平卧 4～6 h，增加输液量或多饮盐开水，以免引起术后低颅压性头痛。

第十二节 胸膜腔穿刺术

【操作目的】 用于检查胸腔积液的性质，抽液排气减压或通过穿刺给药等。

【适用范围】 ①大量的胸腔积液或积气，穿刺抽出液体或气体以减轻其对肺或大血管的压迫，改善呼吸或循环障碍；②胸腔积脓时抽出脓液，减轻中毒，防止脓胸的进一步发展，并可对脓液进行检查如细菌培养及药物敏感试验以指导治疗；③抽出胸腔积液进行化验明确其性质以协助诊断及鉴别诊断；④通过胸膜腔穿刺向胸膜腔内注入药物行局部治疗。

【准备工作】

1. 向患者说明胸膜腔穿刺的目的和注意事项，训练术中配合动作。

2. 操作者穿工作服、戴好帽子、口罩，用肥皂及流水洗净双手。

3. 用品准备 胸膜腔穿刺包、无菌手套、治疗盘（碘伏、棉签、胶布、局部麻醉药等）、试管，盛放胸水的容器等，需做细菌培养者准备培养瓶。如需胸腔内给药，应准备好所需药品。

4. 根据患者病情确定穿刺点　见图 9-24。

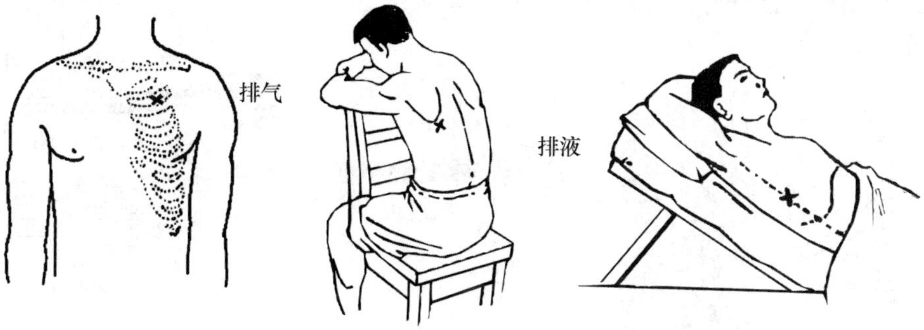

图 9-24　胸膜腔穿刺体位与穿刺点

（1）胸腔积气时，穿刺点应选择叩诊为鼓音或听诊呼吸音降低最明显的部位，多取患侧锁骨中线第 2 肋间。

（2）胸腔积液时，穿刺点应选择叩诊为实音或听诊呼吸音降低最明显的部位，一般常取患侧肩胛下角线第 7～9 肋间、腋后线第 7～8 肋间、腋中线第 6～7 肋间、腋前线第 5 肋间。

（3）对于包裹性积液和局限性积气，需结合 X 线或 B 超检查定位穿刺点。

【操作方法】

1. 嘱患者取合适的体位，选好穿刺点，可用蘸龙胆紫的棉签在皮肤上做标记。

（1）胸膜腔穿刺抽气取仰卧高坡位或半坐位。

（2）胸膜腔穿刺抽液患者可取反向骑跨坐于靠背椅上，上肢屈肘交叉置于椅背，前额伏于前臂上；病情不允许久坐者，可取仰卧高坡位，患侧稍向前，患侧前臂上举抱于枕部，显露胸部后外侧。

2. 操作者先戴口罩、帽子，穿刺点周围常规皮肤消毒（范围至少 15 cm），戴无菌手套，覆盖无菌洞巾。

3. 用 2％利多卡因在穿刺点肋间下一肋上缘进针自皮肤至胸膜壁层进行局部浸润麻醉，以免损伤肋间血管和神经；麻醉过程中边进针边回抽，拔针前可试探性刺入胸膜腔抽吸少许积液或积气（图 9-25），作为胸膜腔穿刺深度的参考。

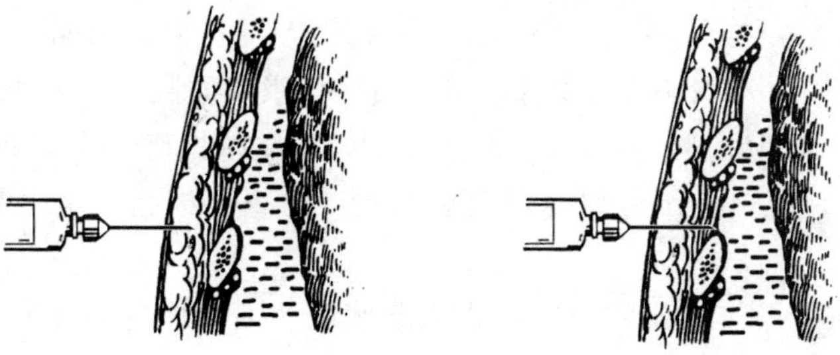

图 9-25　局部麻醉

4. 取 16 或 18 号胸穿针，针座接乳胶管，用血管钳将乳胶管夹闭。术者用一手示、中指固定穿刺处皮肤，另一手持胸穿针先刺入穿刺点皮下，再沿肋骨上缘按局部浸润麻醉的路径缓慢刺入，当穿透壁层胸膜时可有突然落空感（图 9-26）。助手持止血钳协助固定穿刺针，以防针刺入过深损伤肺组织。

亦可使用三通针，操作同前，抽液（气）用三通接管则较简便，但术者必须认清开关控制方向，最好先做预试，并应准确操作（图 9-27）。

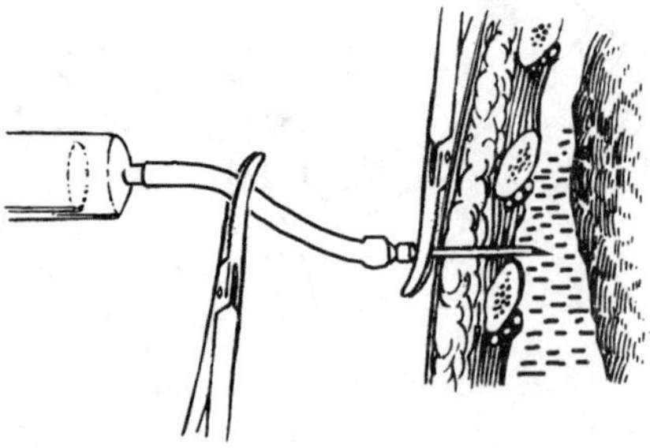

图 9-26 穿刺法

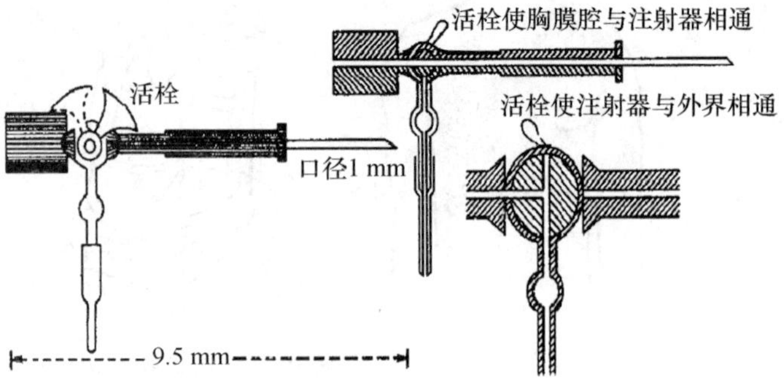

图 9-27 三通针

5. 将乳胶管末端接排空的 50 ml（或更大）的注射器，松开夹闭乳胶管的血管钳即可抽液。注射器吸满后，必须先用血管钳夹闭乳胶管，才能卸下注射器，排空后再接上乳胶管，再松开血管钳，以防止外界空气进入胸腔。如此循环操作反复排气抽液，直至症状有所缓解或达到预期目标。

6. 抽出液体应详细记录数量、色泽、浑浊度等，并留取标本送检。

7. 穿刺抽吸完毕，夹闭乳胶管，拔除穿刺针，压迫穿刺点片刻，局部消毒后覆盖无菌纱布，以胶布固定，嘱病人静卧休息。

【注意事项】

1. 有严重出、凝血倾向，血小板明显减少或用肝素、双香豆素等进行抗凝治疗者，大咯血、严重肺结核及肺气肿患者为胸膜腔穿刺术的禁忌证。不能合作的病人也相对禁忌，必要时可给予镇静剂或行基础麻醉后进行胸膜腔穿刺。

2. 胸膜腔穿刺前应阅读胸部 X 线片等影像学检查资料，严防穿刺误差，弄错左、右侧。

3. 操作中要密切观察患者的反应，如有头晕、面色苍白、出汗、心悸、胸部压迫感或剧痛、昏厥等；或出现连续性咳嗽、气短、咳泡沫痰等现象时，立即停止抽液，并皮下注射 0.1%肾上腺素 0.3～0.5 ml，或进行其他对症处理。

4. 一次抽液或抽气不应过多、过快，诊断性抽液，50～100 ml 即可；减压抽液或抽气，首次不超过 600 ml，以后每次不超过 1000 ml，两次抽吸的间隔时间一般为 5～7 天，积液量大时可每周 2～3 次；如为脓胸，每次尽量抽尽。疑为化脓性感染时，助手用无菌试管留取标本，行涂片革兰染色镜检、细菌培养及药敏试验。检查瘤细胞，至少需 100 ml，并应立即送检，以免细胞自溶。

5. 严格无菌操作，操作中要防止空气进入胸膜腔，始终保持胸膜腔负压。

6. 应避免在第 9 肋间以下穿刺，以免穿透膈肌损伤腹腔脏器。

7. 恶性胸腔积液，可注射抗肿瘤药或注射硬化剂诱发化学性胸膜炎，促使脏层与壁层胸膜粘连，闭合胸膜腔，防止胸腔积液重新积聚。

8. 术后及时发现和处理气胸、血胸、肺水肿及胸膜腔感染等并发症。

9. 操作前应向患者说明穿刺目的，消除顾虑；对精神紧张者，可于术前半小时给安定 10 mg，或可待因 0.03 g 以镇静止痛。

第十三节　动、静脉穿刺术

一、动脉穿刺术

【操作目的】 用于血液标本采集、输血、病情动态监测及特殊检查或治疗。

【适用范围】 ①严重休克需急救的病人，经静脉快速输血后情况未见改善，需经动脉提高冠状动脉灌注量及增加有效血容量；②麻醉或手术期以及危重病人持续监测动脉血压；③施行特殊检查或治疗，如血气分析，选择性血管造影和治疗，心导管置入，血液透析治疗等。

【准备工作】

1. 了解、熟悉病人病情，向病人和家属解释动脉穿刺的目的和注意事项，争取清醒病人配合。

2. 如果部位需要，可先行局部备皮。

3. 用物准备　清洁盘、小切开包、套管穿刺针、导引导丝及动脉留置导管、0.4%枸橼酸钠生理盐水或肝素生理盐水冲洗液、加压装置、2 ml 或 5 ml 注射器、碘伏、消毒棉签、无菌棉球、橡皮塞、胶布、无菌巾、洞巾、输液装置、2%利多卡因等。

4. 操作者穿工作服，戴好帽子、口罩，用肥皂及流水洗净双手。

【操作方法】

1. 嘱患者取合适的体位，选好穿刺点。

(1) 桡动脉、末梢动脉穿刺　患者体位不受影响，以患者舒适、操作方便为宜。腕背伸位，下垫纱布卷。

(2) 肱动脉穿刺　患者取坐位或平卧位，上肢外展，掌心向上。

(3) 股动脉穿刺　患者取平卧位，双下肢略外展外旋。

2. 穿刺部位常规皮肤消毒，操作者戴无菌手套，铺无菌洞巾。

3. 操作者立于病人穿刺侧，以左手示指和中指在动脉搏动最明显处固定欲穿刺的动脉。桡动脉穿刺部位在桡侧腕关节上 2 cm；肱动脉穿刺进针点取肘上约 2 cm、肱二头肌内侧缘；股动脉穿刺点在腹股沟韧带内、中 1/3 交界下方 2～3 cm 处（图 9-28）。

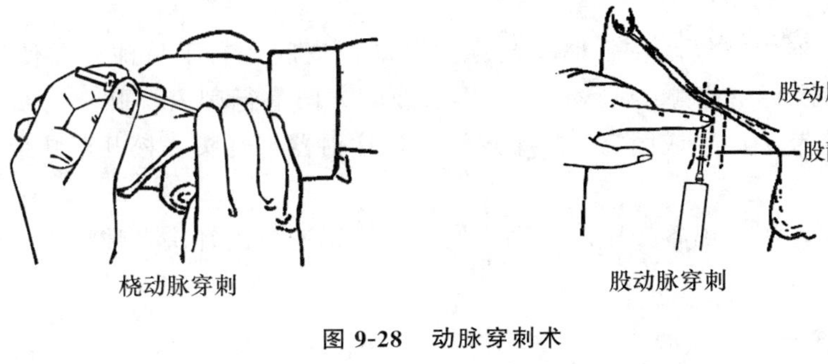

桡动脉穿刺　　股动脉穿刺

图 9-28　动脉穿刺术

4. 右手持连接针头的注射器（肝素生理盐水冲洗）或穿刺针，与动脉走向呈 30°～45°角逆血液方向刺入，如见鲜红色血液直升入注射器，表示已刺入动脉，再缓慢进入 0.3 cm 左右以防脱出。

5. 用左手固定原穿刺针的方向及深度，右手以最大速度注药、采血或插管进行相应检查。

6. 操作完毕，迅速拔出针头，盖无菌敷料，局部加压 5～10 min，胶布固定。

【注意事项】

1. 慢性严重心、肺或肾疾病患者、晚期肿瘤患者、周围皮肤炎症或动脉痉挛以及血栓形成患者、有出血倾向者为禁忌行动脉穿刺。

2. 必须严格无菌操作，以防感染。

3. 如抽出暗黑色血液表示误入静脉，应立即拔出，压迫穿刺点 3～5 min。

4. 一次穿刺失败，切勿反复穿刺，以防损伤血管。穿刺后妥善压迫止血，防止局部血栓形成。

二、静脉穿刺术

【操作目的】 血液标本采集、输血输液、静脉营养、病情动态监测及特殊检查或治疗。

【适用范围】 ①需长期输液而外周静脉因硬化、塌陷致穿刺困难者；②需行肠道外全静脉营养者；③危重病人及采血困难病人急症处理；④中心静脉压测定。

【准备工作】

1. 了解、熟悉病人病情，向病人和家属解释静脉穿刺的目的和注意事项，争取清醒病人配合。

2. 如果部位需要，可先行局部备皮。

3. 用物准备 清洁盘、静脉穿刺包、导引导丝及穿刺套管针、硅胶管、0.4%枸橼酸钠生理盐水或肝素生理盐水冲洗液、加压装置、2 ml 或 5 ml 注射器、碘伏、消毒棉签、无菌棉球、橡皮塞、胶布、输液装置、2%利多卡因等。

4. 操作者穿工作服，戴好帽子、口罩，用肥皂及流水洗净双手。

【操作方法】

1. 浅静脉穿刺术

(1) 部位选择 根据年龄及病情可选择不同部位的静脉。婴幼儿多选用头皮静脉和颈外静脉，其次选用手背静脉和足背静脉。成人常选用手背静脉和足背静脉。在穿刺部位垫小枕。在穿刺点近心端 6 cm 处系压脉带。

(2) 常规消毒皮肤，待干。

(3) 排尽注射器内空气，左手拇指紧绷注射部位皮肤，右手持注射器使针头与皮肤成 20°～25°角，从静脉上方或侧方刺入皮下，再沿静脉方向潜行刺入静脉，见回血再顺静脉进针少许，此时可将针头放平或固定。右手继续固定注射器与针头，松开压脉带，缓慢注入药液或采集血液标本。

(4) 穿刺完毕，用干棉签按压静脉穿刺处皮肤，迅速拔出针头，嘱病人按压片刻。观察注射后有无不良反应。

2. 颈内静脉穿刺

(1) 病人取仰卧位，如需穿刺后插管，则选用右侧颈内静脉为宜。病人头偏向左侧，头后仰，肩下垫一小枕，显露胸锁乳突肌。该肌的锁骨头内缘、胸骨头的外缘与锁骨围成一个三角形，颈内静脉在汇入锁骨下静脉之前，在此三角形内（图 9-29）。

(2) 局部皮肤以碘酒、酒精消毒，待干。

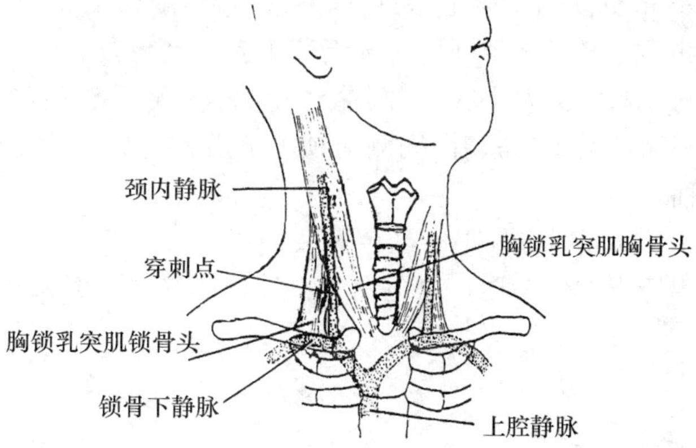

图 9-29 颈内静脉穿刺

(3) 术者戴无菌手套，如需插管应铺无菌巾。

(4) 穿刺点用 2%利多卡因溶液麻醉。

(5) 穿刺方法 ①胸锁乳突肌胸骨头、锁骨头和锁骨三者形成的三角区之顶部为穿刺点，针头与皮肤呈 30°～40°角，向尾端外侧方向，在锁骨后沿第 1 肋骨前端的内缘向下渐进，刺入颈内静脉，即可见回血。如系套管针，刺入后即可取出针芯，放入硅胶管图 9-29；②锁骨上 3 cm 与正中线旁开 3 cm 的交叉点为穿刺点，右手持 14～16 号针头的注射器，将针尖刺入皮肤，穿过胸锁乳突肌，与皮肤呈 30°～40°角刺入颈内静脉，即可见回血。

(6) 操作完毕，用干棉签按压静脉穿刺处皮肤，迅速拔出针头，按压片刻。观察注射后有无不良反应。

3. 颈外静脉穿刺

(1) 患者去枕平卧，头偏向对侧，肩下垫薄枕，使头低肩高，充分暴露颈外静脉。

(2) 选择下颌角和锁骨上缘中点联线上 1/3 处为穿刺点。

(3) 术者常规消毒皮肤，打开静脉穿刺包，戴无菌手套，铺无菌洞巾。

(4) 术者立于床头，在穿刺点上行局部麻醉。注射器抽取生理盐水冲洗硅胶管、接硅胶管的针头、平头针。另一注射器抽 10 ml 生理盐水，排气备用。

(5) 左手拇指绷紧穿刺点上方皮肤，右手持连接 14～16 号针头的注射器或穿刺针，助手以手指按在颈静脉三角处，使静脉充盈。针头与皮肤呈 45°角进入皮下，沿血管方向插入静脉，见回血，再进针 0.5～1 cm，即可采血、注药或插管（图 9-30）。

(6) 穿刺完毕，拔出针头，重新消毒穿刺口皮肤，盖无菌纱布块并压迫 1～2 min，胶布固定。

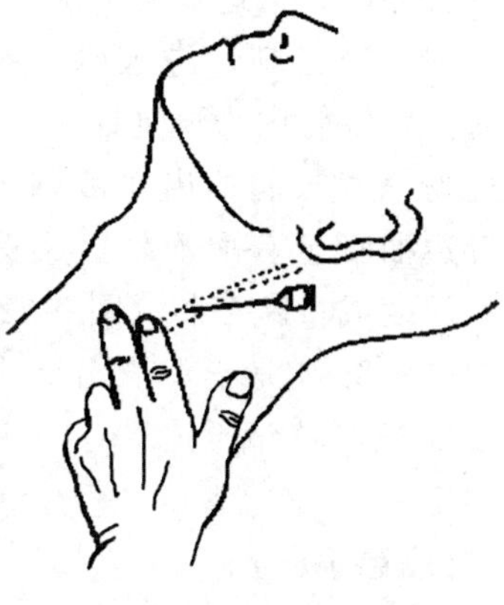

图 9-30 颈外静脉穿刺

4. 锁骨下静脉穿刺

(1) 患者仰卧，头低 15°～30°，两肩胛间垫一薄枕，使两肩后垂，面部转向对侧，一般从右侧穿刺。

(2) 穿刺点定位 ①锁骨中点内侧 1～2 cm 或者锁骨中点与中、内 1/3 交点之间，是最常用的穿刺点，一般在锁骨下缘进针；②在胸锁乳头肌锁骨端外侧缘与锁骨上缘所形成的夹角的平分线顶端外 0.5 cm 处，沿锁骨上缘进针，针头指向胸锁关节。

（3）常规消毒皮肤，打开静脉穿刺包，戴无菌手套，铺无菌洞巾。

（4）左手拇指绷紧穿刺点上方皮肤，右手持连接 14～16 号针头的注射器或穿刺针刺入穿刺点，针头与胸壁平面约呈 15°角朝向同侧胸锁关节后方进针，于锁骨与第 1 肋骨的间隙内走行，边进针边回抽。

（5）一般进针达 4～6 cm 即可抽得暗红色血液，再进针 0.5～1 cm 即可采血、注药或插管。取下注射器时，用拇指按住针尾，以免发生空气栓塞（图 9-31）。

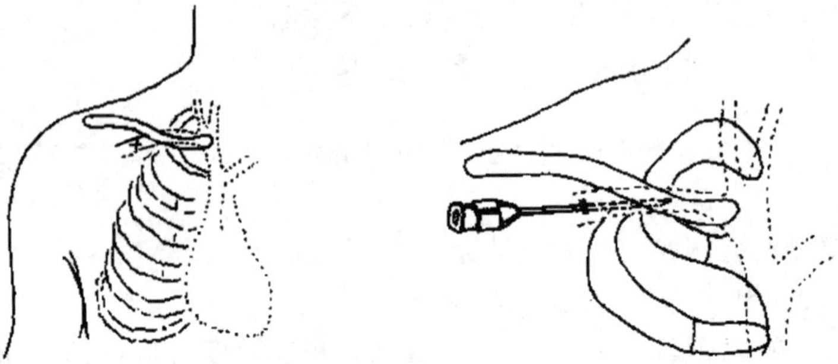

图 9-31 锁骨下静脉穿刺

（6）穿刺完毕，拔出针头，重新消毒穿刺口皮肤，盖无菌纱布块并压迫 1～2 min，胶布固定。

5. 股静脉穿刺

（1）病人取平卧位，穿刺下肢轻微外展外旋，以腹股沟韧带中心的内下方 1.5～3.0 cm，股动脉搏动内侧为穿刺点。

（2）术者消毒局部皮肤，戴无菌手套，铺无菌洞巾。

（3）左手于穿刺点处轻轻压迫皮肤及股静脉并稍加固定，右手持连接 14～16 号针头的注射器或穿刺针向穿刺点刺入，进针方向与穿刺部位的皮肤呈 30°～45°角，顺应血流方向或成垂直方向，边进针边抽吸缓缓刺入。

（4）当穿刺针进入股静脉后，即有静脉血液回流入注射针管内，再进针 0.2～0.5 cm 即可采血或注射药物。若未能抽出血液则先向深部刺入，采用边退针边抽吸至有血液抽吸出为止，或者调整穿刺方向、深度或重新穿刺（图 9-32）。

（5）穿刺完毕，拔出针头并消毒皮肤，盖上无菌小纱布，局部压迫 3～5 min，以防出血，再用胶布固定。

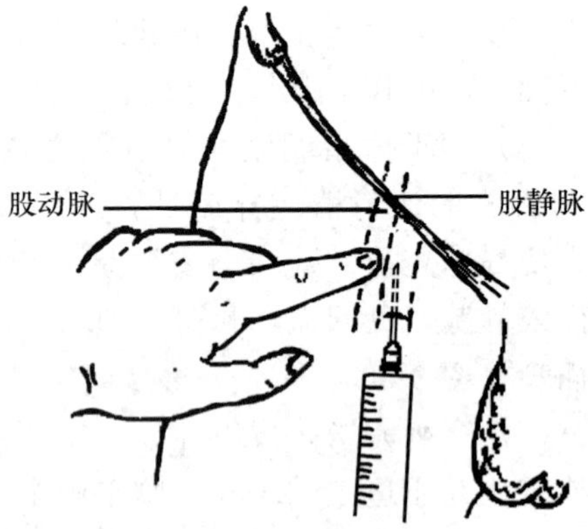

图 9-32 股静脉穿刺

【注意事项】

1. 严格执行无菌操作规程。

2. 准确选择穿刺点，掌握好穿刺针的方向，动作要轻柔，避免发生并发症，如气胸、血胸、血肿、气栓、神经损伤、感染等。

3. 穿刺完毕后要压迫局部，以免出血形成皮下血肿。

4. 插管术后，应观察有无渗液、渗血。穿刺处每日更换敷料 1 次。每次输液结束后，将导管末端针头用无菌纱布包裹扎紧，防止空气进入，固定好备用。

5. 对凝血机制障碍者或有影响操作的疾患，不宜行静脉穿刺。

第十四节　伤口止血包扎

【操作目的】 压迫止血、保护伤口、固定敷料、减少污染、固定骨折与关节、减少疼痛。

【适用范围】 适用于各种出血情况下和骨关节损伤的现场急救止血与包扎，尤其是大出血的急救处理；术中减少手术区域内的出血等情况。

【准备工作】

1. 向病人或家属交待病情，做好解释工作，争取清醒病人配合。

2. 用品准备　消毒用品、无菌纱布、棉垫、绷带、三角巾、止血带、弹性橡皮带等，亦可用清洁毛巾、手绢、布单、衣物等替代。

【操作方法】

（一）止血方法

1. 加压包扎法　是最常用的急救止血方法。用敷料盖住伤口，再用绷带加压包扎，以能适度控制出血且不影响局部供血为度。此种方法适用于四肢的小动脉或静脉出血，头皮下出血等。

2. 填塞止血法　用消毒纱布、棉垫或可吸收的明胶海绵等止血剂填塞在伤口内，再用绷带、三角巾或四头带加压包扎，松紧度以达到止血为宜。填入的纱布应在 2～3 天内取出。此法易招致感染和加重伤口组织损伤，非万不得已时不宜采用，常用于颈部、臀部等较深伤口。

3. 指压止血法　是最方便和最快捷的止血方法。医师用手指、手掌或拳头压迫出血区域近侧动脉干或直接压迫伤口出血处，可以临时控制出血。多用于头、面、颈部及四肢动脉出血的急救。压迫点选择在易于找到的动脉路径上，并可压向骨骼方向而达到有效地控制出血的目的（图 9-33）。

（1）头顶部、颞部出血　在伤侧耳前，操作者用拇指对准下颌关节处，压迫颞浅动脉。

（2）面部出血　无论是单侧出血或者是双侧出血，操作者用拇指、示指或中指压迫双侧下颌骨与咬肌前缘交界处的面动脉。

（3）头面、颈部出血　在胸锁乳突肌前缘中点，环状软骨水平，操作者用拇指将颈总动脉向第 6 颈椎横突上压迫。不能同时压迫双侧颈总动脉，以免造成脑缺血；并且压迫时间也不宜过久，以免引起生命危险。

（4）耳后出血　操作者用拇指压迫同侧耳后动脉。

（5）后半部头皮出血　操作者压迫耳后乳突与枕骨粗隆间的枕动脉。

（6）肩部、腋部出血　操作者用拇指压迫同侧锁骨上窝中部、胸锁乳突肌外缘，将锁骨下动脉压向第 1 肋骨。

（7）上肢出血　用四指压迫腋动脉或向肱骨方向压迫肱动脉，并将上肢抬高。

（8）前臂出血　在肘窝部压迫肱动脉。

（9）手掌出血　在腕部压迫桡、尺动脉。

（10）手指出血　用拇指、示指分别压迫手指两侧手指固有动脉。

（11）下肢出血 在大腿根部用双手拇指向后用力压迫股动脉。

（12）足部出血 用两手拇指分别压迫足背中部近脚踝处的胫前动脉和足根内侧与内踝之间的胫后动脉。

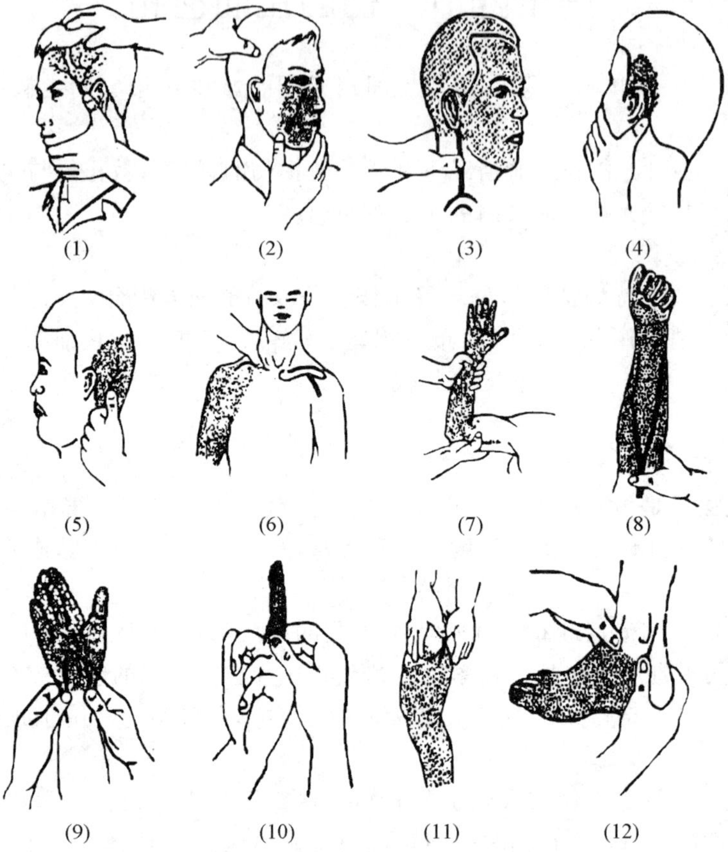

图 9-33 指压止血法

（1）头顶部、颞部出血；（2）面部出血；（3）头面、颈部出血；（4）耳后出血；（5）后半部头皮出血；（6）肩部、腋部出血；（7）上肢出血；（8）前臂出血；（9）手掌出血；（10）手指出血；（11）下肢出血；（12）足部出血

4. 屈曲加垫止血法 当前臂或小腿出血时，可在肘窝或腋窝内放置棉纱垫、毛巾或衣服等物品，屈曲关节，用三角巾或绷带作 8 字形固定。注意有骨折或关节脱位者不能使用，同时，因此方法令伤员痛苦较大，不宜首选（图 9-34）。

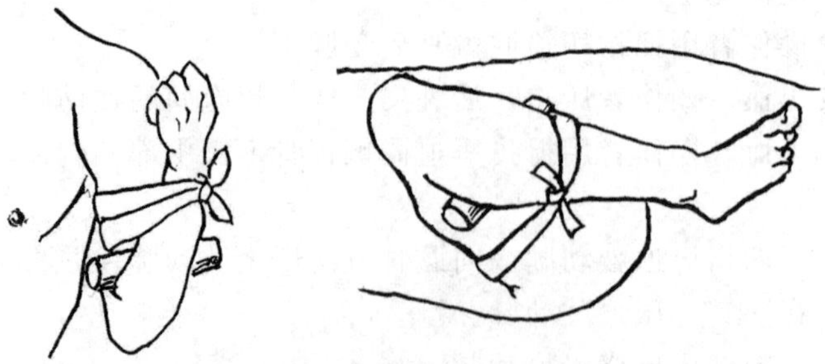

图 9-34 屈曲加垫止血法

5. 止血带法　适用于四肢大血管破裂或经其他急救止血无效者（图 9-35）。

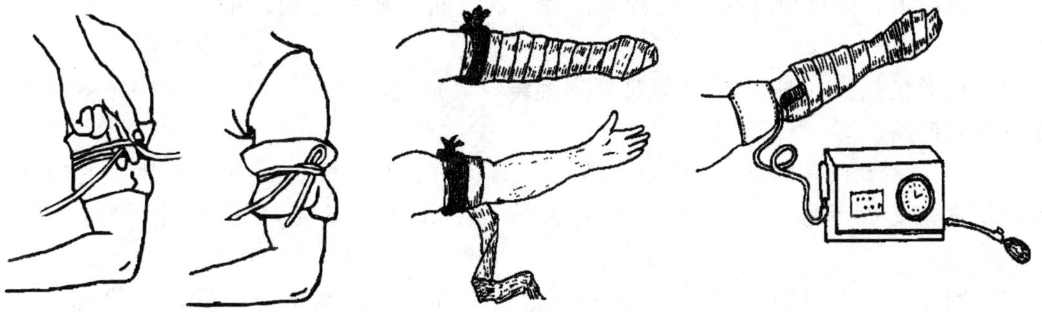

橡胶止血带　　驱血带　　充气止血带

图 9-35　止血带法

（1）橡皮止血带止血法　用长 1 米左右的橡皮管，先在使用止血带部位垫一层布或单衣，再以左手拇指、示指、中指持止血带头端，另一手拉紧止血带绕肢体缠 2～3 圈，并将橡皮管末端压在紧缠的橡皮管下固定。

（2）绞紧止血法　急救时可用布带、绳索、三角巾或者毛巾替代橡皮管，先垫衬垫，再将带子在垫上绕肢体一圈打结，在结下穿一短棒，旋转此短棒使带子绞紧，至不流血为止，最后将短棒固定在肢体上。

（3）弹性橡皮带（驱血带）　抬高患肢，用宽约 5 cm 的弹性橡皮带在肢体上重叠加压，包绕几圈，达到止血的目的。

（4）充气止血带　充气止血带面宽而软，施压部位压力均匀，并有压力表测定压力，此法比较安全，常用于四肢活动性大出血或在四肢手术时采用。

（二）包扎法

1. 绷带包扎法

（1）环形包扎法（图 9-36）　连续环形包扎患部，后一周完全盖住前一周，其圈数按需要而定。

（2）螺旋形包扎法（图 9-37）　从远端开始先环形包扎两圈，再向近端呈 30°角螺旋形缠绕，每圈与前一圈重叠 1/3～1/2。

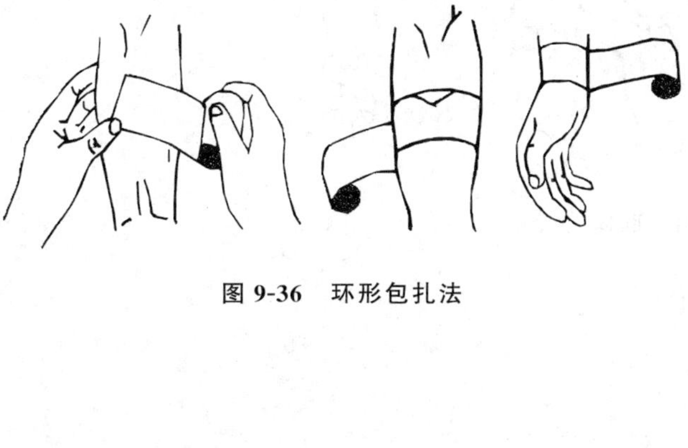

图 9-36　环形包扎法

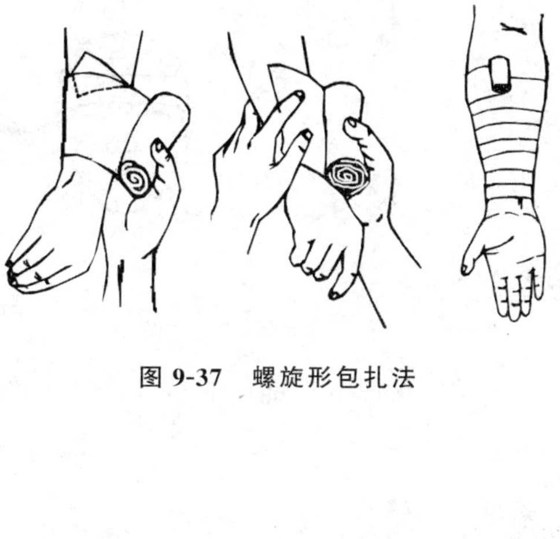

图 9-37　螺旋形包扎法

（3）螺旋反折包扎法（图 9-38） 用于周径不等的部位，如前臂、小腿、大腿等处，开始先做二周环形包扎，再做螺旋包扎，然后以一手拇指按住卷带上面正中处，另一手将卷带自该点反折向下，盖过前周的 1/2～2/3。每一次反折须整齐排列，不应在伤口与骨隆突处反折。

（4）蛇形包扎法（图 9-39） 绷带斜形缠绕，各周互不重叠，用于简单固定敷料和夹板或在急救时使用。

（5）“8”字形包扎法（图 9-40） 适用于肩、肘、膝、踝、腕等关节部位的包扎及锁骨骨折的固定。绷带呈“8”字形连续在关节上下包扎，交替缠绕，每圈与前一圈重叠 2/3。

（6）回返包扎法（图 9-41） 一根绷带自正中开始，反复由前向后，由后向前，左右交替来回包扎，每一来回覆盖前一次的 1/3～1/2，同时另一根绷带环形包扎压住前一根绷带的反折部分，直到全部遮盖后，再做环形包扎两周固定。适用于包扎头顶、指端和肢体残端。

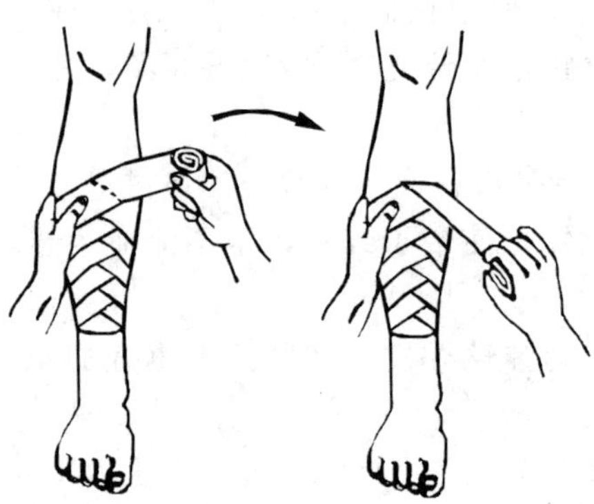

图 9-38 螺旋反折包扎法

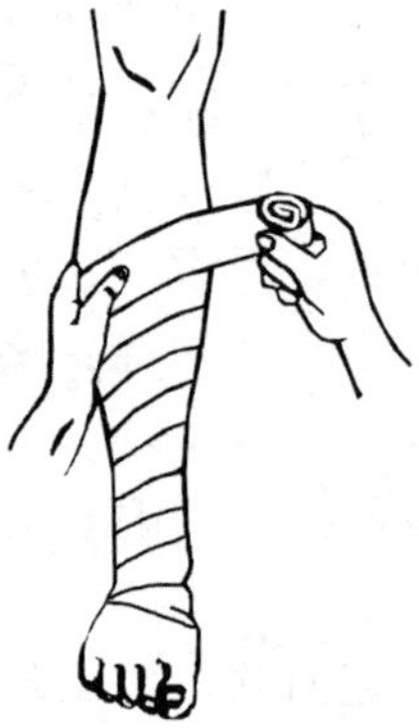

图 9-39 蛇形包扎法

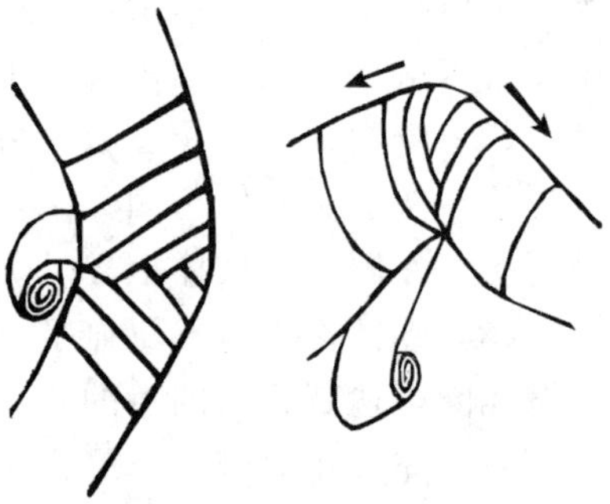

图 9-40 “8”字形包扎法

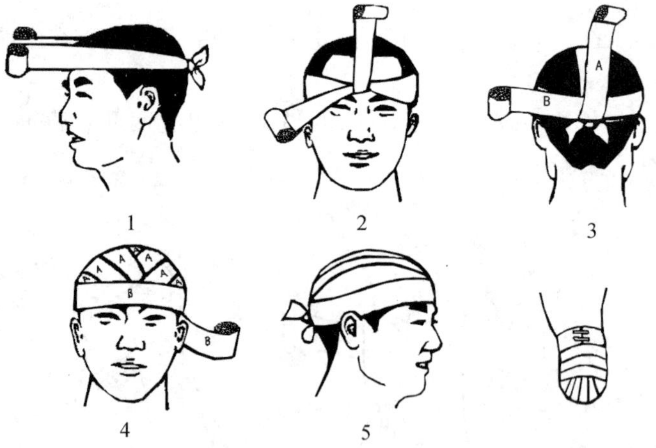

图 9-41 回返包扎法

（7）其他常见部位的包扎法 见图 9-42，9-43。

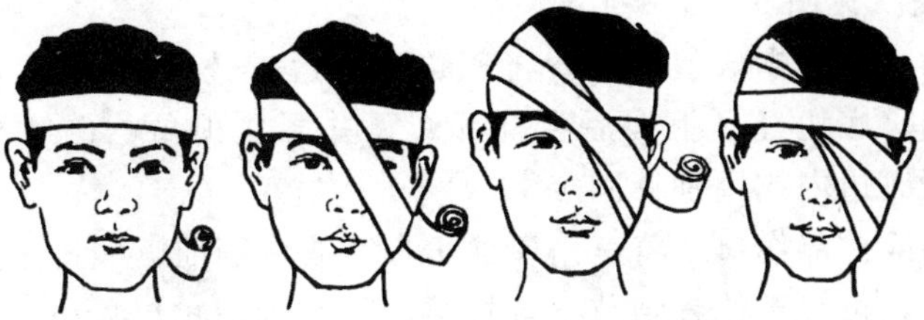

单眼包扎法

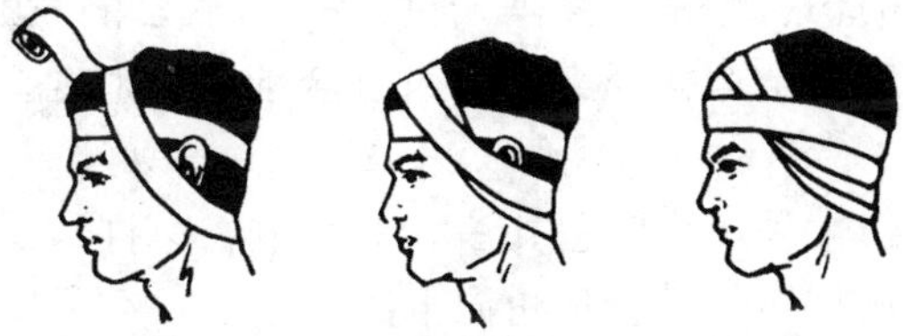

单耳包扎法

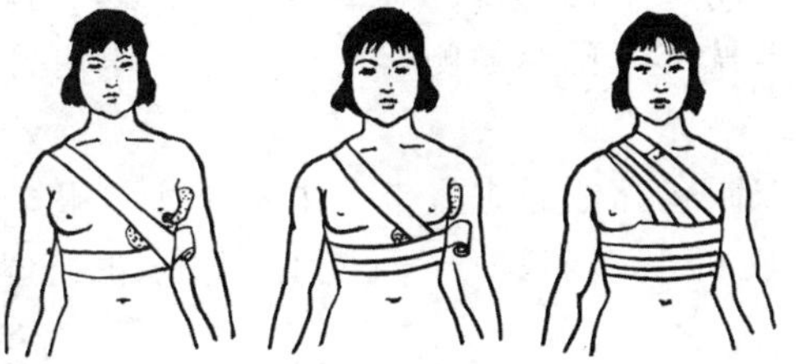

胸部与乳包扎法

图 9-42　眼、耳、乳房包扎法

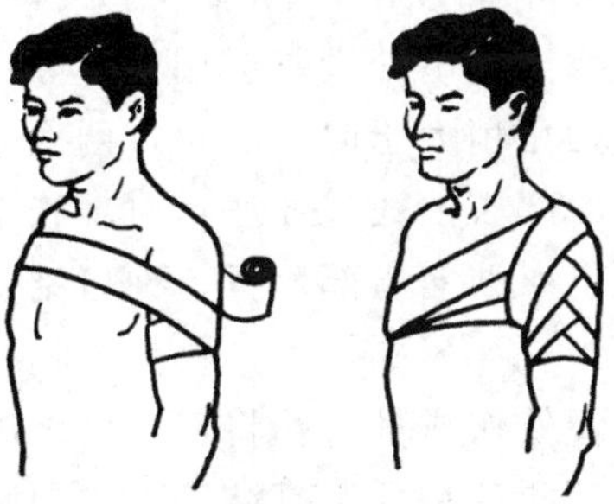

肩关节包扎法

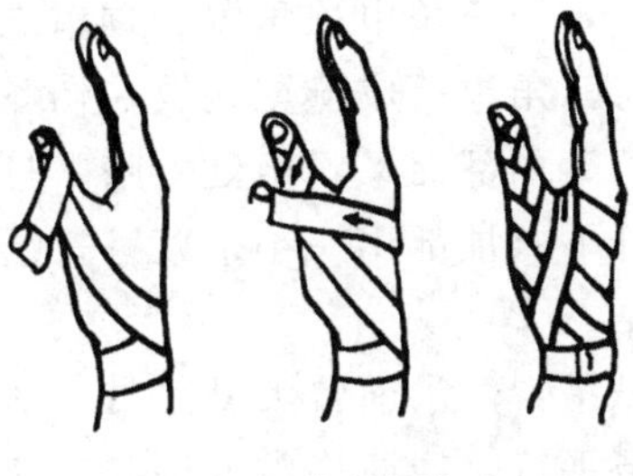

拇指包扎法

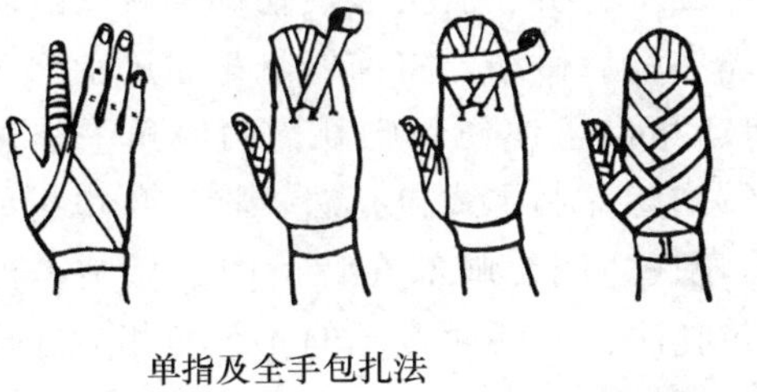

单指及全手包扎法

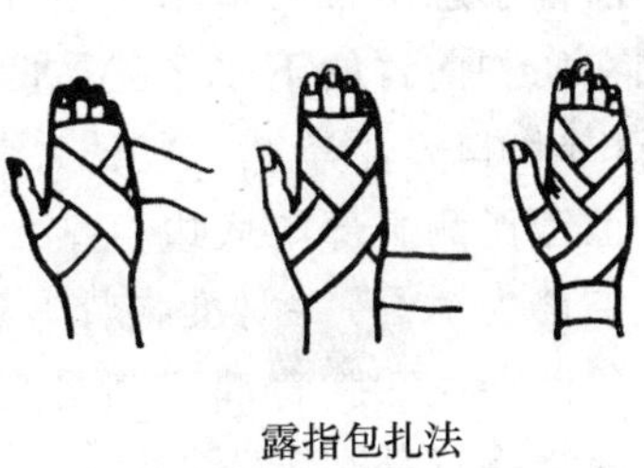

露指包扎法

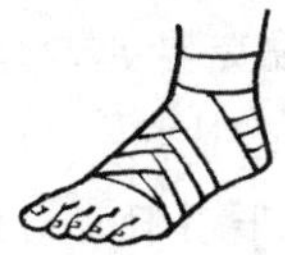

足部露指包扎法

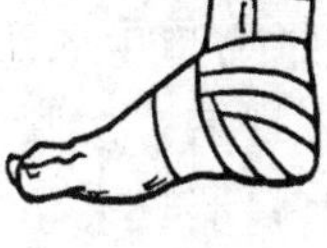

踝关节包扎法

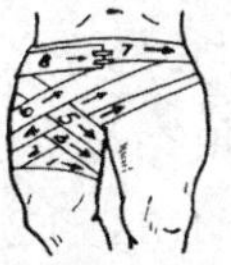

单侧腹股沟区包扎法

图 9-43　手、足、肩关节包扎法

2. 三角巾包扎法 见图 9-44，9-45。

（1）头顶部伤口 采用帽式包扎法，将三角巾底边折叠约 3 cm 宽，底边正中放在眉间上部，顶尖拉向枕部，底边经耳上向后在枕部交叉并压住顶角，再经耳上绕到额部拉紧打结，顶角向上反折至底边内或用别针固定。

（2）头顶、面部或枕部伤口 将三角巾顶角打结放在额前，底边中点打结放在枕部，底边两角拉紧包住下颌，再绕至枕骨结节下方打结，称为风帽式包扎法。

（3）颜面部较大范围的伤口 采用面具式包扎法，将三角巾顶角打结，放在下颌处，上提底边罩住头面，拉紧两底角至后枕部交叉，再绕至前额部打结，包扎好后根据伤情在眼、鼻、口处剪洞。

（4）头、眼、耳处外伤 采用头眼包扎法，三角巾底边打结放在鼻梁上，两底角拉向耳后下，枕后交叉后绕至前额打结，反折顶角向上固定。

（5）一侧眼球受伤 采用单眼包扎法。将三角巾折叠成 4 指宽的带形，将带子的上 1/3 盖住伤眼，下 2/3 从耳下至枕部，再经健侧耳上至前额，压住另一端，最后绕经伤耳上、枕部至健侧耳上打结。

（6）双眼损伤 采用双眼包扎法。先将带子中部压住一眼，下端从耳后到枕部，经对侧耳上至前额，压住上端，反折上端斜向下压住另一眼，再绕至耳后、枕部，至对侧耳上打结。

（7）下颌、耳部、前额或颞部伤口：采用下颌带式包扎法。将带巾经双耳或颞部向上，长端绕头顶后在颞部与短端交叉，将二端环绕头部，在对侧颞部打结。

（8）肩部伤口 ①肩部三角巾包扎法：需用三角巾及颈巾，将颈巾中央置于患侧颈部，于对侧腋下打结，把三角巾顶角置于颈巾之下并折叠于颈巾处固定或用别针固定；②肩部燕尾式包扎法：将三角巾折成燕尾式放在伤侧，向后的角稍大于向前的角，两底角在伤侧腋下打结，两燕尾角于颈部交叉，至健侧腋下打结；③肩部衣袖式包扎法：对准腋下衣缝剪开伤肢衣袖，在肩峰下衣袖部用一小带束臂打结，然后将衣袖向肩部反折，袖口结带子，从对侧腋下至胸前打结。

（9）前臂悬吊带 ①前臂大悬吊带：适用于前臂外伤或骨折。将三角巾平展于胸前，顶角与伤肢肘关节平行，屈曲伤肢，提起三角巾下端，两端在颈后打结，顶尖向胸前外折，用别针固定；②前臂小悬吊带：适用于锁骨、肱骨骨折、肩关节损伤和上臂伤。将三角巾叠成带状，中央放在伤侧前臂的下 1/3 处，两端在颈后做结，将前臂悬吊于胸前。

（10）胸背部伤口 ①单胸包扎法：将三角巾盖住伤侧胸部，两底角平季肋部绕到背后打结，顶角向上经伤侧肩部与底边打结；②胸背部燕尾式包扎法：将三角巾折成燕尾状，两角长短相等，夹角为 70°，并对准胸骨，燕尾底边围绕胸部在背后中央做结，再通过布带在肩上与两燕尾角做结；③胸背部双燕尾式包扎法：先将两燕尾的 4 个角相对在肩部打结，再将燕尾的基底部绕胸背部在腋下做结。

（11）腹部伤口 ①腹部兜式包扎法：将三角巾底边置于胸腹交界处，顶角放在会阴部，两底角在腰部做结，顶角穿过会阴部与底边打结；②腹部燕尾式包扎法：将三角巾折成燕尾状，向前的角大于向后的角，底边横放在上腹部，夹角对准大腿外侧中线，两底边角于背后一侧做结，再将前角围绕大腿拉于臀部下方与向后的角做结。

（12）臀部伤口 单臀包扎法需两条三角巾，将一条三角巾盖住伤臀，顶角朝上，底边折成两指宽在大腿根部绕成一周做结。另一三角巾折成带状压住三角巾顶角，围绕腰部一周做结，最后将三角巾顶角折回，用别针固定。

（13）四肢肢体包扎法　将三角巾折叠成适当宽度的带状，在伤口部环绕肢体包扎。

（14）手（足）部三角巾包扎法　将手或足放在三角巾上，与底边垂直，反折三角巾顶角至手或足背，底边缠绕打结。

（15）腘窝、肘部伤口包扎法　将三角巾折叠成适当宽度的带状，在伤口部环绕腘窝、肘部包扎。

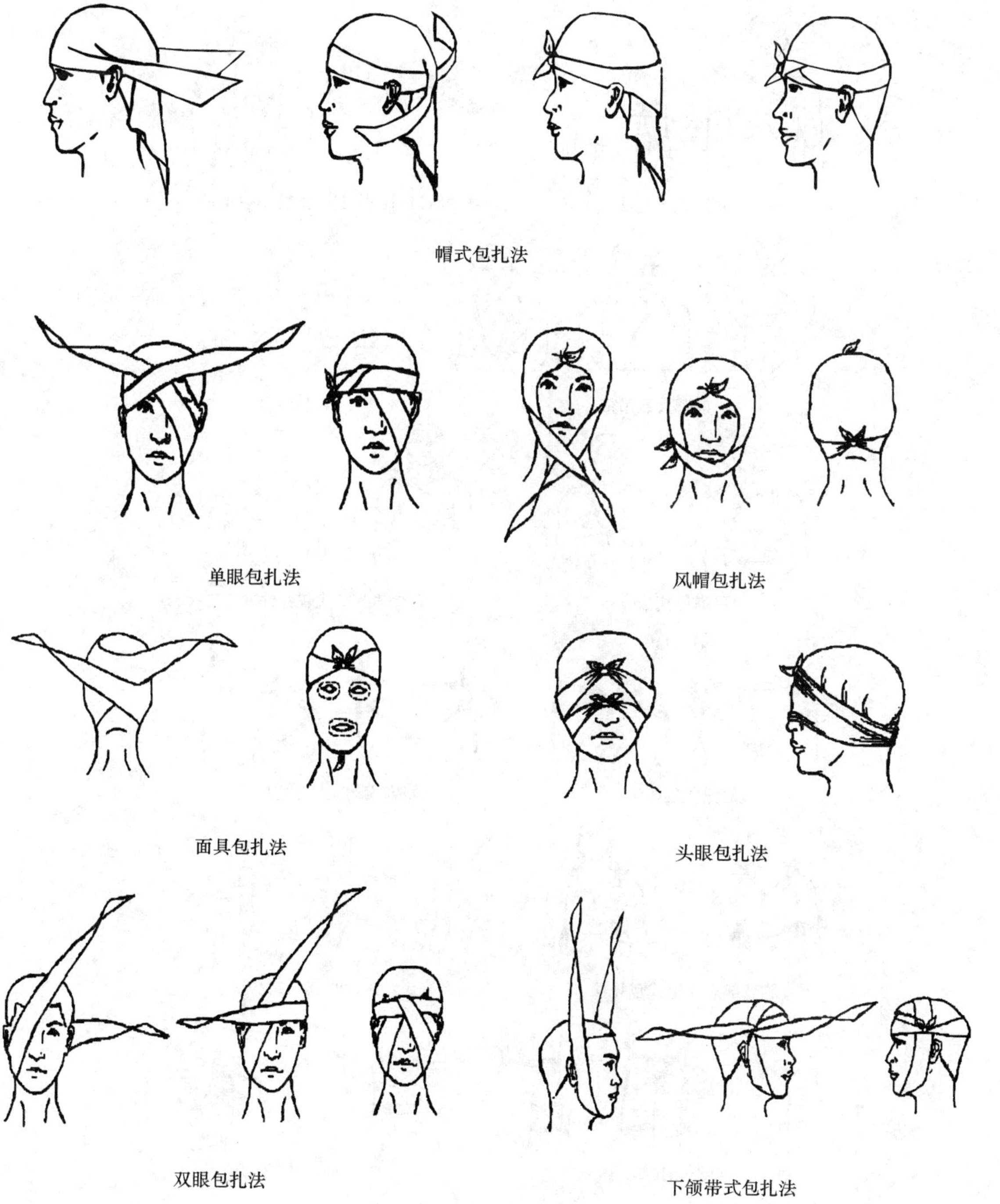

图 9-44　三角巾头面部包扎法

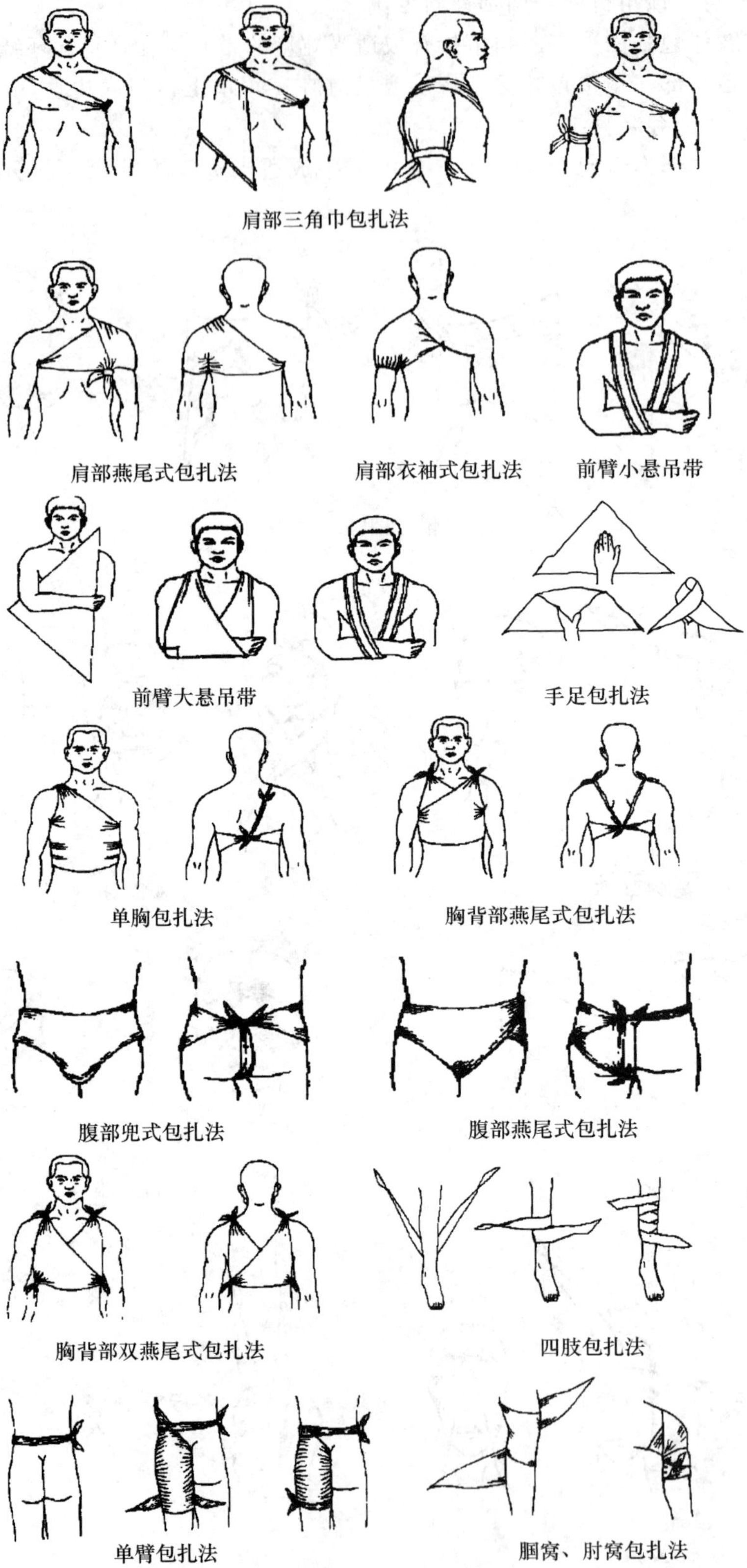
肩部三角巾包扎法
肩部燕尾式包扎法
肩部衣袖式包扎法
前臂小悬吊带
前臂大悬吊带
手足包扎法
单胸包扎法
胸背部燕尾式包扎法
腹部兜式包扎法
腹部燕尾式包扎法
胸背部双燕尾式包扎法
四肢包扎法
单臂包扎法
腘窝、肘窝包扎法

图 9-45 三角巾包扎法

3. 四头带包扎法　如图 9-46 所示，主要用于鼻部、下颌、前额及后头部创伤。

4. 多头带包扎法　如图 9-47 所示。

5. 特殊损伤的包扎　如图 9-48 所示。

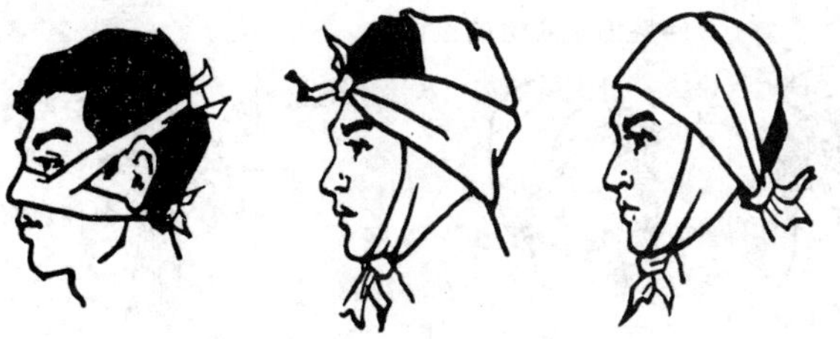

图 9-46　四头带包扎法

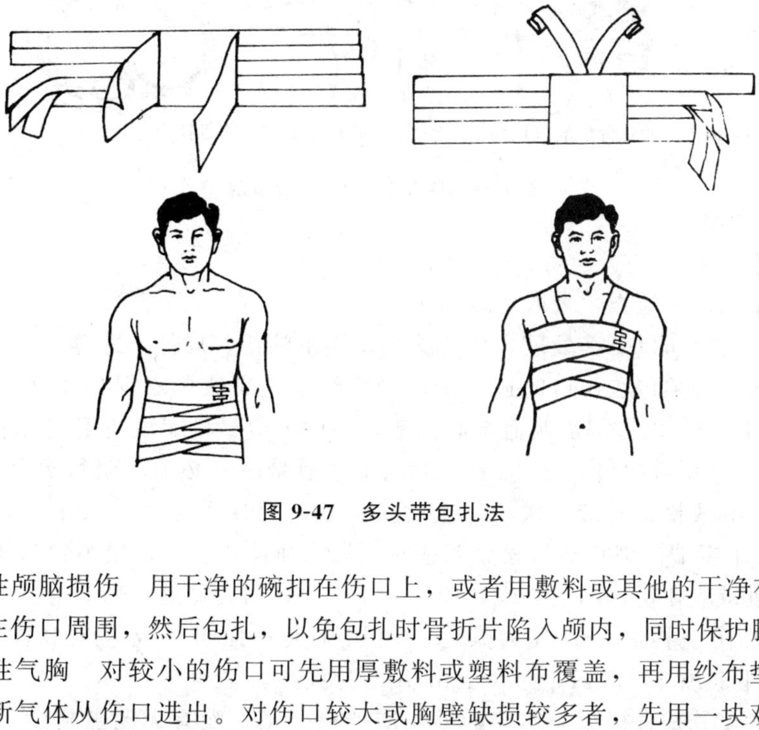

图 9-47　多头带包扎法

(1) 开放性颅脑损伤　用干净的碗扣在伤口上，或者用敷料或其他的干净布类做成大于伤口的圆环，放在伤口周围，然后包扎，以免包扎时骨折片陷入颅内，同时保护膨出的脑组织。

(2) 开放性气胸　对较小的伤口可先用厚敷料或塑料布覆盖，再用纱布垫或毛巾垫加压紧密包扎，阻断气体从伤口进出。对伤口较大或胸壁缺损较多者，先用一块双层凡士林纱布经伤口填塞胸腔内，再在其中心部位填塞干纱布，外加敷料，用胶布粘贴加压固定。

(3) 肋骨骨折　胸部外伤伴有多发性肋骨骨折，可用衣物、枕头等加压包扎伤侧，以遏制胸壁浮动，必要时可使伤员侧卧在伤侧。

单根肋骨骨折可用宽胶布固定，用宽为 7～8 cm、长度为胸廓周径的 2/3 的胶布，在病人最大呼气末屏气时，自健侧肩胛下向前经患侧至健侧锁骨中线粘贴固定，上下胶布重叠2～3 cm。

(4) 开放性骨折并骨端外露　包扎时外露的骨折端不要还纳，如自行还纳还需特别注明。

(5) 腹部外伤并内脏脱出　脱出的内脏不能还纳，包扎时屈曲双腿，放松腹肌，将脱出的内脏用大块无菌纱布盖好，再用干净饭碗、木勺等凹形物扣上，或用纱布、布卷、毛巾等做成圆圈状，以保护内脏，再包扎固定。

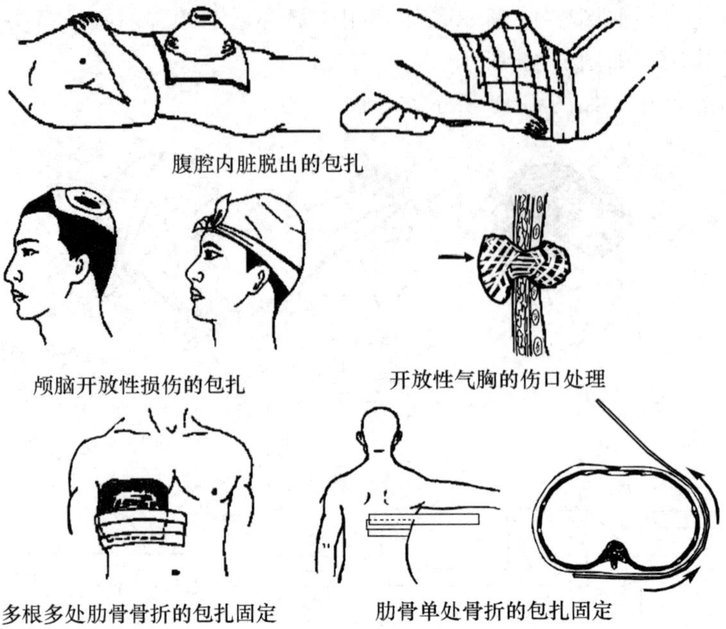

图 9-48 特殊情况的包扎固定

【注意事项】

1. 迅速暴露伤口并检查，采取急救措施。

2. 有条件者应对伤口妥善处理，如清除伤口周围油污，局部消毒等。

3. 使用止血带必须包在伤口的近心端，局部给予包布或单衣保护皮肤。在上止血带前应抬高患肢 2～3 min，以增加静脉血向心回流，原则上应尽量缩短使用止血带的时间，一般允许 1 h 左右，最长不宜超过 3 h。需要长时间上止血带时，必须注明每次上止血带的时间，并每隔 45～60 min 放松止血带一次，每次放松止血带的时间为 3～5 min，松开止血带之前应用手压迫动脉干近端。绑止血带松紧要适宜，以出血停止、远端摸不到脉搏搏动为好。

4. 绑扎止血带应在伤口的近心端，以上臂上 1/3 处和大腿上中部为好。上臂中下 1/3 部扎止血带容易损伤桡神经，应视为禁忌。使用充气止血带，成人上肢需维持在 40 kPa (300 mmHg)，下肢以 66.47 kPa（500 mmHg）为宜。

5. 包扎材料尤其是直接覆盖伤口的纱布应严格无菌，没有无菌敷料则尽量应用相对清洁的材料，如干净的毛巾，布类等。

6. 包扎不能过紧或过松，打结或固定的部位应在肢体的外侧面或前面。

7. 需要施行断肢（指）再植者、特殊感染拟行截肢术者不用止血带。凡有动脉硬化症、糖尿病、慢性肾病肾功能不全者，慎用止血带或休克裤。

第十五节 脊柱损伤患者的搬运

【操作目的】 安全转运脊柱损伤患者，防止加重椎骨和脊髓的损伤。

【适用范围】 各种原因所致脊柱损伤患者的搬运。

【准备工作】

1. 向患者解释搬运中的注意事项，争取患者的配合。

2. 硬质担架、木板或门板搬运。

【操作方法】

1. 使伤员双下肢伸直、靠拢，双上肢也伸直，并贴于身旁，木板、门板或硬担架放在伤员一侧，2～3 人扶伤员躯干，使成一整体滚动至木板上，或 3 人用手同时将伤员平直托起搬动，注意勿使躯干扭转（图 9-49）。禁止搂抱或一人抬头、一人抬足的方法搬动，以免增加脊柱弯曲，加重椎骨和脊髓的损伤。

2. 对颈椎损伤的伤员，由专人托扶头部，沿纵轴向上略加牵引，使头、颈随躯干一同滚动，或伤员自己双手托住头部，缓慢搬移，严禁随便强行搬动头部。病人躺到木板上后，用沙袋或折好的衣物放在颈部两侧加以固定（图 9-50）。

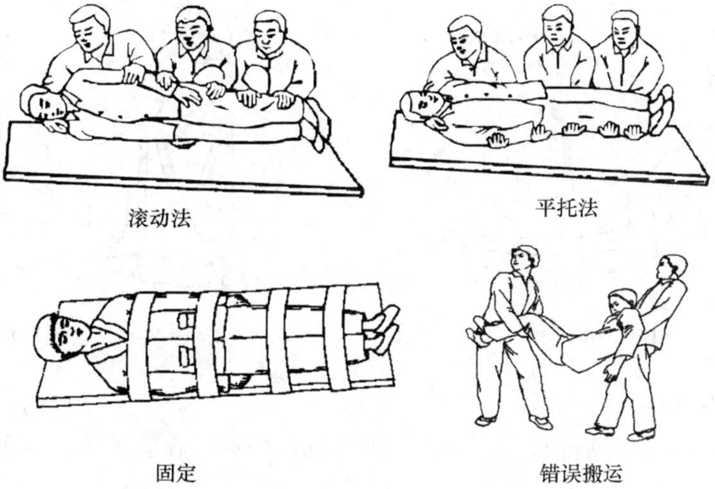

图 9-49　脊柱损伤患者的搬运

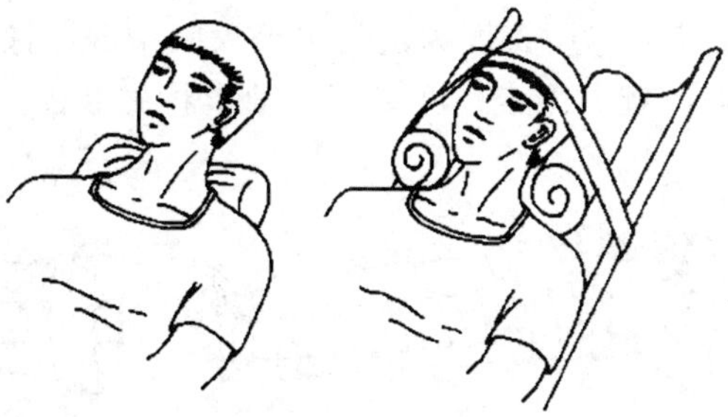

图 9-50　颈椎损伤的伤员搬运

第十六节　四肢骨折现场急救外固定技术

【操作目的】　防止骨折断端活动刺伤血管、神经等周围组织造成继发性损伤，并减少疼痛，便于抢救运输和搬运。

【适用范围】　各种原因所致四肢骨折的临时固定、抢救与搬运。

【操作准备】

1. 木质、铁质或塑料制作的夹板或固定架。

2. 就地取材，选用适合的木板、竹竿、树枝、纸板等简便材料。

3. 交待病情，争取配合。

【操作步骤】

1. 上臂骨折固定（图 9-51） 将夹板放在骨折上臂的外侧，用绷带固定；再固定肩肘关节，用一条三角巾折叠成燕尾式悬吊前臂于胸前，另一条三角巾围绕患肢于健侧腋下打结。若无夹板固定，可用三角巾先将伤肢固定于胸廓，然后用三角巾将伤肢悬吊于胸前。

2. 前臂骨折固定（图 9-52） 将夹板置于前臂四侧，然后固定腕、肘关节，用三角巾将前臂屈曲悬吊于胸前，用另一条三角巾将伤肢固定于胸廓。若无夹板固定，则先用三角巾将伤肢悬吊于胸前，然后用三角巾将伤肢固定于胸廓。

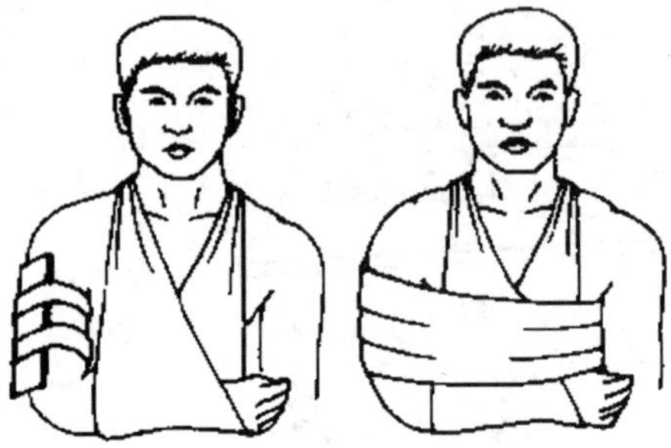

图 9-51 上臂骨折固定

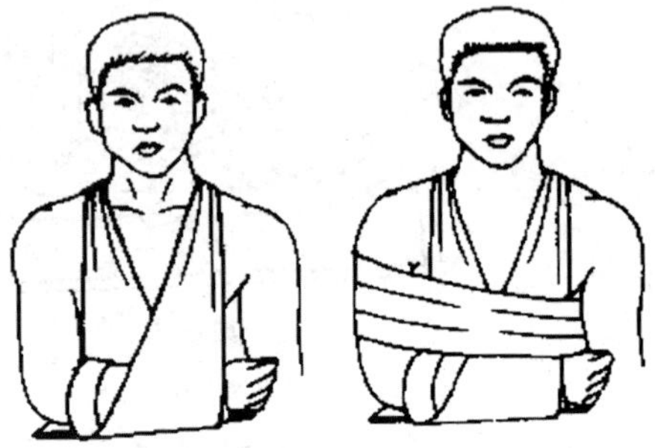

图 9-52 前臂骨折固定

3. 股骨骨折固定（图 9-53）

（1）健肢固定法 用绷带或三角巾将双下肢绑在一起，在膝关节、踝关节及两腿之间的空隙处加棉垫。

（2）躯干固定法 用长夹板从足跟至腋下，短夹板从足跟至大腿根部，分别置于患腿的外、内侧，用绷带或三角巾捆绑固定。

4. 小腿骨折固定（图 9-54） 用长度为由足跟至大腿中部距离大小的两块夹板，分别置于小腿内外侧，再用三角巾或绷带固定。亦可用三角巾将患肢固定于健肢。

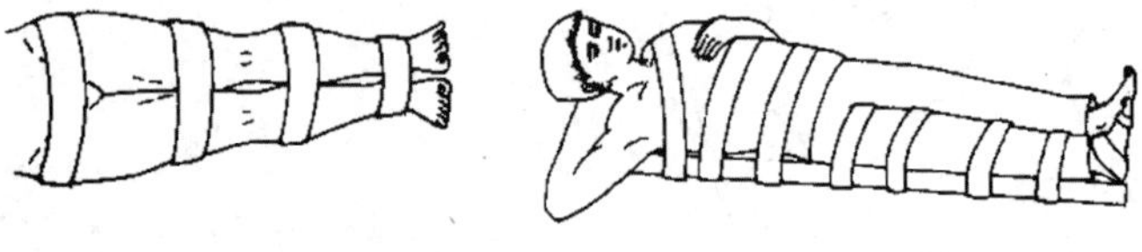

图 9-53 股骨骨折固定

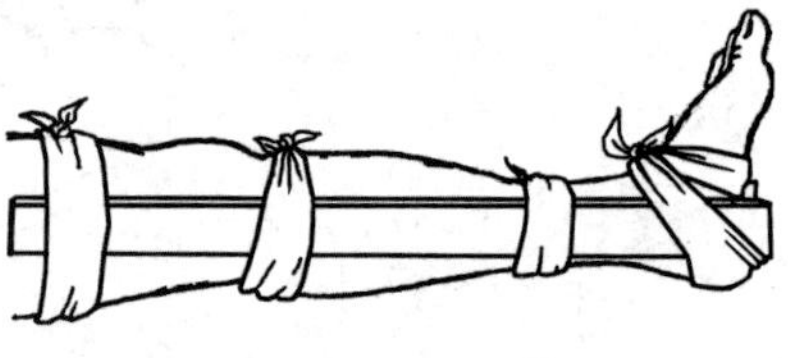

图 9-54 小腿骨折固定

【注意事项】

1. 有创口者应先止血、消毒、包扎，再固定。
2. 固定前应先用布料、棉花、毛巾等软物，铺垫在夹板上，以免损伤皮肤。
3. 用绷带固定夹板时，应先从骨折的下部缠起，以减少患肢充血水肿。
4. 夹板应放在骨折部位的下方或两侧，应固定上下各一个关节。
5. 大腿、小腿及脊柱骨折者，不宜随意搬动，应临时就地固定。
6. 固定应松紧适宜。

第十七节　心肺复苏术

一、初级复苏

【操作目的】 重建循环与呼吸，维护重要脏器供血供氧，保护脏器功能。

【适用范围】 现场急救因麻醉意外、电击、溺水、中毒、颈椎骨折、脑疝及其他伤病引起心跳呼吸骤停者。

【准备工作】

1. 迅速检查病人，确定是否为意识丧失，心跳、呼吸停止。

2. 将病人安置在平硬的地面上或在病人的背后垫一块硬板，去枕平卧。

3. 解开患者衣领及裤带，并清除患者口腔内的异物、黏液及呕吐物等，以保持气道通畅。

【操作方法】

（一）胸外心脏按压

操作者尽量缩短开始首次胸外心脏按压时间。

1. 操作者站于病人一侧。

2. 确定按压部位　方法：①胸骨乳头连线水平即胸骨下 1/2 段的中点；②先以一手中指沿病人肋弓滑移到胸骨下切迹，示、中指并拢横放在胸骨下切迹的上方，另一手掌根部沿胸骨下滑到示指。该手掌中心部分是胸骨下 1/2 段的中点（图 9-55）。

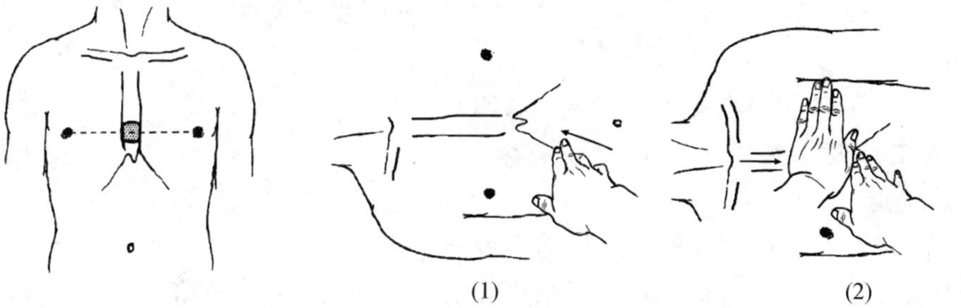

(1)　(2)

图 9-55　确定按压部位

3. 一手掌根部置于选定的按压部位的胸骨上，掌根部长轴与胸骨长轴确保一致。另一手掌重叠在其手背上，双手交叉抬起或双手手指均翘起。双肘关节伸直，使上肢呈直线，前臂与患者胸骨垂直，保证每次按压的方向都与胸骨垂直，全力压在胸骨上（图 9-56）。

4. 操作者以髋关节为支点，利用上半身体重和肩、臂部肌肉力量向脊柱方向做按压，并随即放松，以利心脏舒张。放松时，术者的手不要离开胸骨接触面，以免移位。每次按压使胸骨向下压陷的幅度，成人至少为 5 cm，婴儿和儿童的幅度至少为胸部前后径的 1/3（婴儿大约为 4 cm，儿童大约为 5 cm）。

5. 按压频率至少为 100 次/分，并保证每次按压后胸廓回弹。

6. 按压有效的主要指标　①按压时能扪及大动脉搏动，收缩压>8.0 kPa；②患者面色、口唇、指甲及皮肤等色泽再度转红；③扩大的瞳孔再度缩小；④出现自主呼吸；⑤神志逐渐恢复，出现睫毛反射、对光反射、眼球活动、肢体活动等。

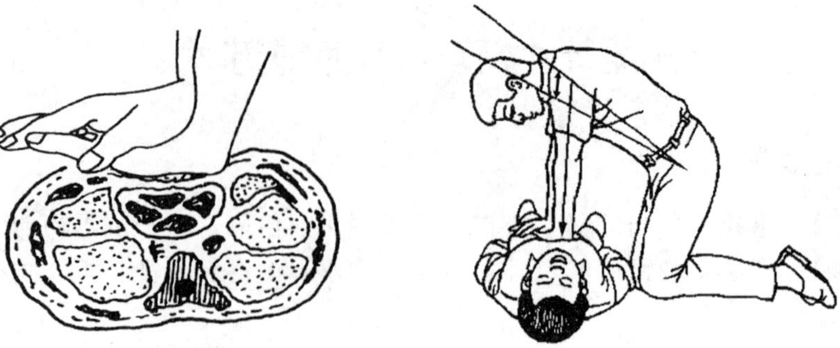

图 9-56 按压方法与姿势

【注意事项】

1. 按压位置要正确，偏低易引起肝破裂，偏高影响效果。偏向两侧易致肋骨骨折、气胸、心包积血等。按压力度以能扪及股动脉搏动或瞳孔不散大为满意。

2. 2010 年修改的心肺复苏指南强调：施救者应先开始胸外按压，然后进行人工呼吸（即胸外按压→开放气道→人工呼吸）。成人按压/通气比为 30∶2（儿童与婴儿单人施救为 30∶2，双人施救时为 15∶2），医务人员每 2 分钟交换一次按压职责。

3. 新生儿施救中仍按胸外按压→开放气道→人工呼吸顺序进行，按压/通气比为 3∶1（如果已知心脏骤停是心脏病因引起的，应考虑为 15∶2）。

4. 尽可能减少胸外按压的中断，尽可能将中断控制在 10 秒以内。

5. 人工呼吸仅适用于短时间急救之用，应尽早行气管插管或气管切开，行呼吸机机械通气救治，呼吸频率为 8～10 次/分，与胸外按压不同步，大约每次呼吸 1 秒时间。直至胸部升起为止。

6. 尽快连接并使用自动体外除颤器（AED）。

（二）人工呼吸

1. 开放气道

（1）清除口腔、气道内分泌物或异物，取下义齿。

（2）手法开放气道（图 9-57）①托颈压额法　一手抬起病人颈部，另一手以小鱼际肌侧下按病人前额，使其头后仰，颈部抬起；②仰头抬颏法：一手置于病人前额，手掌向后下方施力，使其头部后仰，另一手手指放在靠近颏部的下颌骨下方，将颏部向前抬起，拉开颈部；③托颌法：将肘部放在病人头部两侧，用双手同时将左、右下颌角托起，使头后仰，同时将下颌骨前移。

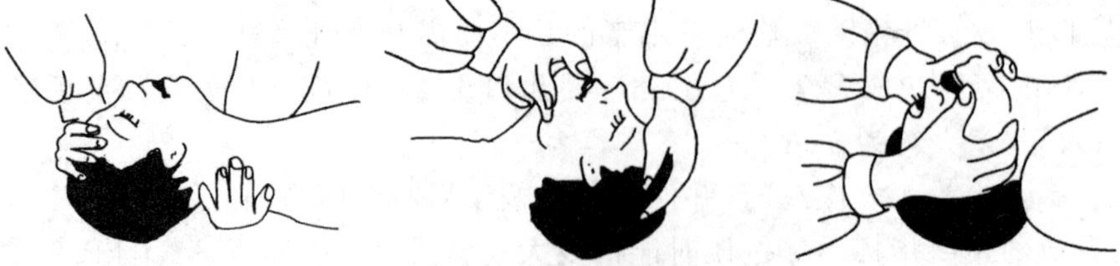

托颈压额法　　仰头抬颏法　　托颌法

图 9-57 开放气道

2. 口对口人工呼吸（图 9-58）　抢救者以一只手捏住病人鼻孔，深吸一口气，双唇紧包住病人口部，用力吹气，使胸廓扩张，吹毕，松开口鼻，观察病人胸部复原情况。呼吸频率由按压/通气比决定，每次吹气持续 2 秒以上，直至胸部升起为止。婴儿行口对口人工呼吸时，于吹气毕可用手轻压胸廓，协助呼气。也可以采取①口对鼻人工呼吸：用仰头抬颏法保持气道通畅，一手将病人口唇闭紧，双唇包住病人鼻部吹气，吹气时间要长，用劲要大；②口对口鼻人工呼吸：抢救者双唇包住病人口鼻吹气，吹气时间要短，用劲要小。有条件时，使用面罩通气或气管插管人工呼吸。

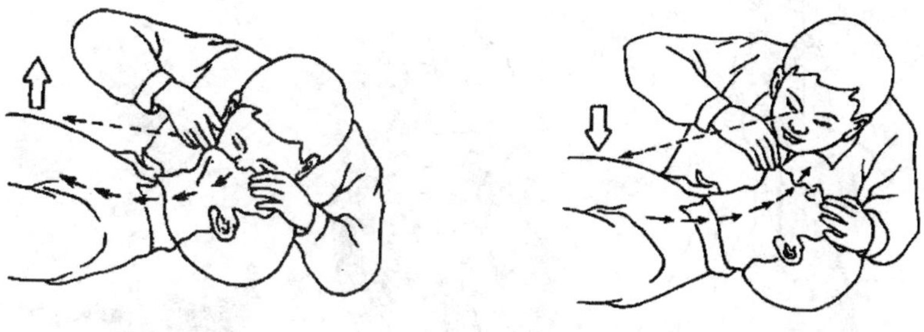

图 9-58　口对口人工呼吸

二、气管插管术

【操作目的】 气管插管术能够保持呼吸道通畅，避免分泌物、血液及胃内容物误吸；气管插管术也是进行机械或辅助通气时开放呼吸道的需要。

【适用范围】 ①各种原因所致的呼吸衰竭，需心肺复苏以及气管内麻醉者；②加压给氧；③防止呕吐物、分泌物流入气管及随时吸除分泌物；④气道堵塞的抢救；⑤复苏术中及抢救新生儿窒息等；⑥明显喉头水肿或声门及声门下狭窄者、急性呼吸道感染者。

【准备工作】

1. 插管前检查和评估　插管前应常规施行有关检查，如鼻腔及咽喉气管情况、张口度、牙齿情况及头颈活动度等，以便选择适当的导管型号、插管径路及适于插管的麻醉方法摆放体位。

2. 器械准备　麻醉喉镜、气管导管、气管导管衔接管、牙垫、导管管芯、吸痰管、注射器以及供给正压通气的呼吸器及氧气等。

3. 操作者穿工作服，戴帽子和口罩，用肥皂和流动水清洗双手。

【操作方法】

1. 局部表面麻醉或快速全身麻醉诱导。

2. 气管内插管的方法

（1）经口明视插管法　①病人取仰卧位，用软枕将病人头部垫高 10cm，头后仰肩背紧靠手术台，使经口、经咽及经喉三轴线接近重叠，即自切牙至声门径路近乎直线（图 9-59），这样插管时有利于声门的暴露；②术者站在患者头侧，用右手拇、示、中指拨开上、下唇，提起下颌并启开口腔，左手持喉镜沿右口角置入口腔，将舌体稍向左推开，使喉镜片移至正中位，此时可见悬雍垂；③沿舌背慢慢推进喉镜片使其顶端抵达舌根，稍上提喉镜，

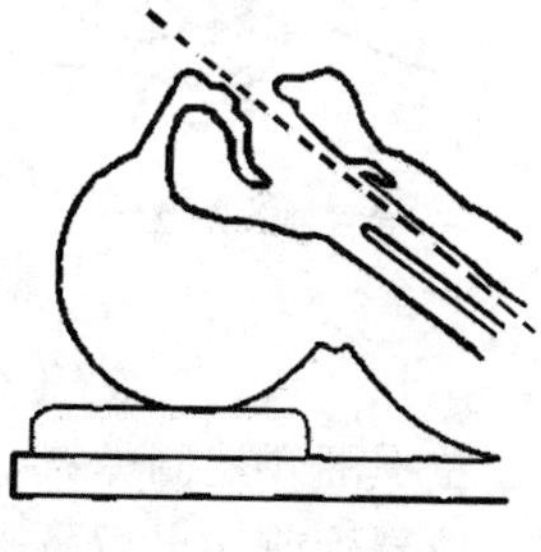

图 9-59　插管体位

可见会厌的边缘。继续推进喉镜片，使其顶端达舌根与会厌交界处，然后上提喉镜，以撬起会厌而显露声门；④右手以握笔式手势持气管导管，斜口端对准声门裂，轻柔地插过声门而进入气管内，一般成人气管导管套囊通过声门后再进入 2 cm 即可（图 9-60）；⑤放入牙垫于上、下齿之间，退出喉镜。听诊两肺有呼吸音，确定气管导管在气管内，且位置适当后，妥善固定导管与牙垫。气管导管套囊注入 10 ml 适量空气，使导管与气管壁密闭，便于辅助呼吸或控制呼吸，并可防止呕吐物、口腔分泌物或血液流入气管。

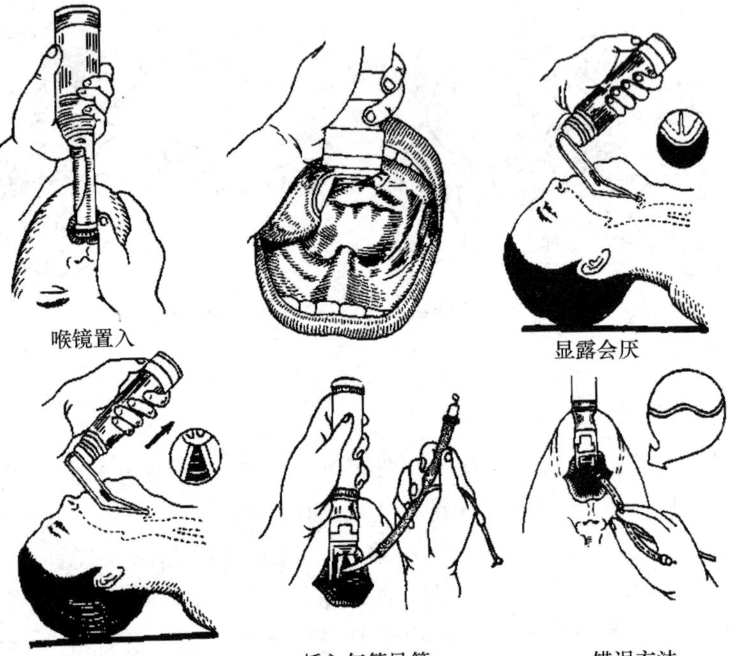

图 9-60 插管方法

（2）经鼻腔气管内插管法（图 9-61） 多用于口内手术或有上呼吸道解剖畸形而不能用喉镜直接窥喉的病人或需稍长时间机械通气的患者。

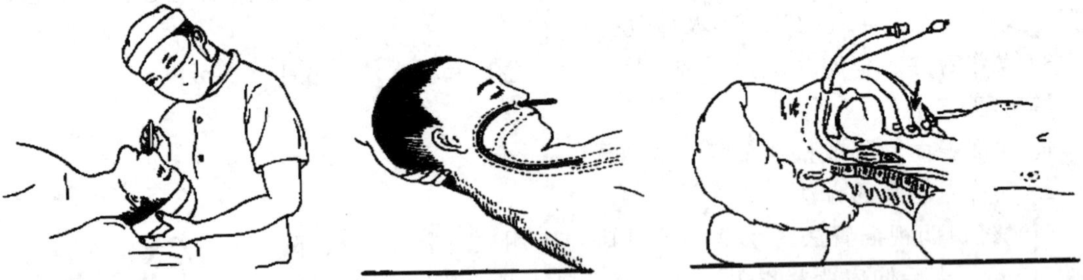

图 9-61 经鼻插管法

左手翻开左侧鼻翼，右手持导管，从前鼻孔插入，自前向后略带垂直并作左右捻动而推进，当导管前端出后鼻孔时，常有前推力量顿时减弱的感觉。此时用耳可从导管近口处听到呼吸声，导管口越正对声门，气流声音越响；反之，越偏离声门，声音越弱或全无。术者用左手调整病人头位，右手持导管缓慢推进并调整导管前端的位置。当听到导管近口呼吸气流声最响亮时迅速进行探插，多易成功；如果在导管推进过程中遇到阻力，同时呼吸气流声中断，提示导管前端已触及梨状窝，或误入食管，或进入舌根会厌间隙，此时应稍退出导管并抬起病人头部，使气管导管对准声门；也可用手在颈前向下压迫喉部，以利于导管进入气管内。

3. 连接呼吸装置给氧，根据患者病情调节呼吸机参数。

4. 密切观察患者状态，及时发现和处理意外和并发症。

【注意事项】

1. 插管前，检查插管用具是否齐全合用，特别是喉镜是否明亮。

2. 气管插管时患者应呈中度或深昏迷，咽喉反射消失或迟钝；如嗜睡或浅昏迷，咽喉反应灵敏，应行咽喉部表面麻醉，然后插管。

3. 喉镜的着力点应始终放在喉镜片的顶端，并采用上提喉镜的方法。声门显露困难时，可请助手按压喉结部位，可能有助于声门显露，或利用导管管芯将导管弯成“L”形，用导管前端挑起会厌，施行盲探插管。必要时，可施行经鼻腔插管、逆行导管引导插管或纤维支气管镜引导插管。

4. 插管动作要轻柔，操作迅速准确，勿使缺氧时间过长，以免引起反射性心搏、呼吸骤停。

5. 插管后吸痰时，必须严格无菌操作，吸痰持续时间一次不应超过 15 s，必要时于吸氧后再吸引。经导管吸入气体必须注意湿化，防止气管内分泌物稠厚结痂，影响呼吸道通畅。

6. 目前所用套囊多为高容低压，导管留置时间一般不宜超过 72 h，72 h 后病情不见改善，可考虑气管切开术。导管留置期间每 2～3 小时放气 1 次。

三、心内注射

【操作目的】 心腔内给药。

【适用范围】 心脏停搏患者，尤其是在建立静脉通道前的患者。

【准备工作】

1. 清洁盘、2～5 ml 无菌注射器及 7～8 号心内注射长针头、注射用药。

2. 术者戴帽子、口罩，用肥皂及流动水清洗双手。

【操作方法】

1. 消毒注射部位皮肤。

2. 穿刺方法 ①于左侧第 4 或第 5 肋间隙的胸骨左线旁开 2 cm 处，沿肋骨上缘垂直刺入右心室；②由第 4 或第 5 肋间隙心浊音界稍内侧刺入左心室，一般刺入 4～5 cm 深即可；③于剑突下偏左、肋弓下约 1 cm，穿入皮下组织后经肋骨下缘，与腹壁皮肤呈 15°～35°角，针尖朝心底部直接刺入心室腔。

3. 抽得回血后，即可注入药液。

4. 注射毕，拔出针头，立即继续胸外心脏按压术。

【注意事项】

1. 穿刺针头要细长，质地要硬韧。

2. 穿刺部位要准确，否则易造成气胸或损伤冠状动脉。

3. 注射时必须先回抽见回血通畅后，才能注入药液。切忌注射药液于心肌内，以免引起心律失常或心肌坏死。

四、电除颤

【操作目的】 终止严重影响血流动力学状况的心律失常，使之转为窦性心律；或治疗药物控制效果不佳的难治性快速心律失常。

【适用范围】 ①适于转复各类异位快速心律失常，尤其是药物治疗无效者；②转复心室纤颤、心房颤动和扑动，可首选电除颤；③转复室性和室上性心动过速，则多先用药物或其他治疗无效后，或伴有显著血流动力障碍时使用电除颤；④性质未明或并发于预激综合征的异位快速心律失常，选用药物常有困难，宜用同步电复律治疗。

【准备工作】

1. 术前测试电除颤器性能，准备好吸引器、氧气、气管导管及急救药品。

2. 心室纤颤或心室扑动时患者已处于危急状态，应尽快电除颤，无需准备。

3. 应尽可能纠正缺氧和电解质紊乱。

4. 同步电复律术前停用洋地黄。心房颤动或心房扑动而心室率快者，应使休息时的心室率控制在 70～80 次/分。

5. 心房颤动电复律前有下列情况之一需抗凝治疗 新近或反复发生栓塞者；二尖瓣狭窄新近发生的心房颤动；左心房过大者；感染性心内膜炎已控制，需纠正心律者。

【操作方法】

1. 病人平卧，建立静脉通路，连接好心电监护仪。除颤器充电。

2. 电极板下应垫以盐水纱布或导电糊并紧压于胸壁，放电开关电极板按压于心尖部，另一电极板按压于胸骨右缘第 2～3 肋间（图 9-62）。

3. 设定所需电能 一般说来，胸外除颤所需电能成人为 200J，小儿为 2J/kg；胸内除颤成人为 20～80J，小儿为 5～50J。

4. 检查电极板放置无误后，令所有人员与病人脱离接触，然后按放电钮即完成一次电除颤。

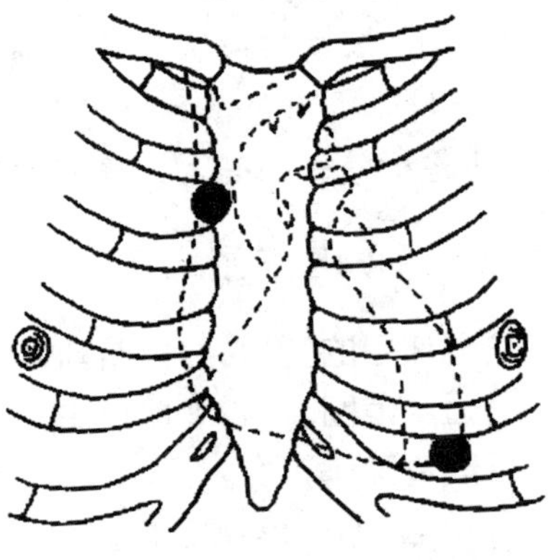

图 9-62 电极板安放位置

5. 立即听诊心脏或记录心电图，观察是否已恢复窦性心律。如未恢复，可增加电量再次进行电击，最大可到 360J。

五、中心静脉压测定

【操作目的】 ①进行血流动力学监测，判断体内循环血容量、静脉回心血量、右心功能和外周血管阻力，指导输血输液的用量和输注速度；②经中心静脉置管进行输血输液、给药、静脉高营养或血液标本采集，中心静脉置管也是安置心脏起搏导管的理想通道。

【适用范围】 ①需持续输液、输血者、补充高营养液体及电解质者；②需输入对血管壁有刺激作用的液体如某些抗生素、化疗药物者；③各类重症休克及危重患者救治中需要维持两条静脉输液通道迅速输液者，或需连续监测中心静脉压（CVP），保证输液安全者；④心血管及各种大手术的术中、术后监测；⑤需长期多次静脉取血作检查者；⑥心力衰竭时判断心功能的程度，或协助诊断或鉴别诊断有无心包填塞。

【准备工作】

1. 用物准备　无菌消毒盘、无菌手套、无菌治疗巾、型号合适的无菌长套管针、中心静脉导管、延长管、导丝、三通、生理盐水、输液管、2%利多卡因、5 ml 及 10 ml 注射器、中心静脉测压管或监护仪与传感器。

2. 向病人和家属解释操作目的及注意事项，争取良好配合。

3. 皮肤准备　静脉穿刺部位常规备皮 20 cm×10 cm。

4. 操作者戴帽子、口罩，用肥皂和流动水清洗双手。

【操作方法】

1. 静脉穿刺　选择常用的 CVP 监测置管途径有颈外静脉、颈内静脉、锁骨下静脉、股静脉、大隐静脉，其中以锁骨下静脉为首选途径。穿刺步骤详见本章有关内容。

2. 中心静脉置管　静脉穿刺成功后，经穿刺针导入静脉导管，其末端与三通管或输液管相连接。用手术缝合线在距进针点 1.0 cm 处皮肤缝挂 1 针，系牢、固定静脉导管，无菌小纱布覆盖进针点，外面敷料保护固定。

3. 连接测压装置（图 9-63）　中心静脉测压装置主要由中心静脉导管、带有刻度的标尺或监护仪与压力传感器、测压管、输液装置、三通、延长管组成。整个测压管道充满液体，排净管道内空气，关闭三通开关。

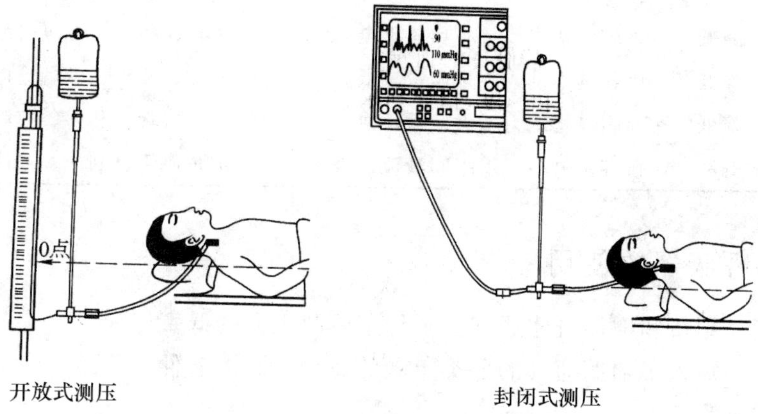

图 9-63　中心静脉压（CVP）测压装置

（1）开放式测压法是将中心静脉导管经三通与测压管连接后，置于带有刻度的标尺上，并高于右心房水平；在测量过程中测压管的一端是开放的，与大气相通。

（2）闭式测压法是将中心静脉导管通过三通和压力传感器连接于监护仪上，显示压力波形和数据。在测量过程中整个测压管道是密闭的，不与空气相通。

4. CVP 监测

（1）调定零点　用零点测量器定位，测压管零点与病人右心房保持在同一水平线上。当病人仰卧位时，腋中线与第四肋间交叉处为右心房体表位置。如果用监护仪监测需要按使用说明进行调零点。

（2）调节三通开关，使测压管内充满液体，管内液面高度一般比估计的压力高 2～4 cm H_2O。

（3）关闭输液管，调节三通开关，使测压管（监护仪）与静脉导管相通，即可测压。

(4) 当测压管内的液面下降至有轻微波动不再下降时，测压管内液体凹面所对的刻度数字，即 CVP 数值。

(5) 测压完毕，调节三通开关，关闭测压管，重新使静脉导管与输液管相通，继续输液，保持静脉导管通畅。

【注意事项】

1. 穿刺后严密观察有无气胸发生。

2. 静脉导管内有回血，应及时用生理盐水冲注，以免堵塞导管。

3. 每次测压前均应重新调定零点。

4. 综合分析 CVP 变化的意义：①正常值为 6～10 cm H_2O，小于 6 cm H_2O 示右心房充盈不佳或血容量不足，大于 15 cm H_2O 示右心功能不全；②观察 CVP 的动态变化，结合病人血压、心率、尿量、颈静脉怒张、肝大小等情况进行综合分析病情，并根据不同情况做出相应处理（表 9-3）。

表 9-3 中心静脉压与血压、尿量的关系及处理原则

CVP	血压	尿量	提示	处理原则
降低	降低	降低	有效血容量不足或血管扩张	补充血容量
升高	正常	升高	容量负荷过重	利尿、控制输液
升高	降低	降低	心包填塞或严重心功能不全	强心、利尿、心包引流、纠正酸中毒
正常	降低	降低	血容量不足或心排血量减低	强心、升压、少量输血、补液试验
升高	升高	降低	周围血管压力增大、循环血量增多	扩张血管、利尿、控制输液速度
升高	升高	升高	血容量过多、组织间液流量大	扩张血管、利尿、输注胶体溶液

六、简易呼吸器的使用

【操作目的】 维持和增加机体通气量；纠正威胁生命的低氧血症。

【适用范围】 需人工辅助通气的各类患者的急诊、野战条件下的急救。

【准备工作】

1. 用物准备 简易呼吸器，如需置管时，要准备相应器械，如喉镜、口咽通气管、气管导管等。

2. 向病人和家属解释操作目的及注意事项，争取良好的配合。

【操作方法】

1. 摆好患者体位，解开病人的领扣、领带及腰带等束缚。

2. 清除病人上呼吸道的分泌物和呕吐物。

3. 操作者站在病人头侧，先使病人头后仰，托起病人下颌，开放气道。如病情需要，放置口咽通气管或气管导管。

4. 单人操作时，一只手将面罩罩住病人口鼻，另一只手挤压气囊；双人操作时，一人压紧面罩，一人挤压气囊，将简易呼吸器的面罩紧扣在病人的口鼻部，避免漏气。亦可利用接头连接通气导管。

5. 操作者有规律地挤压呼吸囊，使空气或氧气通过吸气活瓣进入病人的肺内，放松时，肺部气体通过呼气活瓣排出。一般挤压速率为 16～20 次/分钟，没有氧气供应时，潮气量

(VT) 约为 10 ml/kg (700～1000 ml)，2 s 吹入；有氧气供应时（氧气浓度>40%），VT 约为 6～7 ml/kg (400～500 ml)，1～2 s 吹入。如果氧气供应方便，可将储气囊后面的接头连接氧气瓶，氧流量最多可给 10 L/min 左右，一般 5～6 L/min 即可。

【注意事项】 在操作中注意观察病人的自主呼吸情况。病人若有自主呼吸，人工呼吸应与其同步，即病人吸气初顺势挤压呼吸囊，达到一定潮气量后松开气囊，让病人自行完成呼气动作。

（湖北职业技术学院　严　松）

第十章　内科操作技能

学习目标

1. 掌握内科常用操作技能的操作方法和注意事项。
2. 熟悉内科常用操作技能的适用范围和禁忌证。
3. 了解内科常用操作技能的操作前准备。

第一节　胃管洗胃术

胃管洗胃术就是将胃管从鼻腔或口腔插入经食管到达胃内，先吸出毒物后注入洗胃液，然后将胃内容物排出的操作。

【操作目的】 ①清除自服或误服的毒物；②抽取胃内毒物进行鉴定；③减轻胃黏膜水肿，用于幽门梗阻的患者，洗胃可缓解因食物滞留而造成的恶心、呕吐、腹胀等症状，以减轻患者痛苦；④为某些手术或检查作准备。

【适用范围】 ①催吐洗胃法无效或有意识障碍、不合作者；②需留取胃液标本送毒物分析者应首选胃管洗胃术；③凡口服毒物中毒、无禁忌证者均应采用胃管洗胃术。

【禁忌证】 ①强酸、强碱及其他对消化道有明显腐蚀作用的毒物中毒；②食管或贲门狭窄或梗阻，伴有上消化道出血、食管静脉曲张、主动脉瘤、严重心脏疾病等患者；③中毒诱发惊厥未控制者；④乙醇中毒，因呕吐反射亢进，插胃管时容易发生误吸，所以慎用胃管洗胃术。

【物品准备】

1. 洗胃包　洗胃盆、漏斗洗胃管或粗胃管、压舌板、治疗碗各1个。

2. 治疗盘　液体石蜡、弯盘、纸巾、胶布、棉签、治疗巾、胶皮围裙、注射器、量杯、开口器、舌钳、牙垫、检验标本容器、听诊器。

3. 洗胃溶液　常用的有生理盐水、温开水、2%～4%碳酸氢钠溶液，1∶5000高锰酸钾溶液等。用量一般为2000～5000 ml，中毒患者则需10 000 ml以上或更多，温度为35～38℃。

4. 另准备污水桶（瓶）1只。有条件者可用洗胃机。

【操作方法】

1. 向患者或家属解释，取得合作。协助患者取坐位、半卧位或侧卧于床边。有活动义齿应先取出。将治疗巾及橡胶围裙围于胸前，并予以固定。污水桶放于头部床下，置弯盘于患者口角处。

2. 胃插管术　见第九章第七节。

3. 洗胃

（1）漏斗洗胃法　①将漏斗放置低于胃部的位置，挤压胶皮球，抽尽胃内容物；②抬高漏斗距口腔 30～50 cm，徐徐倒入洗胃液 300～500 ml（小儿酌减），当漏斗内尚有少量溶液时，速将漏斗倒转并低于胃部水平以下，利用虹吸作用引出胃内液体，使其流入污水桶内，如液体不能顺利流出，可将胃管中段的皮球加压吸引（先将皮球前端胃管反折，然后压闭皮球，再放开胃管）；③胃内溶液流完后，再抬高漏斗。如此反复灌洗，直至洗出液与灌洗液量相同为止（图 10-1）。

（2）注洗器或注射器洗胃法　用注洗器或注射器接胃管吸尽胃内容物后，注入洗胃液约 200 ml 左右，再抽出弃去，反复冲洗，直至洗净为止。

（3）自动洗胃机洗胃法　将配好的洗胃液置于清洁溶液桶（瓶）内。将洗胃机上的药液管一端放入溶液桶内液面以下，出水管的一端放入污水桶（瓶）内，胃管的一端和患者洗胃管相连接。调节好液量大小，接通电源后按“手吸”键，吸出胃内容物，再按“自动”键，机器开始对胃进行自动冲洗。待冲洗干净后，按“停机”键。

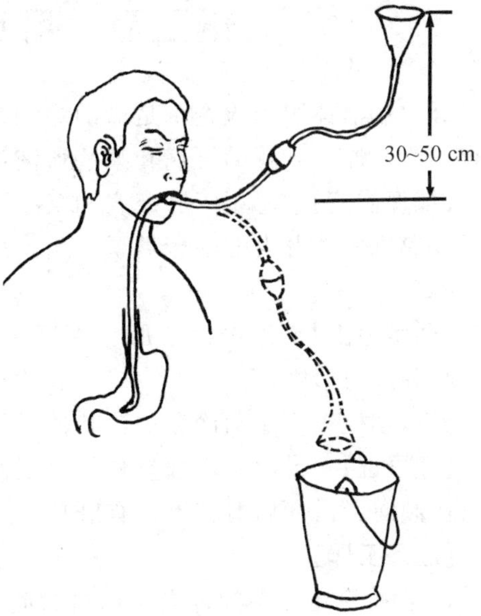

图 10-1　漏斗洗胃法

5. 胃注药　洗胃完毕，可根据病情从胃管内注入解毒剂、活性炭、导泻药等，然后反折胃管后迅速拔出，以防管内液体误入气管。帮助患者漱口、洗脸，安卧休息。

6. 整理用物并消毒，记录灌洗液及洗出液总量及性质。

【注意事项】

1. 洗胃多是在危急情况下的急救措施，急救人员必须通过迅速、准确、轻柔、敏捷的操作来完成洗胃的全过程，以尽最大努力来挽救患者的生命。

2. 当中毒性质不明时，应抽出胃内容物送检，洗胃液可选用温开水或等渗盐水，待毒物性质明确后，再采用对抗剂洗胃。

3. 洗胃过程中，如有阻碍、疼痛、流出液有较多鲜血或出现休克现象，应立即停止洗胃。洗胃过程中随时观察患者呼吸、血压、脉搏的变化，并做好详细记录。

4. 每次灌入量以 300～500 ml 为限。如灌入量过多，有导致液体从口鼻腔内涌出而引起窒息的危险，并可使胃内压上升，增加毒物吸收；可引起迷走神经兴奋，导致反射性心搏骤停。心肺疾病患者，更应慎重。

5. 凡呼吸停止、心脏停搏者，应先做心肺复苏，再行洗胃术。洗胃前应检查生命体征，如有缺氧或呼吸道分泌物过多，应先吸取痰液、保持呼吸道通畅，再行胃管洗胃术。

6. 口服中毒应在 6 h 内洗胃，超过 6 h 以上者必要时也应洗胃。

7. 用自动洗胃机洗胃，使用前必须接妥地线，以防触电，并检查机器各管道衔接是否正确、接牢，运转是否正常。

（湖北职业技术学院　岳新荣）

第二节 肝穿刺活体组织检查术

肝穿刺活体组织检查术是借助穿刺针直接刺入肝，采取肝组织标本用于组织学和细胞学检查，判断原因未明的肝病和某些血液系统疾病的一种诊疗技术。

【操作目的】 ①用于肝疾病和某些肝外疾病的诊断与鉴别诊断；②鉴别黄疸的性质和原因；③鉴别慢性肝炎的临床类型，用以指导临床治疗及判断预后；④作为判断药物治疗效果的指标。

【适用范围】 ①慢性乙肝、丙肝患者为确定治疗方案，或进行治疗前后疗效对比者；②肝脾肿大而诊断不清者；③持续肝功异常原因不明者；④怀疑肝肿瘤者；⑤疑难肝病而生化、影像学检查不能确诊者；⑥其他需要通过肝穿刺活体组织检查确诊的疾病。

【禁忌证】 ①血小板数量减低，凝血功能异常，凝血酶原时间、出凝血时间明显延长，有出血倾向者；②病情较重，有肝功能衰竭或严重贫血者；③不合作者。

【准备工作】

1. 术前测定血小板计数、出血时间、凝血时间、凝血酶原时间。穿刺前行胸部X线检查，了解有无气胸、胸膜粘连，验血型。

2. 术前3日应肌注维生素K，剂量为4 mg，每日一次。

3. 嘱病人先行呼吸训练，先吸气，然后在深呼气末屏住呼吸，练习数次，以免配合失误。

4. 物品准备　肝穿刺包、手套、治疗盘（碘酒、乙醇、棉签、胶布、局部麻醉药等）、多头腹带、标本瓶及组织固定液。

【操作方法】

1. 体位　取仰卧位，躯体右侧靠近床沿，右上肢屈肘置于枕后。

2. 穿刺点　一般取右腋前线第8肋间隙或腋中线第9肋间隙，肝实音区为穿刺点。肝肿大超过肋缘下5 cm以上者，亦可自肋缘下穿刺。

3. 穿经结构　由浅入深有9层，即皮肤、浅筋膜、深筋膜及腹外斜肌、肋间组织、胸内筋膜、壁胸膜、肋膈隐窝、膈肌、膈下间隙，进入肝实质。

4. 穿刺步骤

（1）常规消毒局部皮肤，打开穿刺包，戴手套，铺无菌洞巾。

（2）用2%利多卡因2～4 ml，做局部浸润麻醉，局部麻醉要深达肝被膜。

（3）术者站在患者右侧，右手持针，左手固定肋间穿刺部位，助手站在术者右侧。

（4）选好快速穿刺套针（针长为7.0 cm、针径为1.2 mm或1.6 mm），套针内装有长为2～3 cm的钢针芯活塞，空气和水可通过，但可阻止吸进套针内之肝组织进入注射器。以胶皮管将穿刺针连接于10 ml注射器，吸入无菌生理盐水3～5 ml。

（5）先用三棱针在穿刺点皮肤上刺孔，由此孔将穿刺针靠肋骨上缘与胸壁呈垂直方向刺入0.5～1.0 cm。然后将注射器内生理盐水推出0.5～1.0 ml，冲出针内可能存留的皮肤与皮下组织，以防针头堵塞。

（6）将注射器抽成负压并予保持，同时嘱患者先吸气，然后于深呼气末屏住呼吸（术前应让患者练习），继而术者将穿刺针迅速刺入肝内并立即抽出。穿刺深度不超过6.0 cm。

（7）拔针后伤口以无菌纱布按压数分钟，胶布固定，加压小沙袋，并用多头带将下胸部扎紧。

5. 将穿刺所得组织注入盛有生理盐水的小杯中，然后将肝组织移至含标本固定液的瓶中，送病理检查。

【注意事项】

1. 穿刺前应测血压、脉搏，并进行胸部透视，观察有无肺气肿、胸膜肥厚。验血型，以备必要时输血。术前 1 h 服安定 10 mg。

2. 一定要在患者屏息状态下进针和拔针，切忌针头在肝内转换方向、搅动，仅可前后移动。穿刺时要抑制咳嗽与深呼吸，以免针头划伤肝组织引起出血。穿刺深度不超过 6.0 cm。

3. 术中防止空气进入。

4. 术后密切观察患者有无腹痛或内出血征象，必要时紧急输血。穿刺后如局部疼痛，应仔细查找原因，若为一般组织创伤性疼痛，可给止痛剂；若发生气胸、胸膜性休克或胆汁性腹膜炎，应及时处理。

5. 术后观察血压，术后 4 h 内，每半小时测血压、脉搏 1 次，以后每 2 小时测血压、脉搏 1 次至术后 24 h，若发现异常应及时处理。

6. 术后应卧床休息 24 h，若无不适可于术后 12 h 除去沙袋和多头腹带，24 h 后逐步恢复活动。

（湖北职业技术学院 岳新荣）

第三节 三腔二囊管置管压迫术

【操作目的】 对门静脉高压所致食管胃底静脉曲张破裂出血患者局部压迫止血。

【适用范围】 食管胃底静脉曲张破裂大出血。

【禁忌证】 冠心病、高血压、心功能不全者慎用。

【用物准备】

1. 插管用物 三腔二囊管、治疗盘、无菌碗、纱布、短镊子、生理盐水、50～100 ml 注射器 2 副、液体石蜡、棉签、胶布或固定套、弹簧夹、血管钳、治疗巾、小弯盘、负压吸引器、血压计、听诊器。

2. 牵引用物 牵引架、滑轮、绷带、牵引物。

3. 拔管用物 治疗盘、小药杯内备石蜡油 20～30 ml、松节油、70％乙醇、棉签、纱布、弯盘。

【操作方法】

1. 先检查三腔二囊管是否通畅，气囊有无漏气。分别标记出 3 个腔通道，并认出管腔上45 cm、60 cm 处刻度。

2. 嘱患者取半卧位，头偏向一侧。将三腔二囊管前端及气囊表面涂以液体石蜡，从患者鼻腔插入，达咽部时嘱患者吞咽，使三腔二囊管顺利进入 60 cm 标记处。如能从胃管腔抽出内容物，表示管端已至幽门。

3. 用注射器先向胃气囊注入空气 250～300 ml（囊内压 40～50 mmHg），注后即用血管钳将此管腔钳住。然后将三腔二囊管向外牵引，感觉有中等度弹性阻力时，表示胃气囊已压于胃底部，再以 0.5 kg 重沙袋通过滑车固定于床角架上，做持续牵引，以达到充分压迫的目的。

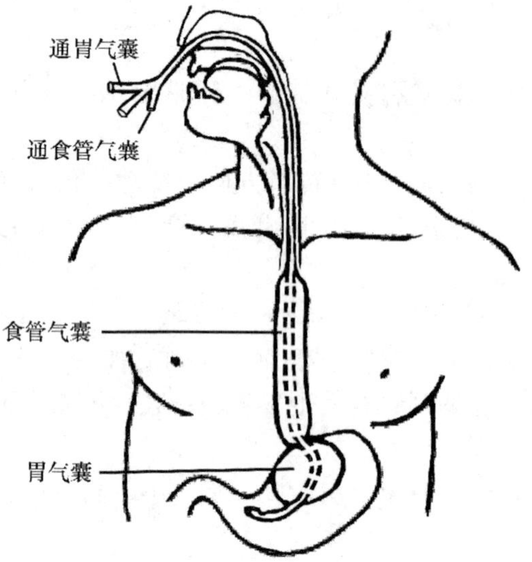

图 10-2 三腔二囊管压迫术

4. 经观察仍未能压迫止血者，再向食管囊内注入空气 100～200 ml（囊内压 30～40 mmHg），然后钳住此管腔，以直接压迫食管下段的扩张静脉（图 10-2）。

5. 定时自胃管内抽吸胃内容物，以观察有否继续出血，并可自胃管进行鼻饲和有关治疗。

6. 每 2～3 小时测气囊内压力 1 次，如压力不足应及时注气增压。每 8～12 小时食管囊放气并放松牵引 1 次，约 30 min，将三腔二囊管稍深入，使胃囊与胃底黏膜分离。同时口服液体石蜡 15～20 ml，以防黏膜与气囊粘连及坏死。

7. 待出血停止 24 h 后，可取下牵引沙袋，并将食管和胃囊放气，继续留置胃内观察24 h。如仍无出血，可嘱患者口服液体石蜡 15～20 ml，然后抽尽双囊气体，缓慢将三腔二囊管拔除。

【注意事项】

1. 插管动作应轻柔，操作中避免因呕吐或胃内容物反流引起误吸甚至窒息的危险。

2. 控制胃气囊和食管气囊的注气量，维持适当的气囊内压力，不宜过低或过高。注气时从胃囊开始，再充气食管囊，放气时则顺序相反。

3. 压迫持续时间不要超过 24 h，以防气囊压迫过久可能引起黏膜糜烂。

4. 牵引重量为 0.5～1.0 kg，不宜过重，以防压迫太重引起黏膜糜烂。

5. 如需经胃管灌注药物或流质食物，必须先确认胃管在胃腔内方可注入药物或流质食物，避免误注入气囊导管发生意外。

（湖北职业技术学院 岳新荣）

第四节 自体腹水浓缩回输法

【操作目的】 用于难治性腹水的治疗，减轻腹水患者的腹胀症状，减少因大量放腹水而造成的蛋白质丢失。

【适用范围】 ①肝硬化所致的顽固性腹水；②其他原因如肝静脉阻塞综合征或肾病综合征所致的顽固性腹水。

【禁忌证】 ①绝对禁忌证：癌性腹水、感染性腹水；②相对禁忌证：近期有食管胃底静脉曲张破裂出血、心力衰竭、心律失常或有 DIC 倾向者。

【用物准备】

1. 常规消毒治疗盘 1 套。

2. 腹水浓缩机1台、腹水浓缩器1副、动静脉血液管1根、一次性大静脉营养袋(3000 ml) 1～2个。

3. 药品准备 2 mg地塞米松1～2支，12 500U肝素钠1支、500 ml生理盐水2瓶。

4. 其他用物 无菌手套2副、无菌排气针头2个、5 ml注射器2个、洁净瓶塞1个、输液网套2个等。

【操作方法】

1. 紫外线消毒治疗室。

2. 洗手、戴口罩，在治疗室内准备用物。

3. 查对床号、姓名，向患者解释操作目的，以取得合作。

4. 腹水浓缩机器的准备

(1) 打开电源开关。

(2) 打开控制开关。

(3) 打开滚压泵，调节流量为242～252 ml/min。

(4) 打开负压泵，调节工作压力为24.5～28.5 kPa。

(5) 选择记忆键，关闭滚压泵。

(6) 戴无菌手套，安装腹水浓缩器与动静脉血液管，胶塞塞在浓缩器的下方。

(7) 将500 ml生理盐水2瓶，消毒后挂在腹水浓缩机的挂钩上，将动静脉血液管上端针头插入，并插入排气针头，冲洗腹水浓缩器和动静脉血液管。

5. 按腹腔穿刺术操作规程为患者放腹水，将腹水引流入大静脉营养袋中。

6. 腹水浓缩

(1) 在装有患者腹水的大静脉营养袋中注入12500单位的肝素1支后，关闭调节夹，挂在腹水浓缩机的挂钩上，与动静脉血液管相连，打开营养袋上的调节夹。

(2) 打开滚压泵，开始浓缩运行，将腹水浓缩至总量的1/10～1/8后关闭滚压泵开关，再关闭运行开关，关闭营养袋上的调节夹，将营养袋与动静脉管分离，取下浓缩的腹水。

7. 浓缩腹水回输 由治疗护士按常规输液法，用输血器将浓缩的腹水通过静脉输入患者体内，同时将地塞米松2 mg从输液滴斗注入。

8. 处理腹水浓缩机 将腹水浓缩器与动静脉管取下，按医用垃圾处理；将引流瓶中液体倒掉，清洗引流瓶后用0.1%有效氯浸泡，以备下次使用。

【注意事项】

1. 掌握适用范围和禁忌证。

2. 腹腔穿刺后的腹水标本送常规化验检查，白细胞＜30/ml方可进行回输。

3. 进行腹腔穿刺和腹水浓缩过程中应严格执行无菌操作。

4. 浓缩后的腹水不宜放置过久，以防污染和细菌生长繁殖；浓缩后的腹水应为浅黄色，如发现腹水颜色发黑，有絮状物、沉淀物时，应考虑被污染不能再回输给患者。

5. 给患者进行浓缩腹水静脉回输时注意控制滴速，要严密观察病情，注意患者主诉，如有寒战、发热应立即停止腹水回输，按输液反应处理。

6. 在腹水浓缩过程中，腹水浓缩机下端引流瓶中的滤出液应及时清理。

(湖北职业技术学院 岳新荣)

第五节 机械通气

机械通气是借助呼吸机建立气道口与肺泡间的压力差，给呼吸功能不全的患者以呼吸支持，即利用机械装置来代替、控制或改变自主呼吸运动的一种通气方式。

【操作目的】 ①纠正低氧血症；②治疗急性呼吸性酸中毒，纠正危及生命的急性酸血症；③缓解呼吸窘迫；④纠正呼吸肌群的疲劳；⑤降低全身或心肌的氧耗量。

【适用范围】 ①脑部外伤、感染、脑血管意外及中毒等所致中枢性呼吸衰竭；②支气管、肺部疾患所致周围性呼吸衰竭；③呼吸肌无力或麻痹；④胸部外伤或肺部、心脏手术；⑤窒息、心肺复苏；⑥任何原因所致的呼吸停止或将要停止。

【禁忌证】

1. 出现致命性通气和氧合障碍时，机械通气无绝对禁忌证。

2. 相对禁忌证 ①气胸及纵隔气肿未行引流者；②肺大疱；③低血容量性休克血容量未补充足够者；④严重肺出血；⑤缺血性心脏病及充血性心力衰竭。

【呼吸机的类型】 机械通气装置，有如下类型：

1. 定容型（容量控制型） 能提供预定的潮气量，通气量稳定，受气道阻力及肺顺应性影响小，适用于气道阻力大、经常变动或无自主呼吸的危重患者。

2. 定压型（压力控制型） 输送气体到肺内，当压力达到预定数值后，气流即中止。其潮气量受气道阻力及肺顺应性影响较大，但结构简单、同步性能好，适用于有一定自主呼吸、病情较轻的患者。

3. 定时型（时间控制型） 能按预定吸气时间送气入肺。通气量一般较稳定，具有定容和定压两型的一些特点。

4. 高频通气机 能提供大于正常呼吸频率 2 倍以上而潮气量小于解剖无效腔的机械通气方式。用于不适于建立人工气道的外科手术及呼吸窘迫综合征等的治疗。

5. 简易球囊式呼吸器 结构简单，携带方便，价格低廉。由于全系手工操作，其工作参数不易掌握。常用于急诊、野战条件下的急救。简易呼吸器的构造由气囊、呼吸活瓣、接头和面罩 4 个部分组成。简易呼吸器的操作方法：①操作者位于患者头旁。②单人操作时一手将面罩罩住患者口鼻，另一手挤压气囊。双人操作时一人压紧面罩，一人挤压气囊。挤压力量的大小，根据所需气量多少而定。没有氧气供应时，潮气量约 10 ml/kg（700～1000 ml），2 s 吹入；有氧气供应时，潮气量 6～7 ml/kg（400～600 ml），1～2 s 吹入。③如果氧气供应方便，可将储气囊后面的接头连接氧气瓶，氧流量最多可给 10 L/min 左右，一般 5～6 L/min 即可。

【操作方法】

1. 对呼吸机有关部件认真进行清洁消毒，检查有无漏气等情况，按要求正规安装，开机观察运转及性能是否良好。

2. 按病情需要选择与患者气道连接的方式

（1）密封面罩 适用于神志清楚、能合作、短时间使用机械通气或做雾化治疗的患者。

（2）气管插管 适用于短期做机械通气治疗的患者。近年来，厂家提供的低压硅胶气管导管，对声带、气管黏膜损伤小，插管留管时间可相应延长。

（3）气管套管 适用于需长时间做机械通气治疗的患者。

3. 按病情需要选择、调节各通气参数

（1）潮气量 一般为10～15 ml/kg，慢性阻塞性肺部疾患者常设在8～10 ml/kg，急性呼吸窘迫综合征（ARDS）、肺水肿、肺不张等顺应性差者可设在12～15 ml/kg。还应根据胸部起伏、听诊两肺进气情况、血气分析进一步调节。

（2）呼吸频率 新生儿40～50次/分，婴儿30～40次/分，年长儿20～30次/分，成人16～20次/分。潮气量及呼吸频率决定了通气量。应定时测定动脉血 $PaCO_2$ 以调节适合的通气量，避免通气过度。

（3）通气压力 一般指气道峰压（PIP），当肺部顺应性正常时，吸气压力峰值一般为10～20 cm H_2O，肺内轻度病变时压力为15～20 cm H_2O，中度病变时压力为20～25 cm H_2O，重度病变时压力需为25～30 cm H_2O，新生儿较上述压力低5 cm H_2O。以保证有足够的潮气量，而对循环功能无明显影响为宜。

（4）吸呼时间比 根据病情在1∶1.5～3范围内选择、调节。阻塞性通气障碍时吸呼时间比为1∶2或1∶2.5，并配合慢频率；限制性通气障碍时吸呼时间比为1∶1.5，并配合较快频率。心功能不全、血压不稳的患者，吸呼时间比以1∶3为宜。

（5）吸氧浓度 以吸入气氧浓度为40%为宜，病情需要高浓度给氧者，可酌情增加，但不宜长时间超过60%，以免发生氧中毒。低浓度氧（24%～28%）适用于慢性阻塞性肺部疾病患者；中浓度氧（40%～60%）适用于缺氧伴 CO_2 潴留时；高浓度氧（>60%）适用于CO中毒、心源性休克，吸入高浓度氧不应超过1～2天。

（6）根据血气分析进一步调节 ①PaO_2 过低时，提高吸氧浓度，增加呼气末正压（PEEP）值，如通气不足可增加每分钟通气量、延长吸气时间、吸气末停留等；②PaO_2 过高时，降低吸氧浓度，逐渐降低PEEP值；③$PaCO_2$ 过高时，增加呼吸频率，增加潮气量；④$PaCO_2$ 过低时，减慢呼吸频率。可同时延长呼气和吸气时间，但应以延长呼气时间为主，否则将起相反作用。必要时可改成间歇指令通气（IMV）方式。减小潮气量，定容型可直接调节，定压型可降低预调压力，定时型可减少流量、降低压力限制。

4. 选择适当的通气方式

（1）控制呼吸 患者的呼吸频率、通气量、气道压力完全受呼吸机控制。适用于重症呼吸衰竭患者的抢救。①容量控制通气，是最常用的呼吸方式，优点是可以保证通气量；②容量控制通气加长吸气，又称自动间歇肺泡过度充气，在容量控制的基础上，每100次呼吸中有一次相当于2倍潮气量的长叹气；③压力控制通气，优点是气道压力恒定，不易发生肺的气压伤。

（2）辅助呼吸 在自发呼吸的基础上，呼吸机补充自主呼吸通气量不足，呼吸频率由患者控制，吸气的深度由呼吸机控制，适用于轻症或重症患者的恢复期。

（3）呼气末正压通气（PEEP） 在间歇正压通气的前提下，使呼气末气道内保持一定压力。一般主张终末正压在5～10 cm H_2O，适用于肺顺应性差的患者，如急性呼吸窘迫综合征（ARDS）、非心源性肺水肿、肺出血等。

（4）持续气道正压通气（CPAP） 是在患者自主呼吸的基础上，呼吸机在吸呼两相均给予一定正压，把呼吸基线从零提高到一定的正值，使肺泡张开，用于肺顺应性下降及肺不张、阻塞性睡眠呼吸暂停综合征等。

（5）间歇强制通气（IMV）和同步间歇强制通气（SIMV） 在自主呼吸的过程中，呼吸机按照指令定时、间歇地向患者提供预定量的气体，称 IMV；如呼吸机间歇提供的气体与患者呼吸同步，即称 SIMV。呼吸机的频率一般为 2～10 次/分。优点是保证通气量，又有利于呼吸肌的锻炼，作为撤离呼吸机的过渡措施。

5. 设定报警范围 气道压力上下限报警（一般为设定值上下 30%）、气源压力报警、其他报警。

6. 接通电源，打开呼吸机电源开关，调试呼吸机的送气是否正常，确定无漏气。然后将呼吸机送气管道末端与患者面罩或气管导管或金属套管紧密连接好，呼吸机的机械通气即已开始。机械通气开始后，立即听诊双肺呼吸音。如果呼吸音双侧对称，即可将气管导管或金属套管上的气囊充气（4～6 ml），使气管导管与气管壁间的空隙密闭。

7. 机械通气中的监护 监测患者生命体征如心率、脉搏、呼吸、血压、神志等变化情况。严格无菌操作，注意呼吸道湿化、吸痰，每 30～60 min 注入生理盐水 3～5 ml，并吸引痰液。观察呼吸机工作是否正常，各通气参数是否符合患者情况，是否需要调节。使用前及使用中定期测定动脉血气分析、电解质及肾功能等，如有异常，应立即分析原因，及时处理。

8. 常见合并症 压力损伤、循环障碍、呼吸道感染、肺不张、喉及气管损伤。

9. 撤机 待自主呼吸恢复，神志清楚，咳嗽吞咽反射存在，肺部感染基本控制，痰量明显减少，血气分析正常或接近正常，肺活量恢复到 10～15 ml/kg，吸气压达到 －15 cm H_2O 时，可考虑停用呼吸机。停用前于白天做间歇辅助呼吸，停机期间密切观察心率、脉搏、呼吸、血压和血气变化，有无缺氧及二氧化碳潴留情况，然后逐渐延长间歇时间，以至最后完全停用呼吸机。拔管指征：自主呼吸与咳嗽有力，吞咽功能良好，血气分析结果基本正常，无喉梗阻，可考虑拔管。气管插管可一次拔出，气管切开者可经过换细管、半堵管、全堵管顺序，逐渐拔出。

【注意事项】

1. 开机顺序为连接呼吸机电源，戴好面罩，启动呼吸机，接通加温开关。关机顺序相反。

2. 呼吸机的操作者，应熟练掌握机械性能、使用方法、故障排除等，以免影响治疗效果或损坏机器。

3. 使用呼吸机的患者应有专人监视、护理，按时填写机械通气治疗记录单。

4. 病室每天以 1%～2%过氧乙酸喷雾消毒，或紫外线灯照射 1～2 次。

5. 呼吸机旁应备有复苏器，或者其他简易人工气囊，气囊和气管导管之间的接头也应备好。注意防止脱管、堵管、呼吸机故障、气源和电源故障。

6. 呼吸机应有专人负责管理，定期维修、保养。使用前后，呼吸机的外部管道、呼吸活瓣、雾化装置等每 2～3 天更换消毒 1 次。

（湖北职业技术学院 岳新荣）

第六节 经皮针刺肺活检术

经皮针刺肺活检术是一种简便、安全的局限性肺部疾病的重要检查手段，它使诊断更为准确和完善，具有重要的诊断价值。经皮针刺肺活检术诊断的阳性率达20%～90%，为肺周围性病变的诊断提供了安全有效的途径。

【操作目的】 经皮针刺肺活检术主要应用于常规检查方法不能确诊的肺部病变，尤其是周围性肿块或经纤支镜不易到达部位的病变，如需病理学诊断都可考虑行经皮肺穿刺活检，为临床诊断、治疗提供准确依据。

【适用范围】 ①诊断未明的肺内单发或多发肿块、肺部弥漫型病灶；②疑为恶性的肺部结节、肿块或“浸润”病变；③原因不明的胸膜、纵隔肿块；④肺内肿块拒绝外科手术者。

【禁忌证】 ①患者有不能控制的严重咳嗽，或不能配合时；②有出血倾向或行抗凝治疗者；③一侧全肺切除或无功能，另一侧肺内病变做穿刺活检者；④穿刺针要经过的肺内有大疱性肺气肿者；⑤肺内阴影疑为棘球囊肿、动脉瘤或动静脉瘘者；⑥严重心肺功能不全或病情危重者。

【物品准备】

1. 合适的不同种类、不同型号的活检针。活检针可分为抽吸针及切割针。前者针细，柔韧性高，组织损伤小，并发症少，但取得的组织很少，主要用于细胞学检查。后者针较粗，刚性较强，穿刺方向性好，取得的组织较大，但并发症较多，主要用于组织学检查。但目前自动弹簧活检针正备受临床青睐。

2. 胸穿包1个，体表定位器一个。

3. 10%甲醛液和无水乙醇，另备垂体后叶素、氧气、吸引器等抢救药品及设备。

【操作方法】

1. 根据胸部CT片明确病灶的位置及与邻近结构的关系，确定患者体位及进针部位。如当病灶位于肺部前半部时取仰卧位，病灶在肺部后半部时取俯卧位，邻近侧胸壁时则既可取侧卧位也可取平卧位。

2. 将体表定位器置于初步确定的进针部位，胸部CT扫描，选取无肋骨或肩胛骨阻挡，离病灶距离最近，能避开大血管、明显的支气管、肺大疱、叶间裂及病灶坏死区的体表位置为进针点，测量好由此进针的角度和深度。穿刺点用龙胆紫标记。

3. 常规消毒、铺洞巾，2%利多卡因局部浸润麻醉。

4. 选取合适活检针，根据上述定位角度和深度进针，在进入胸膜腔之前行胸部CT扫描确认进针方向和深度，并酌情调整。在针尖接近胸膜时嘱患者屏气，按既定方向和深度迅速进针，然后再行CT扫描明确针尖的位置，如果位置不对，则应根据扫描所见，判断拟改变的角度和深度加以调整，直至针尖位于病灶边缘内侧。

5. 当活检针的针尖位于病灶边缘内侧时即可行活检。活检方法则据活检针的不同而异。

（1）抽吸针　采用细针抽吸法。取出针芯接上50 ml针筒并提插抽吸，提插幅度为0.5～1.0 cm。注意拔针前应去除负压，也不能加正压，以免抽吸物吸入针筒内，将抽吸物推出针尖。获取的标本立即涂片，用无水乙醇固定送细胞学检查，组织块则放入10%甲醛溶液中固定送组织学检查。必要时，可就近另选穿刺点再次穿刺抽吸活检。

（2）切割针　采用活检枪活检法。活检前活检枪设定切割长度（一般有15 mm和20 mm两档）、加载动力，当活检针针芯抵达病灶边缘内侧时，将针芯固定到活检枪上，打开保险，启动扳机，活检后迅速拔针。取得的条形标本立即放入含10%甲醛溶液中固定并送组织学检查，碎片或液体成分则用无水乙醇固定送细胞学检查。必要时可就近另选穿刺点重复穿刺活检。

6. 活检后注意观察患者有无胸闷、气急、咳嗽、咯血、呼吸困难、神志改变等表现。常规胸部CT扫描，观察有无气胸、肺出血等并发症。如有气胸和肺出血，一般在活检后数分钟内即可被发现；如未发现上述并发症，则应在返回病房后卧床休息，继续观察，1～2h内常规胸透检查，并酌情处理。如再未见异常，则次日再胸透检查一次。

7. 在实时超声引导下进行的肺活检，体位及进针点均由超声检查后确定。局部皮肤消毒铺巾，用消毒石蜡油涂抹局部皮肤，用消毒乳胶手套包裹超声探头，在进针点皮肤行局部浸润麻醉后穿刺即可开始。穿刺方法同上，活检针在实时超声引导下插入深部，一旦针尖到达病变内，即可撤除探头，进行活检。

8. 电视透视引导肺活检时，宜选用C形臂或U形臂X线透视机。穿刺针穿过皮肤后嘱患者屏气，按测量的方向和深度进针。实时透视下适时观察及调整进针方向及深度。活检针穿入病灶后即可进行活检。活检针进入病灶的主要依据是：①多方向透视针头均在病灶阴影内；②针头与病灶一起随呼吸运动。

【注意事项】

1. 术前详细地问病查体，申请血常规、血型、肝肾功能、凝血功能、心电图、X线胸部正侧位片或胸部CT片（增强）等辅助检查，必要时申请肺功能等检查，了解有无手术禁忌证。

2. 对精神过于紧张者可服少量镇静剂，咳嗽患者可服可待因等镇咳药。术前不可饱食。应向患者简要说明穿刺过程，取得患者的配合，并对其进行平静呼吸下屏气及保持体位等训练。

3. 根据病变的位置和性质选择好合适的引导方式和穿刺针具；选好穿刺点，尽量避开肺大疱，避开大血管、明显的支气管、叶间裂及病灶坏死区。

4. 穿刺前一定要测量好胸壁厚度，针进胸膜时一定要快、准，穿过胸膜时应令患者屏气，以免针尖划破胸膜造成气胸。

5. 胸壁前部肋间隙内血管神经位于肋骨的下缘，穿刺经过肋间隙时一定要从肋骨上缘进针，胸壁后部肋间隙内血管神经位于肋骨的上下缘，穿刺经过肋间隙时一定要从肋间隙中部进针，避免损伤肋间血管和神经。

6. 一次活检不成功，可行重复活检。但不宜在原穿刺点重复穿刺，宜就近另选穿刺点穿刺活检，以免增加发生气胸的危险。重复穿刺不宜超过3次。

7. 病灶靠近大血管或与血管分界不清时，穿刺前一定要CT增强扫描，以免损伤大血管造成严重的并发症。

8. 穿刺获得的标本，应根据病变性质和目的，尽可能及时、全面送检。

9. 并发症及其处理

（1）出血　发生率约为4%，多为少量咯血或痰中带血。近肺门者则发生率高，有报道在10%～25%间，出血量也较多。出血包括肺损伤出血及胸壁血管损伤出血。前者表现为肺内新增的片絮状密度增高影或咯血，严重者可出现窒息；后者表现为新出现的或增多的胸腔积液及内出血症状，严重者可出现休克。少量肺内出血及胸壁出血，无咯血、内出血症状者，可卧床休息，使用止血药物，并严密观察生命体征等病情变化。出现咯血、血性胸腔积液等严重出血者，除上述处理外，还应采取使用垂体后叶素止血、胸腔闭式引流、抗休克、防治窒息等抢救措施。

（2）气胸　发生率约为20%～30%，仅约1%需要胸腔闭式引流。可能与术中医患有无配合、穿刺针的粗细及穿刺次数有关。医患配合越好、穿刺针越细、穿刺次数越少，发生率越低。胸透或胸部CT扫描可明确诊断。无症状者可卧床休息，或加吸氧，多可自行吸收。气胸较多或有明显的症状，则宜行胸腔穿刺抽气引流或胸腔闭式引流术，一般在一周内痊愈。

（3）空气栓塞　极罕见。可能由张力性气胸引起。须按气胸处理（处理同上），同时应行减压治疗。

（4）肿瘤针道种植　针道种植或转移少见，胸壁转移约为1%，而胸膜转移则高达约7%。应该引起重视。采用细针、套管针及针道无水乙醇封闭法可能是预防针道种植的方法之一。

（湖北职业技术学院　岳新荣）

第七节　支气管肺灌洗术

支气管肺泡灌洗术（bronchoalveolar lavage，BAL）是在纤维支气管镜基础上发展起来的一项新技术。BAL是应用纤维支气管镜进行支气管肺泡灌洗，采集回收液进行一系列细胞学、生化学、酶学和免疫学等检测和分析，从而协助诊断和治疗的方法。支气管肺泡灌洗术分全肺灌洗和肺段亚肺段灌洗。前者用于治疗，后者多用于采集检验标本。

【操作目的】

1. 肺部感染的病原学诊断　BAL检查在下呼吸道感染的检查中占有重要的地位。

2. 支气管肺泡灌洗液（BALF）检查　对诊断呼吸道原发性或继发性恶性肿瘤有较好效果，也包括周围性肺癌、弥漫性肺恶性肿瘤（如支气管肺泡癌）、小细胞肺癌等。但BALF检查结果受癌类型和肿瘤大小的影响，以腺癌和肺泡癌阳性率最高。

3. 对间质肺疾病的诊断、治疗评价及预后提供帮助　如外源性变应性肺泡炎、结节病、特发性肺间质纤维化、支气管哮喘、成人呼吸窘迫综合征、弥漫性肺出血、肺泡蛋白沉着症等。

【适用范围】

1. 全肺灌洗　主要用于肺泡蛋白沉着症、矽肺、肺泡微石症、哮喘持续状态等的治疗。

2. 肺段灌洗　主要用于弥漫性间质性肺纤维化、石棉肺和肺囊虫肺炎的诊断，对弥漫性肺泡癌的诊断，也有重要价值。

【禁忌证】　①高龄合并老年病；②活动性肺结核未经治疗者等；③严重的肺功能损害者；④胸膜下直径大于2cm的肺大疱；⑤严重气管及支气管畸形，致使双腔支气管导管不能就位者；⑥合并心、脑、肝、肾等主要脏器严重疾病或功能障碍；⑦凝血功能障碍；⑧恶性肿瘤，或免疫功能低下。

【物品准备】

1. 纤维支气管镜及其配套器械严格消毒后干燥待用，回收液瓶安装好，吸引器功能正常，管道通畅，要求吸引器负压在阻管时达93.5kPa。

2. 备好抢救药品和器械，包括术中应用的局麻药、止血药和抢救用药，器械有气管切开包、气管插管、简易呼吸机、心电监测仪、血氧饱和度仪和除颤仪等。

【操作方法】

（一）全肺灌洗

1. 麻醉方法　全身麻醉。

2. 置管方法及分侧肺通气的建立　静脉诱导麻醉后置入 Carlens 双腔气管插管（可由支气管镜引导或由麻醉科医师置入），插管前端插入左主支气管，后端开口置于气管内，分别将左主支气管及气管内气囊充好气，然后行分侧肺机械通气。证实两肺完全分离后，让两肺同时吸入 100%氧气 10～15 min 以驱出肺内氮气。再夹住灌洗肺侧的导管 5 min 以便氧气吸收。另一侧肺维持通气，将潮气量减少 40%～50%，使灌洗液注入后气道内压增加不超过 10%～20%。

3. 灌洗前的准备工作　患者通常采取侧卧位，拟灌洗的肺处于低位，一般先灌洗病变较重的一侧。将灌洗侧的气管插管与一 Y 形管相接，Y 形管的两端分别接输液装置及吸引装置。输液瓶需悬挂于气管隆突水平上 50～60 cm 处。灌洗过程中要持续监测患者的心率、血压、动脉血氧饱和度及机械通气各项参数，必要时做动脉血气分析检查。

4. 灌洗　钳夹导管 5 min 后开始灌洗，灌入约 37℃无菌生理盐水，掌握适当的灌洗速度；根据患者身高及体重的不同，初始可灌入 400～800 ml，一般灌满为止，5 min 后吸出，观察患者反应，若各项监测指标无明显变化，即可开始反复灌洗。每次灌洗 400～800 ml 的生理盐水，然后以 80～120 cm H_2O 的负压吸出肺灌洗液，详细记录每次出入量，每次回收量的流失不应超过 150～200 ml，灌洗过程反复进行，直至洗出液完全清亮，总量可达 10～20 L，可配合拍击胸壁增强灌洗效果。

5. 灌洗结束后，将患者置头低脚高位，将肺内液体尽量吸尽，然后将灌洗肺进行通气，恢复双侧肺机械通气，直至灌洗肺的顺应性恢复到术前水平，患者呼吸平稳，一般情况稳定，$PaO_2 \geqslant 60$ mmHg，可拔除双腔气管插管，继续经鼻导管吸氧。如患者呼吸急促，缺氧明显，即需换用单腔气管插管行机械通气，必要时加用呼气末正压；灌洗后可予呋塞米 20 mg，以避免发生肺水肿。

（二）肺段灌洗

1. 术前 4 h 患者禁食。术前 30 min 肌注阿托品 0.5 mg 和地西泮 10 mg。于插管前 20～30 min 以 2%的利多卡因超声雾化吸入，插管前 5 min 加用 2%利多卡因 2 ml 环甲膜穿刺注入。

2. 纤维支气管镜经鼻腔插入气管，嵌入右肺中叶或左肺舌叶段支气管管口（局限性肺病变应选相应支气管肺泡段），注入 2%利多卡因 2～3 ml 局麻后，用 50 ml 注射器将 37℃生理盐水分次注入，每次 25～50 ml，总量 100～300 ml，注入后立即通过负压吸引装置吸引、回收至硅质灌洗液收集瓶内。一般回收液量应达注入液量的 40%～60%。

3. 回收液用双层无菌纱布过滤，除去黏液，记录总回收液量，装入硅质容器中，置于冰水（－4°C）中送检验室，应在 2～3 h 内对灌洗液进行检查、分析。

【注意事项】

1. 术前常规检查血常规、出凝血时间、心电图，对高龄患者或肺功能较差的患者还应检查肺功能及进行血气分析。术前应说明其必要性和安全性，介绍术中注意事项，消除患者的紧张和恐惧心理，以最佳的心理状态配合治疗。

2. 严格掌握适用范围，年老、体弱患者检查中应以心电图及经皮检测血氧饱和度进行监护。术中给予鼻导管吸氧或支气管肺泡灌洗术高频通气供氧。

3. 按要求正规、无菌操作，合格的灌洗液应达到规定的回收量，不应混有血液（红细胞数<10%），不应混有多量上皮细胞（<3%）。获得灌洗液后尽早送检。

4. 术后出现发热、出血、肺部感染、支气管痉挛等并发症时，做相应处理。

5. 全肺灌洗一周内应注意休息、保暖，预防感冒，以防肺感染。有条件者半年至一年应在当地拍胸片及对肺功能进行复查。

（湖北职业技术学院　岳新荣）

第八节　心包穿刺术

心包穿刺术是借助穿刺针直接刺入心包腔的诊疗技术。但心包腔为包裹心脏及其大血管根部的密闭性纤维浆膜囊，行心包穿刺术稍有偏差就会导致严重后果，故行心包穿刺术要谨慎，操作要熟练。

【操作目的】 ①抽取心包积液送检，以明确心包积液的性质和病因；②抽取心包积液，以解除填塞症状；③心包腔内注入药物进行治疗。

【适用范围】 ①心包炎伴积液需判断积液的性质和查找病因者；②大量积液有心包压塞症状者；③心包腔注射药物进行治疗者；④化脓性心包积液需穿刺排脓、反复冲洗者。

【禁忌证】 以心脏扩大为主而积液少者不宜进行。

【物品准备】

1. 常规消毒治疗盘 1 套。

2. 无菌心包穿刺包　内有心包穿刺针（针座接胶管）、5 ml 和 50 ml 注射器、7 号针头、血管钳、洞巾、纱布。

3. 其他用物　如 2%利多卡因、无菌手套、试管、量杯等。

4. 备用物品　心电图机、抢救药品、心脏除颤器和人工呼吸机等。

【操作方法】

1. 术前向患者说明穿刺目的，消除紧张情绪，必要时给予镇静剂。

2. 患者取半卧位，检查血压和心率，并作记录。

3. 穿刺前先仔细叩出患者心脏相对浊音界或超声检查定位，选好穿刺点，常取穿刺部位为（图 10-3）：①剑突下与左肋缘相交的夹角处；②左侧第 5 肋间或第 6 肋间心脏相对浊音界内侧 1～2 cm 处。

4. 自内向外常规消毒皮肤，术者及助手均戴口罩及无菌手套，铺无菌洞巾，用胶布固定。用 2%利多卡因在穿刺部位自皮肤至心包壁层做局部麻醉。

5. 术者持针穿刺，助手以血管钳夹持与其连接的导液胶皮管。嘱患者在穿刺过程中切勿咳嗽或深呼吸。在心尖部穿刺点进针时，应使针自下而上，向脊柱方向缓慢刺入；剑突下进针时，应使针体与腹壁成 30°～40°角，向上、向后并稍向左刺入心包腔后下部。待针锋抵抗感突然消失时，提示针已穿过心包壁层，同时可感到心脏搏动，此时应退针少许，以免划伤心脏。助手立即用血管钳夹住针体并固定其深度。术者将注射器接于胶皮管上，而后放松胶皮管上止血钳，缓慢抽吸。记录液量，留标本送检（图 10-4）。

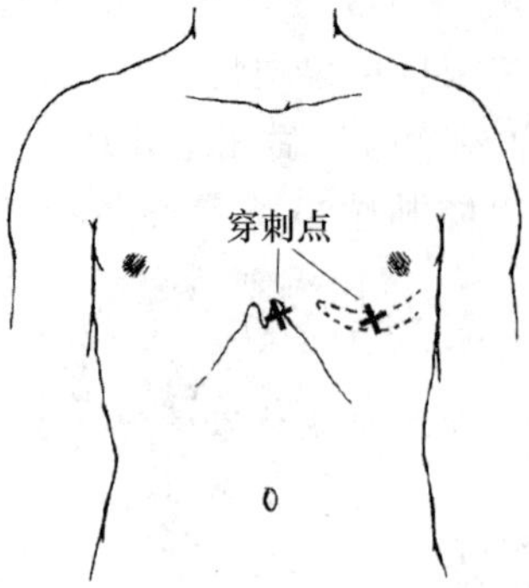

图 10-3 穿刺点

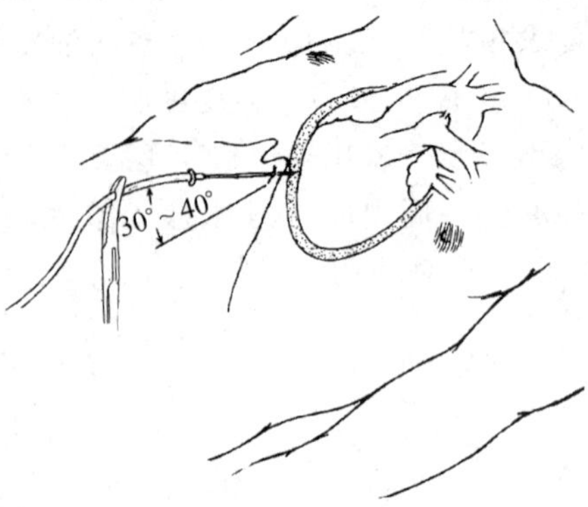

图 10-4 心包穿刺

（6）术毕夹闭胶皮管后拔出穿刺针，盖无菌纱布，压迫数分钟，用胶布固定后嘱患者静卧休息。

【注意事项】

1. 严格掌握适用范围。因此手术有一定危险性，应由经验丰富的医师操作或指导。

2. 穿刺针头要细长，质地要坚韧。

3. 穿刺部位要准确，术前须进行心脏超声检查，确定液平段与穿刺部位，或在超声显像指导下进行穿刺抽液更为准确、安全。

4. 嘱患者在穿刺过程中切勿咳嗽或深呼吸，精神紧张者可于术前半小时服用地西泮 10 mg或可待因 0.03 g。

5. 抽液量第一次不宜超过 100～200 ml，以后再抽可渐增到 300～500 ml。抽液速度要慢，若过快、过多，会使回心血量增加可导致肺水肿。

6. 如抽出鲜血，应立即停止抽吸，并严密观察有无心包压塞的表现。

7. 注射治疗药物时必须先回抽，切忌将药液注射于心肌内，以免引起心律失常或心肌坏死。

8. 取下空针前先夹闭胶皮管，以防空气进入。

9. 术中、术后均需密切观察患者的呼吸、血压、脉搏等变化。术前应准备好抢救药品及器械，一旦发生心搏骤停或室颤，立即抢救。

（湖北职业技术学院 岳新荣）

第九节 肾穿刺活体组织检查术

【操作目的】 肾穿刺活体组织检查（肾活检，renal biopsy）是诊断肾疾病尤其是肾小球疾病必不可少的重要方法，为临床医师提供病理学诊断依据，对确定诊断、指导治疗及评估预后均有重要意义。其方法有开放性肾活检、经静脉肾活检、经皮穿刺肾活检等，目前最常用的是经皮穿刺肾活检。

【适用范围】

1. 原发性肾小球疾病　①急性肾炎综合征伴肾功能急剧下降，怀疑急进性肾炎或治疗后病情未见缓解；②原发性肾病综合征；③无症状性血尿；④无症状性蛋白尿，持续性蛋白尿>1 g/d。

2. 继发性肾病　临床怀疑但不能确诊或为明确病理诊断、指导治疗、判断预后可以行肾活检，如红斑狼疮性肾炎、糖尿病性肾病、肾淀粉样病变等。

3. 疑为遗传性家族性的肾小球疾病（Alport 综合征、Fabry 病等）。

4. 急性肾衰竭　病因不明或肾功能恢复迟缓时应及早行肾活检，以便于指导治疗。

5. 缓慢进展的肾小管、肾间质疾病。

6. 移植肾疾病　①原发病再次导致移植肾发病；②移植肾的肾功能下降；③移植肾排斥反应；④环孢素等抗排斥反应药物引起的肾毒性损害。

【禁忌证】

1. 绝对禁忌证　①孤立肾；②精神病，不能配合者；③严重高血压无法控制者；④明显出血倾向者；⑤固缩肾。

2. 相对禁忌证　①泌尿系统感染：如肾盂肾炎、结核、肾盂积脓、肾周围脓肿等；②肾恶性肿瘤或大动脉瘤；③多囊肾或肾多发性囊肿；④肾位置不佳，游离肾；⑤慢性肾衰竭，虽然原发病不一，但发展到肾衰竭期则肾病理基本一致，可以不穿刺。如慢性肾衰竭时肾体积不小，基础肾功能尚可，肾功能损害存在可逆因素时可以穿刺；⑥过度肥胖、大量腹水、妊娠等不宜穿刺；⑦严重心力衰竭、贫血、休克、低血容量及年迈者不宜穿刺。

【准备工作】

1. 穿刺针　有 Menghini 型穿刺针和 Tru-Cut 型穿刺针等负压吸引穿刺针；也有手动、半自动和自动穿刺针等，一人操作。

2. 经皮肾穿刺定位多用 B 超定位，测右肾下极至皮肤及肾厚度。一般先选右肾下极，约相当于第 1 腰椎水平，第 12 肋缘下 0.5～2.0 cm，距脊柱中线 6～8 cm。近年多用 B 超穿刺探头定时定位，采用自动穿刺针，直视下可见穿刺针尖部位，准确定位于肾下极，1 s 内自动穿刺针套管针快速自动切割肾下极组织，长约 1.6～2.0 cm，突出优点是定位更为准确、并发症少，几乎无肉眼血尿。

3. 体位　病人取俯卧位，腹部肾区相应位置垫以 10～16 cm 长布垫，使肾紧贴腹壁，避免穿刺时滑动移位。

【操作方法】

1. 常规消毒皮肤，术者戴无菌手套。铺无菌洞巾，使用 2%利多卡因作穿刺点局部麻醉。

2. 根据 B 超测量的皮肾距离，于病人吸气末屏气时用腰穿针试探刺入，观察到针尾随呼吸摆动后，退出腰穿针，边退边注入 2%利多卡因，同时测皮肤至肾距离。

3. 穿刺针刺入，到肾包膜脂肪囊时随呼吸摆动。令病人吸气末屏气（用负压吸引穿刺针时，此时助手抽吸造成负压），立即快速将穿刺针刺入肾实质 3 cm 左右取组织并迅速拔出，嘱病人正常呼吸。助手加压压迫穿刺点 5 min 以上。

4. 标本的分割与处理　肾病理应包括光镜、免疫荧光和电镜检查，对标本分割和保存有不同要求。电镜：切割至 0.5 cm 大小，用 2%～3%戊二醛固定，4℃保存；免疫荧光：切割至 0.5 mm 大小，用生理盐水，－20℃保存；光镜：其余部分标本放入 10%甲醛固定液内用作光镜检查。

【注意事项】

1. 术前准备　应做凝血时间、血小板、血红蛋白及部分活化凝血活酶时间、凝血酶原时间检查；训练病人呼吸屏气动作；尿常规、中段尿细菌培养排除上尿路感染。拍摄肾区平片帮助定位，做肾 B 超排除孤立肾、多囊肾等。有严重高血压时应先控制血压。

2. 术后观察处理　可以选择使用沙袋压迫，腹带包扎腰腹部。卧床制动 24 h，密切观察血压、脉搏及尿液改变。有肉眼血尿时，延长卧床时间，饮水。一般在 24～72 h 内肉眼血尿可消失，持续严重肉眼血尿或尿中有大量血块时，注意病人有可能出现失血性休克，给予卧床，应用止血药、输血等处理；如仍出血不止，可用动脉造影发现出血部位，选择性栓塞治疗，或采用外科手术方法止血。

3. 并发症　①血尿；②肾周血肿；③感染；④损伤其他脏器（肝、脾）；⑤肾撕裂伤；⑥动静脉瘘；⑦肾绞痛；⑧大量出血导致休克等。

（张掖医学高等专科学校　梁　军）

第十节　胸膜活体组织检查术

【操作目的】 胸腔积液原因未明疑为肿瘤转移、胸膜间皮瘤或结核等。检查方法有经皮胸膜活检、经胸腔镜胸膜活检和开胸胸膜活检三种，其中以经皮胸膜活检（pleura biopsy）为常用。

【适用范围】 不能确定病因的渗出性胸腔积液者，尤其是疑为恶性胸腔积液（肿瘤转移、胸膜间皮瘤）者。

【禁忌证】 ①胸膜腔已经消失者；②有出凝血机制障碍，血小板＜50×10^9/L 者；③严重衰竭者。

【准备工作】

1. 活检部位经 X 线胸片、胸部 CT 和超声波定位，并在皮肤上用蘸甲紫（龙胆紫）标记。

2. 术前可服用地西泮 10 mg 或可待因 30 mg。

3. 器械准备　改良的 Cope 针、胸腔穿刺包、手套、治疗盘（碘酒、乙醇、棉签、胶布、局部麻醉药等）、椅子、标本处理器皿等。

【操作方法】

1. 此检查可与胸腔穿刺术合并进行，抽液后再行活检。病人所取体位、局部消毒、麻醉过程同胸腔穿刺术。

2. 将套管针与穿刺针于穿刺点处同时刺入胸壁，抵达胸腔后，拔出针芯抽液，抽液后将套管针退到胸膜壁层，固定位置不动。

3. 将钝头钩针插入套管，并向胸腔内推入达壁层内侧，使钩针体与肋间成 30°角、钩针切口朝下方，旋转钩针钩住胸壁后，右手向外拉钩针，左手向相反方向旋转套管并稍向里推送少许，即可切取下约 1～2 mm 大小胸膜壁层。此时钩针已退至套管针体内，抽出钩针前，再将套管针后退至插入钝头钩针前胸膜壁层稍外的位置，以防拔出钩针后胸液外流。

4. 改变钩针切口方向，重复切取胸膜壁层 2～3 次。将切取的组织块放入 10%甲醛或 95%乙醇中固定并送检。

【注意事项】

1. 严格无菌操作。

2. 术后严密观察病情。

（张掖医学高等专科学校　梁　军）

第十一节　肝穿刺抽脓术

【操作目的】 肝穿刺抽脓术（liver abscess puncture）对阿米巴肝脓肿、细菌性肝脓肿等进行抽脓治疗。

【适用范围】 ①原因不明的肝肿大而疑有肝脓肿者，可做诊断性穿刺；②对肝脓肿病人进行抽脓治疗。

【禁忌证】 ①严重出血倾向或凝血功能障碍者；②肝血管瘤或肝包虫病患者。

【准备工作】

1. 必要时先行呼吸训练，以配合操作。

2. 测定出血、凝血时间及血小板计数。

3. 如疑诊阿米巴性肝脓肿时，应先用灭滴灵、氯喹等抗阿米巴药物治疗 2～4 日再行穿刺。若疑诊为细菌性肝脓肿则应在抗生素控制下进行穿刺。

4. 器械准备　肝抽脓包、手套、治疗盘（碘酒、乙醇、棉签、胶布、局部麻醉药等）

【操作方法】

1. 病人取仰卧位，身体右侧靠近床沿，并将右手置于枕后。

2. 穿刺点应选在压痛点明显处，或在 B 超检查下进行脓腔定位后再行穿刺。一般取右侧腋中线第 8、9 肋间，叩诊肝实音处穿刺。

3. 常规消毒穿刺部位皮肤，铺无菌洞巾，局部浸润麻醉要深达肝被膜。

4. 先将连接穿刺针的橡皮管折起或用血管钳夹住，术者手持穿刺针靠肋骨上缘与胸壁呈垂直方向刺入皮肤，嘱病人先吸气，并在呼气末屏住呼吸；此时将针头刺入肝内缓缓进入；如抵抗感突然消失示针头已进入脓腔。

5. 将 50 ml 注射器接在穿刺针头的橡皮管上，松开血管钳进行抽吸。如抽不出脓液，可在注射器保持一定负压情况下前进或后退少许，如仍无脓液，示针头未达脓腔。此时应将针头退至皮下，改变穿刺方向，重新穿刺抽脓，一般穿刺不超过三次。抽脓过程中，不需要用血管钳固定穿刺针头，可让针头随呼吸摆动，以免损伤肝组织。

6. 脓液抽出后，应注意颜色与气味，尽可能抽尽，如脓液黏膜不易抽出，则用无菌生理盐水稀释后再抽；如抽出脓液量与估计不符，则应改变针头方向，抽尽脓腔深部或底部的脓液。

7. 拔针后以无菌纱布按压穿刺部位数分钟，用胶布固定，用小沙袋加压，并用多头腹带将下胸部束紧。嘱病人静卧 8～12 h，并严密观察病情，测量脉搏、血压直至稳定。

【注意事项】

1. 有出血倾向、严重贫血和全身状况极度衰弱者，应慎重穿刺。

2. 穿刺时病人要抑制咳嗽与深呼吸，以免针头划伤肝组织引起出血。

3. 穿刺后如局部疼痛可服止痛剂，如右肩部剧痛伴气促，则多为膈肌损伤，除给镇痛剂止痛外，应密切观察病情变化。

（张掖医学高等专科学校 梁 军）

第十二节 关节腔穿刺术

【操作目的】 关节腔穿刺术（knee joint cavity paracentesis）用于确定关节病变性质，作常规及细菌学检查。穿刺抽吸关节腔积液或分泌物用于关节疾病的治疗。

【适用范围】 ①了解关节内病变情况：注入空气或其他造影剂，做关节放射线造影检查；②关节腔早期引流；③关节腔内注射药物；④关节腔冲洗。

【准备工作】 器械准备：关节穿刺包、手套、治疗盘（碘酒、乙醇、棉签、甲紫、局部麻醉药）。

【操作方法】

1. 准备好局部皮肤。
2. 确定关节穿刺部位并以龙胆紫标志穿刺点。
3. 术者及助手戴无菌手套。
4. 常规局部皮肤消毒，铺盖无菌洞巾。
5. 用2%利多卡因做局部浸润麻醉。
6. 用16～18号针头沿麻醉途径刺入关节腔。缓慢进行抽吸，速度不能过快，以免针头发生阻塞。
7. 抽吸完毕，迅速拔出针头，以免针头漏液污染关节周围软组织。术毕穿刺部位盖消毒纱布，用胶布固定。
8. 四肢关节穿刺途径

（1）肩关节 由前方或侧方穿刺。

（2）肘关节 屈曲肘部，尽量从肘后鹰嘴突与肱骨外踝间刺入。

（3）腕关节 在腕部背侧穿刺：①尺骨茎突的外侧横行刺入；②拇长伸肌腱与固有示指伸肌腱之间刺入。

（4）髋关节 可在下述两个部位穿刺：①侧方穿刺法：在股骨大粗隆的前下方，穿刺针与皮肤成45°角刺入，循股骨颈方向向内上方刺入5～10 cm，即可进入髋关节腔；②前方穿刺法：在腹股沟韧带中点的下方约2.5 cm处，再向外侧约2.5 cm处，即股动静脉鞘的稍内侧垂直刺入，亦可进入髋关节腔内。

（5）膝关节 自髌骨上缘外侧，向内下方穿刺，即可从髌骨后面进入膝关节腔。

（6）踝关节 常用的穿刺途径有 ①胫前肌腱与内踝之间刺入；②趾长伸肌腱与外踝之间刺入。

【注意事项】

1. 严格无菌操作，以防继发感染。
2. 动作要轻柔，避免损伤关节软骨。
3. 关节腔积液过多时，抽液后应适当加压固定。

（张掖医学高等专科学校 梁 军）

第十三节 淋巴结穿刺术

【操作目的】 淋巴结分布于全身，其变化与许多疾病的发生、发展、诊断及治疗密切相关。感染、造血系统肿瘤、转移癌等多种原因均可使淋巴结肿大，采用淋巴结穿刺术（lymphnode puncture）采集淋巴结抽取液，制备涂片进行细胞学或病原生物学检查，以协助临床诊断。

【适用范围】 ①判明淋巴结肿大的原因；②协助诊断如感染（细菌、病毒、真菌、丝虫）、结核病、造血系统肿瘤（白血病、淋巴瘤）、转移瘤等。

【准备工作】

1. 穿刺部位皮肤准备，如剃毛。

2. 器械 消毒的穿刺针及20～30 ml注射器、碘酒、乙醇、局部麻醉药及标本处理器皿等。

【操作方法】

1. 选择穿刺部位 选择适于穿刺、并且明显肿大的淋巴结。

2. 消毒 常规消毒局部皮肤和操作者的手指。

3. 穿刺 操作者以左手拇指和示指固定淋巴结，右手持10 ml干燥注射器（针头为18～19号），沿淋巴结长轴刺入淋巴结内（刺入的深度因淋巴结的大小而定），然后边拔针边用力抽吸，利用负压吸取淋巴结内的液体和细胞成分（图10-5）。

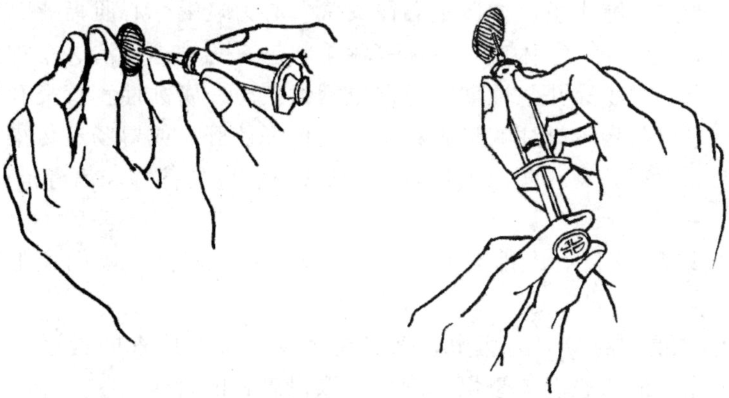

(1) 固定淋巴结刺入　　(2) 负压吸取淋巴结内的成分

图10-5 淋巴结穿刺取材

4. 涂片 固定注射器的内栓，拔出针头后，将注射器取下充气后，再将针头内的抽取液喷射到载玻片上，并及时制备涂片。

5. 包扎固定 穿刺完毕，穿刺部位敷以无菌纱布，并用胶布固定。

【注意事项】

1. 要选择易于固定、不宜过小和远离大血管的淋巴结。

2. 穿刺时，若未能获得抽取液，可将穿刺针由原穿刺点刺入，并在不同方向连续穿刺，抽取数次，直到获得抽取液为止（注意不能发生出血）。

3. 制备涂片前要注意抽取液的外观和性质。炎性抽取液为淡黄色，结核性病变的抽取液为黄绿色或污灰色黏稠样液体，可见干酪样物质。

4. 最好于餐前穿刺，以免抽取液中脂质过多，影响检查结果。

（张掖医学高等专科学校 梁 军）

第十四节 内镜检查技术

一、上消化道内镜检查

【操作目的】 上消化道内镜检查包括食管、胃、十二指肠的检查，一切食管、胃、十二指肠疾病诊断不明者，均可进行此项检查。是应用最早、进展最快的内镜检查，通常亦称胃镜检查。

【适用范围】 ①吞咽困难、胸骨后疼痛、烧灼、上腹部疼痛、不适、饱胀、食欲缺乏等上消化道症状，原因不明者；②不明原因的上消化道出血。急性上消化道出血，早期检查不仅可获病因诊断，尚可同时进行镜下止血；③X线钡餐检查不能确诊或不能解释的上消化道病变，特别是黏膜病变和疑有肿瘤者；④需要随访观察的病变，如溃疡病、萎缩性胃炎、术后胃、反流性食管炎、Barrett食管等；⑤药物治疗前后对比观察或手术后随访；⑥需做内镜治疗的患者，如取出异物、镜下止血及食管静脉曲张的硬化剂注射与结扎、食管狭窄的扩张治疗、上消化道息肉摘除等。

【禁忌证】 ①严重心肺疾患，如严重心律失常、心力衰竭、心肌梗死急性期；②严重呼吸衰竭及支气管哮喘发作等；③休克、昏迷等危重状态；④神志不清、精神失常，不能合作者；⑤食管、胃、十二指肠穿孔急性期；⑥严重咽喉疾患、腐蚀性食管炎和胃炎、巨大食管憩室、主动脉瘤及严重颈胸段脊柱畸形者；⑦急性传染性肝炎或胃肠道传染性疾病一般暂缓检查；⑧慢性乙型、丙型肝炎或病原携带者、AIDS患者应具备特殊消毒措施。

【准备工作】

1. 检查前应当禁食8 h。有胃排空延缓者，需禁食更长时间；幽门梗阻者，应洗胃后再检查。

2. 阅读胃镜申请单，需要询问病史，做必要体检，了解检查的指证，有否危险性及禁忌证。做好解释工作，消除患者的恐惧心理，以取得患者的合作。

3. 麻醉 检查前5～10 min，吞服1%丁卡因胃镜胶（10 ml）或2%利多卡因喷雾咽部2～3次，前者兼具麻醉及润滑作用，目前应用较多。

4. 镇静剂 一般无需使用镇静剂。过分紧张着可用地西泮5～10 mg肌注或静注。做镜下治疗时，为减少胃蠕动，可术前10 min使用山莨菪碱10 mg或阿托品0.5 mg。

5. 口服去泡剂 可用二甲硅油去除十二指肠黏膜表面泡沫，使视野更加清晰。此项不作为必须要求。

6. 检查胃镜及配件 注意光源、送水、送气阀及吸引装置，操纵部旋钮控制的角度等。检查胃镜的线路、电源开关及监视器屏幕影像。此外，内镜室应具有监护设施、氧气及急救用品。

【操作方法】

1. 患者取左侧卧位，双腿屈曲，头垫低枕，使颈部松弛，松开领口及腰带，取下义齿。

2. 口边置弯盘，嘱患者咬紧牙垫，铺消毒巾或毛巾。

3. 医生左手持胃镜操纵部，右手持胃镜先端约 20 cm 处，直视下将胃镜经咬口插入口腔，缓缓沿舌背、咽后壁插入食管。嘱患者深呼吸，配合吞咽动作可减少恶心，有助于插管。注意动作轻柔，避免暴力。勿误入气管。

4. 胃镜先端通过齿状线缓缓插入贲门后，在胃底部略向左、向上可见胃体腔，推进至幽门前区时，伺机进入十二指肠球部，再将先端右旋上翘 90°，操纵者向右转体 90°，调整胃镜深度，即可见十二指肠降段及乳头部。由此退镜，逐段观察，配合注气及抽吸，可逐一检查十二指肠、胃窦、胃角、胃体、胃底及食管各段病变。注意各部位的大小、形态、黏膜皱襞、黏膜下血管、分泌物性状及胃蠕动情况。

5. 对病变部位可摄像、染色、局部放大、活检、刷取细胞涂片及抽取胃液检查助诊。

6. 退出胃镜时尽量抽气防止腹胀。被检查者 2 h 后进温凉流质或半流质饮食。

二、乙状结肠镜检查术

【操作目的】 用于检查直肠和乙状结肠病变，并可取材涂片或行活体组织检查。

【适用范围】 ①观察和诊断乙状结肠和直肠各种病变；②寻找慢性腹泻的病因。

【禁忌证】 ①肛门、直肠或乙状结肠有急性化脓性炎症者；②有肛裂者；③出血性疾病者；④大量腹水或腹腔巨大肿瘤者；⑤高血压及心脏病者；⑥孕妇及体质衰弱者。

【准备工作】

1. 术前应先清洁洗肠，可作低压灌肠，或服泻剂以排尽大肠内容物，直至排出液体澄清为止。

2. 嘱病人取膝胸位，体弱者可取左侧卧位，左腿伸直，右腿屈曲。

3. 先戴手套做肛门直肠指诊，检查有无直肠狭窄、肛裂、痔疮等，并使肛门括约肌松弛。

【操作方法】

1. 铺洞巾，戴无菌手套，先将闭孔器插入乙状结肠镜筒内，用凡士林或液体石蜡涂擦镜前端并置于肛门处，嘱病人全身放松，张口深呼吸，术者轻柔而缓慢地旋转镜管插入肛门，当插入 5 cm 时，已通过肛门括约肌，此时取出闭孔器，装上照明装置。

2. 在直视下，将镜筒对向骶部，顺肠腔方向向前缓慢推进，一边推进一边观察，必要时可用气囊充气，见肠腔后再推进，一般可深入 25～30 cm。正常肠黏膜光滑、为粉红色，并可见小静脉。当镜筒退出时，一边缓慢退出一边观察肠黏膜。注意有无充血、水肿、溃疡、糜烂、出血、肿瘤、息肉等。有黏液时，用生理盐水棉拭子取标本作镜检、培养等。

3. 对可疑病变黏膜，可用活检钳取数小块病变组织做病理检查。取标本时应避开血管，不得深入黏膜下，严禁撕拉。取活检后于伤处涂以 8%硝酸银，如有出血可涂止血粉，标本取出后及时用 10%甲醛固定。疑诊阿米巴痢疾时，应放在 95%的乙醇中固定。

【注意事项】

1. 严格掌握禁忌证。

2. 检查时必须细致，循腔进镜，未见肠腔时，不可盲目推进。

3. 发现病变时，应记录病变位置距肛门的距离，记录其位置、大小及性状等。

4. 术后让病人休息数小时，密切观察血压及脉搏的变化，如有肠出血、肠穿孔时，应及时进行外科处理。

三、纤维支气管镜检查术

【操作目的】 纤维支气管镜检查是呼吸系统疾病诊疗的重要方法之一，可插入段支气管和亚支气管，在直视下做活检和刷检，亦可做支气管灌洗和支气管肺泡灌洗，行细胞学或液性成分检查，已成为支气管、肺和胸腔疾病诊断、治疗和抢救上一项重要手段。

【适用范围】 ①不明原因的咯血，需明确出血原因及部位者；②原因不明的肺不张、阻塞性肺炎、局限性肺气肿，怀疑支气管阻塞病变者；③性质不明的弥漫性病变、孤立性结节或肿块，需作活检、刷检或支气管肺泡灌洗者；④不明原因的干咳或局限性喘鸣音；⑤原因不明的喉返神经麻痹、膈神经麻痹者；⑥吸收缓慢或反复在同一部位发生的肺炎；⑦收集下呼吸道分泌物作细菌学检查；⑧协助做选择性支气管造影；⑨用于治疗，如钳取异物，肺脓肿直视下吸痰及局部用药，激光、高频电刀解除气道内梗阻等；⑩直视下气管插管困难时，可在纤维支气管镜引导下进行。

【禁忌证】 ①对麻醉药物过敏者及不能配合检查的受检者；②有严重心肺功能不全、严重心律失常、频发心绞痛者；③全身状况极度衰弱不能耐受检查者；④凝血功能严重障碍以致无法控制的出血素质者；⑤主动脉瘤有破裂危险者；⑥新近有上呼吸道感染或高热、哮喘发作、大咯血者需待症状控制后再考虑做纤维支气管镜检查。

【准备工作】

1. 向被检者说明检查的目的、必要性和安全性，取得被检查者的良好合作。

2. 详细了解病史和体格检查，了解被检者的心肺功能状况，详细阅读胸部 X 线片、体层摄影片或 CT 片，帮助对病灶的准确定位。必要时做血小板计数及出、凝血时间测定。

3. 术前仔细检查器械各部、管道、吸引管是否完好、通畅，调节钮是否灵活，插入部是否光滑，塑料软管有无破损，活检钳是否灵活、锐利，毛刷有无折断，透镜接冷光源后是否清晰。

【操作方法】

1. 局部麻醉　先用 2%利多卡因溶液做咽后部及鼻腔喷雾麻醉，每 2～3 min 一次，共 3 次，然后在纤维支气管镜插入气管后立刻注入 2～5 ml，根据情况适量追加，但总量不宜超过 300 mg。

2. 插管途径　多经鼻插管，插管前于鼻腔内滴入 1%麻黄碱（麻黄素）2～3 滴，如鼻腔有病变或细窄不便插管，可经口插管。

3. 镜检步骤及观察内容　被检查者一般采取平卧位或坐位。术者左手握纤支镜操纵部，右手将镜送入鼻腔内，边插镜边调节角度调节钮，使镜前端沿咽后壁进入喉部，窥见会厌与声带，观察声带活动情况，声门张开时将镜迅速送入气管，边送镜边观察气管黏膜及软骨环直至隆突，观察其是否锐利及活动情况。看清两侧支气管开口后，按先查健侧后查患侧，自上而下的顺序依次检查各叶段支气管。镜检过程中，应注意观察黏膜颜色，表面情况及质地，有无充血、水肿、渗出、出血、糜烂、溃疡、增生、结节与新生物，间嵴是否增宽，管壁有无受压，管腔有无狭窄及阻塞，分泌物的性质与量，气道的活动情况等。如发现病变，根据需要做活检或刷检，进行病理及细胞学检查，必要时留取分泌物做细菌学或免疫学检查。

【注意事项】

1. 术后应禁食 2～3 h，待麻醉作用消失后方可进食，避免误吸，尽量少讲话，使声带得到休息。

2. 术后有声嘶及咽部疼痛者，可予蒸气吸入。

3. 一般不用抗生素，若肺活检或术后发热，可适当应用抗生素。

4. 并发症　麻药过敏、喉头痉挛或支气管痉挛、缺氧、出血等。

（张掖医学高等专科学校　梁　军）

第十一章　外科操作技能

学习目标

1. 掌握外科基本技能的操作方法。
2. 熟悉外科基本技能操作的注意事项。
3. 了解外科基本技能操作前准备和适用范围。

第一节　外科手术常用器械及使用

任何手术操作，均离不开手术器械，手术中通用的器械即为外科常用器械。外科常用器械根据其结构特点不同而分为许多种类型和型号，只有掌握了各种手术器械的结构特点和基本性能，才能正确、灵活地使用，才能达到手术“稳、准、快、细”的基本要求。

1. 手术刀

（1）组成及作用　常用的是一种可以装折刀片的手术刀，分刀片和刀柄两部分，使用前将刀片安装在刀柄上，刀片宜用血管钳（或持针钳）夹持安装，避免割伤手指，手术刀用于切开和剥离组织。

（2）执刀法　正确执刀方法有以下四种：①执弓式：用于较长的皮肤切口及腹直肌前鞘的切开等［图 11-1（1）］；②执笔式：用于解剖血管、神经、腹膜切开和短小切口等［图 11-1（2）］；③抓持式：用于使力较大的切开。如截肢、肌腱切开，较长的皮肤切口等，［图 11-1（3）］；④反挑式：如用于脓肿切开，以防损伤深层组织［图 11-1（4）］。

无论哪一种持刀法，都应以刀刃与组织呈垂直方向，逐层切开组织，不要以刀尖部用力操作，执刀位置要适中，图 11-2 所示为错误的执刀姿势。

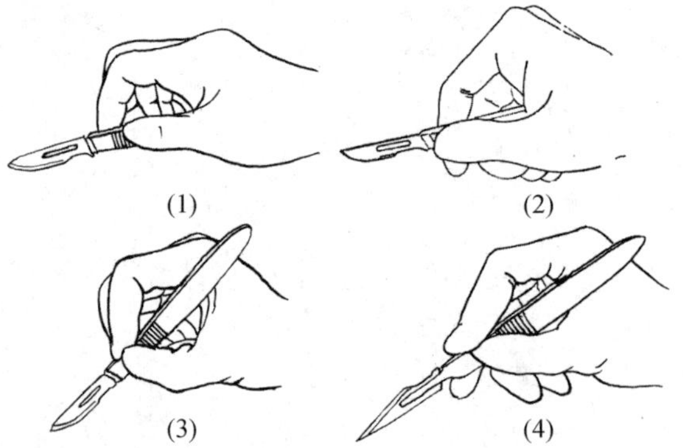

图 11-1　正确执刀方法

（1）执弓式；（2）执笔式；（3）抓持式；（4）反挑式

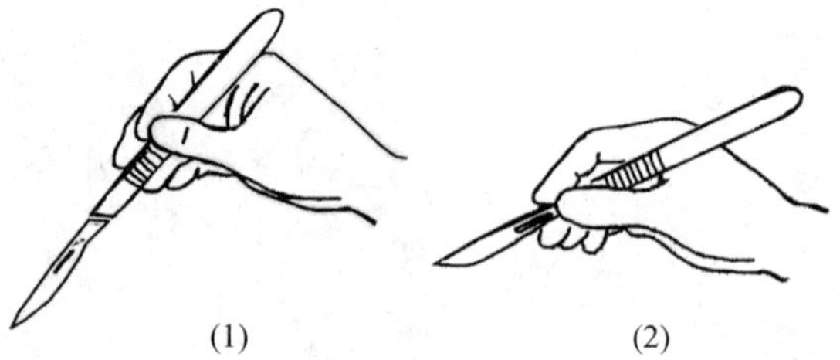

图 11-2　错误的执刀方式

（1）执筷式，且手的位置太高；（2）执刀太低

2. 手术剪　根据其结构特点有尖、钝，直、弯，长、短各型。按其用途分为组织剪、线剪及拆线剪（图 11-3）。正确持剪刀法为拇指和无名指分别插入剪刀柄的两环，中指放在无名指环的剪刀柄上，示指压在轴节处起稳定和向导作用，有利于操作（图 11-4）。

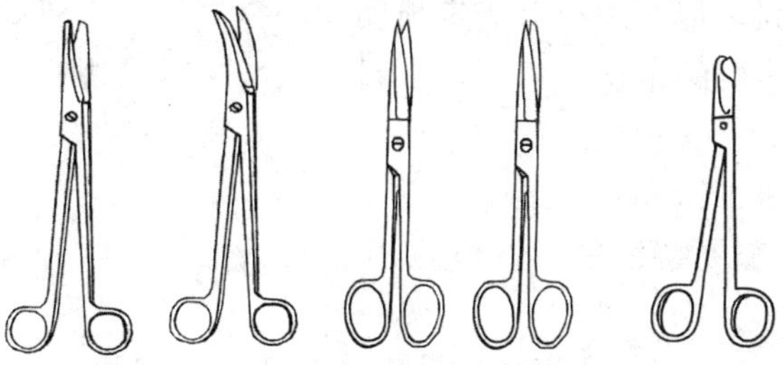

(1)　(2)　(3)

图 11-3　手术剪

(1) 组织剪；(2) 线剪；(3) 拆线剪

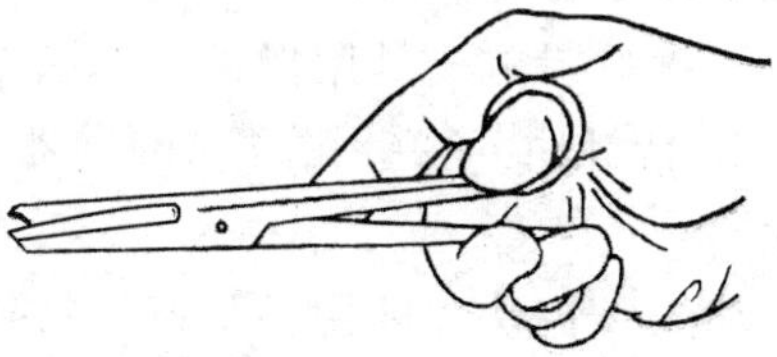

图 11-4　正确持手术剪的姿势

3. 血管钳　常见的有直、弯两种，还有有齿血管钳（全齿槽），蚊式直、弯血管钳等（图 11-5）。血管钳主要用于钳夹血管或出血点，亦称止血钳。尚可用于分离解剖组织、牵引缝线、拔出缝针或代替镊子使用，但不宜夹持皮肤、脏器及较脆弱的组织。血管钳在结构上主要的不同是齿槽床。用于止血时尖端应与组织垂直，夹住出血血管断端，尽量少夹附近组织，如图 11-6 所示。应注意血管钳不得夹持皮肤、肠管等，以免组织坏死。

血管钳握持方法基本同手术剪（图 11-7）。

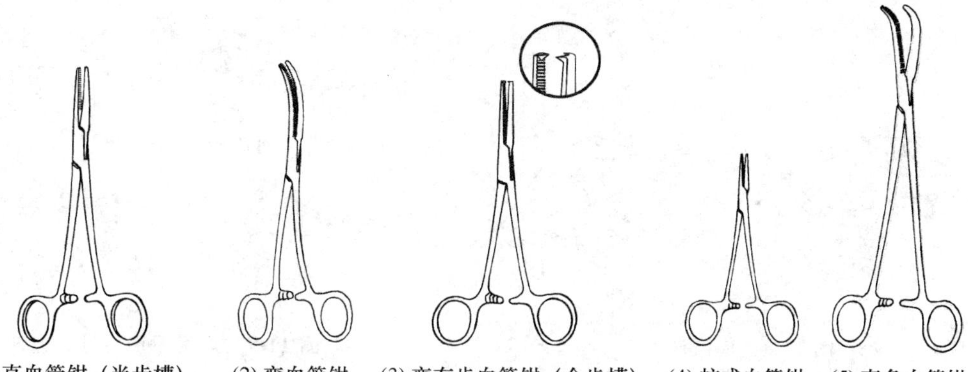

(1) 直血管钳（半齿槽）　(2) 弯血管钳　(3) 弯有齿血管钳（全齿槽）　(4) 蚊式血管钳　(5) 直角血管钳

图 11-5　血管钳

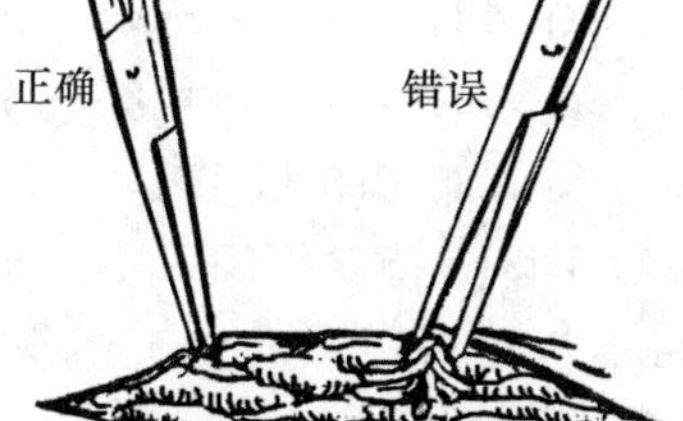

图 11-6　血管钳止血应尽量少钳血管周围组织

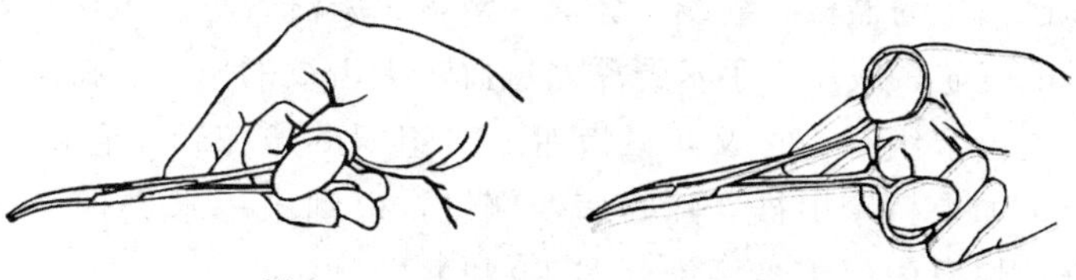

(1)　(2)

图 11-7　止血钳握持方法

(1) 正确持钳方法；(2) 错误持钳方法

4. 手术镊 手术镊分有齿镊和无齿镊两种，用于夹持和提起组织，以利于解剖及缝合，也可夹持缝针及敷料等。

（1）有齿镊 粗齿镊用于夹持较硬的组织，损伤性较大；细齿镊用于精细手术，如肌腱缝合、整形手术等。因尖端有钩齿、夹持牢固，但对组织有一定损伤。

（2）无齿镊 其尖端无钩齿，用于夹持脆弱的组织、脏器及敷料。尖头平镊对组织损伤较轻，用于血管、神经手术。

正确持镊方法是用拇指对示指与中指，执二镊脚中、上部（图 11-8）。

5. 持针钳 持针钳也叫持针器，主要用于夹持缝针，有时也用于器械打结。常用握持方法有：

（1）掌握法 即用手掌握持持针钳［图 11-9（1）］。钳环紧贴大鱼际肌上，拇指、中指、无名指和小指分别压在钳柄上，后三指并拢起固定作用，示指压在持针钳前部近轴节处。利用拇指及大鱼肌和掌指关节活动推展，张开持针钳柄环上的齿扣，松开齿扣及控制持针钳的张口大小来持针。合拢时，拇指及大鱼际肌与其余掌指部分对握即将扣锁住。此法缝合稳健，而且容易改变缝合针的方向，缝合顺利，操作方便。

（2）指套法 为传统持法［图 11-9（2）］。用拇指、无名指套入钳环内，以手指活动力量来控制持针钳的开闭，并控制其张开与合拢时的动作范围。用中指套入钳环内因稳定性差，为错误的持法［图 11-9（3）］。

（3）掌指法 拇指套入钳环内，示指压在钳的前半部做支撑引导，余三指压钳环固定于掌中。拇指可以上下开闭活动，控制持针钳的张开与合拢［图 11-9（4）］。

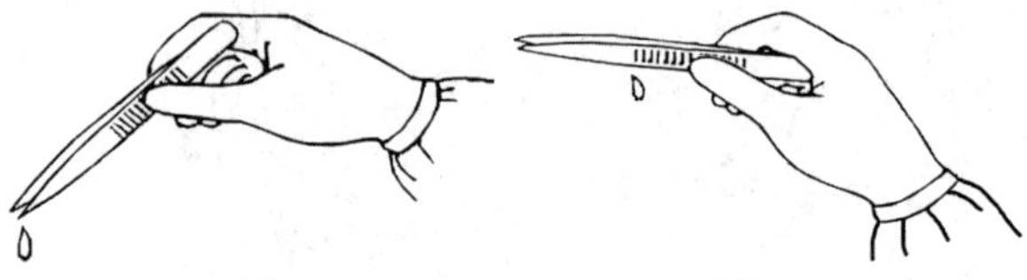

图 11-8 持镊法

（1）正确持镊；（2）错误持镊

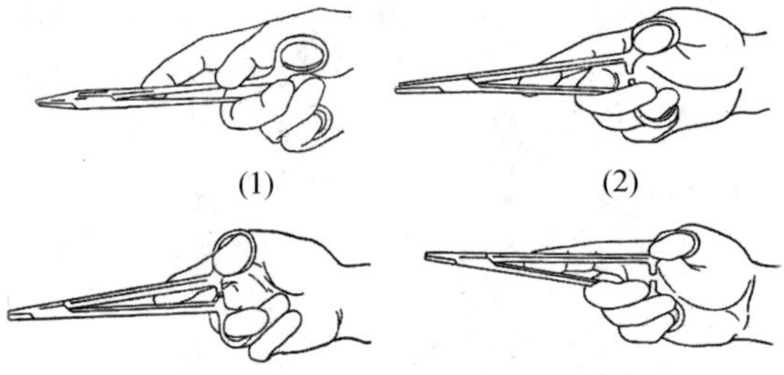

图 11-9 常用握持持针钳方法

（1）掌握法；（2）指套法；（3）错误执钳法；（4）掌指法

6. 常用钳类器械

（1）海绵钳 也叫持物钳、卵圆钳。分有齿纹和无齿纹两种，有齿纹的主要用以夹持、传递已消毒的器械、缝线、缝针、敷料、引流管等。也用于钳夹蘸有消毒液的纱布，以消毒手术野的皮肤，或用于手术野深处拭血，无齿纹的用于夹持脏器，协助暴露，如（图 11-10）。

（2）组织钳 又叫鼠齿钳。对组织的压榨较血管钳轻，故一般用以夹持软组织，不易滑脱，如夹持牵引被切除的病变部位，以利于手术进行，钳夹纱布垫与切口边缘的皮下组织，避免切口内组织被污染（图 11-11）。

（3）布巾钳 用于固定铺盖手术切口周围的手术巾（图 11-12）。

（4）直角钳 用于游离和绕过较大的血管、胆道等组织的后壁，如胃左动脉、胆囊管等。

（5）肠钳（肠吻合钳）　用于夹持肠管，对组织损伤小，使用时可外套乳胶管，以减少对肠壁的损伤（图 11-13）。

（6）胃钳（小胃钳，大胃钳）　用于钳夹胃以利于胃肠吻合（图 11-14）。

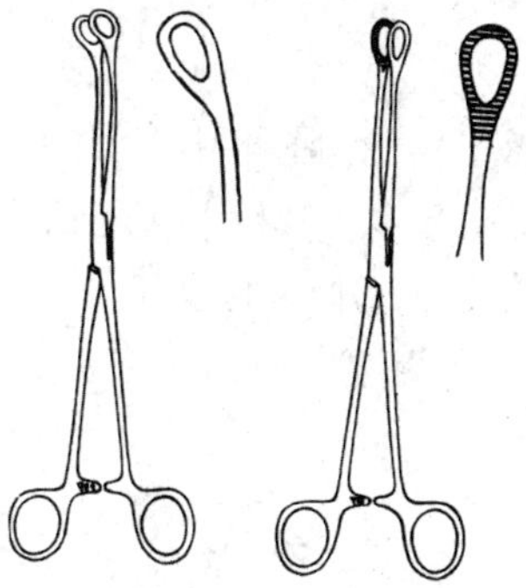

图 11-10　海绵钳

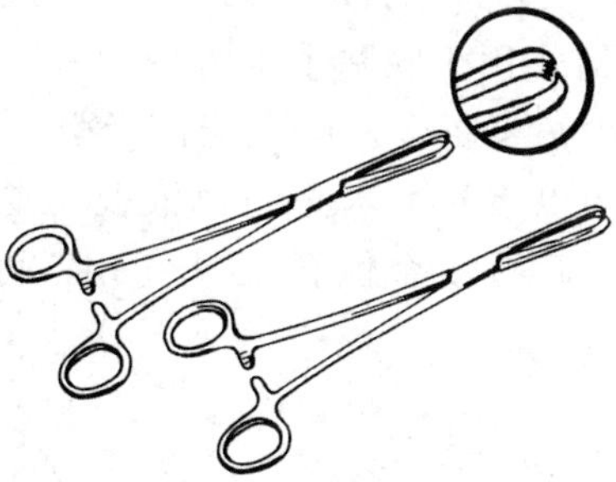

图 11-11　组织钳

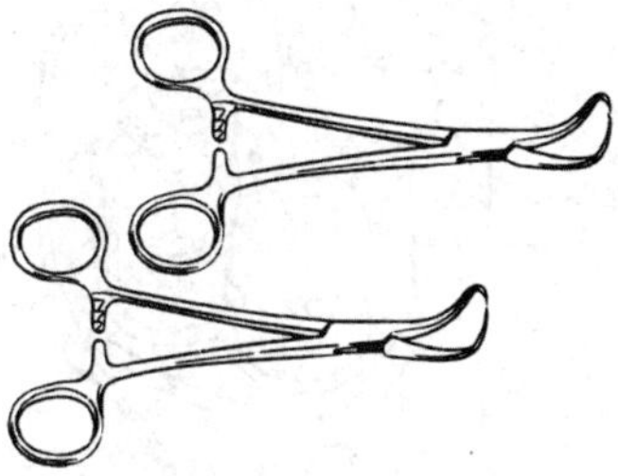

图 11-12　布巾钳

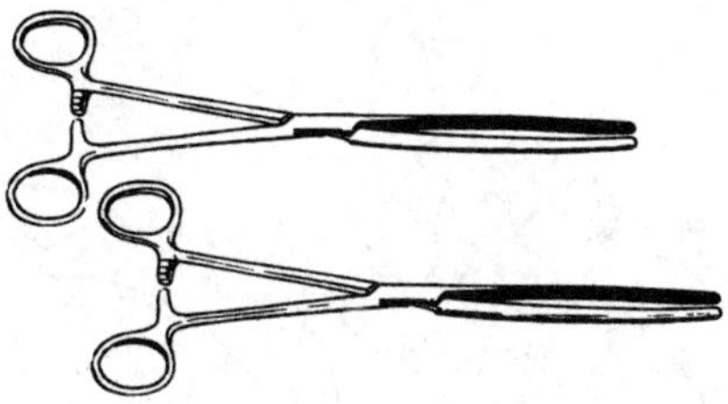

图 11-13　肠钳

7. 牵引钩类　牵引钩也叫拉钩或牵开器，是显露手术野必需的器械，常用几种拉钩（图 11-15）。

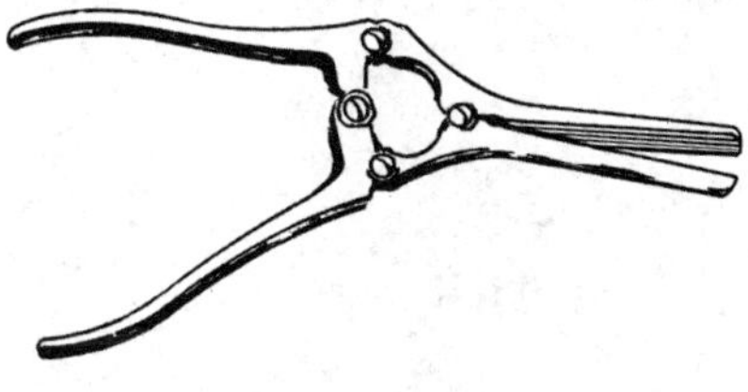

图 11-14　胃钳

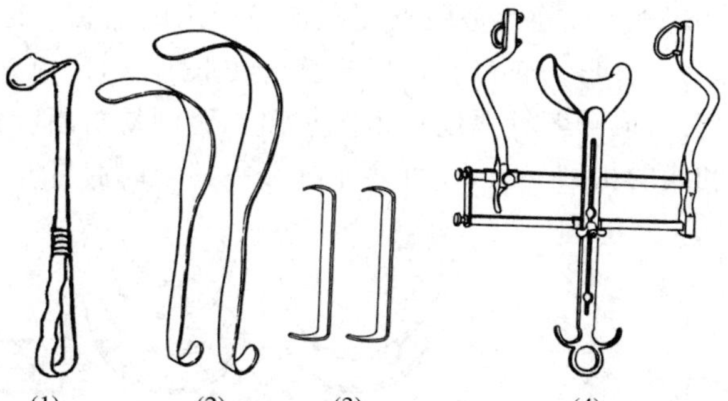

图 11-15　各种拉钩

（1）阑尾拉钩；（2）S 状拉钩；（3）甲状腺拉钩；（4）自动拉钩

（1）皮肤拉钩　为耙状牵开器，用于浅部手术的皮肤拉开。

（2）甲状腺拉钩　为平钩状，常用于甲状腺部位的牵拉暴露，也常用于腹部手术做腹壁切开时的皮肤、肌肉牵拉。

（3）阑尾拉钩　亦为钩状牵开器，用于阑尾、疝等手术，用于腹壁牵拉。

（4）腹腔平头拉钩 为较宽大的平滑钩，用于腹腔等较大的手术。

（5）S 状拉钩 是一种如“S”状腹腔深部拉钩。

（6）自动拉钩 为自行固定牵开器，腹腔、盆腔、胸腔手术均可应用。

使用拉钩时，应以纱垫将拉钩与组织隔开，拉力应均匀，不应突然用力或用力过大，以免损伤组织，正确持拉钩的方法是掌心向上（图 11-16）

8. 吸引器 用于吸除手术野中出血、渗出液、脓液、空腔脏器中的内容物，使手术野清楚，减少污染机会。吸引器由吸引头、橡皮管、玻璃接头、吸引瓶及动力部分组成。单管吸引头用以吸除手术野的血液及胸腹内液体等。套管吸引头主要用于吸除腹腔内的液体，其外套管有多个侧孔及进气孔，可避免大网膜、肠壁等被吸住、堵塞吸引头（图 11-17）。

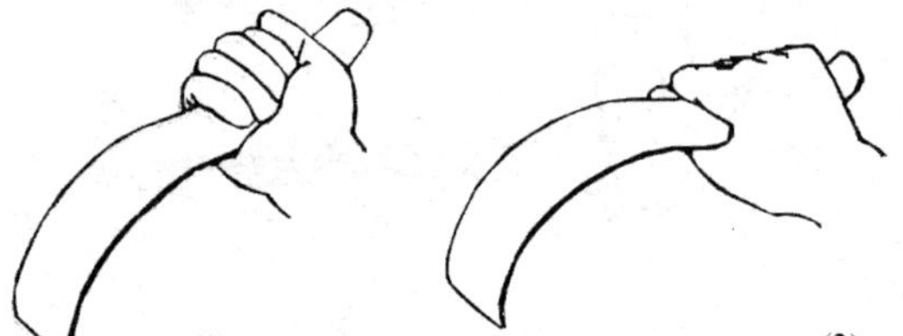

(1) (2)

图 11-16 握持拉钩的方法

（1）正确握持方法（持续时间较长）；（2）错误握持方法（不易持久）

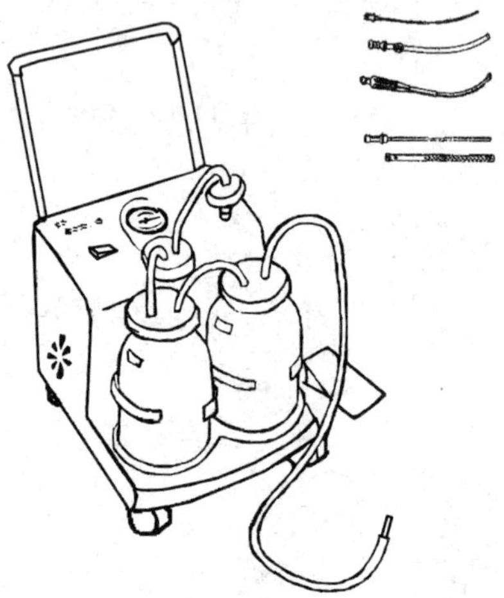

图 11-17 吸引器、各种吸引头

9. 缝针 缝针是用于缝合各种组织的器械，圆针弧度大者多用于深部组织，三角针前半部为三棱形，较锋利，用于缝合皮肤、软骨、韧带等坚韧组织，损伤性较大。在使用弯针缝合时，应顺弯针弧度从组织拔出，否则易折断。针线一体的缝合针对组织所造成的损伤小（针和线的粗细一致），可防止缝线在缝合时脱针与免去引线的麻烦（图 11-18）。

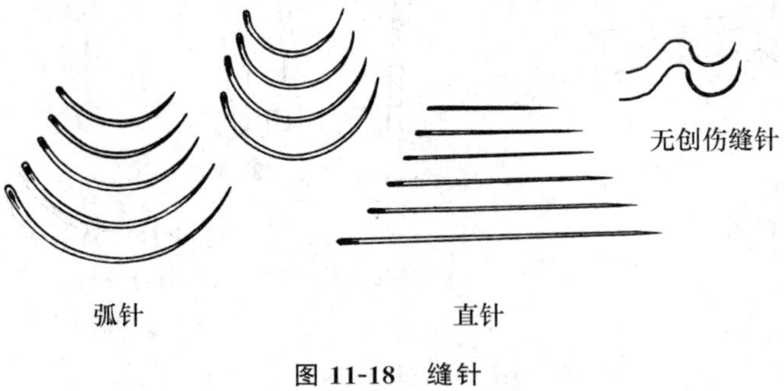

图 11-18 缝针

10. 缝线 分为可吸收缝线及不吸收缝线两大类。

（1）可吸收缝线类 ①肠线：属异体蛋白质，可被吸收，不留存异物。目前肠线主要用于内脏如胃、肠、膀胱、输尿管、胆道等黏膜层的缝合；②合成纤维线：品种较多，如Dexon（PGA，聚乙醇胺）、Maxon（聚甘醇碳酸）、Vicryl（Polyglactin 910，聚乳酸羟基乙酸）和PVA（聚乙酸维尼纶）等。

（2）不吸收缝线类　有丝线、棉线、不锈钢丝、尼龙线、钽丝、银丝、麻线等数十种。最常用的是丝线，柔韧性高、操作方便、能耐高温消毒，价钱低，来源易。但是在组织内为永久性的异物，伤口感染后易形成窦道，延迟愈合。胆道、泌尿道缝合可导致结石形成。

目前已研制出许多种代替缝针、缝线的切口粘合材料，使用时方便、速度快，切口愈合后瘢痕小。主要有三大类：①外科拉链；②医用粘合剂；③金属钉直接钉合。

11. 敷料　一般为纱布及布类制品。

（1）纱布块　用于消毒皮肤，擦拭手术中渗血、脓液及分泌物，术后覆盖缝合切口，进入腹腔用温湿纱布。

（2）小纱布剥离球　将纱布卷紧成直径为0.5～1 cm的圆球，用组织钳或长血管钳夹持做钝性剥离组织之用。

（3）大纱布垫　用于遮盖皮肤、腹膜，湿盐水纱布垫可作腹腔脏器的保护用，也可以用来擦血。

12. 高频电刀　高频电刀在外科领域使用很广泛，融切割、分离、止血为一体，使这些分开的操作能够同时完成，从而缩短手术时间。其工作原理是通过高频电流对组织产生电解、电热和电刺激效应（图11-19）。手控开关的高频电刀具有切割和电凝两个按钮。使用高频电刀应注意以下问题：①先检查电器元件有无故障；②移去手术室内易燃物质；③安置好病人身体的负极板，应尽量靠近手术部位，以便使电流通过最短的途径安全地返回电凝器，注意不要弄湿负极板，防止烧伤；④电凝器的功率不应超过250 W，电灼前用纱布吸去创面的积血；做一般切割分离时不要使用单纯电凝；电器元件未与组织完全接触前不能通电；⑤通电时电刀头和导电的血管钳不应接触出血点以外的其他组织或其他金属器械，尽量减少组织烧伤；⑥随时剔除电刀头末端的血痂、焦痂，使之导电不受障碍；⑦重要组织器官的附近慎用或禁用电刀。

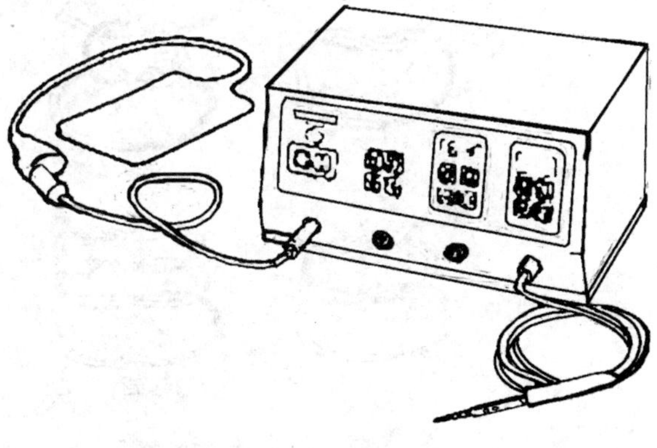

图11-19　高频电刀

第二节　手术基本操作

一、外科打结

打结是外科手术中最基本的操作之一，它贯穿外科手术的全程。结扎、止血和缝合组织都需要打结才能完成。打结必须正确、迅速、牢固、可靠，否则引起线结滑脱和松结引起手术后出血、继发感染、消化液漏和伤口裂开。

随着现代外科技术的发展，如消化管的钉合、皮肤钉合、创口贴合、血管出血的钛夹止血等，省去了不少打结操作，但仍无法完全取代打结。打结所用丝线的粗细，应以张力足够而又遗留异物最少为原则。

（一）打结的种类

1. 单结　为各种结的基本结，只绕一圈，不牢固［图 11-20（1）］。

2. 方结　由方向相反的两个单结组成（第二单结与第一单结方向相反），是外科手术中主要的结扎方式。牢固可靠，多用于结扎较小血管和各种缝合时的结扎，见［图 11-20（2）］。

3. 外科结　第一个线扣重绕两次，使线间的摩擦面及摩擦系数增大，增加安全系数，然后打第二个线扣时不易滑脱和松动，比较牢固。用于较大血管和组织张力较大部位的结扎［图 11-20（3）］。

4. 三重结　在方结的基础上再重复第一个结，且第三个结与第二个结的方向相反，以加强结扎线间的摩擦力，防止线松散滑脱，因而牢固可靠，常用于较大血管和较多组织的结扎，也用于张力较大组织的缝合。尼龙线、肠线的打结也常用此结［图 11-20（4）］。缺点为组织内的结扎线头较大，使较大异物遗留在组织中。

（二）错误的打结

1. 滑结　在做方结时双手用力不均，致使打结线彼此垂直重叠无法结牢而形成滑结，应注意避免。改变拉线力量分布及方向即可避免。手术中不宜采用此结［图 11-21（1）］。

2. 假结　构成两单结的方向完全相同，结扎后易自行滑脱和松解。手术中不宜使用［图 11-21（2）］。

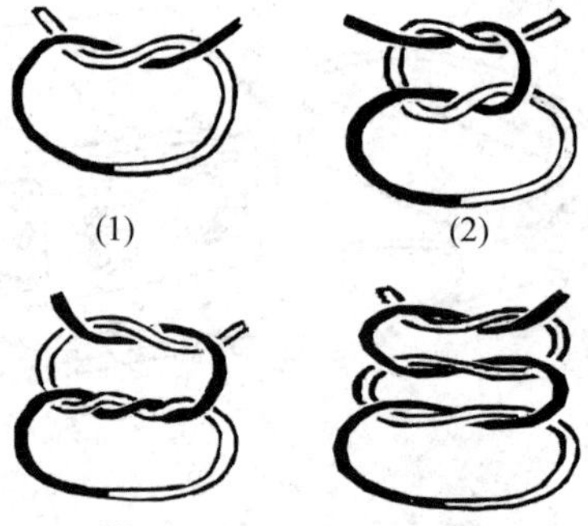

(1) (2) (3) (4)

图 11-20　结的种类

（1）单结；（2）方结；（3）外科结；（4）三重结

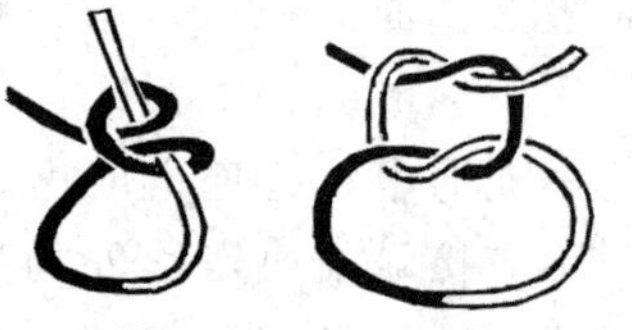

(1) (2)

图 11-21

（1）滑结；（2）假结

（三）打结的方法

1. 单手打结法　简单、迅速，左右两手均可进行，但操作不当易成滑结。打结时，一手持线，另一手打结，主要动作为拇、示、中三指。为做到迅速有效，“持线”、“挑线”、“钩线”等动作必须运用手指末节近指端处。拉线做结时要注意线的方向。如用右手打结，右手所持的线要短些，如（图 11-22）。

2. 双手打结法　较单手打结法更为可靠，不易滑结，双手打结其方法较单手打结法复杂。除用于一般结扎外，对深部或组织张力较大的缝合结扎较为可靠、方便。此法适用于深部组织的结扎和缝扎（图 11-23）。

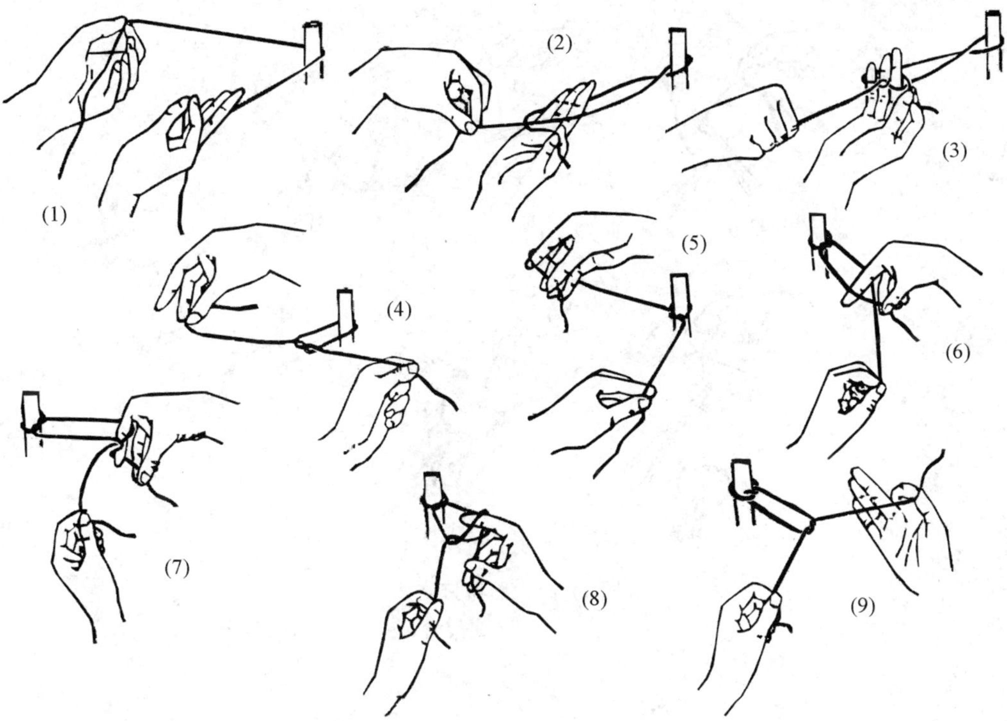

图 11-22　单手打结法

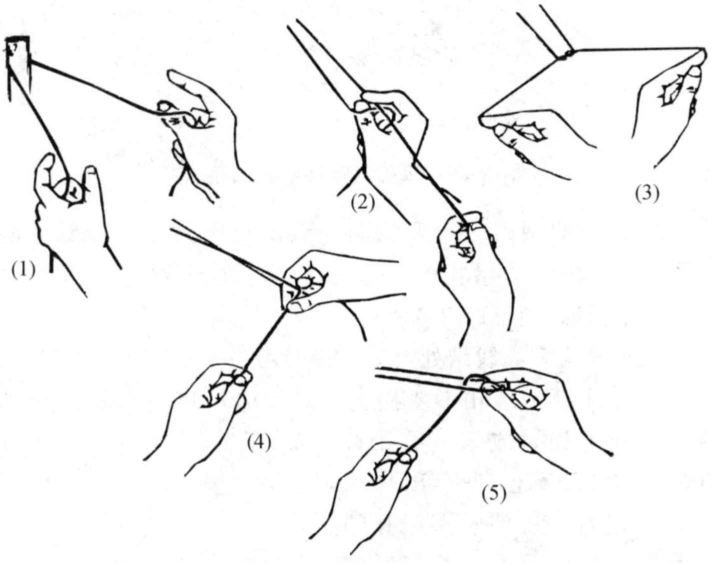

图 11-23　双手打结法

3. 器械打结法　用血管钳或持针器打结，简单易学，适用于深部、狭小手术野的结扎或缝线过短用手打结有困难时。优点是可节省缝线，节约穿线时间及不妨碍视线。缺点是当有张力缝合时，第一结易松滑，需助手辅助才能扎紧，如（图 11-24）。

（四）注意事项

1. 无论用何种方法打结，第一、第二个结的方向必须相反。

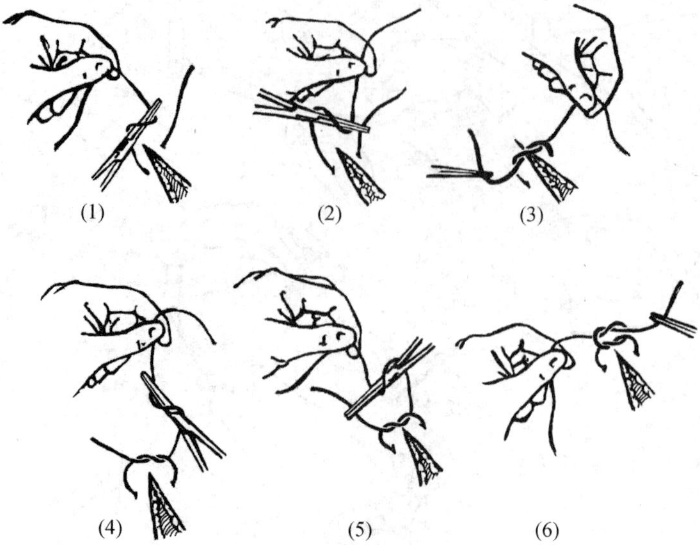

图 11-24 器械打结法

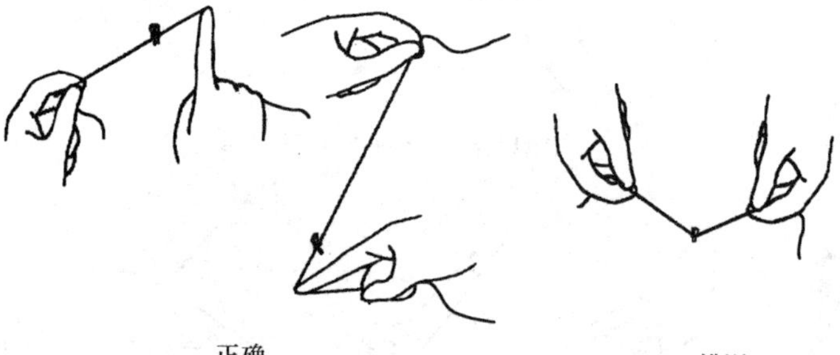

图 11-25 正确与错误的打结手法

2. 打结的过程中，两手的用力一定要均匀一致，否则易形成滑结。两手用力点、结扎点三点成一直线，两手的反方向力量相等，每一结均应放平后再拉紧，忌成角向上提拉，否则易使结扎点撕裂或线结松脱（图 11-25）。

3. 结扎时，两手的距离不宜离线结处太远，最好用一手指按线结近处，用力缓慢、均匀。

4. 打第二结扣时，注意第一结扣不要松弛，必要时可用止血钳压住第一结扣处，待收紧第二结扣时，再移去止血钳，或第一结扣打完后，双手稍带力牵引结扎线不松开也可。

5. 打结应在直视下进行，以便掌握结扎的松紧度，又可以使术者及其他手术人员了解打结及结扎的确切情况。即使对某些较深部位的结扎，也应尽量暴露于直视下操作。

6. 皮下组织尽量少结扎，利用血管钳钳夹血管的断裂口时，要用最前端钳夹，并与血管方向垂直夹住断端，钳夹组织要少，切不可做大块钳夹（图 11-26）。组织内结扎线头的长短一般为：丝线、棉线留 1～2 mm，但如果为较

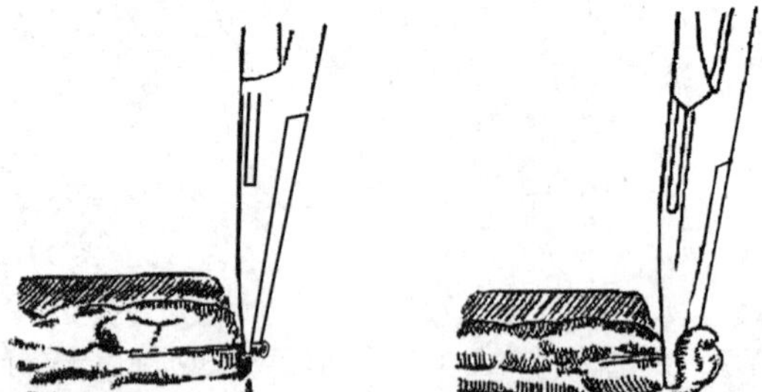

图 11-26 钳夹结扎组织

（1）正确的钳夹；（2）错误的钳夹

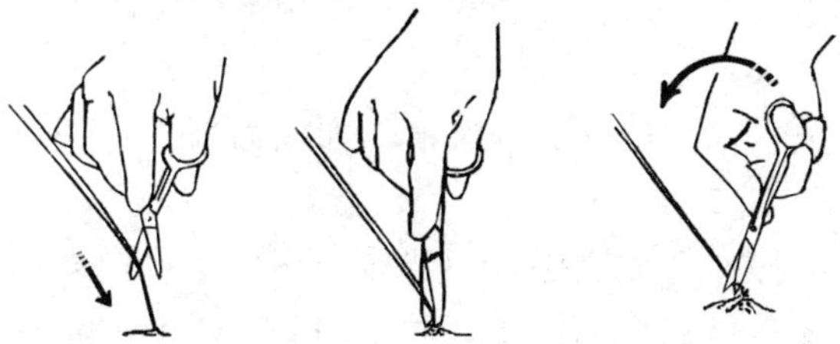

图 11-27　剪线的方法

大血管的结扎，保留线头应稍长；肠线保留 3～4 mm，不锈钢丝保留 5～6 mm，并应将“线头”扭转，埋入组织中；皮肤缝合后的结扎线的线头留 1 cm，以便拆线。

7. 要使用质量好、粗细合适的线。结扎前将线用盐水浸湿，以增加线间的摩擦力，增加拉力。

8. 打完结剪线时，应在直视下将剪刀尖端稍张开，沿拉紧的缝线滑到结扎处，剪刀头稍向上倾斜，然后剪线。剪刀倾斜角度一般为 25°～45°（图 11-27）。

二、外科切开、缝合术

（一）切开

切开是外科手术的第一步，是指使用手术刀在组织或器官上造成切口的外科操作过程，是外科手术最基本的操作之一。

1. 切开要点　将选定的切口线用 1%龙胆紫划上标记，然后消毒皮肤及铺巾，较大的切口由手术者与助手用手在切口两旁或上下将皮肤固定（图 11-28），小切口由术者用拇指及示指在切口两旁固定，将刀腹刃部与组织垂直，防止斜切，刀尖先垂直刺入皮肤，然后再转至与皮面成 45°斜角，用刀均匀切开皮肤及皮下组织，直至预定切口的长度，再将刀转成 90°与皮面垂直方向，将刀提出切口（图 11-29）。切开时要掌握用刀力度，力求一次切开全层皮肤，使切口呈线状，切口边缘平滑，避免多次切割导致切口边缘参差不齐影响愈合。切开时也不可用力过猛，以免误伤深部重要组织。皮下组织宜与皮肤同时切开，并需保持同一长度，若皮下组织切开长度较皮肤切口为短，则可用剪刀剪开。切开皮肤和皮下组织后随即用手术巾覆盖切口周围（现临床上多用无菌薄膜粘贴切口部位后再行切开）以隔离和保护伤口免受污染。

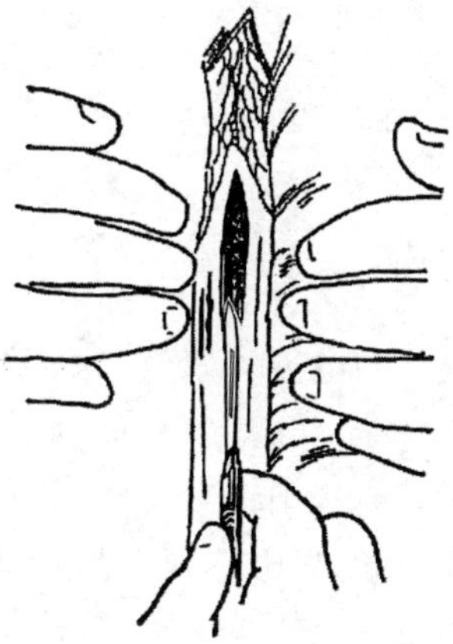

图 11-28　切皮时的固定

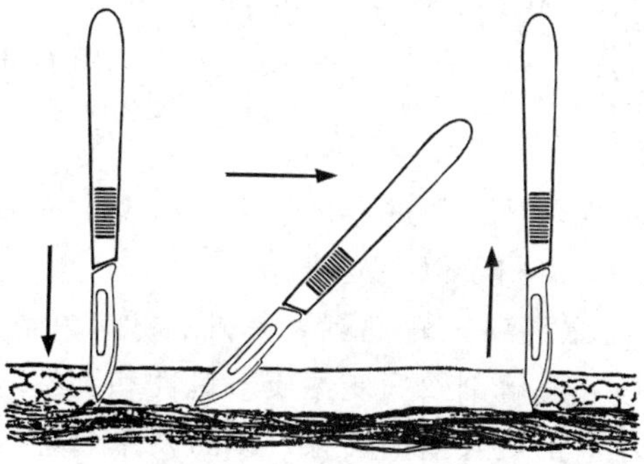

图 11-29　正确的切皮方法

2. 注意事项

（1）切口应选择于病变部位附近，通过最短途径以最佳视野显露病变。

（2）切口应对组织损伤小，不损伤重要的解剖结构如血管神经等，不影响该部位的生理功能。

（3）力求快速而牢固的愈合，并尽量照顾美观，不遗留难看的瘢痕，如颜面部手术切口应与皮纹一致，并尽可能选取较隐蔽的切口。

（4）切口必须有足够的长度，使能容纳手术的操作和放进必要的器械，切口宁可稍大而勿太小，并且需要时应易于延长。应根据病人的体型、病变的深浅、手术的难度及麻醉条件等因素来计划切口的大小。

（二）剥离

剥离也叫解剖剥离、分离或游离，是显露手术区解剖和切除病变组织、器官的重要手术基本操作。按照正常组织间隙进行剥离，不仅操作容易、出血少而且不容易引起严重的损伤。剥离按形式可分为锐性和钝性剥离两种，临床上常将两者结合使用。

1. 锐性剥离　是指用锐利器械（一般用刀或剪）进行的解剖剥离，常用于致密组织如腱膜、鞘膜和瘢痕组织等的剥离。在直视下进行，动作要准确、精细。用刀时，刀刃宜利，采用执笔式的执刀法，利用手指的伸缩动作进行切割［图 11-30（1）］；用剪时，可将锐性和钝性剥离结合使用，剪刀闭合用尖端伸入组织间隙内，不宜过深，然后张开剪柄分离组织，仔细辨清，无重要组织时予以剪开。

2. 钝性剥离　钝性剥离是用以上器械或手指伸入疏松的组织间隙，以适当的力量轻轻地逐步推开周围组织，决不应粗暴地勉强分离，否则会引起重要组织结构的损伤或撕裂，造成不良后果［图 11-30（2）］。

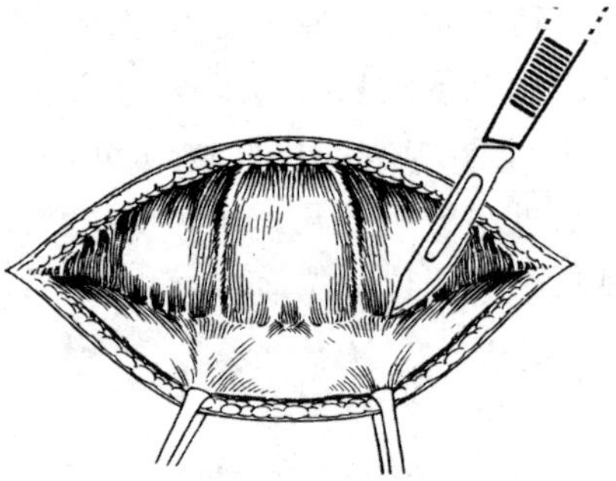

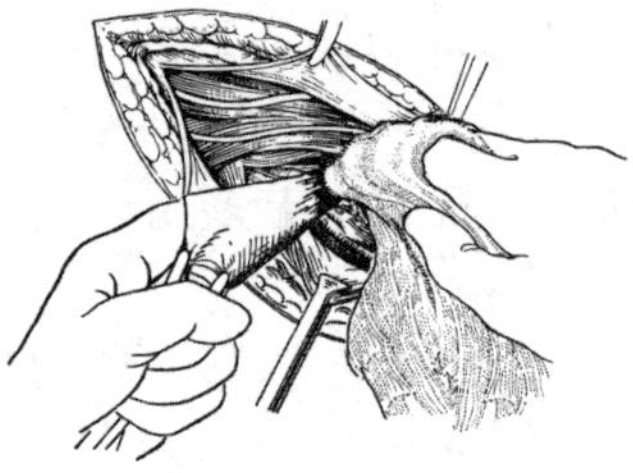

(1)　　(2)

图 11-30　剥离

（1）用刀做锐性剥离；（2）用手指做钝性剥离

随着现代技术的进步，临床上出现了许多新的剥离器械，如电刀、氩气刀、激光刀、微波刀等，均可归于以上范畴。

3. 注意事项　解剖剥离是外科手术中的一个重要技术，在操作时都应注意如下两点：①术者应熟悉解剖及病变性质。锐性和钝性剥离应根据情况结合使用，在进行解剖剥离时，需弄清左右前后及周围关系，以防发生意外。在未辨清组织之前，不要轻易剪割或钳夹，以免损伤重要组织和器官；②手术操作要轻柔细致准确，使某些疏松的粘连自然分离，显出解剖间隙。对于炎症等原因使正常解剖界限不清楚时更要注意。

（三）缝合

缝合是将已经切开或外伤断裂的组织、器官进行对合或重建其通道，保证良好愈合，恢复其功能。不同部位的组织器官需采用不同的方式方法进行缝合。缝合主要用持针钳进行，此外还有皮肤钉合器、消化道吻合器、闭合器等。

缝合可分为进针、拔针、出针、夹针等步骤，以皮肤缝合为例：①进针：缝合时左手执有齿镊，提起皮肤边缘，右手执持针钳，用腕臂力由外旋进，顺针的弧度刺入皮肤，经皮下从对侧切口皮缘穿出；②拔针：可用有齿镊夹针前端顺针的弧度外拔，同时持针器从针后部顺势前推；③出针和夹针：当针要完全拔出时，阻力已很小，可松开持针器，单用镊子夹针继续外拔，持针器迅速转位再夹针体（后 1/3 弧处），将针完全拔出，由第一助手打结，第二助手剪线，完成缝合步骤（图 11-31）。

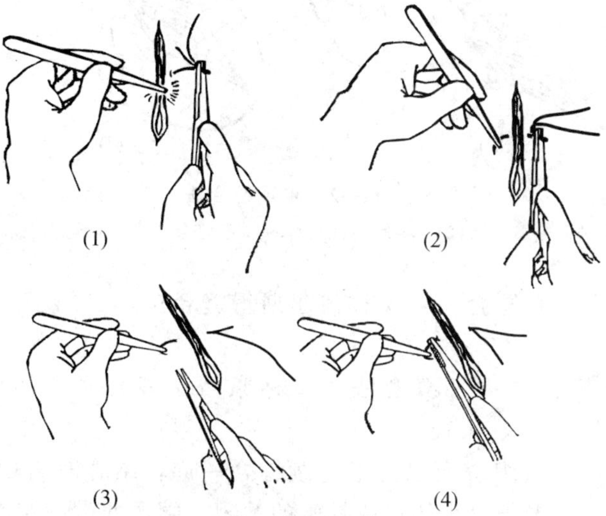

图 11-31　缝合步骤

（1）进针；（2）拔针；（3）夹针；（4）出针

缝合按组织的对合关系分为单纯缝合、外翻缝合、内翻缝合三类，每一类中又按缝合时缝线的连续与否分为间断和连续缝合两种。按缝线与缝合时组织间的位置关系分为水平缝合、垂直缝合。按缝合时的形态分为荷包缝合、半荷包缝合、U 字缝合、8 字缝合、T 字缝合、Y 形缝合等。另外还有用于特别目的所做的缝合，如减张缝合、皮内缝合、缝合止血等。

1. 单纯缝合法　使切口创缘的两侧直接对合的一类缝合方法，如皮肤缝合。

（1）单纯间断缝合　操作简单，应用最多，每缝一针单独打结，多用在皮肤、皮下组织、肌肉、腱膜的缝合，尤其适用于有感染的创口缝合［图 11-32（1）］。

（2）连续缝合法　在第一针缝合后打结，继而用该缝线缝合整个创口，结束前的一针，将重线尾拉出留在对侧，形成双线与重线尾打结［图 11-32（2）］。

（3）8 字缝合　由两个间断缝合组成，缝扎牢固省时，如筋膜的缝合［图 11-32（3）］。

（4）连续锁边缝合法　操作省时，止血效果好，缝合过程中每次将线交错，多用于胃肠道断端的关闭、皮肤移植时的缝合［图 11-32（4）］。

2. 内翻缝合法　使创缘部分组织内翻，外面保持平滑。如胃肠道吻合和膀胱的缝合。

（1）间断垂直褥式内翻缝合法　又称伦孛特缝合法，常用于胃肠道吻合时缝合浆肌层［图 11-33（1）］。

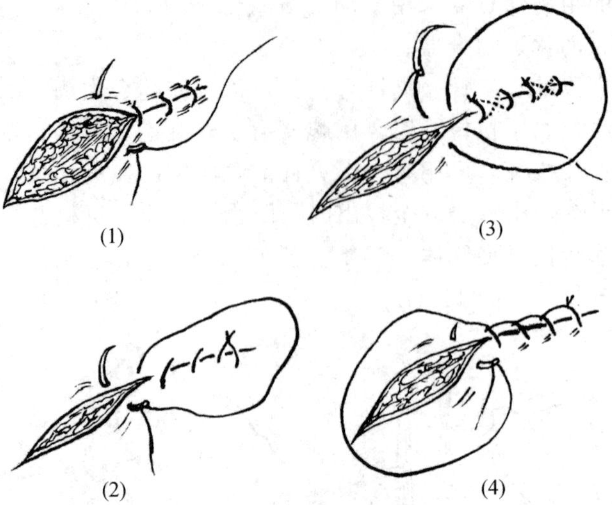

图 11-32 单纯缝合法

(1) 单纯间断缝合；(2) 连续缝合法；(3) 8 字缝合法；(4) 连续锁边缝合法

(2) 间断水平褥式内翻缝合法　又称何尔斯得缝合法，多用于胃肠道浆肌层缝合 [图 11-33 (2)]。

(3) 连续全层水平褥式内翻缝合法　又称康乃尔缝合法，如胃肠道全层缝合 [图 11-33 (3)]。

(4) 荷包缝合法　在组织表面以环形连续缝合一周，结扎时将中心内翻包埋，表面光滑，有利于愈合。常用于胃肠道小切口或针眼的关闭、阑尾残端的包埋、造瘘管在器官的固定等 [图 11-33 (4)]。

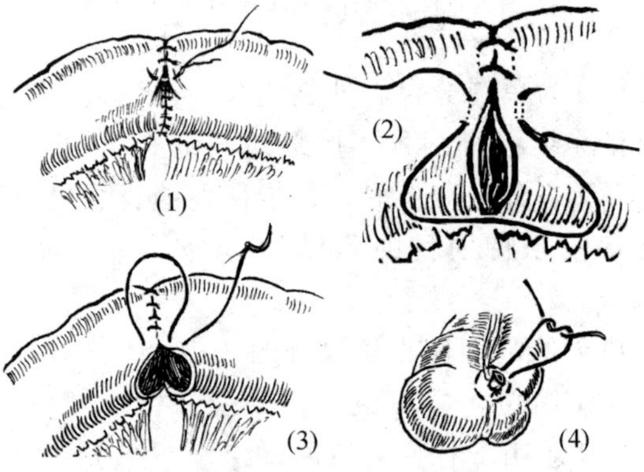

图 11-33 内翻缝合法

(1) 间断垂直褥式内翻缝合法；(2) 间断水平褥式内翻缝合法；

(3) 连续水平褥式全层内翻缝合法；(4) 荷包缝合

3. 外翻缝合法　使创缘外翻，被缝合或吻合的空腔内面保持光滑，如血管的缝合或吻合。

(1) 间断垂直褥式外翻缝合法　如松弛皮肤的缝合 [图 11-34 (1)]。

(2) 间断水平褥式外翻缝合法　如皮肤的缝合 [图 11-34 (2)]。

（3）连续水平褥式外翻缝合法　多用于血管壁的吻合［图 11-34（3）］。

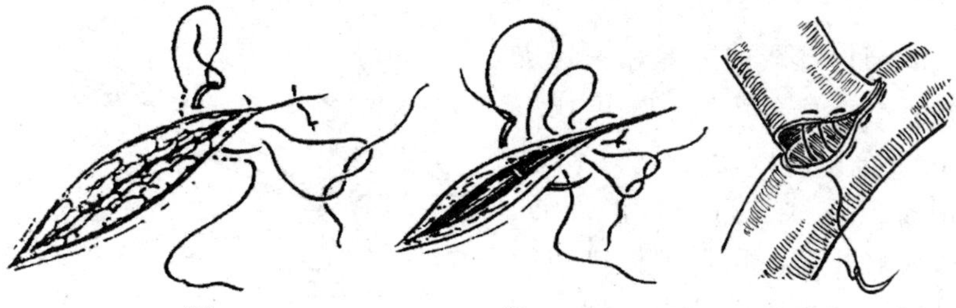

图 11-34　外翻缝合法

（1）间断垂直褥式外翻缝合法；（2）间断水平褥式外翻缝合法

（3）连续水平褥式外翻缝合法

4．皮内缝合法　可分为皮内间断及皮内连续缝合两种，皮内缝合应用眼科小三角针、小持针钳及 0 号丝线。缝合要领：从切口的一端进针，然后交替经过两侧切口边缘的皮内穿过，一直缝到切口的另一端穿出，最后抽紧，两端可做蝴蝶结或纱布小球垫。常用于外露皮肤切口的缝合，如颈部甲状腺手术切口。其缝合的好坏与皮下组织缝合的密度、层次对合程度有关。如切口张力大，皮下缝合对拢欠佳，不应采用此法。此法缝合的优点是对合好，拆线早，愈合瘢痕小，美观（图 11-35）。

随着科学技术的不断发展，除缝合法外，尚有其他一些闭合创口的方法，如吻合器、封闭器、医用粘胶、皮肤拉链等。

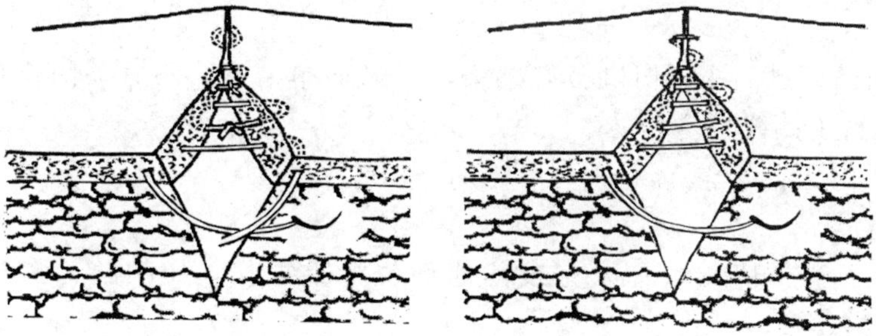

图 11-35　皮内缝合法

（1）皮内间断缝合；（2）皮内连续缝合

5．注意事项

（1）要保证缝合创面或伤口的良好对合　缝合应分层进行，按组织的解剖层次进行缝合，使组织层次严密，不要卷入或缝入其他组织，不要留残腔，防止积液、积血及感染。缝合的创缘距及针间距必须均匀一致，这样看起来美观，更重要的是，缝合创面受力及分担的张力一致并且缝合严密，不至于发生泄漏。

（2）注意缝合处的张力　结扎缝合线的松紧度应以切口边缘紧密相接为准，不宜过紧，换言之，切口愈合的早晚、好坏并不与紧密程度完全成正比，过紧过松均可导致愈合不良。伤口有张力时应进行减张缝合，伤口如缺损过大，可考虑行转移皮瓣修复或皮片移植。

（3）缝合线和缝合针的选择要适宜　无菌切口或污染较轻的伤口在清创和消毒清洗处理后可选用丝线，已感染或污染严重的伤口可选用可吸收缝线，血管的吻合应选择相应型号的无损伤针线。

（四）拆线

拆线是指皮肤切口缝线的剪除，一切皮肤缝线均为异物，不论愈合伤口或感染伤口均需拆线。

拆线按一般换药方法进行伤口消毒后，用镊子夹起线头轻轻提起，用剪刀插进线结下空隙，紧贴针眼，从由皮内拉出的部分将线剪断。向拆线的对侧将缝线拉出（图 11-36）。动作要轻巧，如向对侧硬拉可能使创口拉开，且病人有疼痛感。再次消毒伤口周围后覆盖创面。

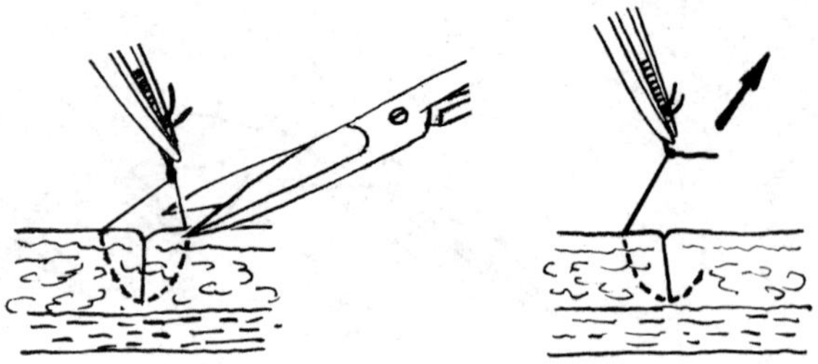

图 11-36 拆线

第三节 清 创 术

【操作目的】 将污染伤口转变成清洁伤口或接近于清洁伤口，争取一期愈合。

【适应证】

1. 伤后 6～8 h 内新鲜伤口，均应清创，并行Ⅰ期缝合。

2. 如果局部污染不严重，伤口整齐，受伤即使超过 6～8 h，但在 24 h 内，无明显感染征象，伤后已应用抗生素，仍可争取做清创术。如损伤部位血运丰富（如头面）或某些浆膜腔（胸腔、腹腔、关节腔等）开放性创伤，伤口无明显感染，虽时间较长，也应尽可能彻底清创后缝合。

3. 受伤时间已超过 24 h，伤口已有感染，只做简单清理，不宜关闭伤口；火器伤一般只做清创，不宜行Ⅰ期缝合。

【操作方法】

1. 术前准备

(1) 清创前了解伤情，如有休克或其他部位严重损伤，如颅脑、胸部损伤，应优先处理。

(2) 对局部进行初步检查，了解伤口部位、大小、污染程度、骨关节是否外露等。

(3) 创口内疑有金属异物或骨折，术前应做 X 线检查。

(4) 四肢创伤，活动性出血，经加压包扎不能控制，术前可用止血带止血。

(5) 较大的伤口，污染较重或骨关节损伤者，术前应用抗生素。

2. 麻醉 根据受伤部位及病人情况采用不同麻醉。

3. 清创步骤

(1) 清洗与消毒 ①用无菌纱布覆盖伤口，剃除伤口周围的毛发，剪除患肢趾（指）甲，用乙醚脱去周围皮肤的油垢；②术者常规洗手戴手套，用消毒肥皂水、软毛刷刷洗伤口周围皮肤一遍后再用生理盐水冲洗干净，更换毛刷重复刷洗 2～3 遍（图 11-37）；③用生理盐水冲洗伤口，去除异物。明显的出血点应先钳夹止血。根据伤口情况，再以 3% 双氧水或 1∶5000 高锰酸钾冲洗伤口，生理盐水冲净药液。然后活力碘溶液稀释 10 倍冲洗或稀释 100 倍浸泡 5 min，再用生理盐水冲洗，擦干皮肤；④用 3% 碘酊和 70% 乙醇，或活力碘消毒皮肤，铺无菌巾，术者重新洗手，穿无菌手术衣，戴手套进行伤口处理。

（2）清理修复伤口 ①皮肤的处理：伤口整齐，伤后时间短，污染不重，皮缘可不切除；皮缘不整齐者，可用锐刀沿创缘切除 1～2 mm 无活力皮肤，若皮肤失去生机，应切除直至出血为止；②筋膜层的处理：肢体损伤较重，要沿肢体纵轴切开深筋膜，防止术后严重肿胀引起骨筋膜室综合征的发生。必须切除破碎的皮下组织及坏死筋膜，扩大切口时筋膜切口方向应与皮肤相同；③肌肉的处理：失活的肌肉应尽量切除，切至出血的肌肉为止。断裂的肌肉，在将其污染坏死部位切除后，若生机良好，肌肉断端可褥式缝合。有死腔必须打开，异物、血肿必须清除；④骨骼的处理：已完全与骨膜及周围组织分离的小骨片应清除之，大骨片虽与周围组织分离，亦应保留，用稀释的活力碘浸泡 5 min，冲洗干净后放回原处；无骨膜覆盖的尖锐断端及污染骨端不易清除者，可用咬骨钳咬除少许；髓腔内的污染，可用刮匙刮净，然后进行骨折复位，受伤时间较短，污染不太严重，应做内固定（根据不同情况选择不同的内固定方法，如髓内钉、接骨板、钢针、钢丝等），如污染较重，受伤时间长，可选用骨外固定架或骨牵引等方法；⑤肌腱的处理：污染严重，失去生机的肌腱应给予切除；较长的肌腱，如果具有活力，应将腱周筋膜修剪一层；⑥血管损伤的处理：小的渗血可用温盐水纱布垫压迫止血，或钳夹结扎止血；较大血管损伤时，如不妨碍远端血运，可以用丝线结扎；如危及肢体远端血液循环的主要血管损伤，不予结扎，用血管夹控制出血，将污染的断端剪除 1～2 mm 后无张力下吻合或自体血管移植。⑦神经损伤：如有条件，应行一期修复，最好采用显微外科技术缝合，以提高疗效。如伤口污染严重，严重火器伤或当时手术条件有限，不宜进行一期缝合者，可将两断端分别缝合一针固定于邻近组织上，有利于二期修复时寻找。

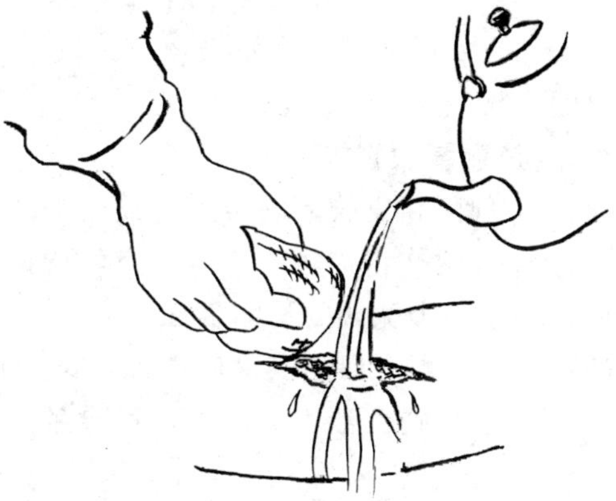

图 11-37 冲洗伤口

处理后伤口再次用稀释的活力碘溶液、生理盐水冲洗，彻底止血，更换手术单、器械和手术者手套，重新消毒铺巾。

（3）缝合 皮肤无缺损，可直接缝合，如创口皮肤张力过大，可做减张缝合；如皮肤大片缺损，可在其他肢体取中厚皮片植皮或利用撕脱的皮肤，去除皮下脂肪，剪成中厚皮片植皮覆盖创面；如皮肤缺损合并软组织缺损，骨骼、肌腱、血管、神经等重要组织外露，应用局部组织瓣转位或游离移植覆盖创面；如伤口污染严重，组织水肿或有渗液，不宜一期缝合，伤口用凡士林或生理盐水纱布覆盖引流，待炎症消退后做延期缝合或游离植皮。

4. 术后处理

（1）清创术后应严密观察病情变化及有无多发伤的存在。

（2）抗休克、抗生素的使用，肌注破伤风抗毒素（TAT）1500～3000 U。如污染严重应用气性坏疽抗毒血清 10 000 U 肌内注射。

（3）对受伤部位适当制动、抬高，有利于血液、淋巴液回流，减轻疼痛和伤口愈合。

（4）对于血管损伤缝合修复者，术后要酌情应用抗凝剂如肝素、低分子右旋糖酐等；解痉药物如罂粟碱、苯妥拉明。

(5) 对于神经损伤修复者，术后要用大量B族维生素及营养神经的药物。

(6) 如局部已发生感染，应折线引流，按感染伤口换药处理，并适当延长应用抗生素的时间。

【注意事项】

1. 创面和皮肤上的尘土、油垢等污物必须彻底清除，从而减少污染和细菌数量。

2. 凡致伤物接触或暴露于空气中的损伤创面，均应认为已被污染。在清创过程中，不论伤口是一个宽阔的暴露创面或是一个深狭的小口，都应逐一寻到其伤断面，毫无遗漏地将断面切除一层，以达到彻底清除污染的目的。

3. 受损伤无活力的组织，可导致感染，不利于伤口愈合。因此，必须彻底地清除失活组织。

4. 开放性损伤创面甚至创口深部常存有异物，如金属、石块、木屑、泥沙、衣物等，这些异物上均存在大量的微生物，很容易引起感染。因此，在清创术中应将其尽量清除。

5. 伤口内的血肿或死腔，不但容易感染，而且有碍组织接触，不利于愈合。因此，在清创过程中，应彻底细致地止血，注意各种组织的对合，不遗留死腔。

第四节 外科引流术

引流是指将组织裂隙、体腔和内脏器官的液体引离原处和排出体外。广义的引流还包括内引流，如胃肠减压、留置导尿和胃肠之间的短路吻合等。本节讨论的内容是指手术中放置引流物的引流方法。

【操作目的】 引流的液体可分为感染性和非感染性两大类。感染性液体（指脓液）通过引流后，可以达到减轻压力、缓解疼痛、减轻炎症、防止炎症扩散、炎症消退的目的；非感染性液体包括血液、渗出液及组织分泌液等，通过引流后达到减轻局部压力、减少液体对周围组织的损害作用、减少合并感染的可能性、有利于伤口愈合等目的。

【外科引流的作用机制及分类】

1. 被动引流　包括：①吸附作用：在伤口内放置纱布类引流物，伤口液体借助于纱布毛细管的吸引作用，而被引流出体外；②导流作用：在伤口内放置导管状引流物，伤口液体凭借其与大气之间的压力差，通过导管腔被引流出体外；③虹吸作用：体内位置较高的腔内液体通过引流管流入位置较低的引流瓶中。条件是体腔中压强与瓶中压强相等，内管口不能露出液面。

2. 主动引流　将引流管连接于减压器，借助负压作用吸出伤口内液体。

引流可分为开放式和闭合式两种类型。上述吸附作用和导流作用的引流为开放式引流，其缺点是容易有外源性污染。而闭合引流需缩小体表引流口，将引流管外端通向封闭的容器，如上述虹吸作用引流和主动引流。

【引流物类型】

1. 纱布引流条　有干纱布引流条、盐水纱布引流条、凡士林纱布引流条和浸有抗生素引流条。凡士林纱布引流条常用于脓肿切排后堵塞伤口，其作用是压迫止血，防止因伤口壁与敷料的粘连或肉芽长入敷料导致换药时疼痛。盐水纱布引流条和浸有抗生素的引流条多用于较浅的感染伤口。

2. 橡胶引流片　由橡胶手套、薄片橡胶裁剪而成。

3. 烟卷引流管　由纱布引流条和橡胶引流片组成，即在纱布引流条外层包裹一层橡胶片，形成类似香烟式的引流条。使用时须将内置端的外周橡胶剪数个小孔，以增加吸附面积，并需先将其浸湿无菌盐水后再置入伤口内［图 11-4（1）］。

4. 橡胶引流管　根据制作材料不同分为乳胶管和硅胶管。橡胶引流管有粗细、软硬不同，应根据临床实际情况选择合适的橡胶引流管。橡胶引流管种类很多，除普通橡胶引流管外，还有用于不同组织器官的特制引流管，如：导尿管、气囊导尿管、胆道 T 形管、胃肠引流管、脑室引流管、胸腔引流管等［图 11-38（2），（3），（4）］。

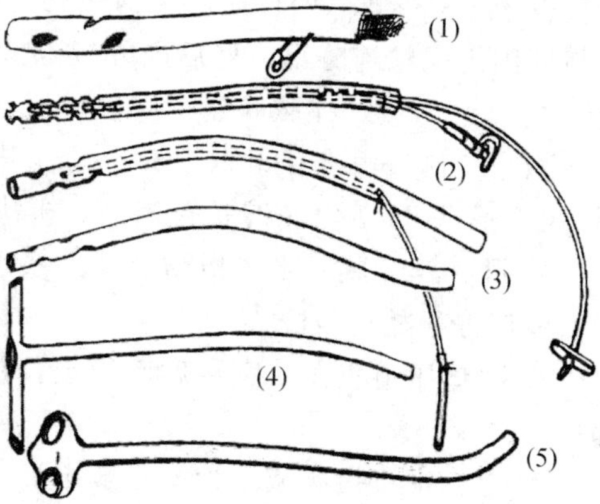

图 11-38　各种引流管

（1）烟卷引流管；（2）双套管引流；（3）乳胶引流管；（4）T 形引流管；（5）蕈状引流管

【适应证】

1. 感染性疾病引流　浅表、较小的脓肿切开后，用凡士林纱布引流。深部、较大的脓肿切开后，用软胶管引流。手指脓肿常行对口橡皮片引流。急性骨髓炎、化脓性关节炎行闭式冲洗引流管引流。胸腔脓肿行胸腔水封瓶闭式引流。腹腔脓肿、化脓性疾病多行橡胶管引流。深部组织引流大多需用闭合式主动引流。结核性脓肿一般不做引流。

2. 非感染性疾病引流　非感染性液体引流多采用闭合式引流。如常规颅脑、颈部、胸腔、腹腔、脊柱、四肢关节、泌尿系统等手术，由于术后伤口渗血、渗液，压迫周围重要组织器官，可严重威胁病人的生命或产生严重并发症，同时伤口积血积液，将增加伤口感染率并影响组织的修复。伤口内放置引流物，可明显减轻局部压力，有利于组织的修复。

3. 污染性伤口，伤口内放置引流物，可降低感染发生率。

【注意事项】

1. 根据疾病的性质、手术中情况，决定选择何种引流方法以及何种引流物。

2. 一般引流物内端应置于伤口底部或接近需要引流的部位，胃肠手术应放在吻合口附近。否则使引流不充分而残留死腔。

3. 在闭合式引流中，其引流物不应从原切口出来，而是从切口旁另戳孔引出体表，以免污染整个切口并发感染。

4. 引流物必须固定牢靠，以防引流物滑出切口或掉入体内。一般用缝线将引流物固定于皮肤上。

5. 在缝合组织时注意勿将引流物缝于深部组织中，否则拔引流物时将难以顺利取出。

6. 术后必须维持引流通畅，即时清除引流管内堵塞物。

7. 术后应详细观察引流液的数量、颜色、气味，以判断疾病的转归。

【引流物拔除的指征和方法】　引流物去留的时间，一般根据不同引流适应证及引流量决定。拔除过早，分泌物引流不充分，导致分泌物重新积聚。拔出过晚，感染机会增加，影响伤口愈合，甚至产生其他并发症。

1. 无菌手术的伤口和体腔渗血引流　预防性引流时，如渗出液（血）已停止外渗或引流量少于 10 ml/d，可于手术后 24～48 h 内一次拔除。拔除时应先予以旋转、松动，使引流管与周围组织粘连分离，然后向外拔除。如有数根引流管，则可分次取出。

2. 脓肿引流 在脓腔缩小，引流量显著减少，小于 10 ml/d，可采用更换细引流管或逐渐拔除，使伤口由肉芽组织填充，防止皮肤层过早愈合。有时可用 X 线造影检查或通过 B 超、CT 或 MRI 观察脓腔是否消失，再决定引流物能否拔除。

3. 肝、胆、胰、十二指肠及泌尿系手术缝合处附近引流 一般保留至术后 5～7 天，一切引流液停止始可拔除。

4. 纱垫压迫止血 宜在病情稳定，放置 3 天后分次逐渐外拔剪短并于术后 7～10 天全部拔除。

5. 胃、十二指肠减压管 一般术后 2～5 天拔除，其拔管指征：①吸引量减少，无明显腹胀，夹管后无腹胀；②肠蠕动恢复，肠鸣音正常；③肛门有排气或排便。

6. 胆总管引流管 一般在术后 2～3 周拔除。拔除时应具备胆管内无感染，胆总管远端畅通无阻。其拔管指征：①体温正常，黄疸消退，胆汁清亮，无絮状物及结石残渣，显微镜检无脓球；②胆汁引流量逐日减少，粪色正常；③引流管抬高，钳夹三天，无右上腹胀痛不适，无发热黄疸；④胆道造影：由引流管注入 12.5％碘化钠溶液 20～60 ml，X 线检查证明胆总管下端无阻塞，无结石存在。或 B 超检查 T 形管胆道镜检正常。

7. 泌尿系引流管

（1）膀胱造瘘管 根据病情决定去留时间，一般手术后 1～2 周拔除。拔管前要夹闭造瘘管 1～2 天，观察排尿畅通情况，如有排尿困难或有尿潴留现象应延迟拔管。需长期留置膀胱造瘘管者，可于术后每 2～3 周换管一次。换管要注意无菌操作。拔管后，伤口用凡士林纱布封闭，约一周左右便可愈合。

（2）肾输尿管等吻合术所置放支架引流管 一般于术后 2～3 周拔除。但事先应夹管观察 2～3 天。

（3）肾与肾盂造瘘管

1）要保持引流通畅，如有血尿明显、肾盂感染、尿液沉淀物较多等情况，可在无菌操作下用生理盐水或 1∶2000～5000 呋喃西林溶液等抗菌剂冲洗肾盂。

2）导管去留时间依病情而定，一般术后 2～4 周首次换管，此后每 2～3 周换管一次。

3）拔管指征 ①症状消退，尿液澄清。②肾盂测压在 15 cm H_2O 范围以内，一般肾盂静水压为 5～7 cm H_2O，如超过 20 cm H_2O 则提示吻合口或远端有梗阻，不能拔管。③夹管 24～48 h 后无腰痛，无管周漏尿及发热等情况，膀胱排尿量增多，开放导管后肾盂残余尿少。④经肾造瘘管做肾盂输尿管造影，显示肾盂、输尿管无梗阻。⑤临床上试验尿流是否通畅，最简便实用的方法是病人平卧，将造瘘管提至比身体平面高 20～30 cm 的水平，如无尿从造瘘管流出即表示尿流通畅。否则，表示有梗阻存在，不宜拔管。

（4）同时放置肾盂、输尿管支架引流管和肾造瘘管 肾盂、输尿管支架引流管于术后 3～4周拔除，肾造瘘管仍需引流，如吻合口通畅，可于 5～7 天后拔除。

8. 胸腔引流管

（1）胸腔闭式引流管与水封瓶衔接必须牢靠，避免接头脱落，造成空气吸入胸腔造成急性气胸。

（2）应将水封瓶玻璃引流管末端置于水平面以下 2～3 cm，并依引出量多少，调节玻璃管入水深度，水封瓶应低于病人胸部 15 cm 以利引流。引流量大者应用吸引装置吸引。胸管有效负压吸引为 15～20 cmH_2O。

（3）拔管指征 ①肺膨胀良好（通过肺部听诊、X 线检查确定）；②水封瓶玻璃管水柱无波动或 24 h 内引流量少于 50～60 ml；③夹管 24 h，胸腔不再积气，即可拔管。一般于术后 2～4 天拔除。

（4）拔管方法 先剪除固定引流管的缝线，嘱病人深吸气然后屏气，同时将管拔出。并立即以凡士林纱布及厚敷料覆盖伤口，以胶布固定于胸壁，保持 12～24 h，以防空气吸入胸腔。

（5）脓胸引流管闭式引流时，要经常注水测定脓腔大小，必要时，用碘油或 12.5%碘化钠溶液注入脓腔造影，如脓腔小于 15 ml，可取出引流管，伤口换药，使其自行愈合。如为开放式引流，其处理与一般脓腔引流原则相同。

第五节 腹腔灌洗术

腹腔穿刺或腹腔灌洗术可以帮助判断腹腔内脏器官有无损伤和为哪一类器官损伤。是诊断腹腔内脏损伤准确率较高的辅助性诊断措施，阳性率可达 90%左右。对于腹腔穿刺阴性的伤员，应继续严密观察，必要时可重复穿刺或改行腹腔灌洗术。

【适应证】

1. 全身多发性严重创伤，病人昏迷、怀疑腹内脏器损伤者。
2. 腹部、后腹部损伤，腹腔穿刺不能确定是腹内脏器损伤还是腹膜后血肿者。
3. 下腹部挤压伤、骨盆骨折、腹腔穿刺有血、但又不能判断有无腹内脏器损伤者。
4. 严重腹部创伤、可疑腹内脏器损伤，而腹穿结果为阴性者。
5. 弥漫性腹膜炎行非手术治疗，需连续观察病变程度者。

【操作方法】

1. 病人取仰卧位。
2. 穿刺点常用脐与髂前上棘中外 1/3 交界处。亦可选择耻骨联合与脐连线中点或剑突至脐中点处，以尽可能接近病变部位为宜。
3. 穿刺点麻醉后，切开皮肤 0.2～0.3 cm，用特 14 或 15 号套管针穿透腹壁，进入腹腔后抽出针芯，将多孔硅胶管或硅塑套管针插入腹腔，此法称为半封闭式腹腔灌洗。也可在直视下切开腹膜放入套管，称为开发式腹腔灌洗。
4. 将导管与腹壁固定，以防脱落。
5. 经导管快速输入生理盐水 800～1000 ml，30～60 min 后将腹腔内液体经导管吸出做化验检查。必要时可多次灌洗，以便比较灌洗回收液理化性质的改变。
6. 灌洗毕，拔除导管，盖无菌纱布，胶布固定。

【结果判断】

灌洗液的性状及检验结果有下述一项即可判断为阳性：①肉眼可见有血液、胆汁、胃肠内容物或证明是尿液；②显微镜下红细胞计数超过 $100\times10^9/L$ 或白细胞计数超过 $0.5\times10^9/L$；③淀粉酶超过 100 U/dl（Somogyi 法）；④灌洗液标本沉渣染色涂片发现细菌。

值得注意的是，腹腔灌洗阳性者并非剖腹探查的绝对指征，在临床实践中尚应结合全面检查，慎重做出判断。

第六节 脓肿切开引流术

一、表浅脓肿切开引流术

【适应证】 表浅脓肿形成，查有波动者，应切开引流。

【术前准备】

1. 合理应用抗菌药物。

2. 多发性脓肿，全身情况较差者，应注意改善全身状况。

【麻醉】 局麻。小儿可用氯胺酮分离麻醉或辅加硫喷妥钠肌内注射作为基础麻醉。

【手术步骤】 在表浅脓肿隆起处用1%普鲁卡因做皮肤浸润麻醉。用尖刃刀先将脓肿切开一小口，再把刀翻转，使刀刃朝上，由里向外挑开脓肿壁，排出脓液。随后用手指或止血钳伸入脓腔，探查脓腔大小，并分开脓腔间隔。根据脓肿大小，在止血钳引导下，向两端延长切口，达到脓腔边缘，把脓肿完全切开。如脓肿较大，或因局部解剖关系，不宜做大切口者，可以做对口引流，使引流通畅。最后，用止血钳把凡士林纱布条一直送到脓腔底部，另一端留在脓腔外，垫放干纱布包扎。

【注意事项】

1. 表浅脓肿切开后常有渗血，若无活动性出血，一般用凡士林纱布条填塞脓腔压迫即可止血，不要用止血钳钳夹，以免损伤组织。

2. 放置引流时，应把凡士林纱布的一端一直放到脓腔底，不要放在脓腔口阻塞脓腔，影响通畅引流。引流条的外段应予摊开，使切口两边缘全部隔开，不要只注意隔开切口的中央部分，以免切口两端过早愈合，使引流口缩小，影响引流。

【术后处理】 术后第2日起更换敷料，拔除引流条，检查引流情况，并重新放置引流条后包扎。

二、深部脓肿切开引流术

【适应证】 凡深部脓肿形成，穿刺抽得脓液者，均应切开引流。

【术前准备】

1. 合理应用抗生素。

2. 全身情况衰弱者，应加强全身支持治疗。

【麻醉】 根据病变部位及患者情况选择局部麻醉或全身麻醉。小儿可用氯胺酮肌内注射麻醉，辅加局麻或神经阻滞麻醉。

【手术步骤】 以股内侧深脓肿为例。

1. 切口皮肤用碘酊、酒精消毒，铺无菌巾。局部穿刺抽得脓液后留针。切口方向应根据脓肿部位，与股动、静脉和股神经或其他主要血管、神经走行方向平行，以免损伤。

2. 分开肌层，切开脓肿，切开皮肤、皮下组织后，注意避开大隐静脉、股静脉和股动脉或其他主要血管、神经顺针分离，找到肌层深部脓肿的部位，将脓肿壁做一纵行小切口，用止血钳分进脓腔内排出腔液。再用手指伸入脓腔，分开纤维间隔。再扩大脓肿壁切口，使引流通畅。

3. 置引流条，按脓肿大小与深度放置凡士林纱布条引流或烟卷引流。若有活动性出血可用止血钳钳夹后结扎；一般小渗血用凡士林纱布堵塞，加压包扎后即可止血。

【注意事项】

1. 深脓肿切口的方向应与动、静脉和神经的走行方向平行，以避免损伤。

2. 切开深脓肿前，应注意邻近重要组织的解剖关系，尤其对周围的神经和血管，切勿损伤。如股内侧深脓肿，应注意股动、静脉和股神经；腘窝脓肿，要注意腘动、静脉和胫神经；腋窝部脓肿，要注意腋动、静脉和臂丛神经。

【术后处理】 术后第 2 日换药，松动脓腔内引流。以后每次换药时，根据脓液减少情况逐步拔出引流条，并剪除因拔除而过长的引流条远端部分，直至完全拔出为止。

第七节　肛门直肠检查方法

肛肠疾病是临床常见的疾患。其中以痔疮、肛周脓肿、肛瘘、直肠良、恶性肿瘤居多。绝大多数的肛肠疾病可通过肛门指检做出初步诊断，而肛门指检又是极为方便的措施。为了能早期诊断肛肠疾病，一旦发现问题应及时进行肛门指检。

【适应证】

1. 排便习惯改变　排便习惯改变是直肠癌最早出现也是最常见的症状。由于癌肿的刺激，病人可在短期内出现无明显原因的排便次数增多或便秘与腹泻交替出现，有排便不尽的感觉。随着病程发展、病灶增大，癌肿可阻塞直肠出口，引起便秘、粪便变细或变形、腹胀等症状。

2. 粪便性状改变　出现粪便变稀、粪便带血和黏液。80％～90％的直肠癌可有便血，血液呈鲜红或暗红色，常混有黏液或脓液。

【病人体位】

1. 左侧卧位　患者向左侧卧，双腿充分向前屈曲，靠近腹部，使臀部及肛门充分暴露，是常用的检查与治疗的体位［图 11-39（1）］。

2. 膝胸位　患者跪伏在检查床上，胸部贴近床面，臀部抬高使肛门充分露出。适用于检查直肠下部、直肠前壁和身体矮小肥胖患者［图 11-39（2）］。

3. 截石位　患者仰卧，两腿放在腿架上，将臀部移到手术台边缘，使肛门暴露良好。是肛门直肠手术时常用体位［图 11-39（3）］。

4. 蹲位　患者作蹲踞或向下用力增加腹压，可用于Ⅱ、Ⅲ期内痔，脱肛、息肉等的检查［图 11-39（4）］。

5. 弯腰前俯位　患者向前弯腰，双手扶椅，露出臀部。此种体位方便，不需要特殊设备，适用于团体检查［图 11-39（5）］。

【操作方法】 戴好手套后，在示指和肛门部位涂些润滑油，用示指触及肛门周围有无硬结、肿物和压痛，有无波动感，并检查肛外皮下有无瘘管、索条走向等。将示指伸入直肠内，检查前先用示指按摩肛门后壁，使肛门括约肌松弛，嘱患者深呼气，同时将示指缓慢推进。了解直肠有无狭窄，如有肿块，应注重其位置、大小、硬度、基底活动度，黏膜是否光滑，有无溃疡、压痛，是否固定。如病灶位于前壁，男性必须查明与前列腺的关系，女性应查明是否累及阴道后壁。

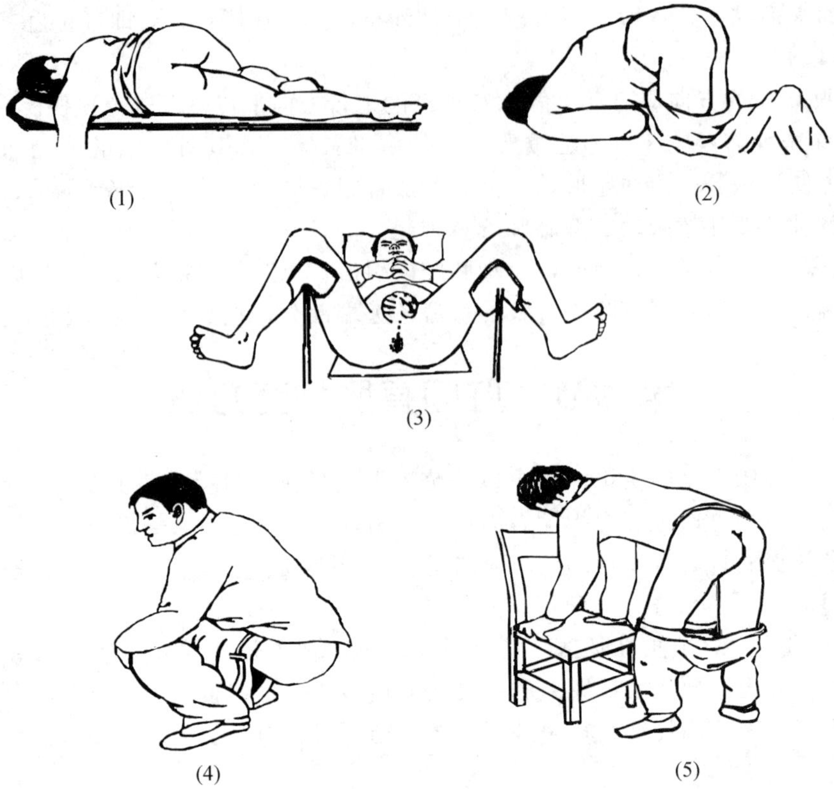

图 11-39 肛门指检常用体位

（1）左侧卧位；（2）膝胸位；（3）截石位；（4）蹲位；（5）弯腰前俯位

【注意事项】

1. 动作轻柔 因突然用力将手指插入肛门内，括约肌可因受到刺激而痉挛，产生疼痛。

2. 肛管的松紧度 正常肛管有较好的收缩力和弹性，仅能伸入一手指。若肛门括约肌松弛，则失去弹性，可进 2～3 指，并有排便失禁；如肛管的松紧度提高，常提示有炎症。

3. 肛管直肠环检查 此环是由肛门内、外括约肌和肛提肌、耻骨直肠肌共同构成。此肌环收缩能力强弱可部分反映肛门括约肌的功能。

4. 直肠检查距离 直肠下段 8 cm 左右的长度均可触摸到，再上端检查可以通过肠镜或钡剂灌肠 X 线进行。

5. 检查结束后，要检查指套有无血迹或黏液。注重血迹是鲜红色还是暗红色；黏液的颜色、性质、气味如何等，可作为诊断的参考。

第八节 淋巴结活检术

淋巴结活检是采取有创伤的方法取到淋巴结组织做病理检查。在临床中一般有两种方式，一是淋巴结切除术，二是淋巴结穿刺术。本节以锁骨上淋巴结活检为例，介绍淋巴结切除术。

【适应证】 淋巴结肿大，经淋巴结穿刺涂片不能确诊，应选择淋巴结活检。

【术前准备】 向病人说明检查目的、方法，取得病人的合作，局部麻醉药物皮试，术前 2 h 禁食。

【操作方法】

1. 病人仰卧，严格消毒、铺巾。用1%普鲁卡因做皮内及皮下浸润。

2. 于患侧锁骨上窝做一切口，长约3～4 cm，切开皮肤及皮下组织。

3. 钝性分离颈前结缔组织，暴露胸锁乳突肌，以手指触摸淋巴结（颈深部淋巴结位于胸锁乳突肌后下侧）。

4. 用皮钳将淋巴结提起，连同附近的脂肪垫一并切除。

5. 止血后，分层缝合切口，如创面较大而深者，创口内可置胶片引流条，术后第二天拔除。

6. 术中应特别注意勿损伤颈部大血管、有关神经及胸膜顶部等。

【术后处理】

1. 术后留观1 h，注意有无出血和皮下气肿。

2. 病理标本应立即送检。

3. 术后4～5天，拆除缝线。

第九节　乳房检查

【操作目的】 了解乳房情况，明确乳房肿块性质。

【操作方法】

1. 视诊　患者必须在光线充足环境下端坐或站立位，暴露双侧乳房以利于对比。视诊内容包括双侧乳腺大小、位置、外形。双侧乳腺不对称、局部隆起或凹陷都是不正常的表现。必要时让患者双手叉腰或在颈后交叉，背部后伸时有利于观察。乳腺皮肤红肿多为炎症所致，而大范围的浸润性红肿有炎性乳癌的可能。单侧乳房皮肤浅静脉怒张常是乳癌晚期的皮肤改变，橘皮样变是乳癌的晚期特征。注意乳头是否对称，有无内陷或偏侧、回缩等异常征象。乳头湿疹样癌可见乳头或乳晕区湿疹样改变。

2. 触诊　患者取端坐位，两臂自然下垂。乳腺分为中央区（含乳头及乳晕）及内上、外上、内下、外下四个象限。触诊方法是手指和手掌平放在乳房上，以指腹轻施压力，来回滑动或触按检查（图11-40）。不能抓捏乳腺，以免造成误诊。要循序检查乳腺外上（含尾部）、外下、内下、内上、中央区。先查健侧，后查患侧。

如有乳房肿块，应注意肿块大小、硬度、表面是否光滑、边界是否清楚及活动度。捻起肿块表面皮肤检查是否与皮肤粘连，若有粘连而无炎症表现，则应警惕乳腺癌。同时还应检查肿块与深部组织的关系：让病人两手叉腰，使胸部保持紧张状态，若肿块活动度受限，表示肿瘤侵及深部组织。轻挤乳头，如有溢液，可依次挤压乳晕四周，注意溢液来自哪一乳管。乳头溢液有浆液性、血性、棕褐色或黄色等。除妊娠或哺乳期外，乳头溢液常见疾病有乳管内乳头状瘤、乳腺囊性增生病、乳癌。将溢液作涂片检查有助于明确病变性质。

腋窝淋巴结有四组（图11-41），应依次检查。检查方法：检查者面对患者，以右手扪其左腋窝，左手扪其右腋窝。患者上肢外展，检查者将手伸入其腋顶部，手指掌面压向患者的胸壁，嘱患者放松上肢搁置在检查者的前臂上，自腋顶部从上而下扪查中央组淋巴结，然后将手指掌面转向腋窝前臂，在胸大肌深面扪查胸肌组淋巴结。检查肩胛下组淋巴结应站在患者后面，扪查背阔肌前内侧。最后检查锁骨上、下淋巴结。

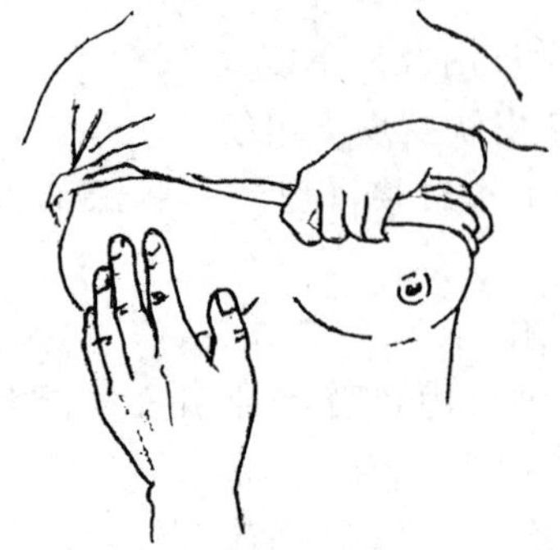

图 11-40 乳房扪诊

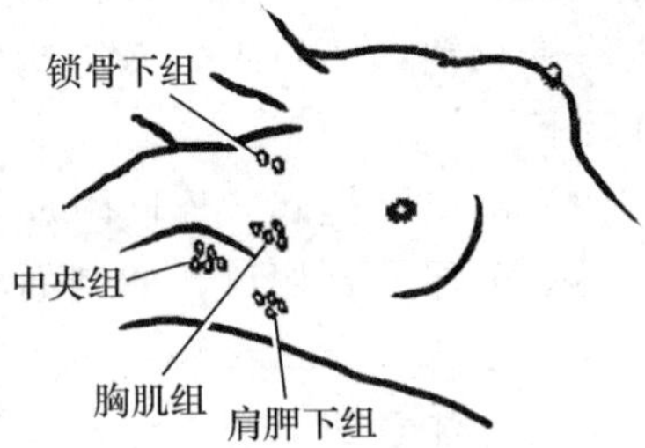

图 11-41 腋窝淋巴结

3. 活组织病理检查 是乳腺病变性质最准确的检查。细针穿刺细胞学检查有简便、快速、创伤小等优点，常被采用。操作方法：术者左手拇、示指固定肿块，皮肤消毒后以细针直刺肿块，针筒保持负压下将针头退至近肿块边缘，上、下、左、右变换方向并抽吸，去除负压后退出针头，将针头内组织碎屑推至玻片上，以 95%的乙醇固定后做细胞学检查。对疑为乳癌者，在手术前应将肿块连同周围乳腺组织一并切除做快速病理检查，作为手术治疗的根据。

4. 影像学检查 B 型超声检查对乳腺内囊性和实质性肿块的鉴别准确率高、安全、方便、无损伤，值得提倡。乳腺钼靶摄片对乳腺内肿块有诊断意义。乳腺导管造影术用于乳头溢液者，可明确乳腺导管有无扩张或肿瘤。乳腺近红外线扫描的原理是利用红外线透照乳腺时，各种组织密度显示不同的灰度影，从而显示乳腺肿块。

第十节 阑尾炎的辅助检查方法

急性阑尾炎根据典型的症状和体征，结合必要的实验室检查大多数能够明确诊断。下列辅助检查方法对急性阑尾炎的诊断具有一定参考价值。

【操作目的】 了解阑尾炎症及阑尾所在部位。

【操作方法】

1. 结肠充气试验（Rovsing 征） 患者仰卧位，检查者先用一手压患者左下腹，再以另一手压近侧结肠，并逐步向近侧结肠移动，将结肠内气体赶向盲肠和阑尾，引起右下腹痛为阳性（图 11-42）。

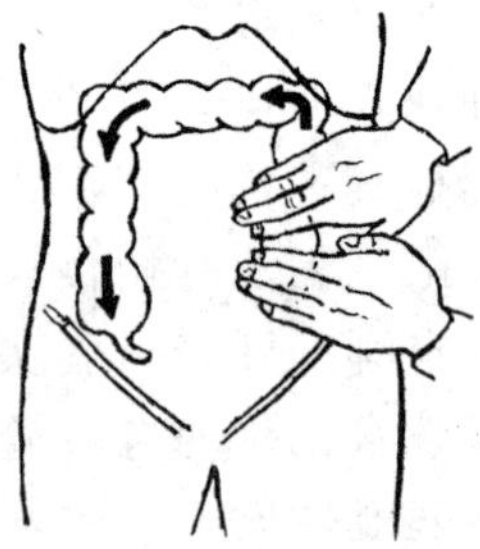

图 11-42 结肠充气试验

2. 腰大肌试验（psoas 征） 患者左侧卧位，检查者将其右下肢向后过伸，引起右下腹痛为阳性。表明阑尾位置深，在盲肠后近腰大肌处。

3. 闭孔内肌试验（obturator 征） 患者仰卧位，右髋、右大腿屈曲，检查者将其右大腿被动向内旋转，诱发右下腹痛为阳性，表明阑尾位置较低，靠近闭孔内肌。

4. 直肠指检 盆腔位阑尾炎，做直肠指检时直肠右前方有触痛，如形成盆腔脓肿，则可触及有波动感的痛性包块。

第十一节　胆道系统特殊检查方法

一、T 形管造影术

T 形管胆道造影是手术后检查胆道的一种常用的 X 线检查方法。这种检查方法操作简便、安全，造影效果优良。

【适应证】 凡有 T 形管引流的病人都可通过 T 形管进行胆道造影检查。

【操作方法】 经 T 形管胆道造影一般在手术后 2 周左右施行。检查前要先做碘过敏试验，试验阴性方可检查。检查通常在放射科进行，病人应平卧，在严格消毒的情况下，将造影剂通过 T 形管缓慢注入胆道。在 X 线荧光屏下可以看到胆道的充盈情况、有无病变及造影剂是否进入十二指肠等，如造影满意拍片即可。

二、经皮肝穿刺胆管造影（PTC）或引流

【适应证】 ①原因不明的阻塞性黄疸，需鉴别肝内胆汁淤滞或肝外胆管阻塞性黄疸的病人；②曾做过多次胆道手术，有胆管梗阻、肝内胆管狭窄或扩张、原发性肝内胆管结石伴有黄疸者；③疑为胆管癌、壶腹周围癌情况者，需进行鉴别诊断及确定肿瘤的部位和阻塞情况者；④胆管损伤、胆管狭窄者；⑤经内镜逆行胆胰管造影失败者。

【禁忌证】 ①对碘过敏；②有出血倾向；③穿刺部位感染；④近期有胆道感染病史；⑤全身衰竭不能承受手术；⑥有腹水；⑦重度黄疸［除检查后立即行胆管引流即经皮经肝胆管穿刺置管引流（PTCD）外］；⑧肝内有广泛转移性肿瘤及包囊虫病；⑨不合作者；⑩先天性胆道闭锁（因行 PTC 检查不易成功）。

【操作准备】

1. 术前准备　查出、凝血时间，血小板计数，凝血酶原时间（PT）；使用广谱抗生素及甲硝唑；碘过敏试验；若近期需要手术的病例，应做好手术前的胆汁引流准备，减少各种并发症的发生。

2. 备好穿刺用品

（1）粗针：应用 18～19 号粗针，其外径为 0.15 cm，内径为 0.1 cm，针长 15 cm，亦可用动脉造影用针或有外套的套管针。

（2）千叶针：即细针（fine-needle），其外径为 0.07 cm，内径 0.05 cm，长 15～18 cm（22～23 号）。针头斜面为 30°角，此针外无套管，弹性较强，可曲度大，对组织损伤轻，并发症明显较粗针少。

（3）国产 PTC 穿刺针（6～9 号）类似千叶针，内无针芯，在临床应用中选择范围较大。也可用 23 号千叶针外加聚乙烯鞘做成套针，PTC 后可拔针留置外鞘行胆道引流。

【操作方法】

1. 穿刺点的选择　①右侧腋中线法：右侧腋中线前 1～2 cm 第 7、8、9 肋间，多取第 7、8 肋间；②右侧锁骨中线法：右侧锁骨中线上第 6、7 肋间，与胸壁呈 70°角；③剑突下法：穿刺点在剑突下 2.5 cm，向右 2.5 cm 处，向上向后方向穿刺；④右侧肋缘下法：此点

穿刺，易伤及胃肠不宜采用；⑤右侧背部法：此法临床上很少应用。

2. 穿刺方法 根据穿刺部位，进针方向总的要求是进针后针尖要处在肝左、右胆管汇合处略上方，避开肝外胆管与胆囊。一般在局麻下在放射科进行，准备造影后立即进行手术者，可在手术台上麻醉后进行。操作前应仔细检查肝的大小、形状及位置，必要时可在透视或B超协助下定位，标记穿刺点和进针方向。消毒穿刺部位术野，铺消毒孔巾，对精神紧张者给予安定或哌替啶等镇静，操作过程中嘱病人浅呼吸，针尖对准胸11和胸12椎体之间，水平方向刺入，针尖达距椎体右缘1～2 cm，不超过中线，拔出针芯，连接一支10 ml的注射器，负压下缓慢退针，抽得胆汁即为穿刺成功，可继续抽出部分胆汁后，注入20%～30%泛影葡胺30～40 ml，即拔针，各个方向转动病人，予不同方位照片。如穿刺不成功，可将针退至皮下，调整方向，按上述目标再次穿刺，针入肝后，不能任意硬性改变方向以免损伤肝。一般再行穿刺不宜超过5次。

造影摄像穿刺成功后抽出细针，即有胆汁流出，应尽量抽吸胆汁，注入造影剂后，即可显示胆管树。造影剂有泛影葡胺、泛影酸钠、复方泛影葡胺、胆影葡胺、胆影钠。造影剂的浓度不宜过高，25%左右较适宜。摄下不同体位的X线照片。造影结束时，若显示胆管阻塞、扩张明显，拔针前应尽量抽吸胆汁和造影剂。若要置管，先置入导引钢丝达胆管内，退出粗针，换置引流管，拔除导丝后妥善固定导管，末端接消毒引流瓶。

【注意事项】

1. 术前禁食12 h并使用维生素K_1 10 mg及哌替啶50 mg肌内注射。

2. 穿刺时嘱病人浅呼吸，缓慢进入肝实质。取右侧腋中线法时，注意穿刺针与操作台面保持水平，针尖抵脊柱右侧，不要越过脊柱中线。穿刺的针道可事先加以导向标记。

3. 术后禁食12 h，测血压、脉搏，卧床24 h，观察有无发热、畏寒、脉搏增快。

4. 观察有无腹部压痛、反跳痛、腹肌紧张等腹膜炎体征。

5. 记录胆汁引流量及颜色、性质。如引流不畅，应检查导管有无扭曲。术后一周起用庆大霉素4万U加生理盐水20 ml经导管低压冲洗，每天1次。

6. 妥善固定引流管，防止脱出、折断。

三、纤维胆道镜检查

【适应证】 ①胆道手术前诊断不明；②胆道残余结石或术中疑有胆石遗漏者，以及术后残余胆石梗阻所致的高热、黄疸；③胆道内取异物；④胆道出血定位或止血；⑤胆道畸形和狭窄行胆道镜内瘘术，晚期胆道肿瘤行胆道镜内瘘术或确诊；⑥选择性肝内胆管造影；⑦胆总管末端狭窄，行胆道镜下肝胰壶腹（Oddi）括约肌切开术等。

【禁忌证】 ①明显出、凝血功能异常者应先行治疗，纠正后再做胆道镜检查和治疗；②有严重心功能衰竭者应慎用；③胆道以外原因所致高热者暂缓检查。

【操作准备】

1. 术中胆道镜检查术前准备同常规胆道手术。

2. 术后胆道镜检查时间为术后2～3周，术后胆道镜取石术时间为术后5～6周，应先常规做经T形管胆道造影。

【操作方法】

1. 术中胆道镜检查 胆道镜的插入可通过胆囊管残端和切开胆总管两种方法。若有胆总管结石时，可将胆总管切开后轻轻取出结石，不要损伤胆管黏膜，然后插入胆道镜。根据病情可先观察胆管下端或上端，上端先观察左肝管，再观察右肝管。采用“边观察、边注水”的办法，一般以观察 10～20 min 为宜。若同时取石，最长亦不宜超过 1 h。

2. 术后胆道镜检查

(1) 检查前行造影剂过敏试验，检查当日晨禁食。

(2) 经 T 形管注入造影剂，摄片了解胆道病变后拔出 T 形管。

(3) 将胆道镜从瘘口插入，边注水，边观察。

(4) 发现结石时，可用附属设备取石。

(5) 检查后要将 T 形管再插入胆总管内，如有困难可改用聚乙烯管或橡皮管。

(6) 必要时每隔 1 周左右再进行下次检查与取石。

【注意事项】

1. 术中胆道镜检查按手术无菌操作要求，经胆总管切口进镜，直视下行胆道检查或取石。

2. 术后胆道镜检查应在无菌条件下拔 T 形管，常规消毒、铺巾，经 T 形管瘘道放入胆道镜。

3. 检查顺序为先肝内胆管，后胆总管下端。

4. 检查过程中，通过灌注系统间断向胆道内滴注生理盐水，以保持视野清晰。

5. 发现可疑病变应进行活体组织检查，发现异物或结石可用取石网取出。

6. 为便于术后胆道镜取石，术中所置 T 形管应先用 20 F～24 F 号，长臂应与胆总管纵轴垂直，于右肋缘下锁骨中线处穿出，使窦道短、粗、直。

7. 术后胆道镜检查取石结束后，重新置入同型号 T 形管。

8. 术后处理　①常规开放 T 形管引流 24 h，若发热应适当延长开放时间；②无须用抗菌药物及特殊处理；③5～7 天后可重复取石。

9. 注意观察有无并发症发生并及时处理。

四、内镜逆行胆胰管造影（ERCP）

【适应证】　①梗阻性黄疸，良、恶性病变及胆管狭窄等；②胆系结石，特别是肝外胆管结石、蛔虫等；③胆管损伤和胆囊或胆管术后胆汁漏；④胆囊、胆管手术后症状复发，不明原因的胆绞痛者；⑤胰腺结石、慢性胰腺炎者；⑥PTC 失败或禁忌者。

【禁忌证】　①碘过敏；②明显的心肺功能不全和上消化道内镜检查禁忌者；③急性胆管炎、急性胰腺炎。

【操作方法】

1. 按纤维十二指肠镜检的程序，将内镜放入十二指肠降段，找到乳头开口。

2. 插入造影导管，一般的规律是导管与乳头开口垂直略偏左方易插入胰管。导管向上稍偏右易进入胆管。插管深度以 0.5 cm 为宜，过深导管易进入胆或胰的单一管道。试推少量造影剂（60%泛影葡胺），双管显影后缓慢注入适量造影剂，胆、胰管充盈显影满意后摄片。拔出内镜和造影管后，根据需要调整位置重复摄片并了解排空情况。

【注意事项】

1. 注入造影剂，仅见胰管显影并以显示胰管为目的，可缓慢、低压、少量注入造影剂，否则胰管高压易并发胰腺炎。若以显示胆管为主，则应调整导管位置，少量注入造影剂胆管显影后再注入足量造影剂。

2. 适当应用抗生素，预防胆管感染。

3. 造影后严密观察 24 h，如发生并发症应及时处理。

第十二节 下肢静脉造影术

下肢静脉造影术在下肢静脉血栓形成的诊断中具有重要的地位，是最确切和最实用的方法。在下肢深静脉血栓形成的造影检查中，主要应用顺行性造影术，顺血流生理途径充盈下肢静脉，能使静脉直接显像，以判断有无血栓，血栓的位置、范围、形态、侧支循环；还可以鉴定其他检测方法的诊断价值。

【适应证】 ①了解下肢静脉血栓或栓塞、静脉炎、肿瘤侵蚀或外伤引起的静脉阻塞部位、范围和程度；②明确下肢静脉曲张、深静脉瓣膜功能和穿通支静脉功能和解剖定位；③观察血栓切除、静脉曲张或其他病变的手术效果；④了解下肢慢性溃疡、肿胀、胀痛及色素沉着的原因；⑤估计先天性静脉病变的部位和范围等。

【术前准备】 造影前病人需做碘过敏试验，术前病人应禁食 12 h，防止造影时发生剧烈呕吐，影响造影效果。术前 0.5 h 肌注地塞米松 5 mg，并备好急救用品。临床上常用的造影剂主要是泛影葡胺等离子型造影剂，如条件允许可应用刺激性小、不良反应少的非离子型造影剂。

【操作方法】 病人取仰卧位于 X 线机平台上，头高足低 30°倾斜位，踝关节上方扎橡皮止血带，以阻断浅静脉血流。

以 9 号头皮针穿刺足背浅静脉，在 5～10 min 内注入 38%～45.6%泛影葡胺 40～80 ml，在电视屏幕上观察下肢深静脉显影情况，同时由足踝部向近侧依次摄片，以获得自足踝至髂静脉的 X 线影像。

【注意事项】 下肢静脉造影检查对深静脉血栓形成的中央型和混合型诊断准确率较高，对小腿肌肉静脉丛血栓形成的诊断准确率低；髂静脉及下腔静脉往往显影不良，因此，对盆腔静脉血栓的诊断准确率低；另外，正常的胫前静脉、胫后静脉的腓静脉有时也不能完全显影，以上情况均需要结合临床表现和其他检查综合分析判断，以免误诊。同时应注意与先天性静脉畸形病变的鉴别诊断。如腘静脉挤压综合征，急性期血栓与静脉壁未完全粘连，极易脱落，推注造影剂时压力不宜过大，以免血栓脱落发生肺栓塞。

第十三节 骨折手法整复

大多数骨折都可以通过手法复位，取得满意的效果。手法复位的要求是及时、稳妥、准确、轻巧而不增加损伤，争取一次复位成功。

【复位前准备】 根据临床表现和 X 线片明确骨折诊断及骨折类型，仔细检查病人有无其他并发症；清洁皮肤，给予良好的麻醉，可用局部麻醉、神经阻滞麻醉或全身麻醉，后者多用于儿童。

【手法复位方法】 骨折复位必须掌握以远端对近端的复位原则，复位的基本手法如下：

1. 肌肉松弛　麻醉后将患肢各关节置于肌肉松弛位（中立位）。减少肌肉对骨折段的牵拉力，有利于骨折复位。

2. 手摸心会　在复位前、复位后用手触摸骨折部位，触摸时先轻后重，由浅及深，由远及近，确实了解骨折端在体内的方位，将病人骨折的移位实际情况与 X 线片对照分析，以便于计划下一步复位手法。

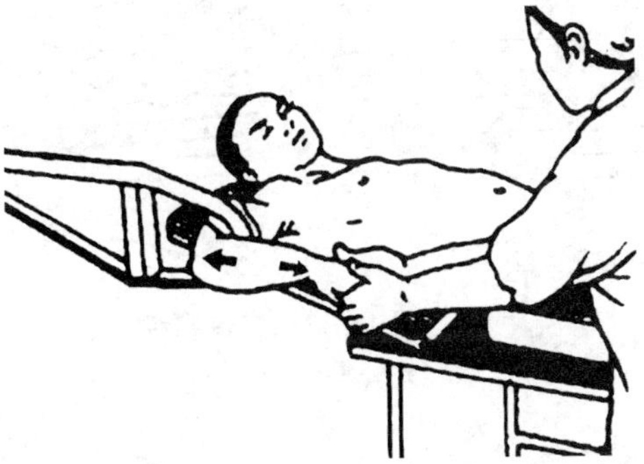

图 11-43　拔伸牵引

3. 拔伸牵引　主要是克服肌肉拉力，矫正重叠移位，恢复肢体长度。牵引时，肢体先保持在原来的位置，沿着肢体纵轴，向远侧端牵引，把刺入骨折部周围软组织的骨折断端慢慢拔伸出来，为下一步整复创造条件（图 11-43）。

4. 反折、回旋　横骨折有较长的尖齿时，仅靠手力牵引不易完全矫正缩短移位，可用反折手法（图 11-44）。术者两拇指抵压于突出的骨折端，其余两手四指重叠环抱下陷的另一骨折端，先加大其原有成角，两拇指再用力向下挤压突出的骨折端，待两拇指感到两断端已在同一平面时，即可反折伸直，使端端对正。回旋手法可用于有背向移位的斜骨折。在判断了发生背向移位的旋转途径后施行回旋手法（图 11-45），循原路回旋回去。如操作中感到有软组织阻挡，即可能对移位途径判断有误，应改变回旋方向，使骨折端从背对背变成面对面。旋行此手法时，应适当减少牵引力，使肌肉稍松弛，否则不易成功。

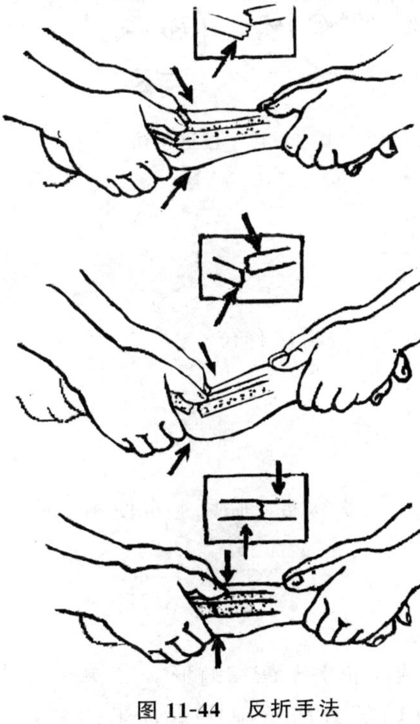

图 11-44　反折手法

5. 端提、捺正　缩短、成角及旋转移位矫正后，还要矫正侧方移位。上、下侧（即前、后侧或者背、掌侧）方移位可用端提手法（图 11-46）。操作时在持续手力牵拉下，术者两手拇指压住突出的远端，其余的四指捏住近侧骨折端，向上端提。内、外侧（即左、右侧或桡、尺侧）方移位，用捺正手法（图 11-47）。操作时在持续牵引下，用两拇指分别挤压移位的两骨折端做捺正手法复位。使陷者复起，突者复平。

6. 分骨、扳正　尺、桡骨，掌骨、跖骨骨折时，骨折段因成角移位及侧方移位而互相靠拢时，术者可用两手拇指及示、中、无名指，分别挤捏骨折处背侧及掌侧骨间隙，矫正成角移位及侧方移位，使靠拢的骨折端分开。青枝骨折仅有成角移位时，可用两手拇指压住角顶，余四指分别扳折远近两骨折段（图 11-48），即可矫正。

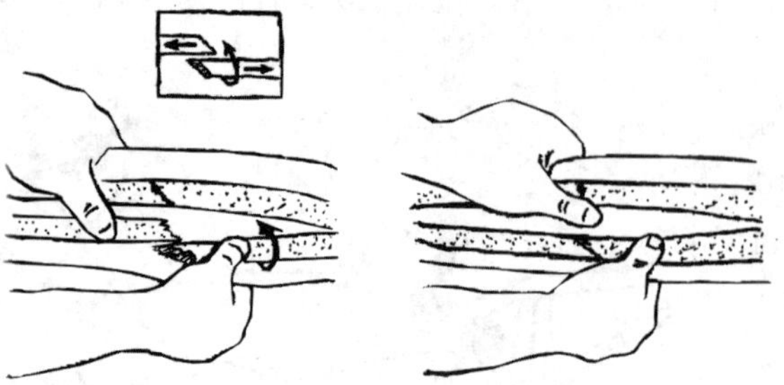

图 11-45 旋转回绕

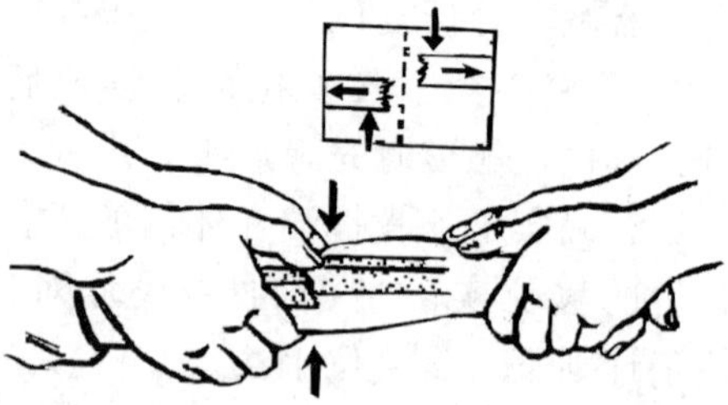

图 11-46 端提手法矫正上下侧方移位

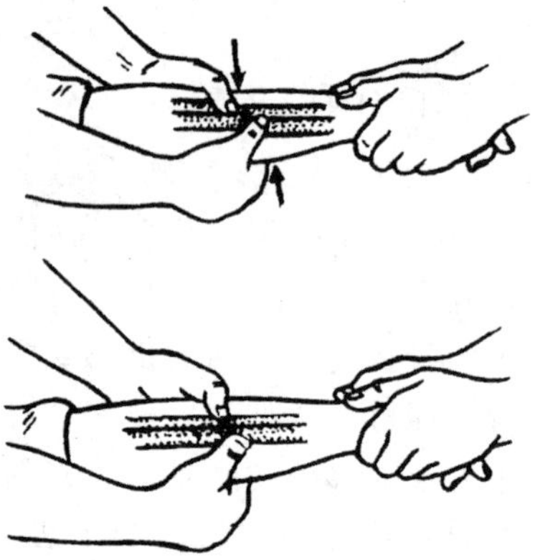

图 11-47 捺正手法矫正内外侧方移位

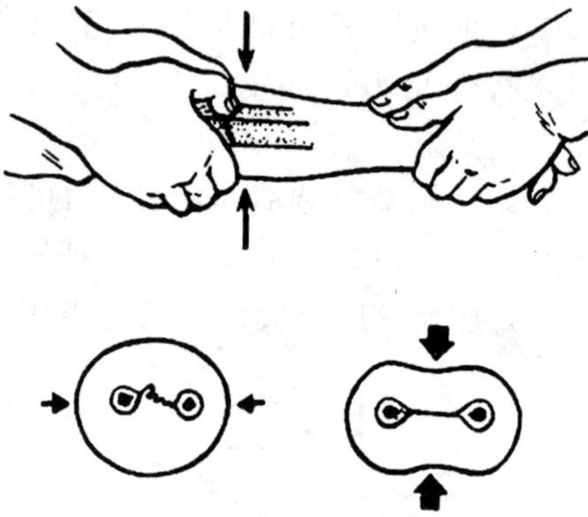

图 11-48 扳正手法

【注意事项】

1. 应避免在 X 线透视下行手法复位。
2. 禁忌粗暴的手法和反复多次的复位。
3. 复位成功后要立即给予外固定，以免已经复位的骨折端再次移位。

第十四节 牵 引 术

为了纠正骨折重叠和成角畸形，保持骨折复位和纠正关节挛缩，临床上常使用牵引和反牵引法。常用牵引方法有皮肤牵引与骨骼牵引。

一、皮肤牵引

通过牵引皮肤，间接牵拉肌肉及骨骼，纠正骨移位或防止关节挛缩畸形。

【适应证】 ①肱骨髁上骨折，经手法复位失败或局部有严重肿胀不宜手法复位者；②5 岁以下小儿股骨骨折；③开放性截肢术后皮肤牵引，防止皮肤回缩，有利于残端伤口的延期闭合，牵引重量为 1.5～2 kg；④预防和治疗髋、膝关节挛缩。

【操作方法】 借助胶布贴于伤肢皮肤上，或用泡沫塑料布包压于伤肢皮肤上，胶布远侧端置扩张板，于扩张板中心钻孔穿绳打结，再通过牵引架的滑轮装置，加上悬吊适当的重量进行持续皮肤牵引（图 11-49）。

【注意事项】 皮肤必须完好；牵引重量一般不得超过 5 kg，牵引力过大，易损伤皮肤或起水疱，影响继续牵引；一般牵引时间为 2～3 周，时间过长，皮肤上皮脱落影响胶布粘着，如需继续牵引，应更换新胶布维持牵引；牵引期间应定时检查伤肢长度及牵引胶布的粘贴情况，及时调整重量和体位，防止过度牵引。

二、骨骼牵引

【特点】 从骨骼穿针或穿钉可承受较大的牵引力量，牵引部位与身体接触面小，便于检查患肢和处理局部伤口，上下邻近关节活动方便，不引起皮肤损伤等。

【操作方法】 常用的钢针有两种，即克氏针和斯氏针。下肢牵引时常将肢体安置在有屈膝附件的托马牵引架上做平衡牵引；穿针的部位注意避免损伤邻近的神经、血管；在局麻下操作，于穿针处做一长约 5 mm 纵形切口，切开皮肤时一般将皮肤向上稍加牵拉，以免在牵引过程中皮肤受钢针压挤引起坏死或感染。然后对准方向将针穿入骨质，钻向对侧，当针穿到对侧相应部位皮下时，局麻后将针穿透对侧。尖锐的针端宜用橡皮塞保护。

1. 尺骨鹰嘴牵引　适用于肱骨颈、干，肱骨髁上及髁间粉碎性骨折移位和局部肿胀严重，不能立即复位固定者，以及陈旧性肩关节脱位将进行手法复位者。方法：沿尺骨鹰嘴顶点下 3 cm 画一条与尺骨背侧缘的垂直线，在尺骨背侧缘的两侧各 2 cm 处，画一条与尺骨背侧缘平行的直线，相交两点即为牵引针的进口与出口点，从内侧标记点刺入到尺骨，注意切勿损伤尺神经。穿入牵引针后，安装牵引弓，沿上臂纵轴线方向进行牵引，同时将伤肢前臂用帆布吊带吊起，保持肘关节屈曲 90°，一般牵引重量为 2～4 kg（图 11-50）。

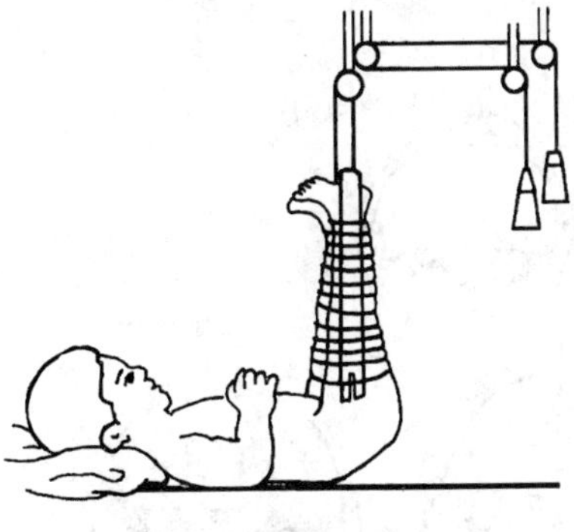

图 11-49　悬吊皮肤牵引法

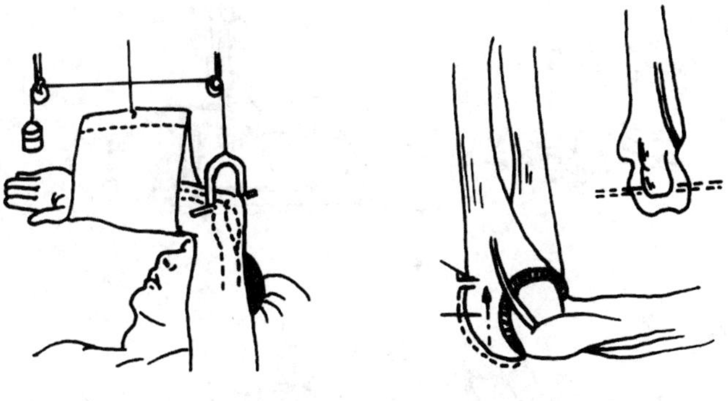

图 11-50　尺骨鹰嘴牵引

2. 股骨髁上牵引　适用于有移位的股骨骨折、移位的骨盆环骨折、髋关节中心脱位和陈旧性髋关节后脱位等；也可用于胫骨结节牵引过久，牵引钉松动或钉孔感染，必须换钉继续牵引时。方法：将患肢放在布朗牵引支架上，自内收肌结节 2 cm 处由内向外穿入斯氏针；安装牵引弓，在牵引架上进行牵引；将床脚抬高 20～25 cm，以自身重量作对抗牵引；牵引所用的总重量应根据病人体重和损伤情况决定，如骨盆骨折、股骨骨折和髋关节脱位的牵引总重量，成人一般按体重的 1/7 或 1/8 计算，年老体弱者，肌肉损伤过多或有病理性骨折者，可用体重的 1/9 重量，复位后改用维持牵引重量为体重的 1/12（图 11-51）。

3. 胫骨结节牵引　此牵引与股骨髁上牵引技术均适用有移位股骨及骨盆环骨折，髋关节中心脱位及陈旧性髋关节脱位等，胫骨结节牵引较股骨髁上牵引常用，如此牵引过程中有其他问题时，才考虑换为股骨髁上牵引继续治疗。方法：将伤肢放在布朗牵引支架上，自胫骨结节与腓骨小头的中点由外向内进针，避免损伤腓总神经。

4. 跟骨牵引 适用于胫腓骨不稳定性骨折，某些跟骨骨折及膝关节轻度挛缩畸形。方法：将踝关节保持伸屈中间位。自内踝下端到足跟后下缘联线的中点，即为进针标记点。斯氏针从内向外进针，余操作同上（图 11-52）。

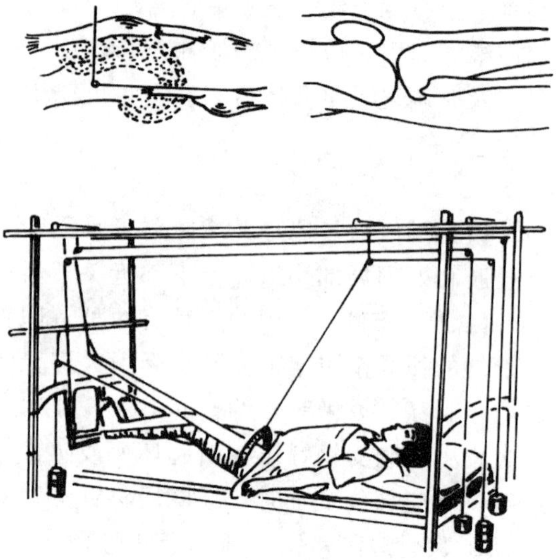

图 11-51 股骨髁上牵引及平衡牵引

5. 颅骨牵引 适用于颈椎骨折和脱位，特别是骨折脱位伴有脊髓损伤者。方法：伤员剃去头发，仰卧位，以颅骨中线与两侧乳突在头顶部连线交汇处为中点，向两侧 3.5 cm 分别作 1 cm 长的切口，用颅骨钻在切口内钻头颅骨外板（深度成人约 4 mm，儿童约 2～3 mm），将牵引弓的钳尖插入骨孔内即可行牵引（图 11-53）。牵引时应将头抬高 20 cm 左右，作为对抗牵引。牵引重量要根据颈椎骨折和脱位情况决定，一般为 6～8 kg。如伴小关节交锁者，重量可加到 12.5～15 kg，同时将头稍呈屈曲位，以利复位。抬高床头，加强对抗牵引。如证明颈椎骨折、脱位已复位，应立即在颈部和两肩之下垫薄枕头，使头颈稍呈伸展位，同时立即减轻牵引重量，改为维持性牵引。

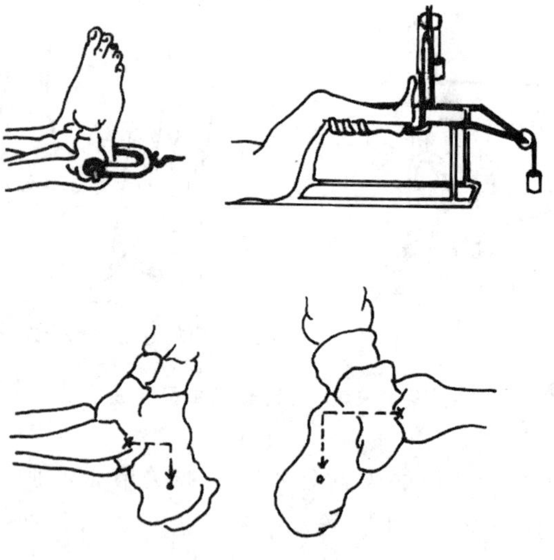

图 11-52 跟骨牵引

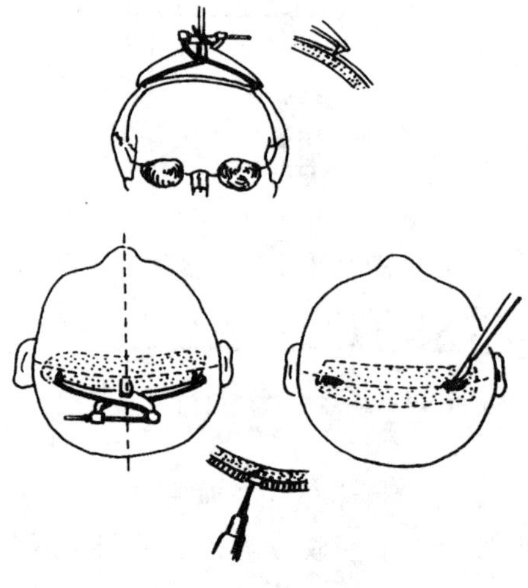

图 11-53 颅骨牵引

【注意事项】 在牵引过程中，要严密观察，发现问题，及时处理，以免由于牵引不当而造成不良后果，给伤员带来痛苦。

1. 经常观察随时调整牵引的方向和位置。

2. 注意测量肢体的长度、骨折成角畸形，根据情况，及时调整牵引重量，防止牵引过度造成骨折延迟愈合或不愈合。

3. 严密观察肢体有无循环障碍、疼痛和感觉运动障碍（如足下垂等）。

4. 鼓励伤员积极地做适当的肌肉收缩和关节活动，防止肌肉萎缩和关节僵硬。骨牵引时要注意防止钢针移动，引起感染。皮肤牵引时要注意胶布过敏反应引起皮炎、感染以及胶布滑脱等。

5. 长期卧床要防止压疮、深静脉栓塞、坠积性肺炎、泌尿系感染等并发症。

第十五节　石膏绷带包扎术

【适应证】 ①骨折和关节损伤的固定；②骨与关节结核、化脓性炎症；③四肢神经、血管、肌腱、骨病手术后的制动；④躯干和肢体矫形手术后的外固定。

【操作方法】

1. 浸泡石膏绷带　用水桶或面盆盛以温水（40～42℃，以手试之，不烫即可），将石膏绷带轻轻平放于桶内（图 11-54），使其全部浸透，卷内气泡全部排出后，双手握石膏绷带卷两端缓缓与水面平行取出，用两手向石膏绷带卷中央轻轻对挤，挤去多余水分，即可使用（图 11-55）。

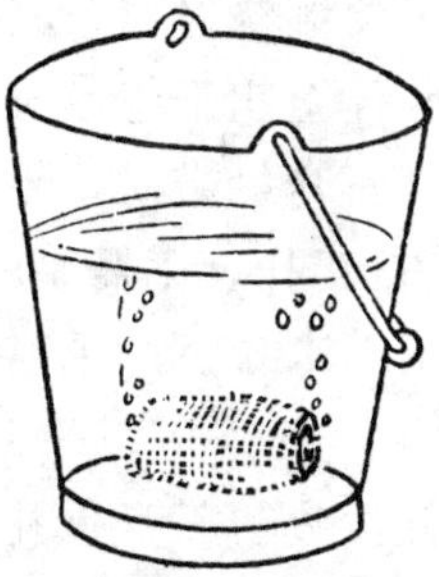

图 11-54　将石膏绷带平放浸于水中

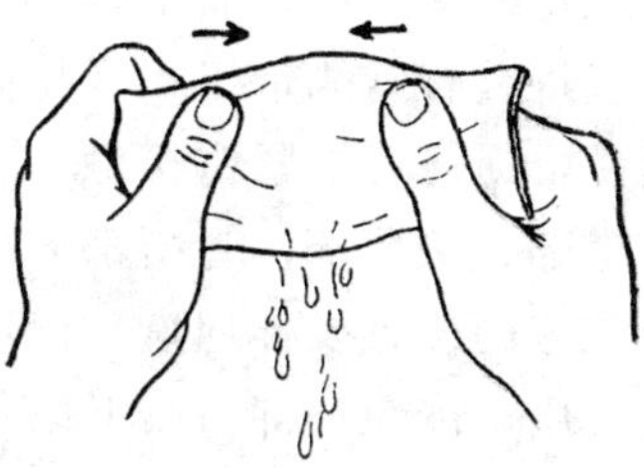

图 11-55　挤去石膏绷带多余水分

2. 衬垫　石膏无弹性，易引起组织压伤，故石膏覆盖的部位都应覆以衬垫，在骨隆突处和软组织稀少处尤应加厚。常用衬垫有棉织套筒、棉纸、棉絮垫等（图 11-56）。

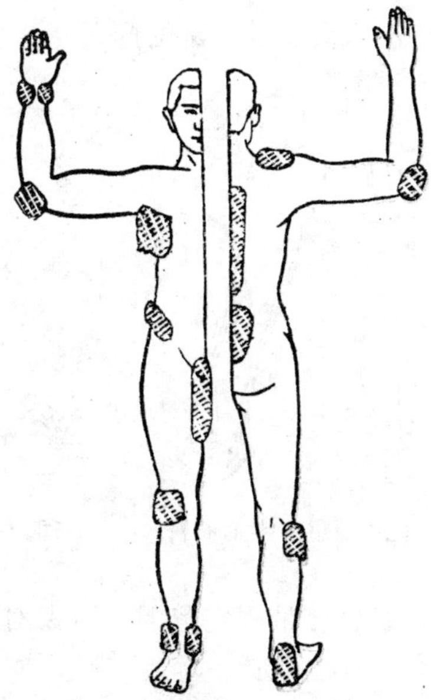

图 11-56　在骨骼隆起部位垫棉纸或棉垫

3. 固定时应使肢体关节处于功能位置

（1）手与腕关节：①拇指对掌位；②其他手指与拇指成对掌位；③整个手的功能位即掌指关节轻度屈曲，手指分开，各指间关节稍弯曲，拇指内旋正对示指，呈握球姿势；④腕关节背屈 15°～30°，向尺侧偏斜约 10°（在桡骨下端骨折有移位时）如执笔姿势；⑤前臂呈中立位。

（2）肘关节：屈曲 90°。

（3）肩关节：上臂外展 50°～70°，肩关节前屈 40°，外旋 15°～20°，肘关节屈曲 90°；前臂轻度旋前，使拇指尖对准病人鼻尖，石膏包扎后称“肩人字形石膏”。

（4）踝关节：中立位足背伸 90°与小腿成直角。

（5）膝关节：屈曲 5°～10°，幼童可伸直位。

（6）髋关节：根据性别、年龄、职业不同稍有变动，一般外展 10°～20°，屈曲 10°～15°，石膏包扎后称“髋人字形石膏”（图 11-57）。

4. 石膏绷带固定类型及操作方法

（1）石膏夹板：不适宜立即行管型石膏固定的骨与关节损伤和伴有软组织肿胀的病人，或不需要管型石膏固定的患者，如骨折内固定术后的辅助外固定，可采用石膏夹板。将石膏绷带根据需要，定出长短宽窄，在平板上铺开，来回重叠，上肢 8～10 层，下肢 10～12 层，然后从两头叠向中间用水浸泡后，用手推摸压平。放置于衬垫的肢体的伸面与屈面，然后用湿绷带固定于功能位置。优点为发现肢体肿胀可迅速减压，到肿胀消失再换管型石膏。有时仅用一页石膏板作临时固定，叫石膏托。用石膏托需要包括肢体圆周 2/3 才能起到一定的固定作用。厚度上肢 8～10 层，下肢 12～14 层，方法同石膏夹板（图 11-58）。

（2）管型石膏：先将待固定的肢体，置于功能位，按规定加垫，必要时先制作石膏托，然后将浸透的石膏绷带由上而下地围绕着固定肢体上均匀滚动，绷带边相互重叠 1/3，接触肢体的内层石膏绷带平整，不应有皱褶或绷带间遗留空隙，更不要缠绕过紧，其基本手法在于石膏绷带是粘贴上去的，而不是拉紧了再缠上去。为了适应肢体上粗下细，缠绕时应与肢体纵轴呈垂直折叠石膏绷带于石膏托侧，以适应肢体形态。缠绕石膏绷带时，术者应逐层用手掌均匀抚摸，促使各层紧密接触，一般要 5～8 层，如不放置石膏托，则需 10～14 层。在石膏绷带边缘部、关节部、骨折部应多包 2～3 层加固。术者，尤其助手，在缠绕过程中不应中途改变肢体的位置及伸屈度，以防折断石膏，影响固定效果。此外应以手掌托持患肢，不应用手指按压，以免局部石膏凹陷形成压迫，造成肢体压迫性溃疡。石膏包扎完毕后，应按肢体轮廓进行塑型，以增强石膏绷带对肢体的固定性能。将边缘多余部分修整，充分露出不包括在固定范围内的关节以及指（趾）以便观察肢体血液循环、感觉、运动情况，同时有利于功能锻炼（图 11-59）。用红笔注明诊断、受伤日期和石膏绷带包扎日期，有创口的可将伤口位置标明或将开窗位置划好。

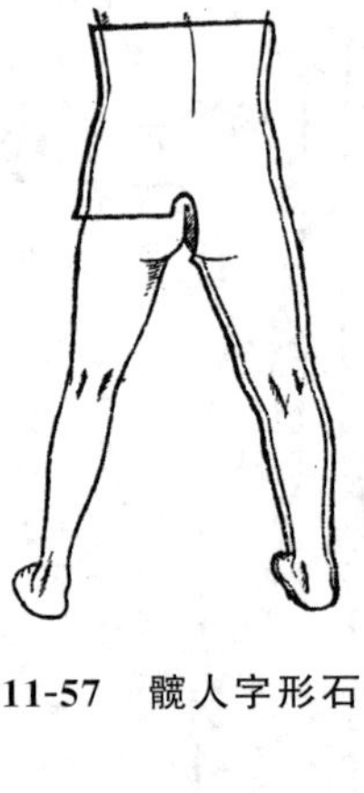

图 11-57 髋人字形石膏

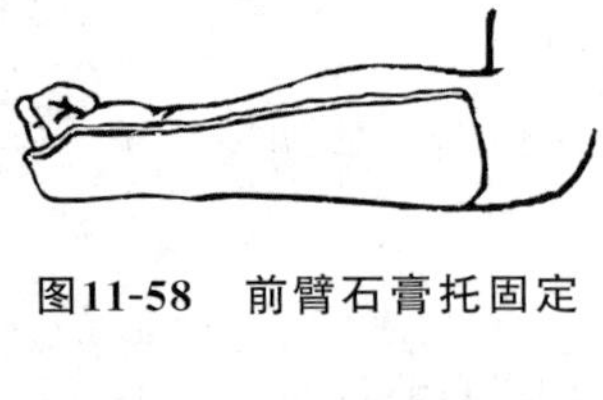

图11-58 前臂石膏托固定

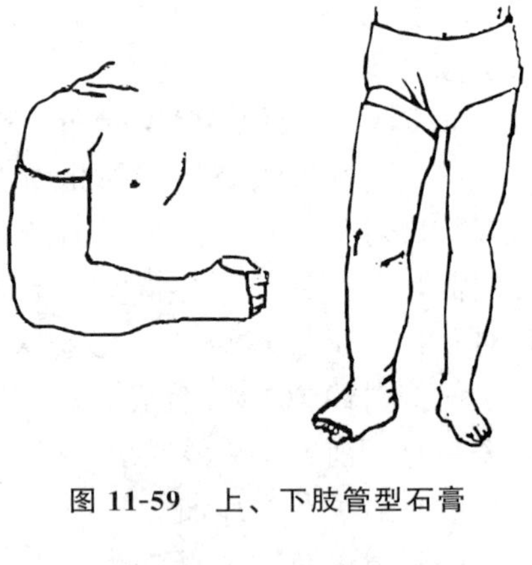

图 11-59 上、下肢管型石膏

5. 石膏绷带固定范围 石膏对患部的固定有一定范围，其原则是将患部上、下两个邻近的关节一起固定。

【注意事项】

1. 石膏未干前，潮湿的石膏容易折断、受压变形，病人须卧木板床，应用软枕妥善垫好石膏、冬季注意保温，可用灯烤、烤炉、电吹风等方法烘干石膏，但应防止触电与灼伤。

2. 抬高患肢，利于静脉及淋巴回流。

3. 注意患肢血液循环及感觉情况，经常观察指、趾皮肤的颜色、温度并与健侧比较，如有剧痛、麻木、指、趾肿胀、发冷、苍白或青紫等，提示血循环障碍或神经受压，石膏夹板固定者可剪除绷带，重新固定；管型石膏固定者应将石膏一侧或两侧沿长轴方向剖开，直到皮肤完全暴露为止，血循环改善后，再在其间隙填以棉花用软绷带包扎，如不能缓解应拆除全部石膏进行检查。

4. 病人诉石膏内局限性持续疼痛，经观察不缓解时，为预防压迫性溃疡发生，应在疼痛处“开窗”减压。

5. 若需检查、拆线、换药行局部石膏“开窗”时，应用棉花纱布将开窗部位填平包扎，以免局部肿胀疼痛，甚至发生边缘压迫性溃疡。

6. 石膏管型固定后，若因肢体肿胀消退或肌肉萎缩而失去固定作用时，应重新更换石膏。

7. 加强患肢功能锻炼，防止和减少肌肉萎缩与关节僵直。

8. 石膏内皮肤瘙痒，禁用木棍、筷子等物伸入抓痒，以免污染手术伤口或将皮肤抓破导致感染。

9. 要保护石膏，防止折裂、被水浸湿及大小便污染。

10. 防止发生压疮，应定时翻身擦背。

第十六节　骨筋膜间室切开减压术

骨筋膜间室切开减压术是骨筋膜间室综合征早期最有效的治疗方法。临床怀疑有骨筋膜间室综合征的患者在去除外固定的压迫、肢体抬高、骨折牵引整复等保守治疗后仍不能好转，或室内压力大于 4 kPa 时，就有切开减压的指征。

【操作方法】

1. 前臂骨筋膜间室切开减压术　从肱骨内上髁上方、肱二头肌腱内侧开始到腕部横纹做“S”形切口。全长纵向切开前臂掌侧的深筋膜，在肘部切断肱二头肌腱膜与指浅屈肌的纤维弓。筋膜切开后即有肿胀的肌肉膨出，对于深层的因缺血灰白的肌肉外膜也应当纵向切开，但不能损伤支配肌肉的神经分支。骨折者予以复位内固定。探查肱动脉，若动脉痉挛应给予热敷，剥离外膜或液压扩张。若已有动脉血栓形成，应取出血栓，吻合血管。正中神经与尺神经外膜可予减压。深筋膜不做缝合，在肌肉间隙内放橡皮条引流，伤口放凡士林纱布，皮肤松稍拉拢缝合对位，用厚敷料包扎，外加长臂石膏托固定肘关节屈曲 90°，前臂于正中位，腕关节于功能位。以后每日更换敷料，全身应用抗生素防止感染，待肿退后，行延期伤口缝合或予以肉芽面上植皮。

2. 手掌骨筋膜间室切开减压术　在手背各掌骨间，从掌指关节平面到腕掌关节平面，做 4 个纵形切口。切开皮肤与筋膜，纵向切开骨间肌膜，肿胀肌肉即膨出。伤口放凡士林纱布，用厚的敷料较松包扎，筋膜与皮肤不做缝合。外加短臂石膏托固定腕关节于功能位。每日更换敷料，应用抗生素，待肿退后行延期缝合伤口或植皮。

第十七节 骨科封闭疗法

封闭疗法是在损伤或有病变的部位，以不同剂量和不同浓度的局部麻醉药如普鲁卡因（或利多卡因）溶液或加适当的其他药物注入组织内，利用局部麻醉药可麻醉止痛，阻断疼痛刺激的传导，改善局部血液循环及营养状态；类固醇药物可促进无菌性炎症吸收、软化瘢痕等，从而促进疾病痊愈。

【适应证】 全身各部位的肌肉、韧带、筋膜、腱鞘、滑膜的急慢性损伤或退行性变，骨关节病亦适用。

【禁忌证】 骨与关节结核、化脓性关节炎及骨髓炎、骨肿瘤禁忌使用。

【常用药物】

1. 麻醉药 1%～2%普鲁卡因 3～5 ml 或 0.5%～1%利多卡因 3～5 ml。
2. 类固醇类药物 如醋酸泼尼松龙 12.5 mg 或曲安奈德 5～10 mg 或地塞米松 5～10 mg。
3. 其他药物 如复方丹参注射液、复方当归注射液、威灵仙注射液等。

【注射部位】 常用的有痛点封闭、鞘内封闭、硬膜外封闭、神经根封闭。

【操作方法】 封闭疗法的关键是明确诊断，而压痛点常是病灶所在，故寻找压痛点非常重要。一般小的较表浅部位的封闭，在压痛点中心进针，注入药物，用消毒敷料覆盖 1 天即可。较深部位的封闭，找准压痛点，刺入皮肤、皮下组织直达病变部位，经抽吸无回血后将药物注入，拔出针头后处理同前。

【注意事项】

1. 诊断必须明确。
2. 封闭部位应准确。
3. 严格无菌操作。

第十八节 脑室穿刺术

脑室穿刺术是用穿刺针穿刺脑室的技术，通常用于诊断、治疗及抢救。

【适应证】 ①小脑幕下或脑中线部位结构的占位性病变需做脑室造影明确诊断者；②当患者因颅内高压而威胁生命时，如昏迷、出现脑疝、呼吸障碍等；③颅内感染需经脑室内注药或伴颅内压增高需做脑室引流以缓解颅内高压者；④婴儿先天性脑积水，通过脑室穿刺可抽取脑脊液或注入染料以测试脑积水为阻塞性或交通性；⑤开颅手术时，为降低颅内压，进行脑室穿刺引流以利于手术操作或后颅窝手术后为解除脑积水所致的颅内压增高等。

【禁忌证】 ①患者颅部穿刺点皮肤感染、硬脑膜下积脓、脑脓肿等疾病，行穿刺术有使感染向脑内扩散，或促使脓肿破溃等危险；②大脑半球占位性疾病患者，其患侧脑室受压移位或变形，若行健侧脑室穿刺，有引起或加重脑移位的可能；③蛛网膜下腔出血患者，其出血原因没有确诊之前，切勿草率决定行脑室穿刺术，以防误伤可能存在的畸形动静脉血管而导致大出血。

【操作方法】 成人有前入法、后入法、侧入法、经眶法等。婴儿因囟门未闭合，可直接经囟门穿刺。穿刺点尽可能选在右侧，以减少失语等并发症。

1. 前入法（前角穿刺法） 穿刺点在发际后 2 cm，中线旁 2.5 cm。进针方向与矢状面平行，指向外耳道连线。正常深度为 4～6 cm。

2. 后入法（三角区穿刺法） 穿刺点在枕外粗隆上 6～7 cm，中线旁 3 cm。进针方向与矢状面平行，指向眶上缘中点。正常深度为 4.5～5.5 cm。

3. 侧入法（穿刺颞角后部或三角区） 穿刺点在耳轮顶点上 1 cm，向后水平 1 cm 处做垂直方向刺入。正常深度为 4～5 cm。

前入法和后入法为成人常用的方法。以上三种方法，均需先找准穿刺点做颅骨钻孔术，钻孔后，再用穿刺针按上述方法和指向穿刺脑室。

4. 囟门穿入法 在前囟侧角距中线 1.5～2.0 cm 处，用 7 号腰穿针穿刺，穿刺针与穿刺点皮肤垂直刺入。正常深度为 3～4 cm。

5. 紧急脑室穿刺术 当病人已出现枕骨大孔疝呼吸停止时，按切开法行脑室穿刺已来不及，可进行紧急脑室穿刺术，常用方法有以下两种：

（1）经眶顶部脑室前角穿刺术 所用器械有：特制钢锥（骨髓穿刺针亦可）1 把，20 号钝头长腰椎穿刺针 1 个，消毒钳 1 把，纱布数块，孔巾一块。病员取仰卧位，用 1%硫汞酊消毒眼眶及面部皮肤，于右眶上缘中点下后 0.5 cm，用钢锥穿通额骨眶板，再换用腰椎穿刺针循骨孔穿入。针尖应指向上后方并略向内，前角扩大者刺入 4～5 cm 左右可进入脑室，拔出针芯进行引流。需行短时持续引流者，应将穿刺针妥善固定。

（2）经前额部脑室前角穿刺术：穿刺点位于鼻根上方 5～6 cm 与中线旁 3 cm 的交点为钻孔点，用钢锥穿透颅骨。钻颅时，方向应指向枕外粗隆中点上方 3 cm 处。颅骨钻穿后改用腰椎穿刺针，按上述方向刺入脑室，如脑室不扩大则进针 6～7 cm 即入脑室。

上述两种方法的共同优点是：①不需剃发及特殊器械；②可在床旁或 X 线床台上进行；③皮肤不留较大瘢痕；④操作简易，特别有利于抢救病员。

【并发症】

1. 脑室内出血 这与反复穿刺或刺入过深有关。大量脑室出血可造成病人昏迷、脑疝，甚至死亡。

2. 硬脑膜外或硬脑膜下急性血肿 这与穿刺放液速度过快，颅内压急剧下降，脑皮质塌陷而产生负压，吸引硬脑膜使之与颅骨分离而出血或桥静脉撕裂出血形成血肿。确诊后应立即手术清除血肿并止血。预防此种并发症的方法是在放液时速度放慢。

3. 脑室感染 大多数因操作时消毒不严格而引起。

第十九节 脑血管造影术

脑血管造影是广泛应用于临床的一种 X 线检查新技术，它是先选择一入路动脉，注入造影剂，对造影剂所经过的血管轨迹连续摄 X 线片来显示脑血管疾病，如果通过电子计算机辅助成像称为数字减影血管造影（digitalsubtraction angiography，DSA）。

目前选择脑血管造影的入路动脉常用的有两个，一是传统的、设备与技术要求相对不高的以颈总动脉为穿刺点；另一种是经右股动脉插管进行脑血管造影。后者通过右股动脉放置一动脉鞘管，通过该动脉鞘管选用不同导管，在导丝引导下，选择进入所要显示动脉，可以行脑血管全面造影；也可以脑动脉选择性造影。

以下介绍目前基层医院多采用的颈总动脉穿刺脑血管造影方法。

【适应证】 ①颅内血管性疾病，如动脉粥样硬化、栓塞、狭窄、闭塞性疾病、动静脉畸形、动静脉瘘等；②颅内占位性病变，如颅内肿瘤、脓肿、囊肿、血肿等；③颅脑外伤所致各种脑外血肿；④手术后观察脑血管循环状态。

【禁忌证】 ①老年性动脉硬化者需慎重；②有严重心、肾、肝功能不全者；③造影剂过敏者；④有严重出血倾向者。

【操作方法】 造影前，病人必须先做碘过敏试验，禁食12 h、禁水4 h，避免恶心呕吐。造影时让病人平卧，将颈部稍垫高，保持安静，不要转动头部，局部麻醉后，在病变侧颈部锁骨上4～5 cm颈总动脉搏动处用穿刺针刺入动脉，快速（1秒钟）注入药液，拔针后压迫10～20 min，防止颈部形成血肿。同时进行X线摄片，可使脑血管显影。

脑血管造影比较安全，但少数病人在颈部穿刺部位可形成血肿，一般数天后会逐渐消失。

第二十节 眼底检查术

眼底检查是检查玻璃体、视网膜、脉络膜和视神经疾病的重要方法。许多全身性疾病如高血压病、肾病、糖尿病、妊娠毒血症、结节病、中枢神经系统疾病等均会发生眼底病变，甚至会成为病人就诊的主要原因，检查眼底可为疾病的诊治提供重要资料。

检查眼底须用检眼镜，目前多用直接检眼镜检查，实用、方便，且眼底所见为正像。眼底镜下方手柄中装有电源，前端为接有凸透镜及三棱镜的光学装置，三棱镜上端有一观察孔，其下有一可转动镜盘。镜盘上装有1 D～25 D屈光度的凸透镜（以黑色“+”标示）和凹透镜（以红色“+”标示）。用以矫正检查者和患者的屈光不正，以清晰地显示眼底。镜盘上凸透镜作用是使光源发射出来的光线聚焦，增强光度，三棱镜是将聚焦的光线屈折射入患者眼内，以观察眼底的图像。

【操作方法】

1. 检查宜在暗室中进行，病人多取坐位，检查者坐位或立位均可。检查右眼时，检查者位于患者的右侧，用右手持镜，右眼观察；检查左眼时，则位于患者左侧，左手持镜，用左眼观察。

2. 正式检查眼底前，先用彻照法检查眼的屈光间质是否混浊。用手指将检眼镜盘拨到+8～+10（黑色）屈光度处，距受检眼10～20 cm，将检眼镜光线射入受检眼的瞳孔，正常时呈橘红色反光。如角膜、房水、晶体或玻璃体混浊，则在橘红色反光中见有黑影。此时令病人转动眼球，如黑影与眼球的转动方向一致，则混浊位于晶体前方，如方向相反，则位于玻璃体；位置不动，则混浊在晶体。

3. 检查眼底 嘱患者向正前方直视，将镜盘拨回到“0”，同时将检眼镜移近到受检眼前约2 cm处观察眼底。如检查者与患者都是正视眼，便可看到眼底的正像，看不清时，可拨动镜盘至看清为止。检查时先查视神经乳头，再按视网膜动静脉分支，分别检查各象限，最后检查黄斑部。检查视神经乳头时，光线自颞侧约15°处射入；检查黄斑时，病人注视检眼镜光源；检查眼底周边部时，嘱病人向上、下、左、右各方向注视、转动眼球，或将检眼镜角度变动。

观察视神经乳头的形状、大小、色泽，边缘是否清晰。观察视网膜动、静脉，注意血管的粗细、行径、管壁反光、分支角度及动、静脉交叉处有无压迫或拱桥现象，正常动脉与静脉管径之比为 2∶3。观察黄斑部，注意其大小、中心凹反射是否存在，有无水肿、出血、渗出及色素紊乱等。观察视网膜，注意有无水肿、渗出、出血、剥离及新生血管等。

4. 眼底检查记录　为说明和记录眼底病变的部位、大小和范围，通常以视神经乳头，视网膜中央动、静脉行径，黄斑部为标志，表明病变部位与这些标志的位置距离和方向关系。距离和范围大小一般以视神经乳头直径 PD（1 PD＝1.5 mm）为标准计算。记录病变隆起或凹陷程度，是以看清病变区周围视网膜面与看清病变隆起最高处或凹陷最低处的屈光度（D）差来计算，每差 3 个屈光度（3D）等于 1 mm。

【注意事项】

1. 检查眼底时虽经拨动任何一个镜盘，仍不能看清眼底，说明眼的屈光间质有混浊，需进一步做检查。

2. 对小儿或瞳孔过小不易窥入时，常须散瞳观察，散瞳前必须排除青光眼。

第二十一节　膀胱穿刺造口术

膀胱造瘘是适用于有急性尿潴留且无法插导尿管的病人的主要治疗方法之一，在耻骨上用穿刺针穿过腹壁到达膀胱后留置导管，将膀胱中的尿液引流出体外。

常用的膀胱造瘘术方法有两种，即耻骨上穿刺膀胱造瘘术和开放性耻骨上膀胱造瘘术。耻骨上膀胱穿刺造瘘简单易行，操作方便，快捷，创伤也小，可在诊室或者病床上施行。开放性耻骨上膀胱造瘘术可同时了解或治疗膀胱病变，置管粗，引流通畅，能准确缝合止血，出血及尿外渗发生率少。缺点是耗时，需在麻醉下完成。

【适应证】　①梗阻性膀胱排空障碍，如前列腺增生、尿道狭窄；②阴茎和尿道损伤；③尿道整形手术或膀胱手术后。

（一）耻骨上膀胱穿刺造瘘术

【操作方法】

1. 常规消毒铺巾。

2. 于耻骨联合上方一横指处局部麻醉，用穿刺针穿刺抽到尿液后在此处作 1 cm 长的皮肤切口。

3. 拔出穿刺针，换膀胱穿刺套针，依同一方向穿刺膀胱。进入膀胱后有落空感，拔出套针芯，见尿液流出，立即用相应管径的导管从套针腔插入膀胱，退出套针。固定造瘘管于皮肤上。

（二）耻骨上膀胱造瘘术

【操作方法】

1. 下腹正中切口显露膀胱前壁。

2. 在膀胱前壁先穿刺膀胱，如有尿液抽出则为膀胱，然后切开或用弯血管钳戳穿膀胱，再扩大创口。

3. 吸尽膀胱尿液，插入普通导尿管或罩状导尿管至膀胱内。

4. 膀胱造瘘管切口用 2-0 肠线做全肌层荷包缝合膀胱切口，亦可用 2-0 肠线连续缝合，第二层用丝线间断缝合并固定。

5. 缝合腹壁切口，用丝线将造瘘管固定于皮肤。

第二十二节 膀胱尿道镜检查术

【适应证】 ①了解膀胱病变或采取活体组织；②排泄性尿路造影显影不满意或不能确诊，需做逆行尿路造影；③通过逆行插管收集和检查两侧肾盂尿或测定分侧肾功能；④确定泌尿系邻近器官病变是否累及泌尿系统；⑤通过膀胱镜进行治疗，如肾盂灌注、输尿管套石、膀胱肿瘤电灼或电切、碎石和取异物等。

【禁忌证】 ①急性膀胱炎和尿道炎患者；②膀胱容量<50 ml；③尿道狭窄；④骨关节疾病影响体位，不能安全置镜；⑤病情严重，一般情况极差，不能耐受膀胱镜检查者；⑥月经期；⑦全身出血性疾病；⑧一周内重复检查。

【操作准备】

1. 检查前医师应认真复习病史，并阅读各项检查资料。需做逆行尿路造影者，应阅读排泄性尿路造影片，核对需摄逆行造影片部位。

2. 病人准备

（1）如需用全身麻醉或脊椎麻醉，应按照麻醉前常规准备。

（2）检查前应清洁会阴部、剃毛、洗澡、排空膀胱。

（3）精神比较紧张的病人，检查前或当天早上给予适当镇静药。

（4）膀胱镜检查后需行尿路逆行造影者应洗肠。

（5）若尿路有感染，检查前 2 天应先给予适当抗感染药。

（6）检查前饮水 400 ml 左右，以便检查时注射靛胭脂后可正确观察两肾排出靛胭脂的情况。

（7）临检查前先行排尿，以便镜检能够正确地测定膀胱残余尿量。

【操作方法】

1. 病人取膀胱截石位，会阴部常规消毒铺巾。一般采用丁卡因进行尿道黏膜麻醉，不合作者可用骶管阻滞，小儿用全身麻醉。由尿道口注入尿道黏膜清洁剂。

2. 置镜　女病人比较容易放入。男病人应先提起阴茎，放入膀胱镜，待插至尿道球部时，将阴茎及膀胱镜轻向下倒，使镜体滑入膀胱。

3. 取出闭孔器，收集残余尿。用蒸馏水灌洗膀胱，使膀胱适度充盈，以便于观察。

4. 观察膀胱　按一定顺序观察，以防遗漏。

5. 插输尿管导管　使物镜尽量贴近输尿管口，插管多可成功。若有困难，可利用调节器改换导管方向，即可插入输尿管内。一般成人插入 25～27 cm 即达肾盂。此时可分别收集两侧肾盂尿液进行常规化验或培养。静脉注入酚红进行分侧肾功能测定，或经导管注入对比剂进行逆行造影。

6. 取出镜体　先将膀胱放空，并放回闭孔器，轻轻向外退镜。若已进行输尿管插管，则应一边向外退镜，一边向膀胱内推送输尿管导管，以免退镜时将导管带出。

7. 填写好膀胱镜检查记录单。

【注意事项】

1. 防止向膀胱内注入过多的空气，其方法有以下几种：①冲水管道内的空气须事先排空；②膀胱镜末端稍抬高，则镜体通道内有些空气也可在冲水过程中排出而不至进入膀胱。当看到膀胱黏膜皱褶变平时即可停止冲水，以防止注水过多引起不适。

2. 插入观察镜后看不到膀胱内的情况，应考虑到以下几种可能性：①纤维膀胱尿道镜未接光源或未打开光源的开关；②接物镜紧贴黏膜；③观察镜装错方向，镜面未朝向膀胱腔。

3. 并发症及其防治

（1）血尿：膀胱镜检查后尿内可以带血，但一般都不严重，有时仅为镜下血尿，无须特殊处理，多饮水则很快可自愈。

（2）发热：膀胱镜检查后出现发热应视为较重的反应，应给予高度重视。其发生原因有两种：①尿路原有感染，检查前未用抗生素控制，致使检查后感染加重，故出现发热，特别是上尿路有较严重的积水征时，插管可导致感染加重或在积水的基础上又有新的感染，此时常伴有患侧腰痛，应立即给予抗生素治疗，如发热仍不退，宜急诊行经皮肾穿刺置管引流，很快即可退热；②尿道镜插放困难时偶可引起尿道热，此类病人可迅速出现高热、寒战，应及时给予抗生素治疗。经上述处理发热多可控制，但病程也需经历5～7天体温才能恢复正常。

（3）腰痛：常发生在做逆行肾盂造影的病人，特别是使用无机碘制剂做造影的病人。当注入造影剂量较多和过快时常发生剧烈的腰痛，多数病人在注药时即感不适，过后症状会逐渐减轻。但也有个别病人症状反而加剧，有时伴有发热等，可给予输液等对症治疗。

（4）尿道损伤：尿道损伤多发生在尿道有梗阻病变的病人，如患有前列腺增生或尿道狭窄者，特别是检查前未被认识，操作时未能重视，视为正常尿道而插放，插镜过程遇到阻力则企图靠强力通过，从而导致镜端穿破尿道而进入直肠。

（5）膀胱损伤：膀胱损伤不多见，多发生于膀胱容量明显缩小时，如膀胱挛缩等。如检查前未曾考虑到此病变的存在，按常规插入膀胱镜，尚未冲水即可发生穿孔。根据穿孔部位的不同，内镜可穿至腹腔外或腹腔内。如发现膀胱损伤，及时通过尿道置管引流多可自愈；如未能及时发现，致使尿液外渗至膀胱周围或腹腔内，则需手术治疗。

第二十三节　尿道扩张术

【操作目的】 扩张尿道，防止发生尿道狭窄。

【适应证】 ①主要用来预防和治疗炎症性、外伤性及尿道手术后的尿道狭窄；②探查尿道内有无狭窄或确定狭窄的程度和部位；③作为慢性前列腺炎、慢性尿道炎及轻度膀胱颈梗阻的辅助治疗措施；④探测尿道或膀胱内有无结石或金属性异物。

【禁忌证】 ①急性尿道炎、急性前列腺炎；②慢性尿道炎有较多脓性分泌物者；③已有尿道损伤易造成假尿道者；④疑有尿道肿瘤者；⑤每次尿道扩张术后均有尿道热者。

【术前准备】

1. 备好各种型号尿道探子。

2. 有慢性尿道炎者，术前1～2天给予抗生素，并多喝水。

【麻醉】 可做尿道黏膜表面麻醉，将1%赛洛卡因10 ml（或1%可卡因）注入尿道做黏膜表面麻醉。注入后紧捏尿道外口，不使麻药外流，同时用手指自尿道外口逆行向上挤压，使麻药均匀地与前后尿道黏膜接触。

【操作方法】

1. 术者戴手套，站在病员左侧，先从尿道口注入消毒液体石蜡5 ml，将润滑剂逆行向上挤压至后尿道。术者用左手提起阴茎，右手将涂有润滑剂的尿道扩张器轻轻插入尿道（一般成人可先用 F20 号尿道扩张器开始），尿道扩张器插到尿道球部时，即逐渐成直立位置。

2. 当尿道扩张器向前推进到尿生殖膈时，即有阻力，此时可将阴茎及尿道扩张器轻巧地向下放平，边放平，边将尿道扩张器沿尿道背侧顺势推送。推送时，力量必须轻巧，切忌用力过大、过猛，以免造成损伤。与此同时，应嘱病员张口呼吸，尽量放松，以利操作。

3. 尿道扩张器向下平放到两大腿之间，表示扩张器进入膀胱。如遇阻力不能进入膀胱时，可试用左手示指在会阴部向前上方推压，协助尿道扩张器通过尿道膜部进入膀胱；亦可在受阻处停留数分钟，再嘱病员放松，用轻巧的力量再试行扩张。尿道扩张器进入膀胱内后，留置 1～2 min 退出。取出尿道扩张器的操作方法恰与放入时相反。此后可依同样操作程序，更换大 1～2 号的尿道扩张器，再行扩张。尿道扩张器增加 1 号，即增大扩张器直径 1/3 mm。

4. 若用 F16 号尿道扩张器不能通过时，可用丝状探子尿道扩张器进行尿道扩张。用左手捏住阴茎冠状沟。向上提起，右手将涂有消毒液体石蜡的丝状探子（4 号、5 号或 6 号）轻轻插入尿道内，当丝状探子接触狭窄处，即遇阻碍，此时可抽出探子 1～2 cm，稍加转动后再行试插。如仍不能插入膀胱，可用 3～5 根探子，先后插入尿道内，轮流试插。此时尿道内狭窄处已被探子尖端填充，其中一根探子就有可能从狭窄处空隙中通过而进入膀胱。

5. 丝状探子是否进入膀胱，要加以证实。可转动探子尾端，如能顺利转动一圈（360°），表示已进入膀胱。如未进入膀胱，探子在尿道内盘绕，即不能将探子尾端顺利转圈。证实探子已进入膀胱后，取出其他未进入的丝状探子。将插入的探子尾端连接 16～18 号金属跟随器。仔细检查连接处是否牢固，以免丝状探子脱落，掉入膀胱内。此时可借丝状探子的引导，仍按尿道扩张术的操作程序，轻巧地插入跟随器。如操作顺利，可逐渐增大跟随器的号码，达到扩张尿道的目的。如扩张到 18 号后，在下次尿道扩张时，可先用同号尿道扩张器开始扩张。

【注意事项】

1. 必须轻巧耐心，避免暴力，以免损伤尿道。

2. 选用尿道扩张器不可过细，一般第一次行尿道扩张时，可用 F20 号，如不能通过可改用 F18 号或 F16 号。

3. 每次扩张不宜超过三个连号，因一次扩张太大，易造成尿道损伤。

4. 扩张后，若有全身发热反应，应在四周内暂停扩张。再次扩张前应仔细检查证明无尿道急性炎症后，方可进行。

5. 扩张时，应用局部麻药可能引起药物反应，须密切注意。

第二十四节 前列腺按摩术

通过定期对前列腺按摩，引流前列腺液，排出炎性物质而达到解除前列腺分泌液淤积，改善局部血液循环，促使炎症吸收和消退。

【适应证】 前列腺按摩方法适于贮留型和慢性细菌性前列腺炎，腺体饱满、柔软、脓性分泌物较多者尤其适用。

【操作方法】 患者取胸膝位，病重者可取侧卧位，术者以右手示指戴橡皮手套，涂润滑的石蜡油，先轻柔按摩肛周而后缓缓伸入直肠内，当指端进入距肛门口约 5 cm 直肠前壁处即可触及前列腺，注意前列腺的形状及改变；用示指的最末指节对着前列腺的直肠面，从外向上向内向下顺序对前列腺进行按压，即先从腺体的两侧向中线各按压3～4次，再从中央沟自上而下向尿道外口挤压出前列腺液。一般一周按摩1～2次。

按摩时手法应“轻、缓”，切忌粗暴反复强力按压，以免造成不必要的损伤。另外，按摩完毕嘱病人立即排尿，可使积留于尿道中的炎性分泌物随尿液排出。

【注意事项】 急性前列腺炎患者禁用前列腺按摩；被怀疑为前列腺结核、肿瘤的患者不适合按摩；慢性前列腺炎急性发作期、前列腺萎缩或硬化患者也不适合按摩。一次按摩失败或检查阴性，如有临床指征，需隔3～5天再重复进行。

第二十五节　前列腺穿刺活检术

【适应证】 ①直肠指诊（DRE）触及前列腺硬结，怀疑肿瘤；②经直肠前列腺B超（TRUS）检查发现异常回声，怀疑肿瘤；③血清前列腺特异性抗原（PSA）＞10.0 ng/ml；④DRE或TRUS可疑异常，PSA在4.0～10.0 ng/ml；⑤用于邻近器官肿瘤侵犯前列腺及转移性肿瘤的鉴别诊断。

【禁忌证】 ①心肺并发症严重，不能耐受手术；②肾囊肿存在感染；③局部粘连较重；④肾实质内囊肿、合并出血性疾病等。

【操作方法】

1. 术前准备　术前2天口服诺氟沙星0.2g，每天3次，或甲硝唑0.2g，每天3次。术前清洁洗肠，减少或避免术后感染。

2. 体位　可根据病人健康状况和医师习惯，取左侧卧位或胸膝卧位。

3. 穿刺部位

（1）标准6点法：将前列腺分为左右两侧，分别于每侧前列腺的底部、中部、尖部各穿刺1针。

（2）12点法：在标准6点系统穿刺法的基础上，再分别于前列腺外侧外周带底部、中部、尖部各穿刺1针，共12针，将内侧区与外侧区组织分别送病理检查。

（3）13点法：在标准的经直肠超声引导6点前列腺系统穿刺活检术的同时，增加在前列腺的中间部位间隔穿刺3点，在前列腺两侧旁正中线的远侧各间隔穿刺2点，共13点。

【穿刺步骤】 在经直肠超声引导下，选用横断面或斜冠状切面，在腺体两侧的顶、中、尖部各取一针，重点对准后外侧，共6点，每条所取组织长1.75 cm。然后对可疑病变部位（DRE及超声怀疑的结节部位）进行穿刺获取标本活检，根据情况取组织标本2～4条。穿刺顺序由6点区域至结节，根据需要可进入前列腺顶部、尖部，甚至内腺靠近移行带穿刺。

第二十六节　肾穿刺活检术

肾穿刺即肾活检，也称肾穿刺活检术。由于肾疾病的种类繁多，病因及发病机制复杂，许多肾疾病的临床表现与肾的组织学改变并不完全一致。比如，临床表现为肾病综合征，病理可以呈现为微小病变、轻微病变、轻度系膜增生、膜性肾病、系膜增生性肾炎、局灶节段硬化等多种改变，其治疗方案及病情的发展结果也差别极大。另外，肾病的不同发展时期其组织病理的改变也不一致。比如，同样为IgA肾病，可以在病理上表现为从接近正常的肾组织到多数肾小球硬化的几乎所有发展阶段。所以了解肾组织形态学的改变对临床医生判断病情、治疗疾病和估计预后方面提供了重要的依据。可以说，肾病理检查的开展是肾病学发展过程中的一个飞跃。目前，肾病理检查结果已经成为肾疾病诊断的金指标。

肾活检通常分三类：①经皮肤穿刺肾活检术，是目前临床上被广泛认可和应用的肾活检方法；②外科手术直视开放肾活检；③经肾静脉穿刺肾活检术。

【适应证】

(1) 原发性肾疾病：①急性肾炎综合征，肾功能急剧坏转、疑急进性肾炎时，应尽早穿刺；按急性肾炎治疗2～3个月病情无好转应做肾穿。②原发性肾病综合征，先用激素规则治疗8周无效时肾穿刺；或先穿刺，根据病理类型有区别地治疗。③无症状性血尿，变形红细胞血尿临床诊断不清时，无症状性蛋白尿，蛋白尿持续＞1 g/d诊断不清时应做肾穿刺检查。

(2) 继发性或遗传性肾病：临床怀疑无法确诊或临床已确诊，但肾病理资料对指导治疗或判断预后有重要意义时应做肾穿刺。

(3) 急性肾衰竭：临床及实验室检查无法确定其病因时应及时穿刺（包括慢性肾病患者肾功能急剧坏转）。

(4) 移植肾：①肾功能明显减退原因不清时；②严重排异反应决定是否切除移植肾；③怀疑原有肾病在移植肾中复发。

【禁忌证】

(1) 绝对禁忌证：①明显出血倾向；②重度高血压；③精神病或不配合操作者；④孤立肾；⑤小肾。

(2) 相对禁忌证：①活动性肾盂肾炎、肾结核、肾盂积水或积脓、肾脓肿或肾周围脓肿；②肾肿瘤或肾动脉瘤；③多囊肾或肾大囊肿；④肾位置过高（深吸气肾下极也不达十二肋下）或游走肾；⑤慢性肾衰竭；⑥过度肥胖；⑦重度腹水；⑧心功能衰竭、严重贫血、低血容量、妊娠或年迈者。

【术前准备】

(1) 向病人及家属说明肾活检的必要性和安全性及可能出现的并发症，并征得患者本人及家属同意。向患者解释肾穿刺操作，解除病人的恐惧心理，以取得病人的配合。让其练习憋气（肾穿刺时需短暂憋气）及卧床排尿（肾穿后需卧床24 h），以便密切配合。

(2) 查出、凝血时间，血小板计数及凝血酶原时间，以了解有无出血倾向。

(3) 查肌酐清除率、血肌酐及尿素氮了解肾功能，查同位素肾图了解分肾功能，并做B超了解肾大小、位置及活动度。

(4) 查血型、备血，术前常规清洁肾区皮肤。

(5) 术前2～3日口服或肌注维生素K。

(6) 急性肾衰竭病人肾穿刺前除化验凝血酶原时间外，还应测定白陶土部分凝血活酶时间，除查血小板数量外，不定期应查血小板功能（聚集、黏附及释放功能），若发现异常，均应在术前矫正。血小板数量及功能异常可于穿刺当日术前输注新鲜血小板。出血时间延长可输注富凝血因子的冷沉淀物矫正。严重肾衰竭病人最好在肾穿刺前做血液透析数次，在肾穿刺前24 h停止透析，透析结束时应给鱼精蛋白中和肝素，并在肾穿刺前复查试管法凝血时间，以证实肝素作用消失。

(7) 术前排空膀胱。

(8) 穿刺点定位：多选择右肾下极的外侧缘。定位的方法有：①体表解剖定位；②X线定位；③同位素肾扫描定位；④B超定位，是目前最常采用和比较安全的方法。

【操作方法】 患者排尿后俯卧位于检查台上，腹部垫一直径为10～15 cm，长为50～60 cm的枕头，将肾推向背侧固定，双臂前伸，头偏向一侧。一般选右肾下极为穿刺点，以穿刺点为中心，消毒背部皮肤，铺无菌巾。无菌B超穿刺探头成像，用1%～2%利多卡因局部麻醉。取10 cm长心内注射针垂直从穿刺点刺入肾囊，注入少量局麻药物。将穿刺针垂直刺入达肾囊，观察肾上、下极随呼吸移动情况，当肾下极移到穿刺最佳的位置时，令患者屏气，立即快速将穿刺针刺入肾内2～3 cm，拔出穿刺针，嘱患者正常呼吸。检查是否取到肾组织，并测量其长度，在解剖镜下观察有5个以上肾小球后，送光镜、电镜、免疫荧光。如无肾组织可重复以上步骤。一般2～3次为宜。

术后嘱患者平卧24 h，多饮水，密切观察血压、脉搏及尿色变化情况。有肉眼血尿者应延长卧床时间。

【注意事项】

(1) 严格执行无菌操作，防止感染。

(2) 密切观察病情，术后每15分钟测量脉搏、血压1次，2 h后，每1～2小时测1次。

(3) 鼓励病人多饮水，术后6 h无尿者，应进行静脉输液，观察尿量、尿色、留取尿液标本送化验。有肉眼血尿者应延长卧床时间直到血尿消失3天以上为止。

(4) 注意观察术后并发症：①出血、血尿一般在1～6天内消失，偶见严重出血、肾周血肿；②腰痛。穿刺侧腰痛多于1周内消失，偶可因血块堵塞肾盂或输尿管而引起肾绞痛；③感染。因无菌操作不严格，或原没有感染病灶于穿刺后造成感染扩散所致。

第二十七节　胸腔闭式引流术

【适应证】 ①外伤性血气胸，影响呼吸、循环功能者；②气胸压迫呼吸者（一般单侧气胸肺压缩在50%以上时）。

【手术物品准备】 胸腔闭式引流手术包、消毒大头（蕈状）导尿管或直径为8～10 mm的前端多孔硅胶管、消毒水封瓶一套。穿刺闭式引流时需直径为4 mm、长为30 cm以上的前端多孔硅胶管、直径5 mm以上的穿刺套管针、水封瓶等，消毒备用。

【操作方法】

1. 术前先做普鲁卡因皮肤过敏试验（如用利多卡因，可免做皮试），并给予肌内注射苯巴比妥钠0.1 g。

2. 患者取半卧位（生命体征未稳定者，取平卧位）。积液（或积血）引流选患侧腋中线第6～7肋间进针，气胸引流选患侧锁骨中线第2～3肋间。术野皮肤以碘酊、酒精常规消毒，铺无菌手术巾，术者戴灭菌手套。

3. 局部浸润麻醉切口区胸壁各层，直至胸膜；沿肋间走行切开皮肤2 cm，沿肋骨上缘伸入血管钳，分开肋间肌肉各层直至胸腔，见有液体涌出时立即置入引流管。引流管伸入胸腔深度不宜超过4～5 cm，以中号丝线缝合胸壁皮肤切口，并结扎固定引流管（图11-60）。敷盖无菌纱布，纱布外再以长胶布环绕引流管后粘贴于胸壁。引流管末端连接于消毒长橡皮管至水封瓶，并用胶布将接水封瓶的橡皮管固定于床面上（图11-61）。引流瓶置于病床下不易被碰倒的地方。

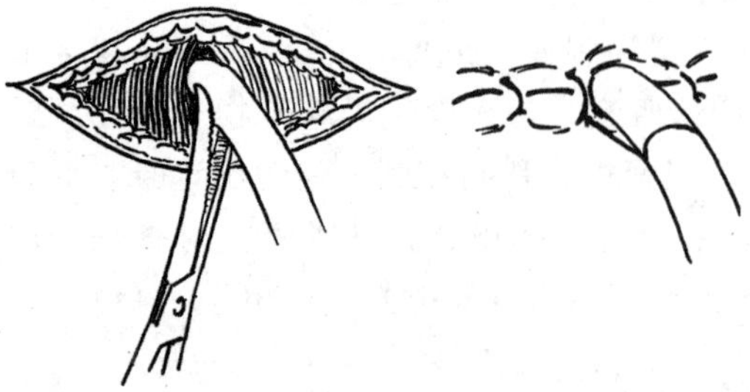

图 11-60 插入引流管缝合固定

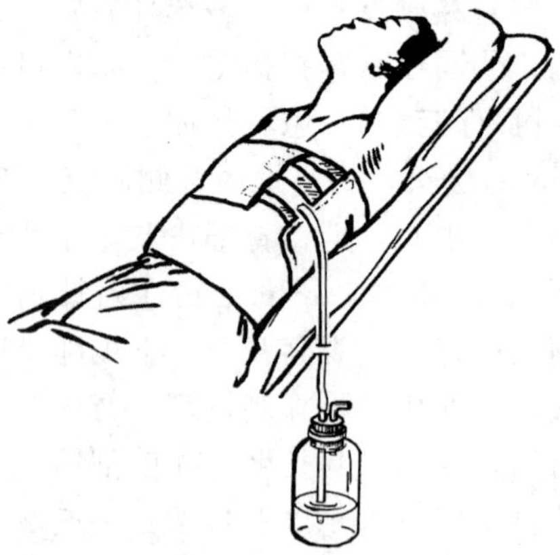

图 11-61 消毒长橡皮管接至水封瓶

【注意事项】

1. 如系大量积血（或积液），初放引流时应密切监测血压，以防病人突然休克或虚脱，必要时，间断施放，以免突发危险。

2. 注意保持引流管畅通，不使其受压或扭曲。

3. 每日帮助患者适当变动体位，鼓励病人做深呼吸，使之达到充分引流。

4. 记录每天引流量（伤后早期每小时引流量）及其性状变化，并酌情行 X 线透视或摄片复查。

5. 更换消毒水封瓶时，应先临时阻断引流管，待更换完毕后再重新放开引流管，以防止空气被胸腔负压吸入。

6. 如发现引流液性状有改变，为排除继发感染，可作引流液细菌培养及药敏试验。

7. 拔引流管时，应先消毒切口周围皮肤，拆除固定缝线，以血管钳夹住近胸壁处的引流管，用 12～16 层纱布及 2 层凡士林纱布覆盖引流口处，术者一手按住纱布，另一手握住引流管，迅速将其拔除。并用面积超过纱布的大块胶布，将引流口处的纱布完全封贴在胸壁上，48～72 h 后可更换敷料。

第二十八节 气管切开术

气管切开术是通过切开颈段气管前壁，使病人通过新建立的通道进行呼吸的一种手术。主要用于抢救喉阻塞的病人。因昏迷、神经系统病变、外伤等引起下呼吸道分泌物阻塞的病人，也需行气管切开术。

【适应证】 ①各种原因的喉梗阻和颈段气管阻塞，如急性喉炎、喉水肿、咽后壁脓肿、喉部肿瘤、外伤、声带麻痹、颈深部感染、甲状腺肿瘤等；②各种原因引起的下呼吸道分泌物阻塞，如昏迷、颅脑病变、破伤风、呼吸道烧伤、多发性肋骨骨折、开放性气胸、小儿体外循环心脏手术后等；③口腔、颌面、咽、喉、颈部手术的病人，为了便于麻醉和维持手术前后呼吸道通畅，可预防性气管切开；④各种原因造成的呼吸功能减退，如慢性肺气肿、慢性支气管炎、肺心病，若气管切开可增加气体交换，可做气管切开。

【术前准备】 手术所需器械包括：①切皮刀和气管切开弯刀片；②甲状腺拉钩；③气管撑开器；④气管套管；⑤吸引器和吸引管。气管套管多用合金制成，亦有塑料制品，由外管、内管和管芯三部分组成。套管弯度与1/4圆周的弧度相同，套管内外配合好，插入拔出灵活。根据病人年龄选择不同内径的套管，一般小儿用6～7 mm，13～18岁用8 mm，成年女性用9 mm，成年男性用10 mm。

【手术方法】 气管切开术分正规气管切开术、紧急气管切开术和经皮气管切开术，正规气管切开术是基础。

一、正规气管切开术

1. 体位　仰卧位，肩下垫高，头后仰，使气管向前突出。助手固定头部，使头颈保持于中线位（图11-62）。

2. 消毒　用3%碘酊及70%乙醇或活力碘消毒颈正中及周围皮肤，铺无菌孔巾。

3. 麻醉　一般采用局部麻醉。自甲状软骨下缘至胸骨上窝，用1%～2%盐酸普鲁卡因于颈前中线做皮下和筋膜下浸润麻醉。昏迷、窒息或其他危重病人，因病人已失去知觉，或为争取时间解除呼吸道梗阻，可以不用麻醉。如果要在气管切开前先放入气管插管或气管镜以保证呼吸道通畅，且病人有此需要时，也可采用全身麻醉。

4. 切口　多采用直切口，术者用左手拇指和示指固定喉部，自甲状软骨下缘至胸骨上窝处，沿颈前正中线切开皮肤和皮下组织（图11-63）。

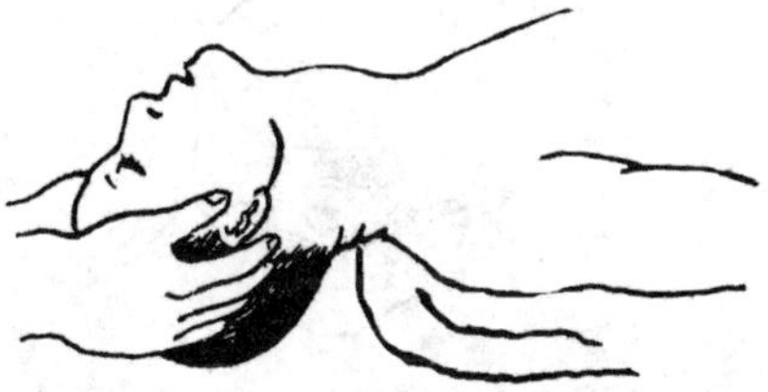

图11-62　气管切开术的体位

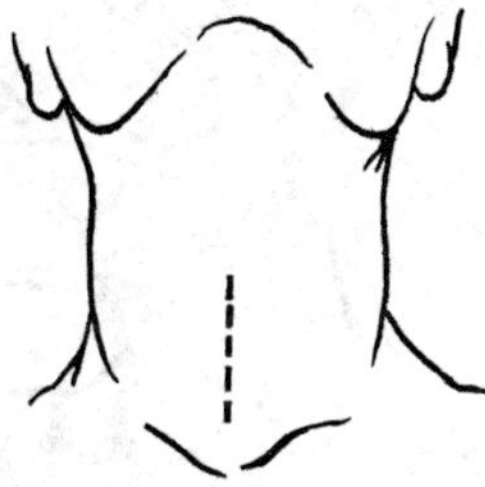

图11-63　气管切开术的切口

5. 分离气管前组织　用止血钳或剪，沿白线上下向深部分离两侧颈前肌，并用拉钩将分离的肌肉牵向两侧，以显露气管前壁、甲状腺峡部及甲状腺下静脉丛。如遇甲状腺下静脉丛的横支，应将其结扎切断。如甲状腺峡部妨碍手术进行，可用两把止血钳将峡部钳夹切断，断端贯穿缝合结扎（图11-64）。在分离过程中，切口两侧拉钩的力量应均匀，并经常用手指触摸环状软骨和气管环，以便手术始终沿气管前中线进行。

6. 切开气管　气管前壁充分显露后，用弯刀在预计切开的气管环下方，刀刃向下刺入气管，然后将刀柄立起，刀刃转向上，用刀尖挑开第2、3或第3、4气管环，不得低于第5气管环。刀尖切勿插入过深，以免刺伤气管后壁和食管前壁（图11-65）。

7. 插入气管套管　切开气管后，用气管撑开器或弯止血钳伸入并撑开气管切口，插入大小合适、带有管芯的气管套管外管（图11-66），立即取出管芯，放入内管。如有分泌物咳出，可用吸引器吸除分泌物。气管套管放入后，在尚未系带之前，必须一直用手固定，否则病人用力咳嗽，套管有可能被咳出。

8. 创口处理　气管套管插入后，用带子将其牢固地系于颈部，松紧适度，以防脱出，根据切口大小，可在切口上端缝合1～2针。最后，用一块剪开一半的纱布垫入伤口和套管之间，再用一块单层的无菌湿纱布盖在气管套管口外，手术即告完成（图11-67）。

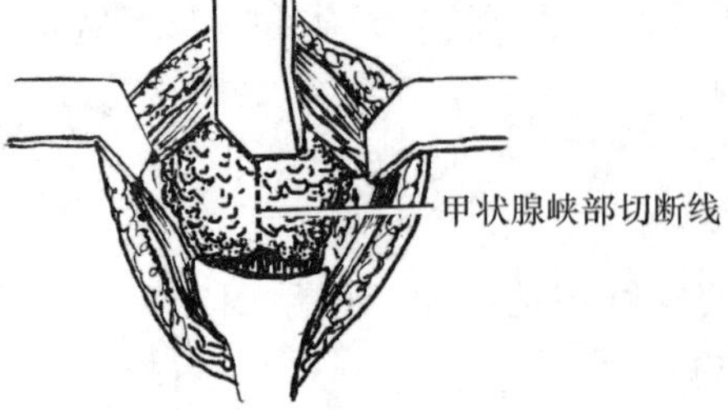

图 11-64 切断甲状腺峡部

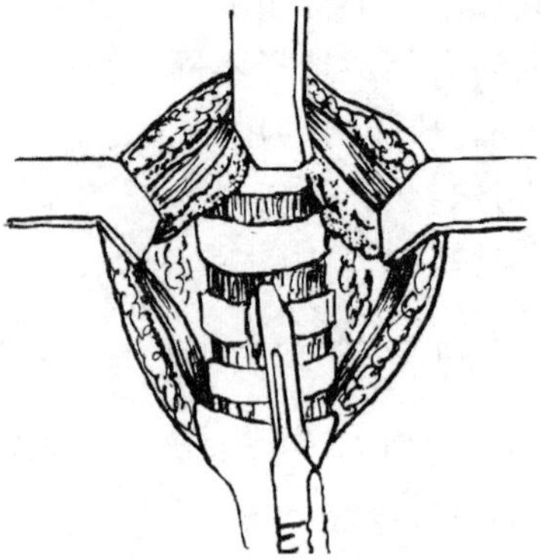

图 11-65 切开气管

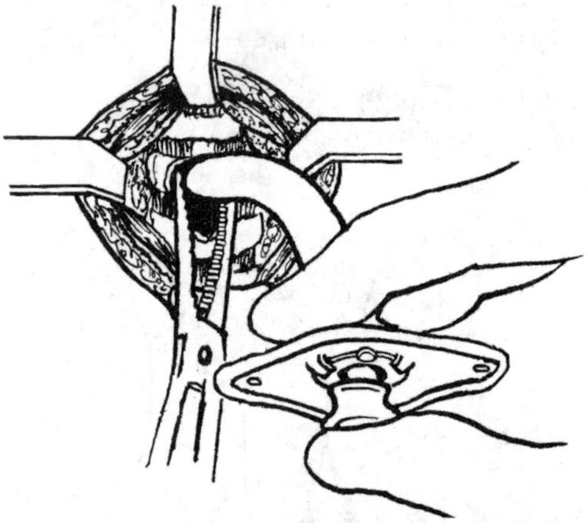

图 11-66 插入气管套管

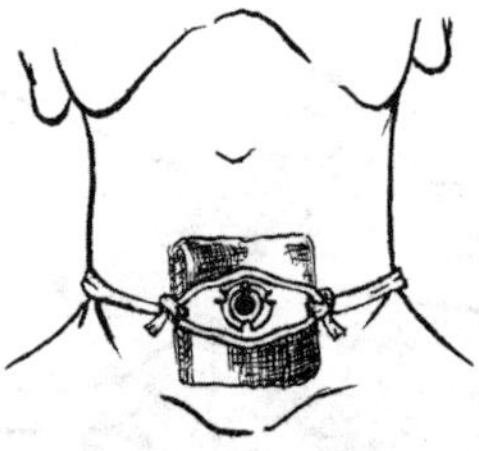

图 11-67 固定气管套管于颈部

二、经皮气管切开术

经皮气管切开术是在 Seldinger 经皮穿刺插管术基础之上发展起来的一种新的气管切开术，具有简便、快捷、安全、微侵袭等优点，已部分取代正规气管切开术。经皮气管切开术的手术器械和操作方法有几种，下面仅介绍导丝扩张钳法（guide wire dilating forceps），所用器械为一次性 Portex 成套器械，内有手术刀片、穿刺套管针、注射器、导丝、扩张器、特制的尖端带孔的气管扩张钳及气管套管（图 11-68）。

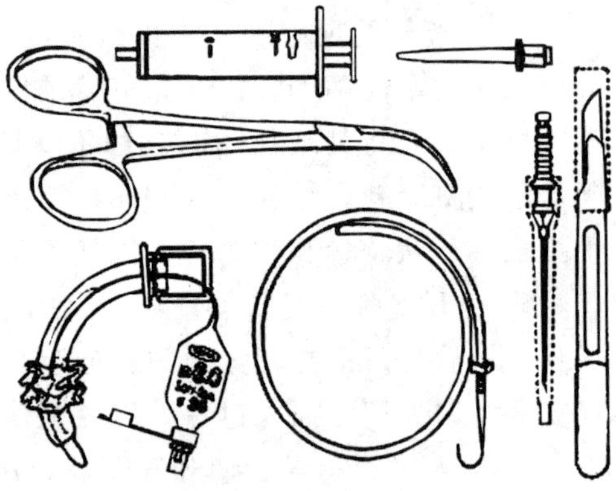

图 11-68 Portex 成套器械

【手术步骤】

1. 体位及麻醉　同正规气管切开术。

2. 切口　在第一和第三气管环之间的正前方皮肤做一长约 1.5cm 的横行或纵行直切口，皮下组织可用小指或气管扩张钳钝性分离。

3. 穿刺　注射器接穿刺套管针并抽吸生理盐水或 2%利多卡因 5ml，经切口于第一、第二或第二、第三气管环之间进行穿刺［图 11-69（1）］，回抽见气泡，即证实穿刺针在气管内。拔出针芯，送入穿刺套管。

4. 置入导丝　用注射器再次证实穿刺套管位于气管内后，沿穿刺套管送入导丝［图 11-69（2）］，抽出穿刺套管。此时病人多有反射性咳嗽。

5. 扩张气管前壁　先用扩张器沿导丝扩开气管前组织及气管前壁［图 11-69（3）］。再用气管扩张钳顺导丝分别扩张气管前组织及气管前壁（图 11-70），拔出扩张钳。气管前壁扩张后气体可从皮肤切口溢出。

6. 放置气管套管　沿导丝将气管套管送入气管（图 11-71），拔出管芯和导丝，吸引管插入气管套管，证实气道通畅后，将球囊充气，最后固定气管套管，包扎伤口，手术完毕。

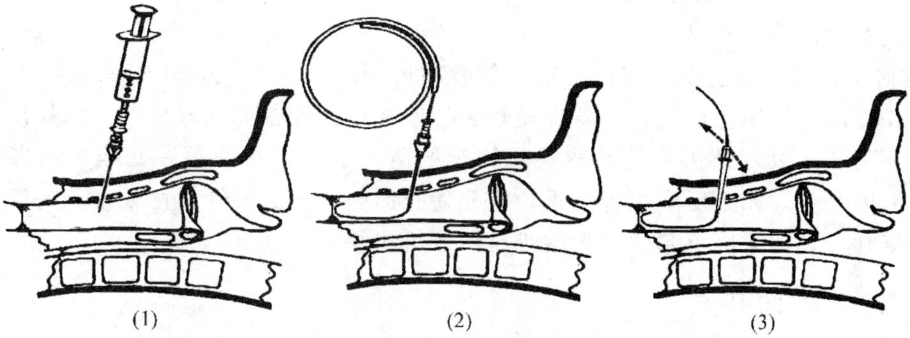

图 11-69　穿刺气管导入导丝扩张

（1）穿刺气管；（2）经穿刺套管送入导丝；（3）扩张器扩开气管前组织及气管前壁

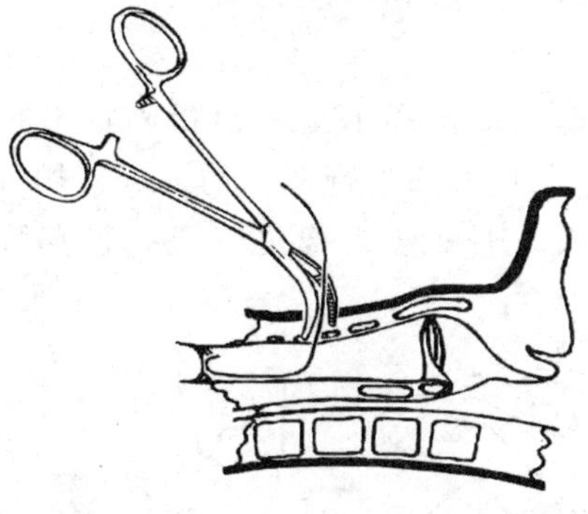

图 11-70　气管扩张钳扩张气管前组织

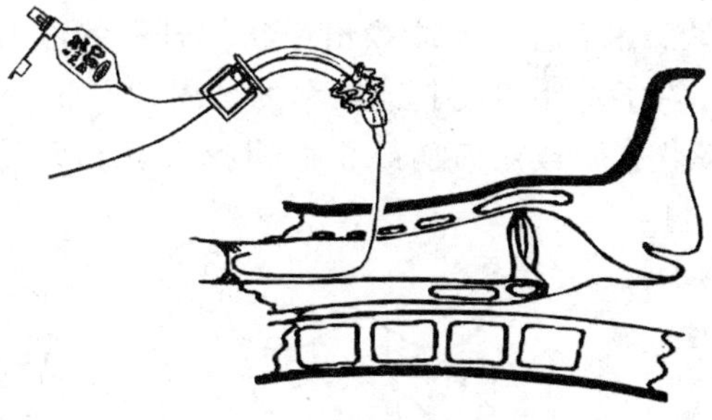

图 11-71　气管套管经导丝送入气管

【术后处理】

1. 气管套管要固定牢靠，经常检查系带松紧，以防脱管窒息。

2. 套管一旦脱出，应立即将病人置于气管切开术的体位，用事先备妥的止血钳等器械在良好照明下分开气管切口，将套管重新置入。

3. 气管切开后，上呼吸道丧失对吸入空气过滤、加温和湿化的生理作用，故应湿化空气，防止分泌物干结堵管：①室内保持适当的温度（22℃左右）和湿度（相对湿度 90%以上）；②用 1～2 层湿纱布覆盖套管口，湿化防尘；③蒸气吸入；④定时通过气管套管滴入少许灭菌生理盐水、0.05%糜蛋白酶溶液、抗生素溶液等。

4. 严格无菌操作，预防呼吸道感染。

5. 勿用可待因、吗啡、哌替啶之类的药物，以免抑制呼吸。

6. 如原发病已愈、炎症消退、呼吸道分泌物不多，便可考虑拔管。

【术后并发症及处理】

1. 皮下气肿 是术后最常见的并发症，常与软组织分离过多、气管切口过长或皮肤切口缝合过紧有关。皮下气肿多在一周内消失，不需特殊处理。

2. 气胸及纵隔气肿 暴露气管时过于向下分离，损伤胸膜后引起气胸。右侧胸膜顶位置较高，遇胸膜向上膨出时，应以钝拉钩保护之。气胸明显，伴呼吸困难者，应行胸腔穿刺抽除积气，必要时做胸腔闭式引流。过多分离气管前筋膜，气体自气管切口沿气管前筋膜进入纵隔，形成纵隔气肿。纵隔气肿轻者可自行吸收，积气较多时，可于胸骨上方沿气管前壁向下分离，使空气向上逸出。

3. 出血 伤口少量出血，可在伤口内放置明胶海绵，并于气管套管周围填入碘仿纱条压迫止血，或酌情加用止血药物。若出血较多，应在充分准备下检查伤口，结扎出血点。

4. 拔管困难 因手术并发症造成拔管困难的情况不少，而手术后处理不当也是拔管困难的重要原因之一。如果发生拔管困难，应先检查原因，然后做针对性处理。一般除引起严重喉头狭窄外，其他原因引起的拔管困难是可以解决的。

三、环甲膜切开术

对于病情危重，需紧急抢救的喉阻塞病人，可先行环甲膜切开术，待呼吸困难缓解后，再行正规气管切开术。

【手术要点】

1. 急速将病人放平，头部尽量后伸，喉头充分向前突出。情况十分急迫时可不考虑消毒和麻醉问题。

2. 术者左手示指摸出甲状软骨下缘和环状软骨上缘，再用示指和拇指固定甲状软骨侧板，右手持小刀或其他锋利的金属片，稍用力插入环甲膜中部横行切开约1cm，用气管钩提起环状软骨或用刀柄或止血钳撑开伤口，使空气进入，随即插入橡皮管或气管套管并固定（图 11-72）。

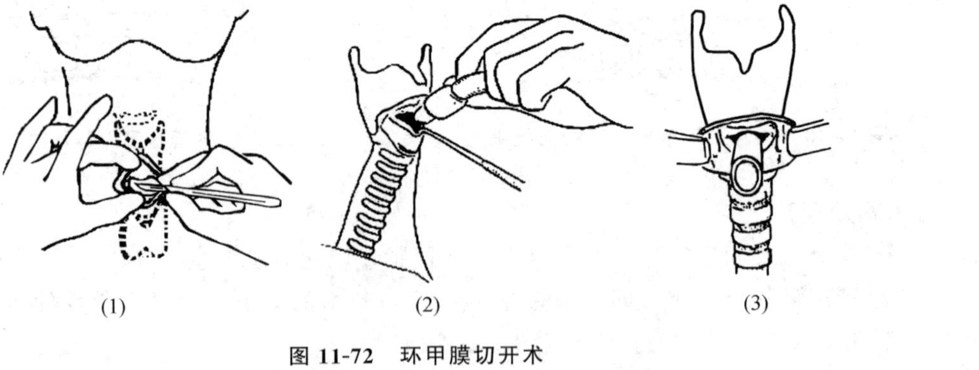

图 11-72 环甲膜切开术

（1）横行切开环甲肌；（2）气管钩提起环状软骨插入气管套管；（3）固定气管套管

3. 梗阻略见缓解后，应尽快补做正规气管切开术。消毒并缝合环甲膜切口，敷料包扎。

4. 手术时应避免切伤环状软骨，以免术后出现喉狭窄。

5. 情况十分紧急时，用一粗的注射针头经环甲膜直接刺入声门下区，亦可暂时减轻喉阻塞症状。应准确掌握进针深度，如过浅，针尖孔未刺入声门下区，过深则刺入气管声门下区后壁黏膜内。

（柳州医学高等专科学校　吴文其）

第十二章　妇产科操作技能

学习目标

1. 掌握妇产科常用操作技能的操作方法。
2. 熟悉妇产科常用操作技能的操作目的、适用范围及注意事项。
3. 了解妇产科常用操作技能的操作前准备。

第一节　产科操作技能

一、产科腹部检查

【操作目的】 通过四步触诊，了解子宫大小、胎儿大小、胎产式、胎先露、胎方位及胎先露部是否衔接、衔接的程度。

【适用范围】 妊娠中晚期进行产科检查的孕妇。

【准备工作】

1. 环境要求　宽敞、清洁、温度适宜。

2. 用物准备　孕妇模型、软尺、木制听筒等。

【操作方法】

1. 孕妇排空膀胱后仰卧于检查床上，头部稍垫高，袒露腹部，双腿略屈曲稍分开，使腹肌放松。检查者站在孕妇右侧进行检查。

2. 视诊　注意腹部形状及大小，腹壁有无妊娠纹、手术瘢痕、水肿及静脉曲张等。腹部过大、宫底过高者，应考虑有多胎妊娠、巨大胎儿、羊水过多的可能；腹部过小、宫底过低者，应考虑到胎儿生长受限、孕周推算错误等；腹部两侧向外膨出、宫底位置较低者应考虑到肩先露可能；腹部向前突出（尖腹，多见于初产妇）或腹部向下悬垂（悬垂腹，多见于经产妇），应考虑到有骨盆狭窄可能。

3. 触诊　注意腹壁肌肉的紧张度，有无腹直肌分离，并注意羊水的多少及子宫肌的敏感程度。用手测宫底高度，软尺测子宫长度及腹围，随后进行四步触诊检查。

（1）宫高与腹围的测量　孕妇仰卧于检查床上，双下肢伸直，检查者用一软尺测量耻骨联合上缘中点到宫底部的距离即为宫高。再用软尺绕脐一周进行测量所得的数值为腹围（测量值以厘米为单位）。

（2）四步触诊　做前 3 步检查时，检查者面向孕妇头端；作第 4 步检查时，检查者面向孕妇足端（图 12-1）。

第一步手法：检查者两手置于子宫底部，手测得宫底高度并了解子宫外形，估计胎儿大小与妊娠周数是否相符。然后以两手指腹相对交替轻推，判断在宫底部的胎儿部分，如为胎头则硬而圆且有浮球感，如为胎臀则软而宽且形状略不规则。如在宫底部未触及胎极，应想到横产式可能。

第二步手法：检查者双手分别置于腹部左右侧，一手固定，另一手轻轻深按检查，两手交替，仔细分辨胎背及胎儿四肢的位置。触到平坦饱满者为胎背，并确定胎背向前、向侧方或向后。触到可变形的高低不平部分为胎儿肢体，有时感到胎儿肢体活动，更易诊断。

第三步手法：检查者右手拇指与其余4指分开，置于耻骨联合上方握住胎先露部，进一步查清是胎头或胎臀，左右推动以确定是否衔接。如胎先露部可左右移动，表示尚未入盆。若胎先露部不能被推动，则已衔接。

第四步手法：检查者左右手分别置于胎先露部的两侧，沿骨盆入口方向向下深按，核实胎先露部的诊断是否正确，并确定胎先露部入盆的程度。若胎先露部为胎头，在两手下按的过程中，一手可顺利进入骨盆入口，另一手则被胎头隆起部阻挡不能顺利进入，该隆起部称胎头隆突。枕先露时，胎头隆突为额骨，与胎儿肢体同侧；面先露时，胎头隆突为枕骨，与胎背同侧。

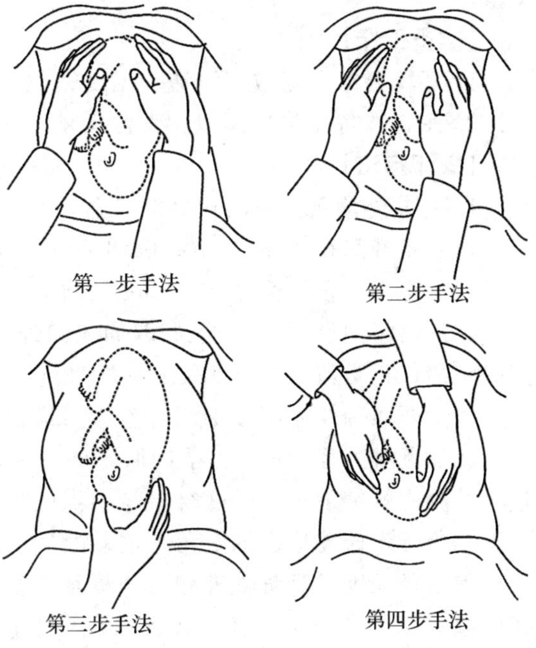

图 12-1 四步触诊

如胎先露已衔接，头臀又难以鉴别时，可做肛门检查、B型超声检查以协助诊断。

3. 听诊 从妊娠第18周～20周起，在孕妇腹壁上可听到胎心音，胎心音在靠近胎背上方的孕妇腹壁上听得最清楚。妊娠24周前，胎心听诊位置多在下腹中线上或稍偏左右。妊娠24周后，胎心听诊位置与胎位有关系，枕先露时，胎心在脐右（左）下方；臀先露时，胎心在脐右（左）上方；肩先露时，胎心在靠近脐部下方听得最清楚。听诊胎心时嘱孕妇双腿伸直放平，在听诊过程中应注意分辨有无脐带杂音、子宫动脉杂音、腹主动脉杂音。正常胎心率为120次～160次/分钟。当腹壁紧、子宫较敏感、确定胎背位置有困难时，可借助胎心及胎先露部综合分析后判定胎位（图12-2）。

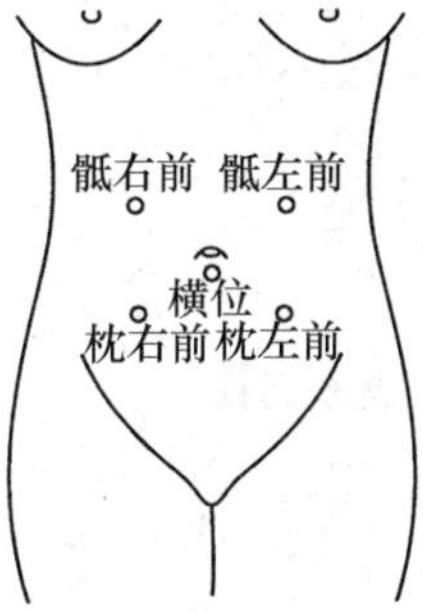

图 12-2 不同胎位胎心听诊位置

【注意事项】

1. 注意四步触诊，宫高、腹围测量，胎心听诊时孕妇的体位有所不同。
2. 操作应轻柔，在检查过程中注意孕妇的自觉症状。
3. 胎心听诊应在无宫缩的情况下进行，并听足1分钟。
4. 将检查结果记录在孕产妇围产保健卡中。

二、骨盆测量

【操作目的】 直接或间接了解骨盆大小及形态，评估孕妇经阴道分娩的可能性。

【适用范围】 ①产前检查孕妇常规进行骨盆外测量；②骨盆外测量异常时行骨盆内

测量。

【准备工作】

1. 环境要求 宽敞、清洁、温度适宜。

2. 用物准备 孕妇模型、骨盆模型、骨盆测量器、无菌手套等。

【操作方法】

1. 骨盆外测量 可间接判断骨盆大小及形态。常测量以下径线：

(1) 髂棘间径（IS）：孕妇取仰卧位，双腿伸直。检查者持骨盆测量器测量两髂前上棘外缘间的距离，正常值为 23～26 cm（图 12-3）。

(2) 髂嵴间径（IC）：孕妇取伸腿仰卧位。检查者持骨盆测量器测量两侧髂嵴外缘间最宽的距离，正常值为 25～28 cm（图 12-4）。

以上两条径线可间接推测骨盆入口横径长度。

(3) 骶耻外径（EC）：孕妇取左侧卧位，右腿伸直，左腿屈曲。检查者持骨盆测量器测量第 5 腰椎棘突下至耻骨联合上缘中点的距离，正常值为 18～20 cm（图 12-5）。第 5 腰椎棘突下相当于米氏菱形窝的上角，或髂嵴后连线中点下 1～1.5 cm 处。以此径线间接推测骨盆入口前后径长度，是骨盆外测量中最重要径线。骶耻外径值与骨质厚薄相关，测得的骶耻外径值减去 1/2 尺桡周径值（围绕右侧尺骨茎突及桡骨茎突测得的前臂下端周径），即相当于骨盆入口前后径值。

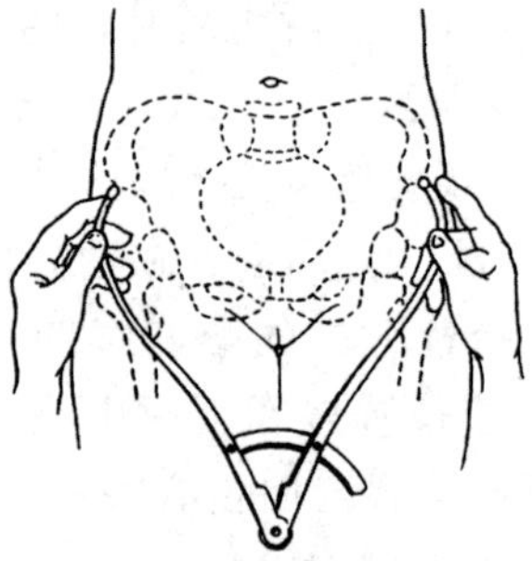

图 12-3 测量髂棘间径

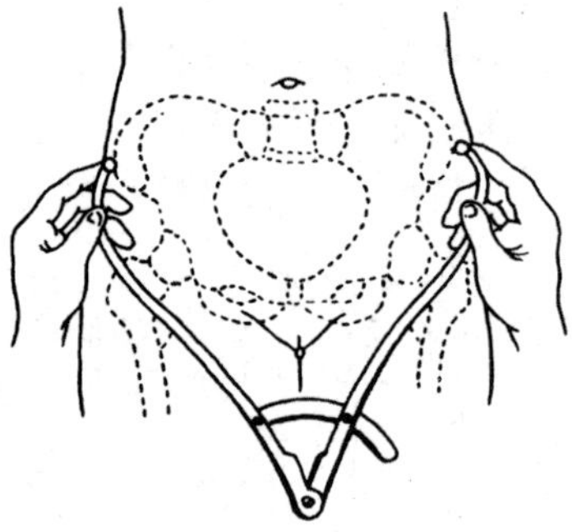

图 12-4 测量髂嵴间径

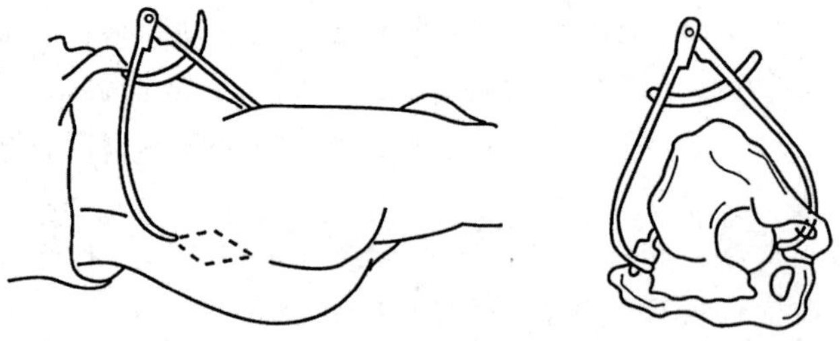

图 12-5 测量骶耻外径

(4) 坐骨结节间径或称出口横径（TO）：孕妇取仰卧位，两腿屈曲，双手抱膝、稍外展。检查者双手拇指沿两侧耻骨降支向下，遇突出点即为坐骨结节，持骨盆出口测量器测量坐骨结节内缘间的距离，正常值为 8.5～9.5 cm，（图 12-6）。也可用检查者的拳头测量，能容纳一平放的成人手拳，则大于 8cm，属正常。此径线直接测出骨盆出口横径长度。若此径值小于 8 cm 时，应加测出口后矢状径。

（5）出口后矢状径：为坐骨结节间径中点至骶骨尖端的长度。检查者戴指套的右手示指伸入孕妇肛门向骶骨方向，拇指置于孕妇体外骶尾部，两指共同找到骶骨尖端，用尺放于坐骨结节径线上指示出坐骨结节间径中点。用骨盆出口测量器一端放于坐骨结节间径的中点，另一端放于骶骨尖端处，测量器标出的数字即为出口后矢状径值，正常值为 8～9 cm（图 12-7）。若出口后矢状径值不小，可以弥补坐骨结节间径值稍小。出口后矢状径值与坐骨结节间径值之和＞15 cm 时，表明骨盆出口狭窄不明显。

（6）耻骨弓角度：用左右手拇指指尖斜着对拢，置于耻骨联合下缘，左右两拇指平放在耻骨降支上，测量两拇指间角度，为耻骨弓角度，正常值为 90°，小于 80°为不正常（图 12-8）。此角度反映骨盆出口横径的宽度。

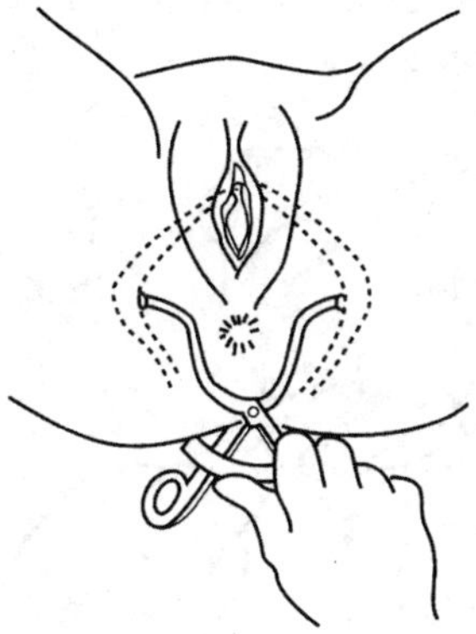

图 12-6　测量坐骨结节间径

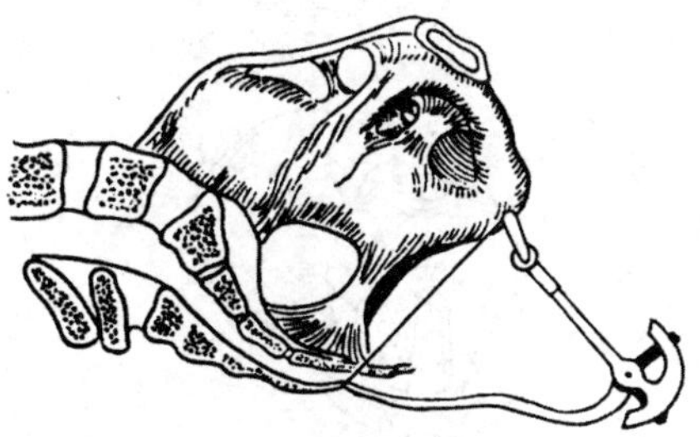

图 12-7　测量后矢状径

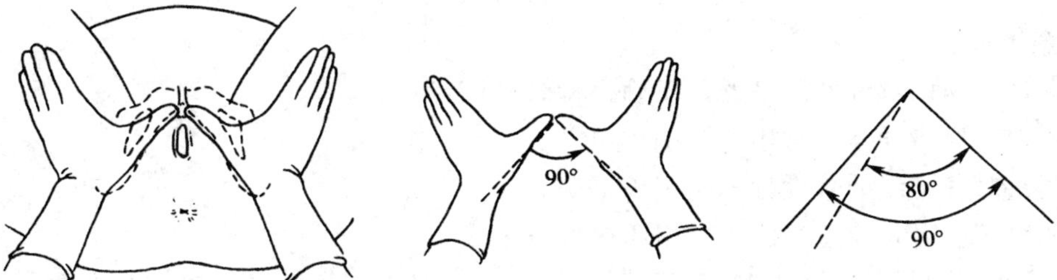

图 12-8　测量耻骨弓角度

2. 骨盆内测量

（1）对角径　为骶骨岬上缘中点至耻骨联合下缘的距离。消毒外阴，检查者戴无菌手套，一手示、中指伸入阴道，中指指尖触到骶骨岬上缘中点，示指上缘紧贴耻骨联合下缘，另一手示指标记此接触点，抽出阴道内手指，测量其中指尖到此接触点的距离，即为对角径（图 12-9）。正常值为 12.5～13 cm，此值减去 1.5～2 cm 为骨盆入口前后径长度，称真结合径，正常值为 11 cm。

（2）坐骨棘间径　测量两坐骨棘间的距离。检查者一手示、中指伸入阴道内，触及两侧坐骨棘，估计其间的距离，正常值为 10 cm（图 12-10）。坐骨棘间径是中骨盆最短的径线，此径线过小会影响分娩过程中的胎头下降。

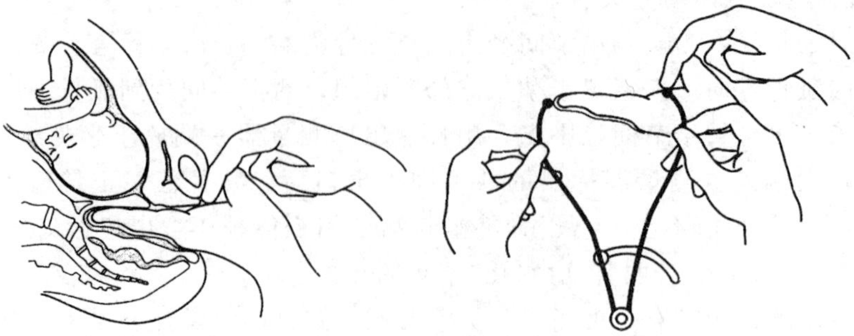

图 12-9 测量对角径

(3) 坐骨切迹宽度 检查者将阴道内示指置于骶棘韧带上移动，测量坐骨切迹宽度（图12-11）。如能容纳 3 横指（5.5～6 cm）为正常，否则为中骨盆狭窄。

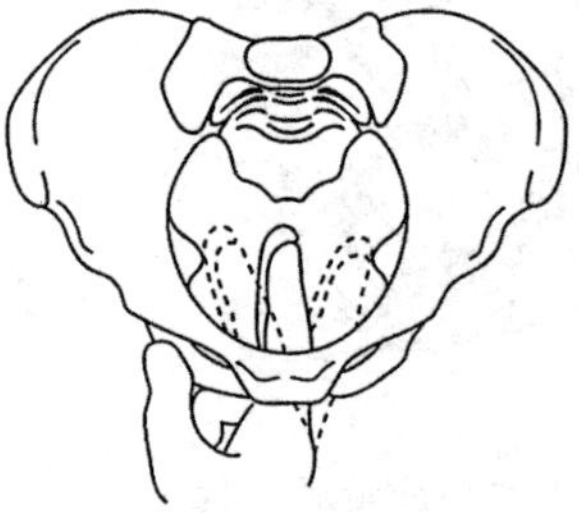

图 12-10 测量坐骨棘间径

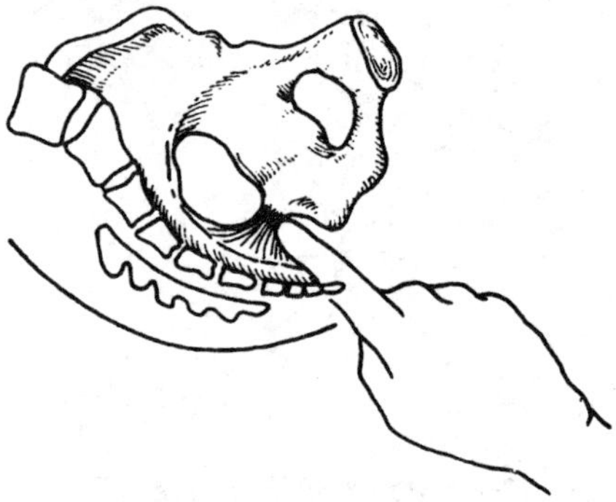

图 12-11 坐骨切迹宽度估计

【注意事项】

1. 测量前需核对骨盆测量器，正确握持骨盆测量器。
2. 测量时要指导孕妇常用合适的体位。
3. 测量时各径线的骨性标志确定需准确。
4. 如系肥胖者，应适当除去软组织厚度。
5. 对骨盆外测量异常者，应建议其在妊娠 24～36 周进行骨盆内测量，检查前应严密消毒，避免感染、胎膜早破、早产等的发生。

三、正常分娩的处理

妊娠满 28 周及以后，胎儿及其附属物从临产开始到全部从母体娩出的过程称分娩。妊娠满 37 周至不满 42 足周期间分娩的称为足月产。从规律宫缩开始至胎儿、胎盘娩出为止，称总产程。临床通常将总产程分为 3 个阶段：①第一产程（宫颈扩张期），从规律宫缩开始至宫口开全。初产妇约需 11～12 h；经产妇约需 6～8 h。②第二产程（胎儿娩出期），从宫口开全到胎儿娩出。初产妇约需 1～2 h；经产妇需数分钟至 1 h。③第三产程（胎盘娩出期），从胎儿娩出到胎盘娩出。约需 5～15 min，不超过 30 min。本书将产程的临床处理分产妇处理、新生儿处理和胎盘处理及产后观察三部分介绍。

【适用范围】 正常经阴道分娩的产妇。

【准备工作】

1. 环境要求 宽敞、清洁、温度适宜。

2. 用物准备 接产模型、接产包（内有手术衣、无菌巾、会阴剪、组织剪、止血钳、消毒棉球、无菌纱布、有尾纱布等）、无菌手套、脐圈、脐封、10%碘酒、75%乙醇、吸痰器等。

3. 人员准备

（1）产妇：待产期间，取平卧位或按医嘱要求。进入产房后，取膀胱截石位，消毒阴阜至肛周、大腿内侧上 1/3 的范围。

（2）接产者：按无菌操作要求，戴口罩、帽子，洗手，穿手术衣（或一次性接产衣），戴无菌手套。

【操作方法】

（一）产妇处理

1. 详细询问病史。重点了解产妇此次妊娠的情况、临产情况、孕产史等。

2. 一般处理

（1）每 4～6 小时测量血压一次。

（2）清洁外阴，剃除阴毛。

（3）鼓励产妇少量多次进高热量、易于消化的食物，摄入足够水分。不能进食者必要时静脉输液。

（4）临产后，胎膜未破，宫缩不强者，可在室内活动，能促进产程进展。若初产妇宫口近开全，经产妇宫口开大 4 cm，应卧床待产，取左侧卧位。如产程长，产妇休息不佳，应给镇静剂，以保证充沛精力和体力。

（5）临产后，鼓励产妇每 2～4 小时排尿一次，以免膀胱充盈影响子宫收缩及胎头下降。

（6）初产妇宫颈扩张不足 4 cm，经产妇宫口扩张不足 2 cm，无禁忌证可予肥皂水灌肠，避免在分娩时排便污染，同时可刺激宫缩，加速产程进展。

3. 产程观察

（1）观察宫缩：将手放于孕妇腹壁上，宫缩时子宫体部隆起变硬，间歇期松弛变软。定时观察宫缩时间、强度、规律性及间歇时间，并予以记录。用胎儿监护仪描记的宫缩曲线，可以看出宫缩强度、频率和每次宫缩持续时间，是较全面地反映宫缩的客观指标。宫缩时孕妇精神紧张，喊叫不安，应指导孕妇在宫缩时做深呼吸，或双手轻揉下腹部，以减轻不适感。

（2）胎心：胎心反映胎儿在宫内的情况。产程开始后，潜伏期每 1～2 小时听一次胎心，进入活跃期每 15～30 分钟听一次，第二产程每 5～10 分钟听胎心音 1 次，异常者立即检查处理，尽快结束分娩。胎心应在子宫收缩间歇期听诊。正常胎心率 120 次～160 次/分。若胎心率低于 120 次/分或高于 160 次/分，均提示胎儿窘迫。用胎儿监护仪描记的胎心曲线，可以看出胎心率及其与子宫收缩的关系。

（3）宫颈扩张及胎头下降：通过肛查或阴道检查了解宫颈扩张及胎头下降程度（图 12-12）。胎头下降程度以胎头颅骨最低点与坐骨棘平面的关系标明。坐骨棘平面是判断胎头高低的标志。胎头颅骨最低点平坐骨棘平面时，以“0”表达；在坐骨棘平面上 1 cm 时，以“－1”表达；在坐骨棘平面下 1 cm 时，以“＋1”表达，余依此类推（图 12-13）。胎头潜伏期下降不明显，活跃期下降加快，平均每小时下降 0.86 cm，可作为估计分娩难易的有效指标之一。

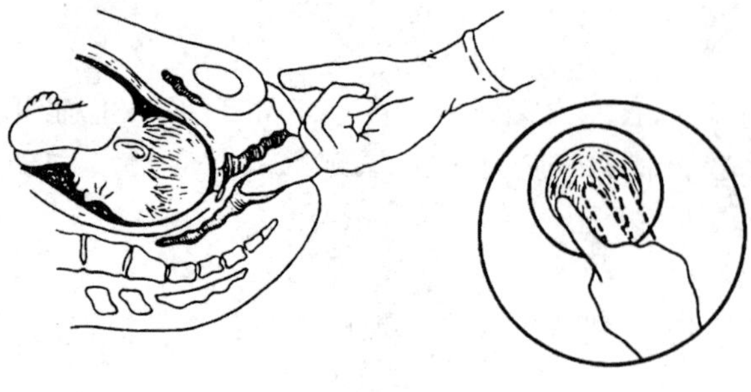

图 12-12 肛门检查

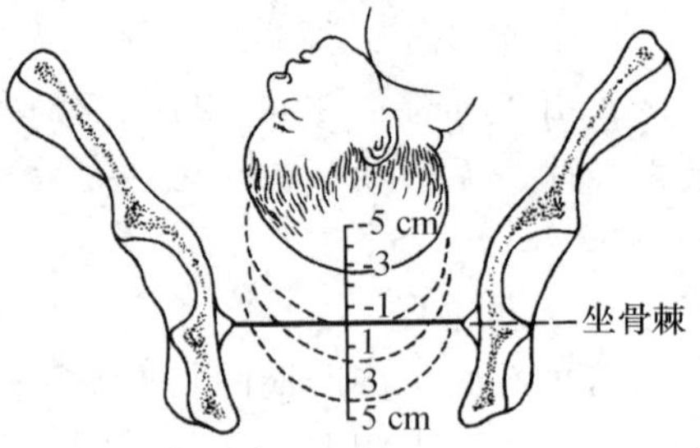

图 12-13 胎头下降程度的判断

（4）精神安慰：助产人员应安慰产妇并耐心讲解分娩过程，增强产妇对自然分娩的信心，调动产妇与助产人员密切合作的积极性，以便能顺利分娩。

4. 接产准备

（1）准备接产：初产妇宫口开全，经产妇宫口扩张至 4 cm 且宫缩规律有力时，应将产妇送至产房，做好接产准备，包括摆好产妇体位、消毒、打开产包、铺巾等。

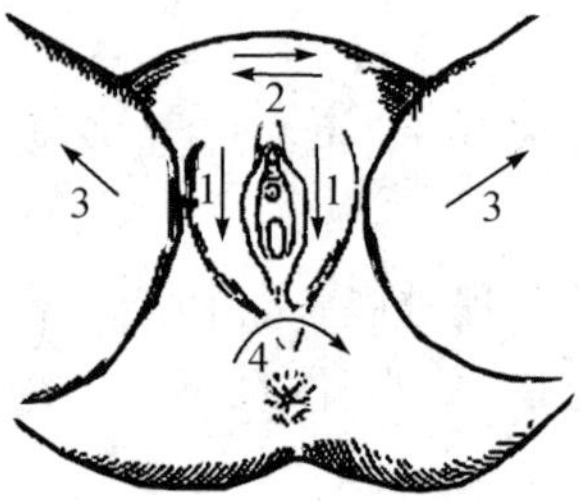

图 12-14 外阴消毒的顺序

（2）消毒外阴：消毒顺序：①肥皂水棉球由内向外，从上到下擦洗外阴，顺序是大小阴唇、阴阜、大腿内上 1/3、会阴及肛门周围；②消毒纱布球堵于阴道口，温开水冲洗干净。顺序是阴阜、大小阴唇、大腿内上 1/3、会阴及肛门周围，用消毒纱布球擦干；③用消毒液按先中间后周围顺序消毒，除去阴道口纱布球（图 12-14）。

（3）将产包置于床脚端推车上，打开产包。

（4）接产者洗手，穿手术衣，戴手套，铺无菌巾。

（5）指导产妇正确屏气：宫口开全后，指导产妇宫缩期屏气，增加腹压。宫缩时先深吸气屏住，然后如排便一样向下屏气用力以增加腹压。宫缩间歇时则全身肌肉放松，安静休息。宫缩再现时，再做屏气动作。如此反复，直至胎儿娩出。

5. 接产和保护会阴

（1）接产者站于产妇右侧，胎头拨露阴唇后联合紧张时，开始保护会阴。

（2）接产者在会阴部盖上一块消毒巾，当宫缩时将右手肘部支于产床上，右手拇指与其余四指充分分开，利用手掌大鱼际肌抵住会阴部，向内向上方托压，同时左手应下压胎头枕部，协助胎头俯屈并使胎头缓慢下降［图 12-15（1）］。宫缩间歇时右手稍放松，但不能离开会阴部，以免压迫过久引起会阴水肿。

（3）当胎头枕骨从耻骨弓下露出，胎头即将仰伸时，右手须保护好会阴，嘱产妇宫缩时张口哈气，解除腹压的作用，在宫缩间歇时略向下用力以左手协助胎头仰伸，缓慢娩出［图 12-15（2）］。胎头娩出后，右手仍应注意保护会阴，不要急于娩出胎肩。

（4）左手拇指从胎儿鼻根向下挤抹出胎儿口鼻内的黏液和羊水。

（5）接产者左手协助胎头外旋转，继以左手下压胎头娩出前肩［图 12-15（3）］，反手上托胎头娩出后肩［图 12-15（4）］，松开保护会阴的右手。

（6）双手扶持胎身，使其侧位娩出胎体和下肢，并记录胎儿娩出时间。胎儿娩出以后，在产妇臀下放一弯盘接血，以计算出血量。

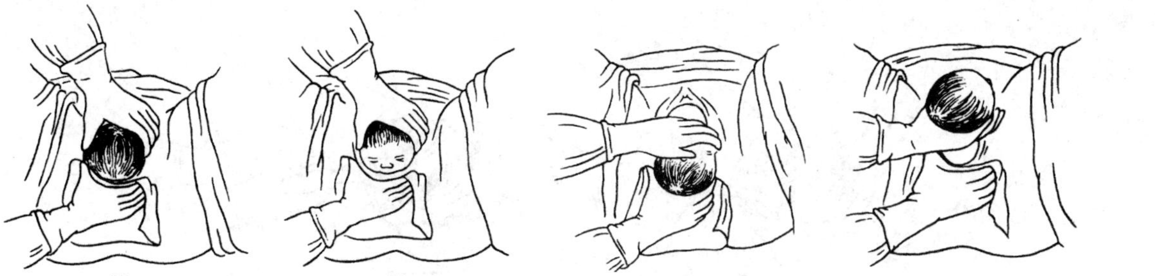

(1) (2) (3) (4)

图 12-15 接产和保护会阴

(1) 保护会阴；(2) 协助胎头仰伸协助胎头俯屈；(3) 协助前肩娩出；(4) 协助后肩娩出

接产要领：保护会阴的同时，协助胎头俯屈，让胎头以最小径线（枕下前囟径）在宫缩间歇期缓慢通过阴道口。

（二）新生儿处理

1. 清理呼吸道 新生儿娩出后立即用新生儿吸痰管或导尿管轻轻吸除咽部及鼻腔的黏液和羊水，以免发生吸入性肺炎。当确认呼吸道黏液和羊水已吸净而新生儿仍未啼哭时，可用手轻拍足底，新生儿大声啼哭，表示呼吸道已通畅。

2. 擦干新生儿身上的羊水，注意保暖。

3. 阿普加（Apgar）评分及其意义 以新生儿出生后 1 min 内的心率、呼吸、肌张力、喉反射和皮肤颜色 5 项指征为依据，判断新生儿有无窒息及严重程度。以上指征每项 0～2 分，满分 10 分。8～10 分属正常新生儿，4～7 分为轻度窒息（又称青紫窒息），0～3 分为重度窒息（又称苍白窒息），窒息儿需进行新生儿窒息复苏，并行出生后 5 min、10 min 评分，以判断预后。

4. 距脐轮约 15 cm 处，先用两把止血钳钳夹并剪断脐带。再任选一种方法处理脐带，目前多用气门芯、脐带夹、血管钳等结扎脐带法。处理脐带时，应注意保暖，严格无菌操作。

5. 让产妇辨认新生儿性别后交助手处理。

6. 擦净新生儿足底胎脂，打新生儿足印及产妇拇指印于新生儿病历上。经详细体格检查后，系以标明新生儿性别、体重、出生时间、母亲姓名和床号的手腕带和包被，抱给母亲，进行首次吸吮乳头。

（三）胎盘处理及产后观察

1. 胎盘剥离的四个征象 ①子宫底上升，宫体变硬呈球形；②阴道少量出血；③阴道口外露的脐带自行下降延长；④在耻骨联合上向下深压子宫下段，宫体上升而外露脐带不回缩。

2. 确定胎盘剥离后，嘱产妇稍用腹压，接产者一手轻压宫底，另一手向下牵拉脐带，使胎盘娩出［图 12-16（1）］。

3. 当胎盘娩出阴道口时，用双手托住胎盘向一个方向旋转，同时向外牵拉，使胎膜完整娩出［图 12-16（2）］。

4. 检查胎盘、胎膜是否完整 胎盘、胎膜娩出后，将胎盘铺平，先检查胎盘母体面的胎盘小叶有无缺损，然后将胎盘提起，检查胎膜是否完整，再检查胎盘胎儿面边缘有无血管断裂，以及时发现副胎盘。

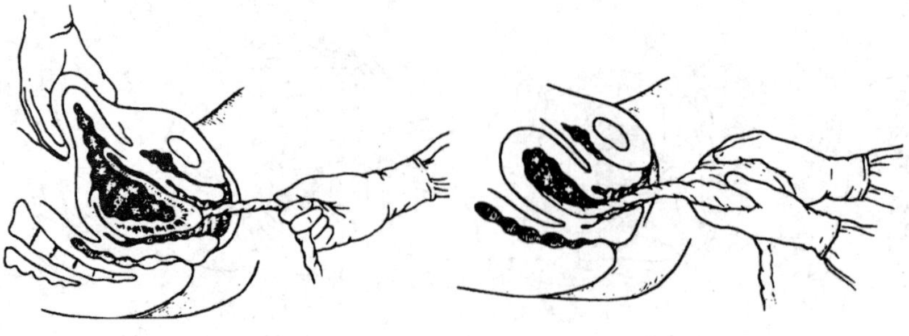

(1) (2)

图 12-16 协助胎盘娩出

(1) 轻压宫底牵拉脐带；(2) 双手托住胎盘

5. 检查软产道有无裂伤　胎盘娩出后，应仔细检查小阴唇内侧、尿道口周围、会阴、阴道及宫颈有无撕裂。如有撕裂应立即缝合。

6. 预防产后出血　若既往有产后出血史或宫缩乏力的产妇可在胎儿前肩娩出时或在胎儿娩出后立即静注缩宫素 10 U 以加强宫缩。

7. 产后观察　产妇应在产房观察 2 h。注意子宫收缩情况、子宫底高度、膀胱充盈情况、阴道流血量、会阴有无血肿等，测量血压、脉搏。

8. 清理用物、打接产包。

【注意事项】

1. 产妇的精神心理因素可影响产程的进展，应注意产妇的心理指导。

2. 严格执行无菌操作。

3. 正确处理各产程，做到思路清晰，有条不紊，操作规范、准确。

4. 对产妇具有关爱、体贴、呵护之情。

四、会阴切开缝合术

【操作目的】 通过会阴切开扩大阴道口，减少会阴阻力，利于胎儿娩出。缩短第二产程，降低胎儿窘迫及某些高危产妇并发症的发生率。减少甚至避免会阴严重裂伤，并可降低膀胱膨出、直肠膨出、尿道膨出、张力性尿失禁等的发生率。

【适用范围】 ①分娩时可能引起严重会阴裂伤者，如会阴过紧、会阴体长、胎儿过大等；②因产妇或胎儿因素需要缩短第二产程时，如妊娠期高血压疾病、孕妇合并心脏病、胎儿窘迫等；③早产儿预防新生儿颅内出血；④行阴道助产手术前，如产钳术、胎头吸引术、臀位助产术；⑤会阴局部病变使会阴体弹性减弱，如瘢痕等。

【准备工作】

1. 环境要求　宽敞、清洁、温度适宜。

2. 用物准备　会阴侧剪，组织剪，中号圆针，三角针，1、4 号丝线，0～1 号铬制肠线或其他可吸收线，弯盘，20 ml 注射器，2％普鲁卡因或利多卡因，75％乙醇。

3. 产妇准备　普鲁卡因皮试。

【操作方法】

1. 麻醉　常用阴部神经阻滞麻醉和局部浸润麻醉。产妇取膀胱截石位，常规消毒、铺巾。术者左手示指伸入阴道内触及左侧坐骨棘，右手持注射器（内有 0.25%～0.5%利多卡因溶液或 0.5%～1%普鲁卡因溶液 20 ml），在左侧坐骨结节与肛门连线中点处注射一小皮丘，在阴道内手指的指引下，将针头经皮丘刺入坐骨棘内下方（图 12-17），回抽无回血，注入 10 ml 利多卡因或普鲁卡因溶液。将针退至皮下，再向大小阴唇、切口局部及会阴体皮下做扇形浸润麻醉（图 12-18）。

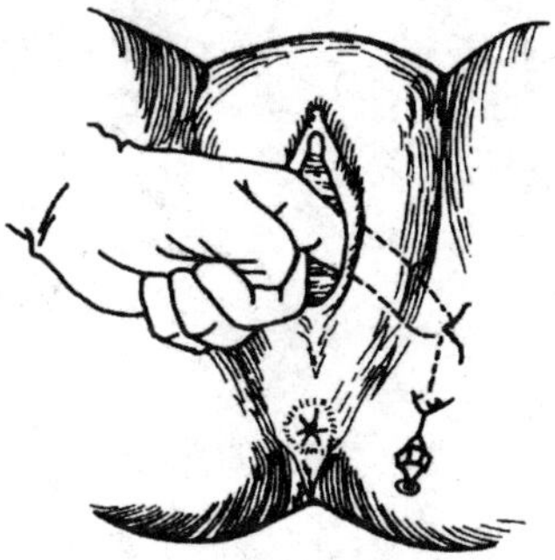

图 12-17　阴部神经阻滞麻醉

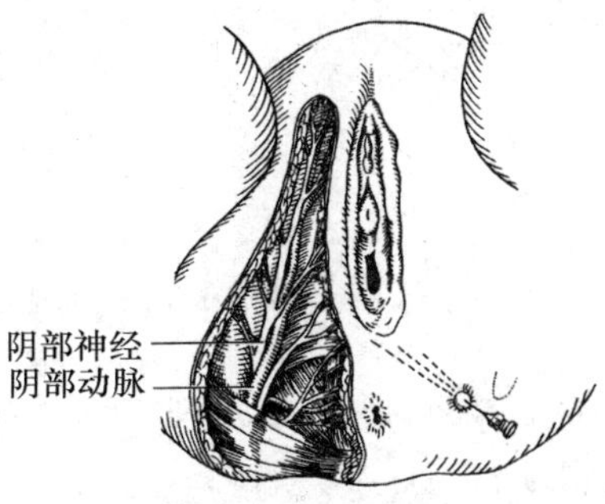

图 12-18　局部浸润麻醉

2. 会阴侧斜切开　左手中、示两指在阴道口 4～5 点之间伸入阴道，置于胎先露与阴道后侧壁之间，以保护胎儿并指示切口的位置。右手持会阴侧剪，张开剪刀并置于预定切口处。当宫缩胎先露下降时，自会阴后联合中线向左侧 45°方向，一次全层剪开 4～5 cm（图 12-19）。如会阴高度膨隆时，剪开角度应为 60°～70°，以免损伤直肠。

3. 会阴正中切开　左手中、示两指在阴道口 6 点处垂直伸入阴道，撑开会阴体。右手持剪刀，在宫缩时从会阴后联合中点处向肛门方向垂直切开 2～3 cm（图 12-20）。

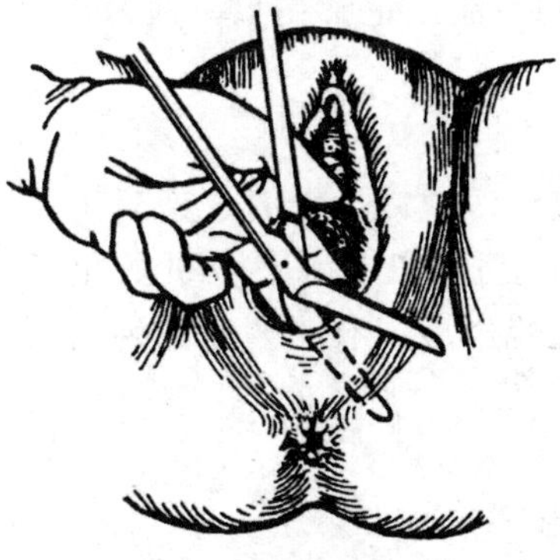

图 12-19　会阴侧切

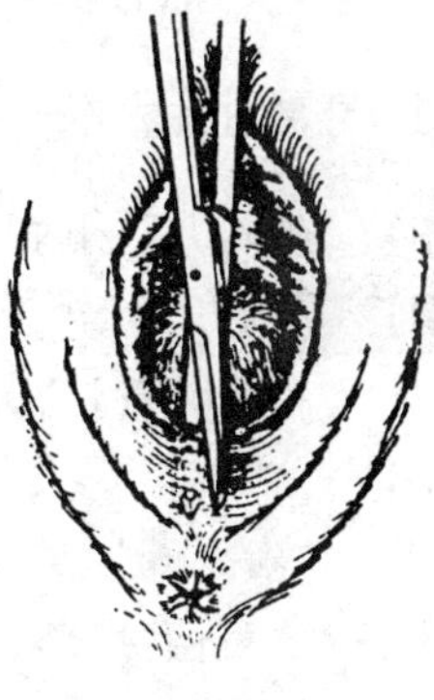

图 12-20　会阴正中切开

4. 缝合会阴　胎儿、胎盘娩出后，阴道内放入一有尾纱布，逐层缝合会阴。

(1) 阴道黏膜　用圆针、0 或 1 号铬制肠线或其他可吸收线，自阴道黏膜切口上方 0.5 cm 处开始间断或连续缝合阴道黏膜，直达处女膜环［图 12-21 (1)］。

(2) 肌层及皮下脂肪　继续用上述缝线间断或连续缝合肌层［图 12-21 (2)］。再缝合皮下脂肪［图 12-21 (3)］，达到止血和关闭死腔的目的。

(3) 皮肤　用三角针、1 号细丝线间断缝合皮肤，或用 4/0 可吸收手术缝线，连续皮内缝合，第一针和最后一针在皮下打结将线结埋在皮下［图 12-21 (4)］。

5. 缝合完毕取出有尾纱布，检查阴道切口顶端有无空隙，阴道内有无纱布遗留。

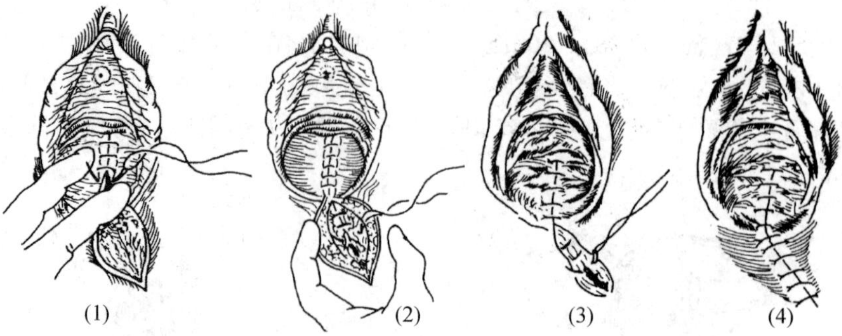

图 12-21 缝合会阴

(1) 缝合阴道黏膜；(2) 缝合肌层；(3) 缝合皮下组织；(4) 缝合完毕

6. 常规行肛门检查，如发现有缝线穿过直肠壁，必须拆线，重新缝合。

【注意事项】

1. 剪开组织时剪刀应与皮肤垂直，皮肤、肌层、黏膜与切口长度应一致。

2. 注意缝线不能穿透直肠黏膜，如果缝穿了直肠黏膜，须拆开重缝。缝线松紧适宜。

3. 缝合时应注意层次清楚，对合整齐，严密止血，不留死腔。

4. 正中切开术易导致会阴Ⅲ度裂伤，应严格掌握适应证。凡胎儿偏大、会阴体过短、接生技术不熟练或手术产者，均不宜采用。

5. 术后保持外阴清洁，5 日内予 1∶1000 新洁尔灭（苯扎氯铵）溶液擦洗外阴，每日 2 次，便后应及时擦洗外阴。

6. 伤口肿胀疼痛者，可用 95％乙醇或 50％硫酸镁湿敷。

7. 如伤口感染，有脓性分泌物应提前拆线，通畅引流。正常伤口一般术后 5 日拆线。

五、人工剥离胎盘术

【操作目的】 剥离、取出剥离不全或粘连之胎盘组织以减少产时、产后出血。

【适用范围】 ①胎儿娩出后，胎盘部分剥离，引起子宫出血；②胎儿娩出后 30 min，经一般处理，胎盘仍未排出者；③某些难产手术，胎儿娩出后，有必要立即娩出胎盘者。

【准备工作】

1. 环境要求 宽敞、清洁、温度适宜。

2. 用物准备 无菌手套、无菌纱布、无菌巾、消毒液等。

3. 人员准备 ①产妇：再次消毒阴阜至肛周、大腿内侧上 1/3 的范围；②接产者：给产妇消毒后更换手套、铺巾。

【操作方法】

1. 产妇取膀胱截石位，排空膀胱。术者一手放在腹壁紧握并下推子宫，另一手，手指并拢呈圆锥状，沿脐带伸入子宫腔，摸到胎盘边缘，手掌面向着胎盘母体面。手背紧贴宫壁，进入胎盘与子宫壁之间，手指合并以手掌的尺侧缘钝性分离，直至胎盘全部剥离，取出胎盘（图 12-22）。

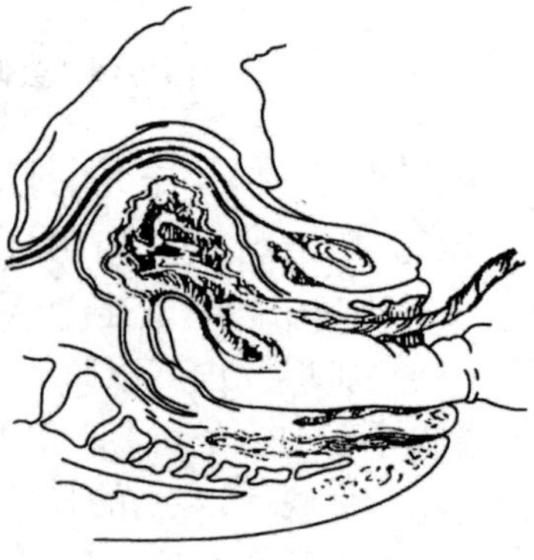

图 12-22 人工剥离胎盘术

2. 检查胎盘，如不完整，再探查子宫腔，或用大刮匙轻轻搔刮清除。

【注意事项】

1. 术中要密切注意产妇一般情况，术后常规予缩宫素及抗感染药物。

2. 操作必须轻柔，避免暴力强行剥离或用手指抓挖子宫壁导致穿破子宫。

3. 若找不到疏松的剥离面不能分离者，可能是植入性胎盘，切不可强行剥离。

4. 应尽量减少进入子宫腔内操作的次数。

第二节　妇科基本操作技能

一、盆腔检查

盆腔检查为妇科所特有，又称妇科检查，包括外阴、阴道、子宫及双侧附件的检查。

【操作目的】　了解受检者内、外生殖器官情况。

【适用范围】　①妇科病人常规检查；②各种宫腔手术操作前。

【准备工作】

1. 环境要求　宽敞、清洁、隐蔽。

2. 用物准备　阴道窥器、手套、石蜡油、消毒液、一次性垫单等。

【操作方法】

1. 外阴检查　观察外阴发育、皮肤色泽、阴毛多少及分布，注意有无畸形、损伤、炎症、溃疡、瘢痕及赘生物等。一手拇和示指分开两侧小阴唇，暴露阴道前庭、尿道口、阴道口和处女膜，注意有无红肿、损伤、畸形、赘生物及处女膜形态。嘱患者向下屏气，观察有无阴道前后壁膨出、子宫脱垂或尿失禁等。

2. 阴道窥器检查

(1) 放置阴道窥器　将鸭嘴形阴道窥器两叶合拢，表面涂润滑剂以利插入。如拟作宫颈细胞学检查或取阴道分泌物检查时，为避免影响涂片质量，则不用润滑剂。检查者左手拇、示指分开两侧小阴唇，暴露阴道口，右手持准备好的阴道窥器避开尿道口周围区，斜行沿阴道侧后壁缓慢插入阴道内（图 12-23），边推进边将两叶转平，并逐渐张开两叶，充分暴露宫颈，旋转窥器，清楚显露阴道各壁（图 12-24）。注意窥器顶端勿直接接触宫颈，以防宫颈出血。

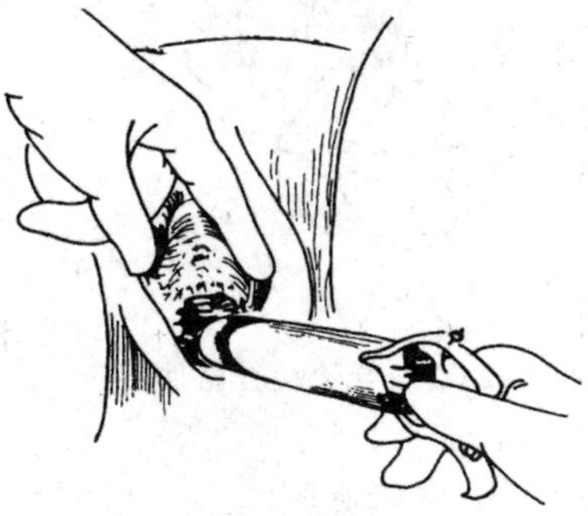

图 12-23　置入阴道窥器

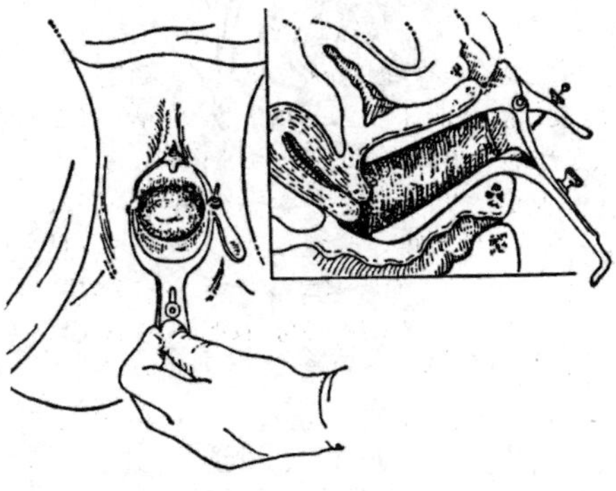

图 12-24　暴露宫颈

（2）检查阴道 观察阴道前后壁、侧壁黏膜颜色、皱襞多少，有无先天畸形，有无损伤、炎症、溃疡、囊肿或赘生物等。注意阴道分泌物的量及性状、色泽、气味，分泌物异常者应取材进行相应检查。

（3）检查宫颈 观察宫颈大小、颜色、外口形状，有无糜烂、肥大、息肉、囊肿、裂伤、赘生物等，宫颈管内有无出血，分泌物的量、颜色、性状，注意宫颈有无接触性出血。需作宫颈刮片、宫颈管分泌物涂片及培养者应在此采集标本。

（4）取出阴道窥器 宫颈阴道检查后将窥器两叶合拢，旋转至置入时方向，缓慢退出阴道。

3. 双合诊 检查者一手的中指、示指放入阴道，另一手在腹部配合检查，称为双合诊，是盆腔检查的重要步骤，亦是妇科的一种基本检查方法。主要检查阴道、宫颈、宫体、输卵管、卵巢、宫旁结缔组织及骨盆腔内壁的情况。适用于有性生活史的妇女。

检查方法：检查者右手（或左手）戴无菌手套，示、中两指涂润滑剂后，轻轻通过阴道口沿后壁放入阴道，检查阴道通畅度、深度、弹性，有无畸形、瘢痕、肿块、结节及阴道穹窿情况，注意穹窿有无饱满及触痛。再扪触宫颈大小、形态、硬度、位置及宫颈外口情况，有无接触性出血及宫颈举痛，向上或向两侧摇动宫颈时患者感到疼痛称为宫颈举痛。检查宫体时，将阴道内两指放在宫颈后方，另一手手掌心朝下、手指平放在患者腹部平脐处，当阴道内手指向上向前方抬举宫颈时，腹部手指向下向后按压腹壁，并逐渐移向耻骨联合方向，通过内、外手指相互配合，同时按压和抬举，子宫位于两手之间，可扪清子宫的位置、形状、大小、质地、活动度及有无压痛（图 12-25）。扪清子宫后，将阴道内两指由宫颈后方移至一侧穹窿部，尽量向上向盆腔深部探触，同时，另一手移至同侧下腹部髂嵴水平，开始由上向下按压腹部，与阴道内手指相互配合以触摸该侧子宫附件区有无肿块、增厚、压痛等（图 12-26）。如扪及肿块，应查清其位置、形状、大小、质地、活动度、表面是否光滑、有无压痛及与子宫的关系。同样方法检查对侧附件。正常卵巢偶可扪及，有酸胀感，正常输卵管不能触及。

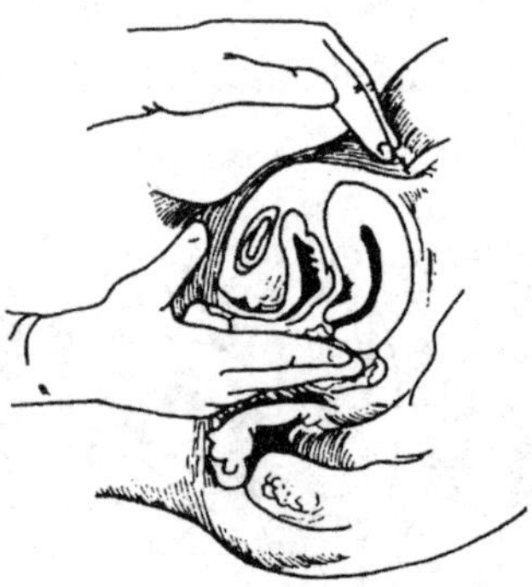
图 12-25 双合诊检查子宫

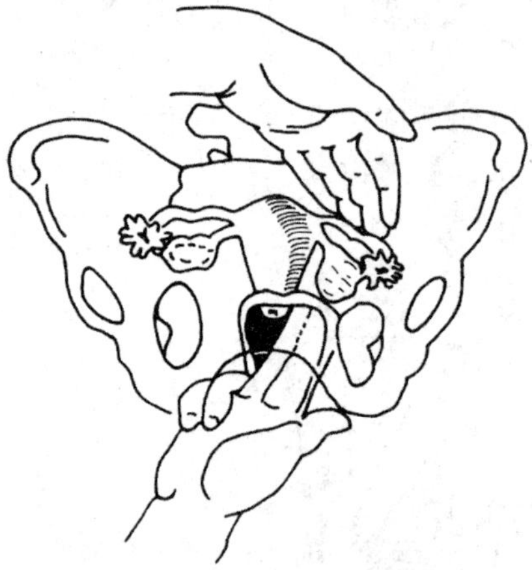
图 12-26 双合诊检查附件

4. 三合诊 即腹部、阴道、直肠联合检查。检查者一手示指放入阴道，中指插入直肠，另一手在腹部配合检查，称为三合诊，具体操作方法同双合诊（图 12-27）。三合诊多在双合诊后进行，用以弥补双合诊检查的不足。通过三合诊扪清后倾、后屈子宫大小，检查子宫后壁、宫颈旁、直肠子宫陷凹、宫骶韧带、盆腔后部、直肠阴道隔、骶骨前方及直肠内有无病变。三合诊对诊断盆腔肿瘤、子宫颈癌分期、子宫内膜异位症、盆腔炎症、生殖器结核等盆腔病变是不可缺少的检查方法。

5. 直肠-腹部诊　即腹部、直肠联合检查。检查者一手示指伸入直肠内，另一手在腹部配合检查，称为直肠-腹部诊，亦称肛腹诊（图 12-28）。检查内容同双合诊和三合诊。适用于无性生活、阴道闭锁或有其他原因不宜行双合诊和三合诊者。

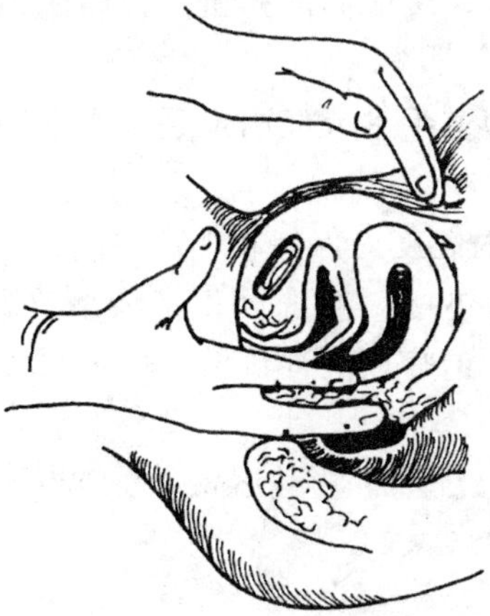

图 12-27　三合诊

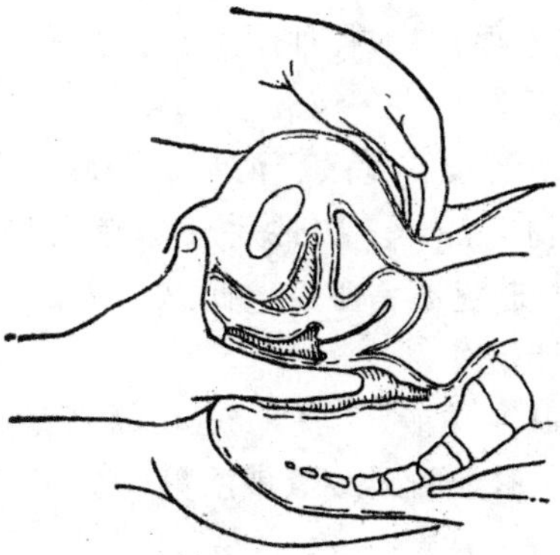

图 12-28　肛-腹诊

6. 盆腔检查结果记录

（1）外阴　发育，婚产式，异常情况。

（2）阴道　是否通畅，黏膜情况，分泌物量、色、性状、气味，异常情况。

（3）宫颈　大小，硬度，有无糜烂、肥大、息肉、腺体囊肿、撕裂，有无接触性出血、举痛及其他赘生物。

（4）子宫　位置，大小，形态，质地，活动度，有无压痛，异常情况。

（5）附件　两侧分别记录。有无肿块、增厚及压痛，有肿块者要记录其位置、大小、质地、活动度、表面是否光滑、有无压痛，与周围组织的关系。

【注意事项】

1. 检查者要关心、体贴被检查者，态度严肃、认真，动作轻柔、准确。男医生进行检查时，需有其他医护人员在场，以消除被检查者紧张心理和避免不必要的误会。

2. 所有检查用物必须消毒。

3. 除尿失禁患者外，检查前嘱被检查者排空膀胱，必要时导尿。直肠充盈者应排空粪便。

4. 每检查一人，应更换一套检查用物，如阴道窥器、手套、臀下垫单等，以防止交叉感染。

5. 被检查者取膀胱截石位，臀部置检查床边缘，头部略高，两手平放于身体两侧或放于胸部，使腹肌松弛。检查者站在被检查者两腿之间，面向被检查者。

6. 月经期应避免进行盆腔检查，如必须检查或为阴道异常流血者，应严格消毒外阴后进行。

7. 无性生活者应行直肠-腹部诊，禁做阴道窥器检查和双合诊检查。确有检查必要时，应先征得本人及其家属同意并签字后方可进行。

8. 疑有盆腔内病变的腹壁肥厚、高度紧张不合作或未婚患者，盆腔检查不满意时，可行B型超声检查，必要时可在麻醉下进行盆腔检查。

二、阴道冲洗、上药、坐浴

（一）阴道冲洗

【操作目的】 促进阴道血液循环，减少阴道分泌物，缓解局部充血，提高阴道局部治疗的疗效。

【适用范围】 ①各种阴道炎、宫颈炎的治疗；②阴道手术或经阴道手术术前阴道准备。

【准备工作】

1. 环境要求　宽敞、清洁、隐蔽，温度适宜，室内温度应保持在15～21℃。

2. 用物准备　一次性手套、橡皮垫、一次性塑料垫巾、冲洗筒、带调节夹的橡皮管、冲洗头、阴道窥器、弯盘、便盆、无菌纱布数块、各种治疗用的冲洗液。

【操作方法】

1. 配制冲洗液　①1∶5000的高锰酸钾溶液；②2.5%的乳酸溶液；③0.5%的醋酸溶液；④2%～4%的碳酸氢钠溶液等。

2. 冲洗方法

（1）患者排空膀胱后取膀胱截石位或仰卧位屈腿，臀下垫橡皮垫和一次性塑料垫。

（2）根据患者病情配制42℃左右冲洗液500～1000 ml用冲洗筒装好挂于床旁输液架上。

（3）操作者一手持冲洗头，另一手松开橡皮管上的调节夹，先冲洗外阴，然后将冲洗头插入阴道深部，边冲洗边在阴道内转动冲洗头，冲洗宫颈及阴道壁。亦可用阴道窥器暴露宫颈后再冲洗，冲洗时不停地转动阴道窥器，将宫颈、阴道穹窿及阴道壁冲洗干净后，将阴道窥器向下轻压，使阴道内残留液体完全流出。

（4）当阴道内流出的冲洗液基本干净时或冲洗液剩下约100 ml时，夹住橡皮管，抽出冲洗头，再次冲洗外阴。冲洗后扶患者坐起，以便阴道内液体流出。擦干外阴，整理用物。

【注意事项】

1. 操作前向病人解释操作方法、目的、可能的感受，使病人配合操作。

2. 月经期、阴道流血者禁止阴道冲洗。

3. 配制各种冲洗液浓度要准确，温度要适宜，一般为41～43℃。

4. 操作要轻柔，冲洗头、阴道窥器前端勿直接触及子宫颈，以免造成损伤、出血，必要时可用阴道窥器将阴道张开。

5. 冲洗压力要适当，冲洗桶与床面距离不超过70 cm。产后10天或妇产科手术2周后的病人，可行低位阴道冲洗，冲洗桶的高度不超过床沿30 cm。

（二）阴道、宫颈上药

【操作目的】 进行阴道、宫颈疾病的局部治疗。

【适用范围】 各种阴道炎、宫颈炎或术后阴道残端炎症的治疗。

【准备工作】

1. 环境要求　宽敞、清洁、隐蔽，温度适宜，室内温度应保持在15～21℃。

2. 用物准备　一次性手套、阴道窥器、长镊子、纱布块、棉球、带线棉球、各种治疗用药粉、药片等。

【操作方法】

1. 患者排空膀胱，取膀胱截石位。

2. 冲洗阴道后用阴道窥器暴露宫颈，用消毒干棉球擦净阴道内残留液体或分泌物、宫颈分泌物。根据不同的药物剂型，可采用不同的上药方法。

（1）涂擦法　操作者用长棉签蘸取药液，均匀涂擦在阴道或宫颈病变处。

（2）喷撒法　操作者将药粉喷撒于带线棉球上，用长镊子将棉球塞压于子宫颈处，然后退出阴道窥器，取出镊子。线尾露于阴道口外，可用胶布固定于阴阜侧上方。

（3）纳入法　可教会病人自行放置。临睡前洗净双手或戴无菌手套，用一手示指将药片、药丸、栓剂沿阴道后壁送至后穹隆处。

【注意事项】

1. 月经期、阴道流血者禁止上药，上药期间禁止性生活。

2. 上药前根据病情采用不同冲洗液冲洗阴道可增强药物疗效。

3. 棉棍上的棉花必须捻紧，涂药时按同一方向转动，防止棉花落入阴道难以取出。

4. 涂擦法上药时阴道各壁均应涂到。阴道内棉球应于12～24 h后取出。

5. 应用腐蚀性药物时，注意保护好阴道壁及正常组织。

6. 阴道栓剂最好在晚上或休息时上药，以免起床后脱出，影响治疗效果。

7. 未婚妇女上药时不用窥器，用长棉棍涂抹或用手指将药物推入阴道。

（三）坐浴

【操作目的】 保持外阴、阴道清洁，促进局部组织的血液循环，增强抵抗力，促进局部炎症消退、伤口愈合。

【适用范围】 ①各种外阴炎、阴道炎、宫颈炎的治疗；②经阴道行子宫切除术前或外阴、阴道手术前的阴道准备；③会阴伤口愈合不良者。

【准备工作】

1. 环境要求　宽敞、清洁、隐蔽，温度适宜，室内温度应保持在15～21℃。

2. 用物准备　坐浴盆，30 cm高的坐浴架，无菌纱布，41～43℃的坐浴溶液2000 ml。

【操作方法】

1. 配制坐浴液　①1∶5000的高锰酸钾溶液；②1％的乳酸溶液；③0.5％的醋酸溶液；④2％～4％的碳酸氢钠溶液等。

2. 方法

（1）将坐浴盆放在坐浴架上，加入根据病人病情配制好的坐浴液2000 ml。

（2）患者排空膀胱，清洗外阴及肛门周围后，将臀部及外阴坐入盆中约20 min。结束后用无菌纱布擦干外阴部。

【注意事项】

1. 月经期、阴道流血者、孕妇及产后7天内的产褥妇女禁止坐浴。

2. 配制各种坐浴液浓度要准确，温度要适宜，一般为41～43℃。

3. 坐浴时臀部及外阴要全部浸在药液中。

4. 注意保暖，以防受凉。

三、常见妇女病普查

【操作目的】 发现妇科常见病、多发病、恶性肿瘤等，及早诊治，提高疾病诊治效果，保障妇女健康。

【适用范围】 ①常规妇女健康检查；②各种阴道炎、宫颈炎的检查；③早期宫颈癌的筛查。

【准备工作】

1. 环境要求 宽敞、清洁、隐蔽。

2. 用物准备 无齿长镊子、无齿持物钳、有盖敷料缸若干（分别盛放纱布块、棉球等）、消毒长棉签、一次性手套、垫单、阴道窥器、弯盘、清洁干燥玻片、10%氢氧化钾、小玻璃试管、生理盐水、清洁干燥钝性刮板、95%乙醇等。

【操作方法】

1. 询问病史 询问年龄、月经史、生育史、妇科既往病史，详细内容见妇科病史采集。

2. 盆腔检查 检查内容、方法及步骤详见本节内容“一、盆腔检查”。

3. 阴道分泌物检查 患者排空膀胱取膀胱截石位，用阴道窥器扩张阴道、暴露宫颈。用无菌长棉签从后穹隆取少许分泌物，放在盛有1ml生理盐水的试管内混均送检。在显微镜下检查，找活动的滴虫。检查假丝酵母菌时，取出分泌物滴在盛有10%氢氧化钾的玻片上，镜检找白色念珠菌的芽孢和假菌丝。

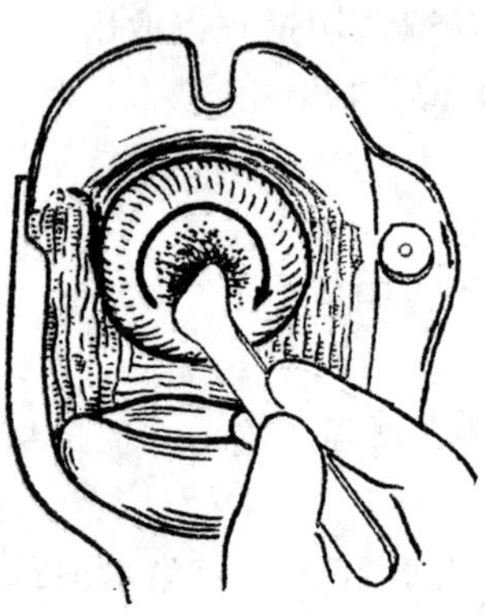

图 12-29 宫颈刮片

4. 宫颈刮片细胞学检查 患者排空膀胱取膀胱截石位，阴道窥器扩张阴道、暴露宫颈。用无菌干棉签轻轻拭去宫颈表面黏液，用木质小刮板在宫颈外口鳞-柱状上皮细胞交界处，以宫颈外口为中心，轻轻刮一周（图 12-29），将标本均匀涂在玻片上，用95%乙醇固定后送检。

宫颈细胞临床多采用巴氏5级分类法：巴氏Ⅰ级——正常，巴氏Ⅱ级——炎症，巴氏Ⅲ级——可疑癌，巴氏Ⅳ级——高度可疑癌，巴氏Ⅴ级——癌。

【注意事项】

1. 放置阴道窥器时用生理盐水润滑。在阴道后穹隆取材，生理盐水应混匀。

2. 找滴虫时，标本应注意保暖并尽快送检。找假丝酵母菌时用10%氢氧化钾可提高检出率。

3. 宫颈刮片前2天内应禁止性生活、阴道冲洗及上药。

4. 取标本时动作要轻、稳、准，以免损伤组织，引起出血。

5. 玻片要清洁干燥并编码，涂片要均匀，不要过厚或过薄，切忌往返涂抹，以免破坏细胞，晾干后置于95%乙醇中固定并及时送检。

第三节 妇科常用特殊检查与治疗

一、生殖器官活组织检查

生殖器官活组织检查是自生殖器官病变处或可疑病变部位取小部分组织作病理学检查，简称活检，可作为诊断的最可靠依据。活检常用的取材方法有局部活组织检查、诊断性宫颈锥形切除、诊断性刮宫、组织穿刺检查等。

（一）外阴活组织检查

【操作目的】　明确外阴病变或可疑病变的诊断。

【适用范围】

1. 确定外阴色素减退疾病类型及排除恶变者。
2. 外阴赘生物或久治不愈的溃疡需明确诊断及排除恶变者。
3. 外阴特异性感染，如结核、尖锐湿疣、阿米巴等疾病患者。

【准备工作】

1. 环境要求　宽敞、清洁、隐蔽。
2. 用物准备　无菌孔巾、组织剪、止血钳、活检钳、注射器、消毒棉球、无菌纱布、消毒液、局麻药、标本瓶等。

【操作方法】

1. 患者取膀胱截石位，常规消毒外阴，铺无菌孔巾。
2. 取材部位以0.5%利多卡因做局部浸润麻醉。
3. 小赘生物可用组织剪自蒂部剪下或用活检钳钳取，局部压迫止血。病灶面积大者可行部分切除。
4. 标本置于10%甲醛溶液中固定后送病理检查。

【注意事项】

1. 月经期、外阴急性化脓性感染、疑恶性黑色素瘤者禁止取材。
2. 取材部位注意止血。

（二）阴道活组织检查

【操作目的】　明确阴道病灶的诊断。

【适用范围】　阴道赘生物、阴道溃疡灶。

【准备工作】

1. 环境要求　宽敞、清洁、隐蔽。
2. 用物准备　无菌孔巾、组织剪、止血钳、活检钳、消毒棉球、无菌纱布、消毒液、标本瓶等。

【操作方法】

1. 患者排空膀胱，取膀胱截石位。常规消毒外阴，铺无菌孔巾。
2. 阴道窥器暴露活检部位并消毒。
3. 操作者持活检钳咬取可疑病变部位组织，对表面有坏死的肿物，要取至深层新鲜组织。
4. 无菌纱布压迫止血，必要时阴道内放置消毒带尾棉球压迫止血，嘱患者24 h后自行取出。
5. 活检组织置于10%甲醛溶液中固定后送病理检查。

【注意事项】

1. 急性外阴炎、阴道炎、宫颈炎、盆腔炎者禁止取材。
2. 取材部位充分止血。

（三）宫颈活组织检查

【操作目的】　对宫颈病变进行确诊。

【适用范围】　①宫颈刮片细胞学检查巴氏Ⅲ级或Ⅲ级以上；②宫颈刮片细胞学检查巴氏

Ⅱ级经抗感染治疗后仍为Ⅱ级；③TBS分类鳞状上皮细胞异常者；④阴道镜检查反复可疑阳性或阳性者；⑤可疑宫颈癌或慢性特异性炎症。

【准备工作】

1. 环境要求　宽敞、清洁、隐蔽。

2. 用物准备　无菌孔巾、活检钳、注射器、消毒棉球、无菌纱布、消毒液、止血药、标本瓶等。

【操作方法】

1. 患者排空膀胱，取膀胱截石位。常规消毒外阴，铺无菌孔巾。

2. 阴道窥器暴露宫颈，用干棉球擦净宫颈黏液及分泌物，消毒宫颈。

3. 操作者持活检钳于宫颈外口鳞-柱状上皮交界处或肉眼可见病变区取材。可疑宫颈癌者选3点、6点、9点、12点4处取材（图12-30）。如临床已明确为宫颈癌患者，为明确病理类型或浸润深度时可单点取材。

4. 为提高取材阳性率，可在阴道镜指引下定位取材，或在宫颈阴道部涂擦碘溶液，在不着色区取材。

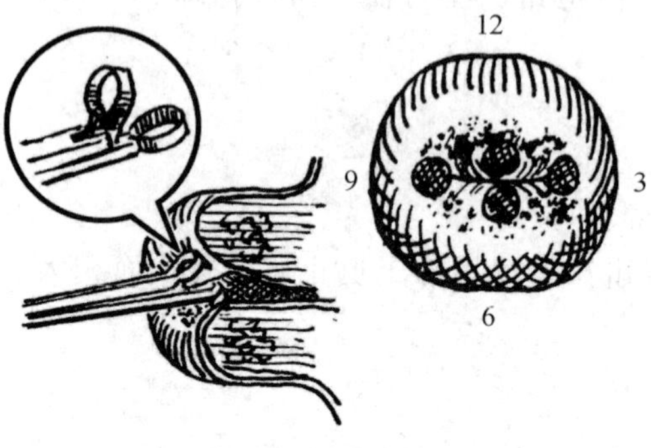

图 12-30　宫颈活检及取材部位

5. 宫颈局部填压带尾棉球止血，如出血较多者，可在棉球上涂抹止血药，嘱患者24 h后自行取出棉球。

【注意事项】

1. 阴道炎患者应在治愈后再取活检。

2. 月经期不宜活检。妊娠期原则上不做活检，但临床上高度怀疑恶性病变者仍需检查。

3. 以下几种情况的患者，应进一步行诊断性宫颈锥切术：①对宫颈刮片细胞学检查多次发现恶性细胞而宫颈活检未发现癌灶者；②宫颈活检为原位癌或镜下早期浸润癌而临床可疑为浸润癌，为明确病变程度、决定手术范围者；③宫颈活检证实为重度不典型增生者。

（四）子宫内膜活组织检查

刮取子宫内膜进行活组织检查，称诊断性刮宫，简称诊刮，是诊断宫腔疾病最常用的方法。如同时怀疑宫颈管有病变时，则对宫颈管及宫腔分别进行诊刮，称分段诊刮。

【操作目的】　明确子宫内膜病变的诊断，间接了解卵巢功能。

【适用范围】　①确定月经失调类型；②查找不孕症原因；③异常阴道流血、阴道排液或绝经后阴道流血，需排除子宫内膜器质性病变者；④宫腔内组织物残留致长期多量出血，为明确诊断并迅速止血者；⑤疑子宫内膜特异性炎症者。

【准备工作】

1. 环境要求　宽敞、清洁、隐蔽。

2. 用物准备　无菌孔巾、专用活检钳或刮匙、宫颈扩条、注射器、消毒棉球、无菌纱布、消毒液、标本瓶等。

【操作方法】

1. 患者排空膀胱，取膀胱截石位。常规消毒外阴，铺无菌孔巾。双合诊查明子宫位置、大小。

2. 阴道窥器暴露宫颈，消毒阴道、宫颈。

3. 用宫颈钳钳夹宫颈前唇或后唇，用探针测量宫腔深度（图 12-31）。用宫颈扩条扩张子宫颈内口（图 12-32）。

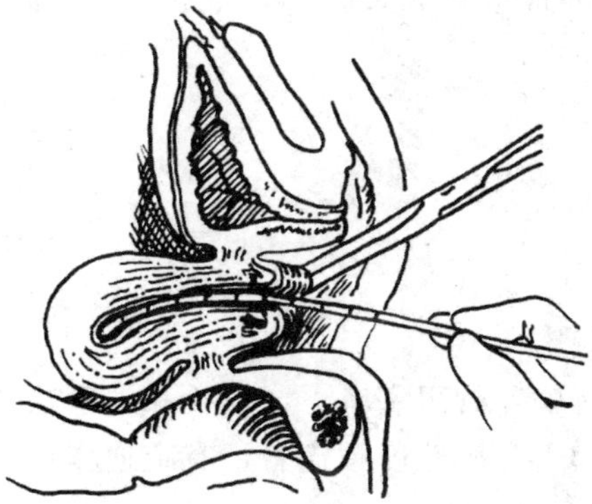

图 12-31　探测宫腔深度

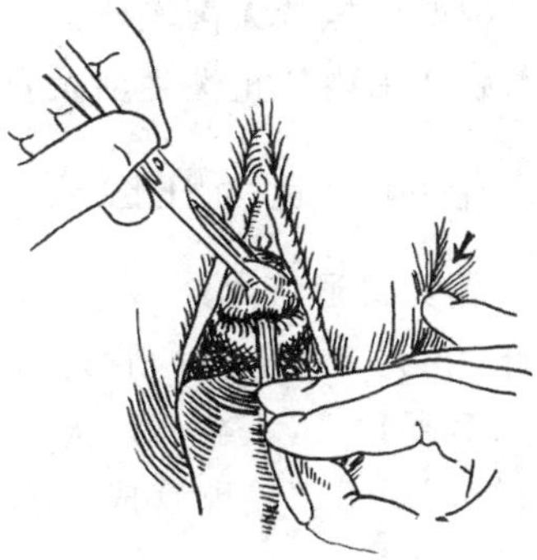

图 12-32　扩张宫颈内口

4. 持专用活检钳进入宫腔，钳取适量内膜组织。如无专用活检钳，可用小刮匙取材。将刮匙送至宫底部，自上而下沿阴道壁刮取（避免来回刮），取出组织置于无菌纱布上，再刮取另一条（图 12-33）。如为阴道流血患者，应刮取整个宫腔内膜组织，以止血并防止漏诊。如刮出物肉眼观察高度怀疑为癌组织时，应停止取材，防止出血及癌扩散。

5. 术毕，取出宫颈钳和阴道窥器。收集全部标本用 10％甲醛溶液固定后送病检。

6. 为区分宫颈管癌和子宫内膜癌，应分别刮取宫颈管黏膜和子宫内膜送检，即分段诊刮。操作者先用小刮匙从宫颈内口至宫颈外口顺序刮宫颈管一周，将刮取组织置于纱布上。然后用探针测量宫腔深度，再将刮匙伸入子宫腔刮取子宫内膜（图 12-34）。将刮出的宫颈管黏膜和子宫内膜组织分别装瓶、固定、送检。

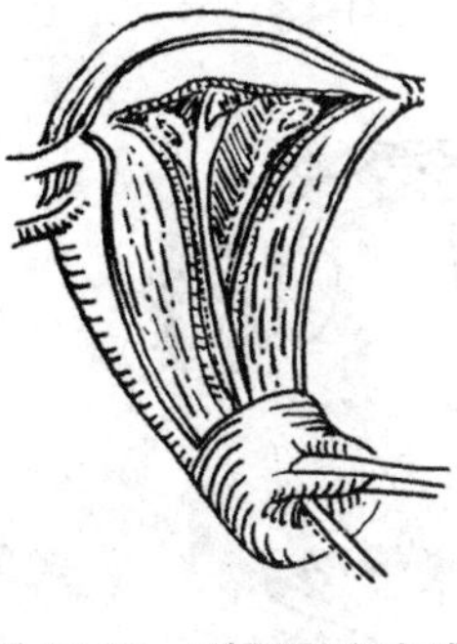

图 12-33　刮取子宫内膜

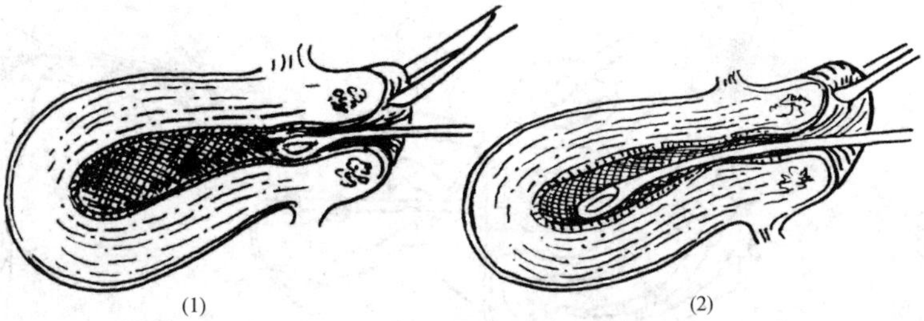

图 12-34　分段诊刮

(1) 刮取宫颈管黏膜；(2) 刮取子宫内膜

【注意事项】

1. 阴道炎、宫颈炎、盆腔炎患者治愈后方可取材。

2. 根据诊断目的不同，取材时间不同。功能失调性子宫出血疑为子宫内膜增殖症、子宫内膜结核或不孕症患者在月经前 1～2 天或月经来潮 6 h 内刮取内膜，疑为子宫内膜不规则脱落，于月经周期第 5 天～第 6 天取材；疑为子宫内膜癌者随时可取。

3. 疑有子宫内膜结核者，诊刮前 3 天至术后 4 天每日肌注链霉素 0.75 g，口服异烟肼 0.3 g，以防结核病灶扩散。诊刮时要特别注意刮宫角部。

4. 操作要轻柔，勿反复刮宫，以防出血或子宫穿孔。

5. 对有大出血可能者，术前做好输血、输液准备及手术准备。

6. 术中严格执行无菌操作。

7. 术后 2 周内禁止性生活及盆浴，以防感染。

二、输卵管通畅性检查

（一）输卵管通液术

【操作目的】 检查输卵管是否通畅。

【适用范围】 ①不孕症，男方精液正常，疑有输卵管阻塞者；②检验和评价输卵管绝育术、输卵管再通术、输卵管成形术的效果；③输卵管黏膜轻度粘连者，有疏通作用。

【准备工作】

1. 环境要求　宽敞、清洁、隐蔽。

2. 用物准备　无菌孔巾、一次性塑料垫巾、阴道窥器、宫颈钳、探针、长弯钳、弯盘、20 ml 注射器、宫颈导管或 Foley 导管、消毒棉球、生理盐水、庆大霉素 8 万单位、地塞米松 5 mg、透明质酸酶 1500 U 等。

3. 受检者准备　月经干净 3～7 天，术前 3 日禁止性生活。

4. 术前 30 min 肌注阿托品 0.5 mg 解痉。

【操作方法】

1. 患者排空膀胱，取膀胱截石位。常规消毒外阴，铺无菌孔巾。双合诊了解子宫位置、大小。

2. 阴道窥器暴露宫颈，消毒阴道、宫颈。

3. 用宫颈钳钳夹宫颈前唇，探针沿宫腔方向探测宫深。

4. 沿宫腔方向置入宫颈导管或 Foley 导管，使导管紧贴宫颈外口（图 12-35）。

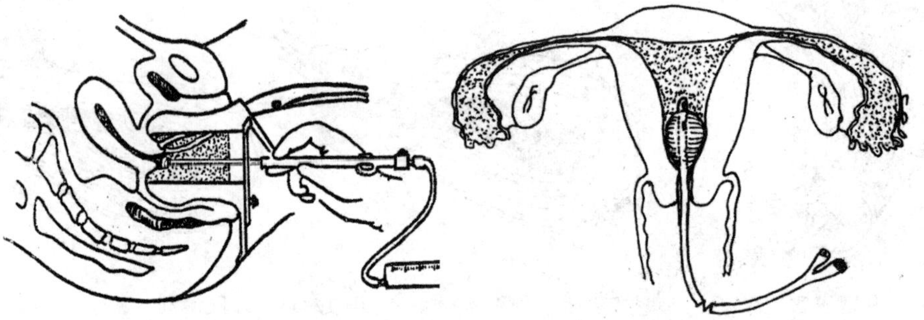

(1)　　(2)

图 12-35　输卵管通液

（1）普通导管；（2）Foley 导管通液通液

5. 用注射器抽取 0.9%氯化钠注射液 20 ml 或抗生素溶液（注射用水 20 ml、庆大霉素 8 万单位、地塞米松 5 mg、透明质酸酶 1500 U，可加 0.5%的利多卡因 2 ml 减少输卵管痉挛），将注射器与导管相连，沿宫腔方向缓慢推注液体，压力不超过 160 mmHg。推注过程中，观察阻力大小、液体是否回流、患者下腹部有无疼痛等。

6. 术毕，取出导管、宫颈钳、窥器等。

7. 结果评定

(1) 输卵管通畅　顺利注入0.9%氯化钠注射液20 ml无阻力，或开始时稍有阻力，随后阻力消失，无液体回流，患者无不适。

(2) 输卵管阻塞　勉强注入5 ml液体即感有阻力，患者感下腹胀痛，停止推注后液体回流至注射器内。

(3) 输卵管通而不畅　注入液体有阻力，加压后又能注入，说明轻度粘连已被分离，患者感轻微腹痛。

【注意事项】

1. 所用0.9%氯化钠注射液或抗生素溶液温度以接近体温为宜，以免液体过冷造成输卵管痉挛。

2. 注入液体时宫颈导管必须紧贴宫颈外口，防止液体外漏。

3. 术后2周禁止性生活及盆浴，酌情予抗生素预防感染。

4. 内外生殖器急性炎症或慢性炎症急性或亚急性发作；月经期或不规则阴道流血；可疑妊娠；严重的全身性疾病不能耐受手术；体温高于37.5℃等以上情况患者禁止施术。

（二）子宫输卵管造影

【操作目的】 检查输卵管是否通畅，了解宫腔和输卵管腔的形态及输卵管的阻塞部位。

【适用范围】 ①了解输卵管是否通畅及其形态、阻塞部位；②了解宫腔形态，确定有无子宫畸形及类型，有无宫腔粘连、子宫黏膜下肌瘤、子宫内膜息肉及异物等；③内生殖器结核非活动期；④不明原因的习惯性流产，了解宫颈内口是否松弛，宫颈、子宫有无畸形。

【准备工作】

1. 环境要求　宽敞、清洁、隐蔽。

2. 用物准备　无菌孔巾、一次性塑料垫巾、阴道窥器、宫颈钳、探针、长弯钳、弯盘、20 ml注射器、5 ml注射器、子宫双腔导管或Foley导管、消毒棉球、造影剂、造影设备等。

3. 受检者准备

(1) 月经干净3～7天，术前3日禁止性生活。

(2) 碘过敏试验。

(3) 术前30 min肌注阿托品0.5 mg解痉。

【操作方法】

1. 患者排空膀胱，取膀胱截石位。常规消毒外阴，铺无菌孔巾。双合诊检查子宫位置、大小。

2. 阴道窥器暴露宫颈，消毒阴道、宫颈。

3. 用宫颈钳钳夹宫颈前唇，探针沿宫腔方向探测宫深。沿宫腔方向置入导管，使导管紧贴宫颈外口。

4. 用注射器抽取40%碘化油约5 ml，将注射器与导管相连，沿宫腔方向缓慢注入碘化油（图12-36），在X线透视下观察碘化油流经宫腔及输卵管情况并摄片。

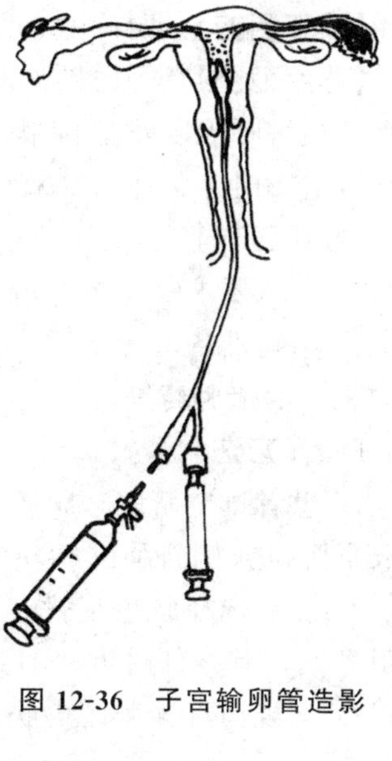

图12-36　子宫输卵管造影

5. 24 h后再摄盆腔平片，观察腹腔内有无游离碘化油。

6. 如用泛影葡胺造影，应在注射后立即摄片，10～

20 min后第二次摄片，观察泛影葡胺流入盆腔情况。

7. 注入碘化油后子宫角圆钝，输卵管不显影，考虑输卵管痉挛，可保持原位，肌注阿托品 0.5 mg 或针刺合谷、内关穴，20 min 后再透视、摄片；或停止操作，下次操作前先用解痉药物。

8. 结果评定

（1）正常子宫、输卵管　宫腔呈倒三角形，双侧输卵管显影形态柔软，24 h 后摄片盆腔内见散在造影剂。

（2）宫腔异常　子宫内膜结核患者，子宫失去原有的倒三角形，内膜呈锯齿状不平；子宫黏膜下肌瘤患者宫腔见充盈缺损；子宫畸形时有相应的显示。

（3）输卵管异常　输卵管结核显示输卵管形态不规则、僵直或呈串珠状，有时可见钙化点；输卵管积水见输卵管远端呈气囊状扩张；24 h 后盆腔 X 线摄片未见盆腔内散在造影剂，说明输卵管不通；输卵管发育异常，可见过长或过短的输卵管、异常扩张的输卵管、输卵管憩室等。

【注意事项】

1. 碘化油注入宫颈导管时必须排尽空气，以免空气进入宫腔造成充盈缺损，引起误诊。

2. 宫颈导管必须紧贴宫颈外口，防止碘化油流入阴道。

3. 宫颈导管不要插入太深，以免损伤子宫或引起子宫穿孔。

4. 注入碘化油时用力不可太大，推注不可过快，防止损伤输卵管。

5. 透视下发现碘化油进入异常通道，同时患者出现咳嗽，应警惕油栓发生，立即停止操作，取头低脚高位，严密观察。

6. 术后 2 周禁止性生活及盆浴，酌情予抗生素预防感染。

7. 有时因输卵管痉挛造成输卵管不通的假象，必要时重复进行检查。

8. 内外生殖器急性或亚急性炎症；严重的全身性疾病不能耐受手术；月经期或不规则阴道流血；妊娠期；产后、流产后、刮宫术后 6 周内患者禁止施术。

三、常用穿刺检查

（一）经腹壁腹腔穿刺术

【操作目的】 明确盆、腹腔积液性质或查找肿瘤细胞，进行腹腔化疗。

【适用范围】 ①协助诊断腹腔积液性质；②鉴别贴近腹壁的肿物性质；③穿刺放出部分腹水，缓解呼吸困难等症状，使腹壁松软便于行腹部及盆腔检查；④行卵巢癌腹腔化疗；⑤气腹造影时穿刺注入二氧化碳，拍摄 X 线片，盆腔器官可清晰显影。

【准备工作】

1. 环境要求　宽敞、清洁。

2. 用物准备　无菌手套、无菌孔巾、弯盘、注射器、穿刺针、消毒棉球、无菌纱布、标本瓶、治疗用药等。

【操作方法】

1. 患者排空膀胱，腹腔积液较多及拟行囊内穿刺或腹腔化疗者，取仰卧位；积液量较少取半卧位或侧斜卧位。

2. 一般选择脐与左髂前上嵴连线中外 1/3 交界处为穿刺点，囊内穿刺点宜选在囊性感最明显处，有条件时可在 B 超引导下穿刺。

3. 常规消毒穿刺区皮肤，铺无菌孔巾，术者戴无菌手套。

4. 穿刺一般不需麻醉，对于精神过度紧张者，可用0.5%利多卡因行局部浸润麻醉，深达腹膜。

5. 术者持7号穿刺针从选定的穿刺点垂直刺入腹腔，穿透腹膜时针头阻力消失，拔去针芯，见液体流出，用注射器抽取适量液体送检。腹水细胞学检验约需100～200 ml，作其他检查时液体只需10～20 ml。

6. 如需放腹水则接导管，导管另一端接容器。放液量及导管放置时间可根据患者病情和诊治需要而定。

7. 若为查明盆腔内是否有肿瘤，可放腹水至腹壁变松软为止。如为卵巢癌腹腔化疗，则接输液管注入化疗药。

8. 操作结束，套上针芯，拔出穿刺针。消毒穿刺部位，覆盖无菌纱布，固定。如针眼有腹水溢出可稍加压迫。标本送检。

9. 穿刺液性质和结果判断

(1) 血液　①新鲜血液：放置后迅速凝固，为刺伤血管，应改变穿刺针方向，或重新穿刺；②陈旧性暗红色血液：放置10 min以上不凝固表明有腹腔内出血；③小血块或不凝固陈旧性血液：多见于陈旧性宫外孕；④巧克力色黏稠液体：镜下见不成形碎片，多为卵巢子宫内膜异位囊肿破裂。

(2) 脓液　黄色、黄绿色、淡巧克力色，质稀薄或浓稠，有臭味。提示盆、腹腔内有化脓性病变或脓肿破裂。必要时行切开引流术。

(3) 炎性渗出物　粉红色、淡黄色浑浊液体。提示盆腔、腹腔内有炎症。

(4) 腹水　血性、浆液性、黏液性等。肉眼血性腹水，多疑为恶性肿瘤，应行癌细胞检查。

【注意事项】

1. 严格无菌操作，避免腹腔感染。

2. 控制针头进入深度，以免损伤血管和肠管。

3. 大量放液时，针头必须固定好，以免针头移动损伤肠管；放液速度不宜过快，每小时不超过1000 ml，一次放液量不超过4000 ml。放液过程中，严密观察患者脉搏、血压、呼吸等生命体征，随时控制放液量及放液速度。如出现休克征象，立即停止放液。

4. 向腹腔内注入药物应慎重，很多药物不宜腹腔内注入。

5. 经腹B超引导下穿刺，需膀胱充盈；经阴道B超引导下穿刺，术前需排空膀胱。

6. 术后卧床休息8～12 h，给予抗生素预防感染。

7. 腹腔内严重粘连，特别是晚期卵巢癌广泛盆、腹腔转移致肠梗阻者；疑为巨大卵巢囊肿者禁止穿刺。

(二) 经阴道后穹窿穿刺术

【操作目的】 明确盆、腹腔积液性质，协助诊疗。

【适用范围】 ①疑有腹腔内出血时，如异位妊娠、卵巢黄体破裂等；②疑盆腔内有积液、积脓时，可行穿刺抽液检查以了解积液性质；③盆腔脓肿穿刺引流及局部注射药物；④盆腔肿块位于直肠子宫陷凹内，经后穹窿穿刺直接抽吸肿块内容物做涂片细胞学检查以明确性质。如高度怀疑恶性肿瘤，应尽量避免穿刺。一旦穿刺诊断为恶性肿瘤，应及早手术；⑤B超引导下行卵巢子宫内膜异位囊肿或输卵管妊娠部位注药治疗；⑥在B超引导下经阴道后穹窿穿刺取卵，用于各种助孕技术。

【准备工作】

1. 环境要求 宽敞、清洁、隐蔽。

2. 用物准备 无菌孔巾、阴道窥器、弯盘、注射器、穿刺针、消毒棉球、无菌纱布、标本瓶等。

【操作方法】

1. 患者排空膀胱，取膀胱截石位。常规消毒外阴，铺无菌孔巾。

2. 双合诊了解子宫、附件情况，注意阴道后穹窿是否膨隆。

3. 阴道窥器充分暴露宫颈及阴道穹窿并消毒。宫颈钳钳夹宫颈后唇，向上提拉，充分暴露阴道后穹窿，再次消毒。

4. 用22号长针头接5～10 ml注射器，检查针头有无堵塞，在后穹窿中央或稍偏患侧，距阴道后穹窿与宫颈后唇交界处稍下方平行宫颈管刺入（图12-37），当针穿过阴道壁，有落空感（进针深约2 cm）后即抽吸，必要时改变方向或深浅度。如无液体抽出，可边退针边抽吸。

5. 拔出针头后，穿刺点有活动性出血者，可用棉球压迫片刻。血止后取出宫颈钳和阴道窥器。

6. 穿刺液性质和结果判断 基本同经腹壁腹腔穿刺术。

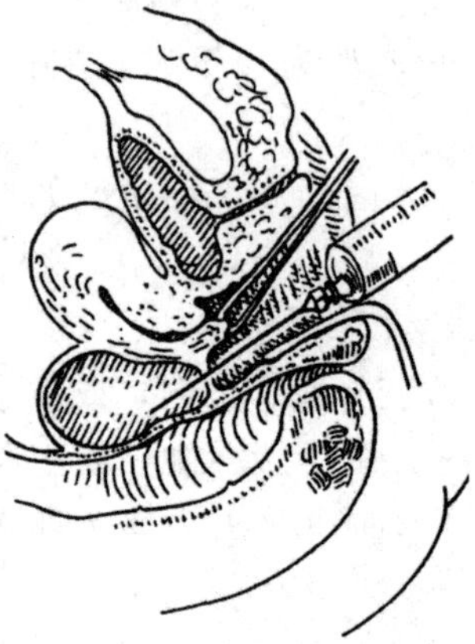

图12-37 阴道后穹窿穿刺

【注意事项】

1. 应于阴道后穹窿中点进针，方向与宫颈管平行，深入至直肠子宫陷凹时，不可过分向前或向后，以免针头刺入宫体或直肠。

2. 穿刺深度要适当，一般为2～3 cm，过深可刺入盆腔器官或血管。如积液较少时，过深的针头可超过液平面，导致抽不出液体而延误诊断。

3. 有条件或病情允许时，先行B超检查，协助诊断直肠子宫陷凹有无液体及液体量。

4. 阴道后穹窿穿刺未抽出血液，不能完全除外异位妊娠，内出血量少、血肿位置高或与周围组织粘连时，均可造成假阴性。

5. 抽出液体均应涂片，行常规及细胞学检查。

6. 盆腔严重粘连，直肠子宫陷凹被较大肿块完全占据，并已凸向直肠；疑有肠管与子宫后壁粘连；临床高度怀疑恶性肿瘤；异位妊娠准备采用非手术治疗等情况应避免穿刺。

（三）经腹壁羊膜腔穿刺术

【操作目的】 经腹壁、子宫壁进入羊膜腔抽取羊水进行临床分析诊断，或注入药物或生理盐水进行治疗。

【适用范围】 ①产前诊断；②胎儿异常或死胎时行羊膜腔内注药引产；③病理情况需提前终止妊娠，胎儿未成熟，需向羊膜腔内注入地塞米松促胎肺成熟；④羊水过多，胎儿无畸形，需放出适量羊水以延长孕期，提高胎儿存活率；⑤羊水过少，胎儿无畸形，可间断向羊膜腔内注入适量0.9%氯化钠注射液，以预防胎盘、脐带受压，减少胎儿肺发育不良或胎儿窘迫；⑥胎儿生长受限，需向羊膜腔内注入氨基酸等促进胎儿发育；⑦母儿血型不合需给胎儿输血。

【准备工作】

1. 环境要求 宽敞、清洁。

2. 用物准备　无菌手套、无菌孔巾、弯盘、注射器、穿刺针、消毒棉球、无菌纱布等。

3. 孕周选择　胎儿异常引产者，宜在孕16～26周之内；产前诊断者，宜在孕16～22周。

4. 中期妊娠引产术前准备　同本章第四节引产术术前准备。

【操作方法】

1. 孕妇排尿后取仰卧位，选择穿刺部位。

(1) 选择宫底下2横指至3横指中线或两侧囊性感明显部位为穿刺点。

(2) B超定位　操作前先行胎盘及羊水暗区定位。亦可在B超引导下穿刺。

2. 常规消毒腹部皮肤，铺无菌孔巾。

3. 在选择好的穿刺部位用0.5%利多卡因行局部浸润麻醉。

4. 持20号或22号腰穿针垂直刺入腹壁，穿刺阻力第一次消失表示进入腹腔。继续进针又有阻力表示进入宫壁，当阻力再次消失提示已进入羊膜腔。

5. 拔出针芯即见羊水流出。抽取所需羊水量或直接注药。

6. 将针芯插入穿刺针内，迅速拔针。穿刺部位覆盖无菌纱布，加压5 min后胶布固定。术毕，标本送检。

【注意事项】

1. 严格无菌操作，避免感染。

2. 穿刺针应细，进针不可过深过猛，尽可能一次成功，最多不得超过两次。

3. 穿刺前应查明胎盘位置，勿伤及胎盘。经胎盘穿刺者，可能会发生羊水栓塞。穿刺与拔针前后应注意孕妇有无呼吸困难、发绀等异常，警惕羊水栓塞的发生。

4. 抽不出羊水的原因常为针被羊水中有形物质阻塞，用有针芯的穿刺针可避免此种情况发生。有时稍调整穿刺方向和深度即可抽出羊水。

5. 抽出血液，可来自腹壁、子宫壁、胎盘或刺伤胎儿血管，应立即拔出穿刺针并压迫穿刺点，加压包扎。如胎心无明显改变，一周后再行穿刺。

6. 受术者必须住院观察，医护人员严密观察受术者穿刺后有无不适。

7. 孕妇曾有流产征兆或术前24 h内两次体温在37.5℃以上时禁止穿刺取羊水行产前诊断。

四、妇科内窥镜检查与治疗

(一) 阴道镜检查

【操作目的】　通过阴道镜将宫颈阴道部上皮放大10～40倍直接观察，以观察肉眼看不到的微小病变，在可疑部位行定位活检，提高宫颈疾病确诊率。

【适用范围】　①宫颈刮片细胞学检查巴氏Ⅲ级或Ⅲ级以上，或TBS提示AGS阳性以上和（或）高危型HPV-DNA阳性者；②有接触性出血，肉眼观察宫颈无明显病变者；③肉眼观察可疑癌变，可疑病灶定位活检；④可疑下生殖道尖锐湿疣；⑤可疑阴道腺病、阴道恶性肿瘤；⑥宫颈、阴道、外阴病变治疗后复查和评估。

【准备工作】

1. 环境要求　宽敞、清洁、隐蔽。

2. 用物准备　无菌手套、无菌孔巾、阴道窥器、弯盘、消毒棉球、无菌纱布、醋酸、碘液、消毒液、光源等。

【操作方法】

1. 患者排空膀胱，取膀胱截石位。

2. 阴道窥器充分暴露宫颈，用棉球擦净宫颈分泌物。

3. 打开照明开关，调整物镜位置及焦距使物像清晰。先用低倍镜观察宫颈外形、颜色、血管及有无白斑。

4. 用3%醋酸棉球浸湿宫颈表面，使宫颈表面上皮净化、肿胀，以便更清楚地观察病变表面的形态和界限。正常鳞状上皮含少量蛋白质，表层及中层细胞蛋白质集中于细胞核及细胞膜；不典型增生或上皮内癌时，上皮细胞膜、细胞核及细胞质内均含较多蛋白质，涂醋酸后蛋白质凝固，上皮变白。如检查时间超过3～5 min，应重复涂擦醋酸液。

5. 必要时用绿色滤光镜片放大20倍观察，可使血管图像更清晰。

6. 碘试验　成熟鳞状上皮细胞富含糖原，涂复方碘液，糖原与碘结合呈深棕色，称碘试验阳性；柱状上皮、未成熟化生上皮、角化上皮及不典型增生上皮不含糖原，涂碘后均不着色，为碘试验阴性。观察不着色区域分布，在异常图像部位或可疑病变部位多点取材送病理检查。

【注意事项】

1. 阴道炎、急性宫颈炎患者应治愈后再行阴道镜检查。

2. 检查前24 h内禁止性生活，阴道冲洗、上药、坐浴，宫颈刮片，双合诊。

（二）宫腔镜检查与治疗

【操作目的】 通过宫腔镜直视下观察宫颈管、宫颈内口、宫内膜及输卵管开口，直接窥视宫腔内的生理与病理变化，针对病变组织直观准确取材并送病理检查。同时可在宫腔镜直视下行宫腔内手术治疗。

【适用范围】

1. 宫腔镜检查　①异常子宫出血；②疑宫腔粘连；③复发性流产；④IUD定位及取出；⑤原因不明的不孕症；⑥子宫造影疑子宫异常；⑦超声检查的异常子宫回声及占位病变；⑧宫腔手术后的随访。

2. 宫腔镜治疗　①子宫内膜息肉；②子宫黏膜下肌瘤；③宫腔粘连分离；④子宫内膜切除；⑤子宫纵隔切除；⑥子宫内异物取出；⑦宫腔镜辅助下热球子宫内膜凝固剥离。

有以下情况者禁止行宫腔镜检查和治疗：①急性生殖道感染；②心、肝、肾衰竭急性期及其他情况不能胜任手术者；③近期（3个月内）有子宫穿孔史或子宫手术史；④宫颈恶性肿瘤；⑤早孕希望继续妊娠者。

【准备工作】

1. 环境要求　宽敞、清洁、隐蔽。

2. 用物准备　无菌手套、无菌巾、阴道窥器、消毒棉球、无菌纱布、5%葡萄糖液或0.9%氯化钠溶液、宫腔镜配套设备等。

3. 患者准备

（1）检查时间以月经干净后3～7天为宜。

（2）术前应详细询问病史，进行全身检查、妇科检查、宫颈脱落细胞学检查及阴道分泌物检查。

（3）术前禁食6～8 h。

（4）宫腔镜检查无需麻醉或行宫颈局部麻醉；宫腔镜手术多采用硬膜外麻醉或静脉麻醉。

【操作方法】

1. 患者排空膀胱，取膀胱截石位。消毒外阴、阴道，铺无菌巾。

2. 阴道窥器暴露宫颈，再次消毒阴道、宫颈，用宫颈钳夹持宫颈，探针了解宫腔深度和方向，扩张宫颈至大于镜体外鞘直径半号。

3. 接通液体膨宫泵，将压力调至120～150 mmHg，排空灌流管内气体后，用5%葡萄糖液膨开宫颈，宫腔镜在直视下按其宫颈管轴径缓缓插入宫腔。

4. 冲洗宫腔内血液至液体清净，调整液体流量，使宫腔内压达到所需压力，宫腔扩展即可看清宫腔和宫颈管。

5. 观察宫腔 先观察宫腔全貌，宫底、宫腔前后壁、输卵管开口，在退出过程中观察宫颈内口和宫颈管。然后将宫腔镜退出宫颈管。

6. 宫内操作 短时间、简单的手术操作可在确诊后立即施行，如节育器嵌顿、易切除的内膜息肉、内膜活检等。需较长时间、较复杂的宫腔镜手术不宜在局麻下进行。根据宫腔内病变择期在手术室麻醉下进行。手术前安装好能源，在体外测试后再进入宫腔内操作。

7. 能源 高频电发生器，单极、双极电切及电凝常用于宫腔镜手术治疗。激光和微波也用于宫腔镜手术。

【注意事项】

1. 宫颈过度狭窄不能充分扩张宫颈者；宫颈裂伤或松弛，灌流液大量外漏者不宜行宫腔镜检查与治疗。

2. 切实做好术前准备，取得患者的配合。

3. 操作要轻柔、规范，避免子宫穿孔、脏器损伤、出血、过度水化综合征、盆腔感染、心脑综合征和术后宫腔粘连等并发症的发生。

4. 膨宫液的选择 使用单极电切或电凝时，膨宫液必须选用非导电的葡萄糖液，双极电切或电凝可选用0.9%氯化钠液，后者可减少过量低渗液体灌注导致的过度水化综合征。

5. 严格执行无菌操作，术后禁性生活2周，酌情给予抗生素预防感染。

（三）腹腔镜检查与治疗

【操作目的】 通过腹腔镜可直视腹腔、盆腔病变，针对病变组织直观准确取材并送病理检查，同时可在腹腔镜直视下开展各种妇科手术。

【适用范围】

1. 腹腔镜检查 ①子宫内膜异位症：目前腹腔镜是诊断子宫内膜异位症最准确的方法；②盆腹腔肿块：明确肿块部位、性质或取活检；③不明原因的急、慢性腹痛和盆腔痛；④不孕症患者：明确或排除盆腔疾病，判断输卵管通畅情况，明确输卵管阻塞部位，观察排卵状况，判断生殖器有无畸形；⑤计划生育并发症的诊断：寻找并取出异位节育器、确诊吸宫术或取环术导致的子宫穿孔或腹腔脏器损伤。

2. 腹腔镜治疗 ①输卵管妊娠：行输卵管切开去除胚胎术或输卵管切除术或输卵管部分切除术；②输卵管系膜囊肿剔除术；③输卵管因素的不孕症（输卵管粘连、积水等）：行粘连分离整形术、输卵管造口术、绝育术后输卵管端端吻合术；④卵巢良性肿瘤（巨大卵巢肿瘤除外）：行肿瘤剥离术、患侧卵巢或附件切除术等；⑤多囊卵巢综合征：卵巢打孔术；⑥子宫肌瘤：肌瘤剥除术、子宫切除术、腹腔镜辅助阴式子宫切除术；⑦盆腔子宫内膜异位症：病灶电凝或切除、卵巢子宫内膜异位囊肿剥除术、盆腔粘连分离术等；⑧双侧输卵管结扎术；⑨腹腔镜辅助乙状结肠代阴道术；⑩广泛性全子宫切除术加盆腔淋巴结清扫术。

【准备工作】

1. 环境要求 宽敞、清洁、隐蔽。

2. 用物准备 无菌手套、无菌巾、阴道窥器、消毒棉球、无菌纱布、腹腔镜配套设备等。

3. 患者准备

(1) 术前应详细询问病史，进行全身检查、妇科检查及必要的辅助检查，确定患者无手术禁忌证，能耐受手术。

(2) 进行必要的术前心理指导，使其了解腹腔镜的优越性和局限性，取得必要时由腹腔镜转为剖腹手术的允诺。

(3) 肠道、阴道准备同妇科腹部手术。

(4) 腹部皮肤准备同妇科腹部手术，尤应注意脐孔的清洁。

(5) 体位 手术时需取头低臀高位并倾斜15°～25°，使肠管滑向上腹部，暴露盆腔手术野。

(6) 腹腔镜检查可选用局部麻醉或硬膜外麻醉；腹腔镜手术多采用气管内插管静脉全麻。

【操作方法】

1. 常规消毒腹部皮肤及外阴、阴道，放置导尿管和举宫器（无性生活者不用举宫器）。

2. 人工气腹 患者先取平卧位，根据套管针外鞘直径切开脐孔下缘皮肤10～20 mm，用布巾钳提起腹壁，穿刺气腹针与腹部皮肤呈90°沿切口进入腹腔，连接自动CO_2气腹机，以1～2 L/min流速进行CO_2充气，当充气1 L后，调整患者体位至头低臀高位（倾斜15°～25°），继续充气，使腹腔内压力达12 mmHg，拔去气腹针。

3. 放置腹腔镜 用布巾钳提起腹壁，从脐孔下缘切口、与腹部皮肤呈90°穿刺套管针，当套管针从切口穿过腹壁筋膜层时有突破感，将套管针转为45°方向，穿过腹膜层进入腹腔，去除套管针针芯，将腹腔镜从套管针鞘进入腹腔，连接好CO_2气腹机，以20～30 L/min的气体流量进行持续腹腔内充气，整个手术过程维持腹腔内压在12 mmHg，打开冷光源，即可见盆腔视野。

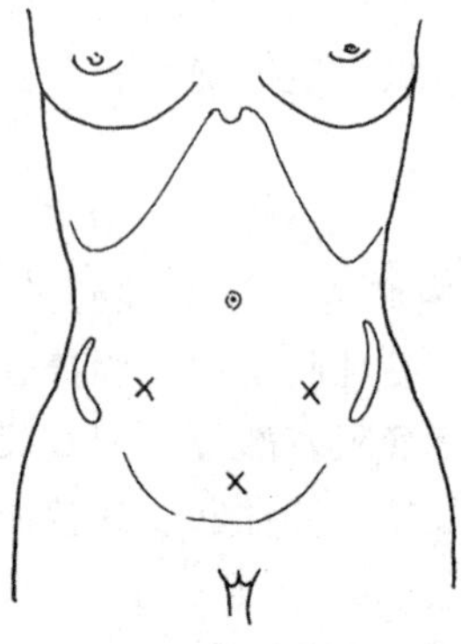

图 12-38 盆腔腹腔镜穿刺点选择

4. 腹腔镜观察 按顺序检查盆腔。检查后根据盆腔疾病情况进行输卵管通液、卵巢活检或病灶活检等进一步检查。

5. 如需进行腹腔镜手术，在腹腔镜监测下，根据不同的手术种类选择下腹部不同部位的第2、3或4穿刺点（右下腹、左下腹、下腹中线耻骨联合上约2 cm），见（图12-38），分别穿刺套管针，插入必要的器械操作。穿刺时应避开下腹壁血管。

6. 手术操作基础 必须具备以下操作技术方可进行腹腔镜手术治疗：①用腹腔镜跟踪、暴露手术野；②熟悉镜下解剖；③熟悉镜下组织分离、切开、止血技巧；④镜下套圈结扎；⑤熟悉腔内或腔外打结及腔内缝合技巧；⑥熟悉电器械的使用方法，其中单极、双极电凝为最常用的电器械，还包括PK刀、结扎速血管闭合器和超声刀等器械；⑦用取物带取出组织物的技巧。

7. 手术操作原则 遵循微创原则，按经腹手术的操作步骤进行镜下手术。

8. 手术结束 用0.9%氯化钠注射液冲洗盆腔，检查无出血、无内脏损伤后，停止充入

CO_2 气体，并放尽腹腔内 CO_2，取出腹腔镜及各穿刺点的套管针鞘，缝合穿刺口。

【注意事项】

1. 严格掌握腹腔镜检查与治疗的适应证　对有严重心肺功能不全，凝血系统功能障碍，绞窄性肠梗阻，大的腹壁疝或膈疝，腹腔内广泛粘连，弥漫性腹膜炎，腹腔内大出血等患者应禁止腹腔镜检查与治疗。

2. 既往有下腹部手术史或腹膜炎病史、过度肥胖或过度消瘦、盆腔肿块超过脐水平、妊娠＞16 周等不宜行腹腔镜检查与治疗。

3. 必须在有经腹手术操作经验的基础上方可行腹腔镜下手术。

4. 手术操作应准确、规范，预防出血性损伤、脏器损伤、皮下气肿、气体栓塞、气胸、神经损伤、切口疝等并发症的发生。一旦出现并发症，针对病情进行相应处理。

第四节　计划生育手术

一、放、取环术

【操作目的】　育龄妇女通过放置宫内节育器达到避孕的目的。当出现取环指征时取出宫内节育器以消除放置节育器的不良反应或治疗并发症等。

【适用范围】

1. 放环术　已婚育龄妇女自愿采用宫内节育器避孕而无禁忌证者。

2. 取环术　①节育器放置到期需取出者；②绝经一年者；③有不良反应或不规则阴道流血经治疗无效者；④要求改用其他节育措施者；⑤带器妊娠者；⑥节育器嵌顿或异位；⑦计划再生育者。

【准备工作】

1. 环境要求　宽敞、清洁、隐蔽、温度适宜。

2. 用物准备　计划生育手术模型、无菌手套、阴道窥器、弯盘、宫颈钳、扩条、宫腔探针、放环叉、取环钩、剪刀、止血钳、节育器、消毒棉球、无菌纱布、消毒液等。

3. 人员准备　确认受术者无手术禁忌证并符合时间要求。

（1）放环术禁忌证　①生殖器官炎症：急、慢性盆腔炎，各种阴道炎、宫颈炎等；②生殖器官肿瘤；③子宫畸形；④月经频发或过多以及不规则出血等；⑤子宫颈内口过松或严重子宫脱垂者；⑥严重全身性疾病如心力衰竭、重度贫血、出血性疾患或各种疾病的急性期；⑦子宫腔深度大于 9 cm 或小于 5.5 cm 者；⑧妊娠或可疑妊娠；⑨有铜过敏史。

（2）节育器放置时间　①月经干净后 3～7 天无性生活；②人工流产后宫腔深度应小于 10 cm，宫缩良好可立即放置 IUD；③自然流产或中期妊娠引产转经，月经干净 3～7 天；④产后满 3 个月，或月经恢复后子宫恢复正常者；⑤剖宫产后 6 个月；⑥哺乳期或短期停经要求放环者，应先排除早孕再放置；⑦在无保护性生活后 5 日内放入含铜宫内节育器防止妊娠。

（3）取环时间　一般在月经干净后 3～7 d。阴道流血多或伴感染者，可随时取环。

【操作方法】

1. 放环术

（1）受术者排空膀胱，取膀胱截石位，消毒外阴，铺无菌孔巾。

（2）双合诊查明子宫大小及位置。

（3）阴道窥器暴露宫颈，消毒宫颈、阴道。

（4）用宫颈钳钳夹宫颈前唇，稍向外牵拉使子宫处于水平位。

（5）用探针测量宫腔深度，选择合适的节育器。

（6）将节育器放在放环叉上，沿宫腔方向轻轻将节育器送至宫底部，然后轻轻由节育器下方退出放环叉（图 12-39）。

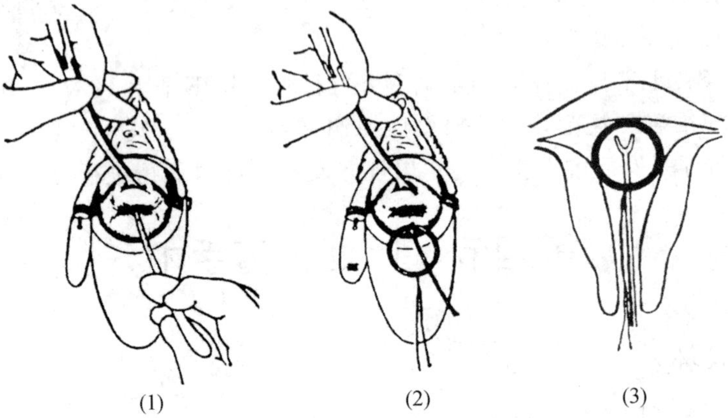

图 12-39 放环叉放置节育器

（1）探宫深；（2）用放环叉置入节育器；（3）将节育器放至宫底后退出放环叉

（7）如宫颈管过紧，可用扩条扩张宫颈后放置。有尾丝节育器，尾丝在宫颈口外留 2 cm，多余尾丝需剪去。

（8）配有放环器的节育器，测量宫腔深度后，调节放环器指示杆至宫深位置，直接用放环器将节育器送至宫底部，将节育器轻推送出放环器后缓缓退出操作杆（图 12-40）。

2. 取环术

（1）～（4）同放环术。

（5）有尾丝者，用止血钳钳夹尾丝，轻轻向外牵拉，即可取出节育器。

（6）无尾丝者，用探针探测宫腔深度，同时感觉节育器的位置。将取环钩顺宫腔方向轻轻伸入宫腔至宫底部，根据环的位置转动钩的方向，钩住环的下缘，轻轻向外牵拉（图 12-41）。

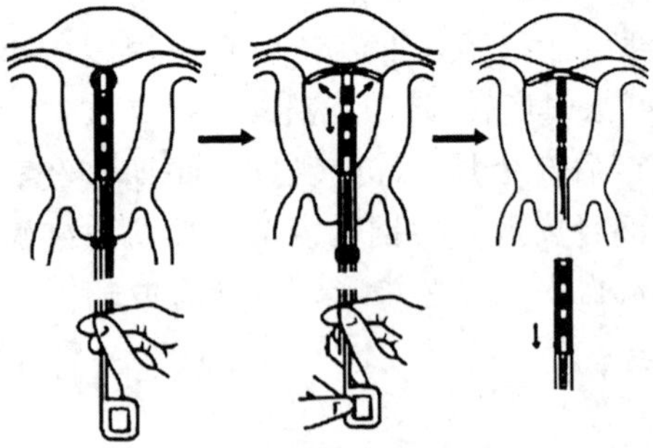

图 12-40 放环器放置节育器

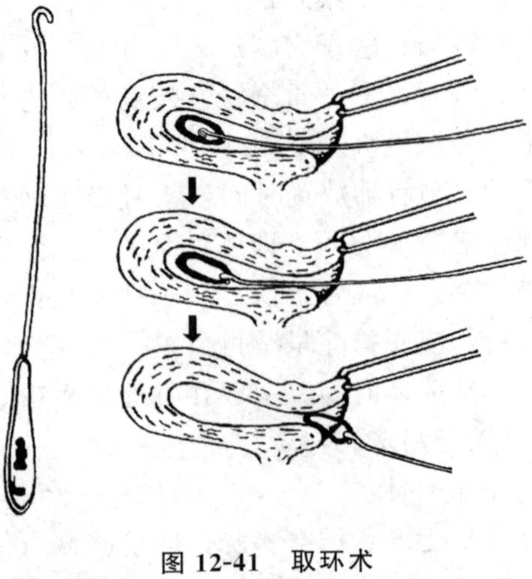

图 12-41 取环术

（7）如取环困难，必要时可在宫腔镜下定位取出。

【注意事项】

1. 注意选择优质节育器并将节育器放置于宫底部，避免出血、腰酸、腹坠、节育器嵌顿、节育器异位、带器妊娠、节育器脱落等不良反应及并发症的发生

2. 严格无菌操作，节育器送入过程中避免接触外阴、阴道，防止感染。

3. 放环术后休息 2 天，取环术后休息 1 天。1 周内避免重体力劳动，2 周内禁盆浴和性交。保持外阴清洁。

4. 放环初的几天内出现少量阴道流血或轻微腰酸腹胀属正常现象，数日内可自然消失，不需处理。如出血多且有腹痛，应查明原因后处理。

5. 放环后应在下一次月经后、3 个月、6 个月、1 年各复查一次，以后每年复查一次。可做盆腔透视，也可行 B 超检查。

二、人工流产术

人工流产术是指妊娠 14 周内，采用手术方法终止妊娠，是避孕失败的补救措施。目前主要采用负压吸宫术。个别孕周稍大的，可行钳刮术。

【操作目的】 通过人工流产术可终止非意愿妊娠或因母儿有病理情况不能继续的妊娠，以保证母儿健康，减少异常胎儿的出生。

【适用范围】

1. 负压吸宫术　①妊娠 10 周内要求终止妊娠而无禁忌证者；②因各种疾病不宜继续妊娠者。

2. 钳刮术　妊娠 11～14 周。

【准备工作】

1. 环境要求　宽敞、清洁、隐蔽、温度适宜。

2. 用物准备　计划生育手术模型、无菌手套、阴道窥器、弯盘、宫颈钳、扩条、宫腔探针、吸管、卵圆钳、连接胶管、人流负压吸引器、消毒棉球、无菌纱布、消毒液等。

3. 人员准备

（1）详细询问受术者病史，进行全身检查、妇科检查。

（2）受术者进行尿妊娠试验、B 超检查确诊宫内妊娠。

（3）受术者行白带常规，血、尿常规及肝肾功能检查。

（4）注意确诊受术者无下列禁忌证：①各种急、慢性传染性疾病急性发作期和严重的全身性疾病不能承受手术者；②急、慢性生殖道炎症；③术前 24 h 两次体温在 37.5℃以上者；④妊娠剧吐致酸中毒尚未纠正者。

（5）行钳刮术者，术前应行宫颈准备，如术前 12 h 行宫颈管插管扩张宫颈，术前 3 h 口服或阴道后穹隆放置米索前列醇 200 μg。

（6）操作者穿清洁工作衣，戴帽子、口罩，肥皂水洗手后戴无菌手套。

【操作方法】

1. 负压吸宫术

（1）患者排空膀胱，取膀胱截石位。如行无痛人流术者，麻醉师开始静脉麻醉并监护。

（2）常规消毒外阴、阴道，铺无菌孔巾。

（3）双合诊查明子宫大小、位置及附件情况。

（4）用阴道窥器暴露宫颈，消毒宫颈及阴道。

（5）用宫颈钳钳夹宫颈前唇或后唇。用子宫探针顺子宫方向轻轻探测宫腔方向和深度。

（6）扩张宫颈：执笔式将宫颈扩条顺子宫曲度扩张宫颈，扩条在通过宫颈内口后即不要再前进。通常从5号扩条开始，至大于备用吸管半号至1号（孕7周以下用5号～6号吸管，孕7周～9周用6号～7号吸管，孕9周以上用7号～8号吸管。如行搔刮术，应扩大至8号～10号。

（7）操作时将橡皮管一端接上吸管，一端接电动负压人流吸引器，将负压调节到54 kPa（400 mmHg）左右，然后将吸管顺宫腔方向轻轻插入，慢慢送至宫底，遇到阻力稍向后退，注意吸管上的刻度，不应超过探针所测得深度。

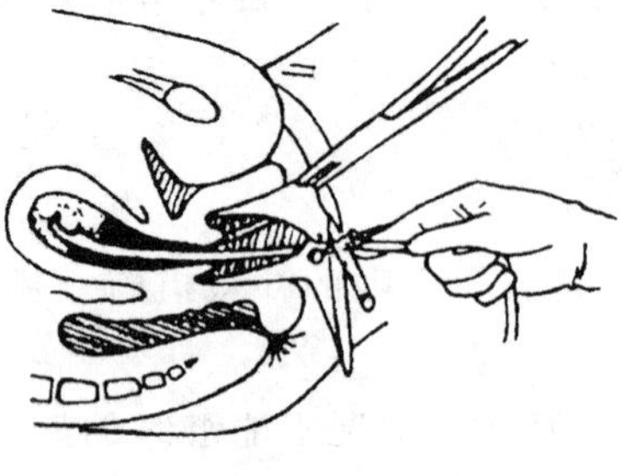

图 12-42　负压吸宫

（8）开放负压，顺时针方向由宫底到宫颈内口处上下来回移动，寻找胚胎着床部位（前位子宫多在着床前壁，后位子宫多着床在后壁，在胚胎着床部位首先吸引可减少出血），找到时可感到有内容物从吸管内通过所引起的轻微震动感。若橡皮管被胚胎组织堵住吸不动时，可将吸管头慢慢退至宫口，使进入少量空气，多能将管腔内容物吸进瓶内（图12-42）。必要时，可用止血钳将吸管口堵塞之胚胎组织夹出。

（9）宫腔四壁出现粗糙感，搔刮时"喳喳"作响，并紧贴吸管口，使其不易移动。折叠捏紧橡皮管，抽出吸管，仅带出少量血性泡沫，证明已基本吸净。为避免胚胎组织残留，可再用小刮匙轻轻搔刮两侧宫角及宫底。

（10）胚胎组织吸刮净后，再次探查宫腔深度，子宫多明显缩小，一般宫腔深度较术前缩小1～3 cm，用棉球或纱布擦净阴道血迹，术毕。

（11）将吸出物用纱布过滤，检查有无绒毛及胎儿组织，有异常者应送病检。

2. 钳刮术

（1）～（5）同负压人流吸引术。

（6）扩张宫颈　一般扩张至8号～12号。

（7）先用卵圆钳钳破胎膜，待羊水流尽后钳夹胎囊、胎儿、胎盘，大块组织钳净后用吸管吸宫，至宫腔四壁出血粗糙感，换用小刮匙轻刮两侧宫角，防止胚胎组织残留。

（8）子宫较大或出血较多者，可向宫颈注射缩宫素10～20 U。

（9）检查钳刮出的胎儿、胎盘等组织物是否完整，组织物的量与孕周是否相符。

【注意事项】

1. 严格执行无菌操作，进入宫腔的器械，不可触碰阴道壁，防止感染。

2. 正确判断子宫大小及位置，动作应轻、柔、稳、准，减少损伤。

3. 吸刮前应检查负压吸引装置正常，吸刮时负压以54～66 kPa（400～500 mmHg）为宜，待吸出胚囊后以27 kPa（200 mmHg）左右负压轻轻吸刮宫腔四周。器械进出宫腔次数不宜过多，防止损伤。

4. 吸管通过宫颈管时，应折叠橡皮管，以防带负压进出宫腔引起迷走神经兴奋而发生人工流产综合反应及宫颈管黏膜损伤发生粘连。

5. 术中、术后出血较多者，可肌注缩宫素10 U或麦角新碱0.2～0.4 mg。

6. 受术者要求同时放置宫内节育器的，吸宫结束时，如宫腔深度在10 cm以内，宫缩好、出血少，可行放环术。

7. 规范操作，注意防治出血、子宫穿孔、吸宫不全、漏吸、人工流产综合反应等并发症的发生。

8. 术后仔细检查吸出物有无绒毛组织，如未见绒毛组织，应送病理检查，考虑有异位妊娠可能。

9. 术后观察 1～2 h，麻醉复苏后，无异常可离开。

10. 术后休息 2 周，2 周内或阴道流血未净禁止盆浴，1 个月内禁止性生活。

11. 术后有发热、腹痛、阴道流血多者应及时就诊。

12. 术后一个月门诊复查。月经复潮后，应立即采取避孕措施。

三、中期妊娠引产术

妊娠 13～24 周，采用人工方法终止妊娠称为中期妊娠引产。中期妊娠引产有药物引产和手术引产两类方法。药物引产有依沙吖啶、前列腺素、天花粉等，目前临床最常用的为依沙吖啶。下面介绍依沙吖啶引产方法。

依沙吖啶又称利凡诺，有直接刺激宫缩的作用，引产成功率为 98%。

【操作目的】 终止意外妊娠或母儿有病理情况不宜再继续的妊娠。

【适用范围】 妊娠 14～24 周要求终止妊娠而无禁忌证者。

【准备工作】

1. 环境要求　宽敞、清洁、温度适宜。

2. 用物准备　中期妊娠引产手术模型、无菌孔巾、无菌手套、弯盘、穿刺针、消毒棉球、无菌纱布、消毒液、注射器等。

3. 人员准备

（1）详细询问受术者病史，进行全身检查、妇科检查、产科腹部检查。

（2）受术者行白带常规，血、尿常规、肝肾功能及 B 超检查。

（3）注意确诊受术者无下列禁忌证：①有活动性肝、肾疾病伴功能不全者；②各种疾病的急性期；③急性传染病及急性生殖道炎症；④子宫壁有瘢痕或子宫发育不良者；⑤术前 24 h 内两次体温达 37.5℃以上者。

【操作方法】

1. 用 20～40 ml 无菌注射用水将 100 mg 依沙吖啶溶解后备用。

2. 孕妇排空膀胱，取平卧位，查清宫底高度，初步选定穿刺部位，一般以宫底下 2～3 横指囊性感最明显处为宜。在 B 超定位下进行穿刺，更为安全可靠。

3. 以穿刺部位为中心消毒腹部皮肤，铺无菌孔巾。

4. 再次确定穿刺部位，用 20 号～21 号穿刺针垂直腹壁快速刺入羊膜腔，当阻力感消失时，拔出针芯，见清亮羊水流出或接 2 ml 注射器抽出羊水，证实穿刺针进入羊膜腔（图 12-43）。如第一次穿刺失败，可另选穿刺点，一般不超过两次。

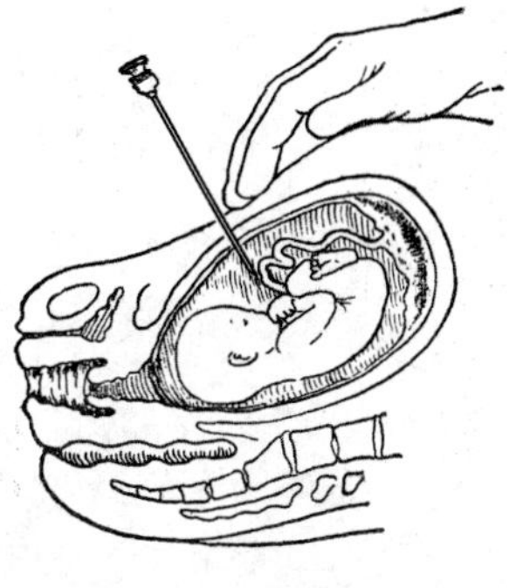

图 12-43　羊膜腔穿刺

5. 换上已抽好药的注射器，将药液缓缓注入羊膜腔，在注药过程中适时回抽注射器可抽出羊水，证实穿刺针头在羊膜腔内。

6. 药物注射完毕，套入针芯，快速拔针。用无菌纱布压迫穿刺部位 2～3 min，胶布固定。

【注意事项】

1. 依沙吖啶的有效量与妊娠周数无关，每次注入含依沙吖啶100 mg的稀释液20～40 ml效果较满意。用量过大会引起药物中毒。超过100 mg者，有引起肝、肾功损害的可能。

2. 孕周数越大似对药物的敏感性越高。

3. 生理盐水溶解依沙吖啶会出现沉淀，可用注射用水溶解。

4. 穿刺过程和拔针前后，注意孕妇有无呼吸困难、发绀等栓塞征象。

5. 注药后应卧床休息，定时测量孕妇体温、脉搏，观察有无宫缩，阴道流血、流液等情况。

6. 从给药到胎儿、胎盘娩出平均约需38～48 h。用药5天仍无规律宫缩为引产失败，可再次穿刺给药或改用其他方法引产。

7. 有些孕妇在注药24 h左右可出现轻度体温升高和白细胞计数增多现象，一般不超过38℃。胎儿排出后，体温和白细胞多可自然恢复。如体温超过38℃，应给予抗生素。

8. 胎儿、胎盘绝大多数自然娩出，应仔细检查胎盘、胎膜是否完整，对妊娠小于20周者，主张常规清宫以促进子宫复旧、减少阴道流血。

9. 常规检查宫颈与阴道壁有无撕裂，有裂伤应及时缝合。

（柳州医学高等专科学校　陈晓敏）

第十三章　儿科操作技能

学习目标

1. 掌握儿科常用操作技能的整个程序和操作方法。
2. 熟悉儿科常用操作技能的操作目的及其注意事项。
3. 了解儿科常用操作技能的操作前准备和适用范围。

第一节　小儿体格发育的测量

一、体重测量法

【操作目的】 认识反映体格发育的重要指标，也是用药量及液体疗法的客观依据。

【适用范围】

1. 对个体、家庭、社区儿童进行保健指导。
2. 小儿用药剂量计算。

【准备工作】

1. 环境要求　宽敞、清洁、室温25℃左右。
2. 用物准备　盘式杠杆秤、站式杠杆秤、尿布。
3. 小儿准备　空腹、排空大小便。

【操作方法】

1. 婴儿测量法

（1）调零　将尿布斜对角铺在盘秤上，调节零点，平衡盘秤。

（2）放置　脱去婴儿衣服，将婴儿轻放于秤盘中央，尿布两边垂角覆盖在婴儿身上。

（3）读数　精确读数至10 g。

（4）把婴儿抱回床上，穿好衣服。

2. 儿童测量法

（1）调零　将磅秤调至零点。

（2）测量　小儿赤足站在磅秤中央，两手自然下垂，双眼注视前方，不能摇动或接触其他物体。

（3）读数　精确度数到50 g。

【注意事项】

1. 每次测量前先将磅秤调节到零点平衡后方可使用。
2. 测量中注意病儿安全及保暖，防止摔伤、受凉。
3. 儿童特殊情况下如神志不清、不合作者，可由护士抱儿童测体重，称自己的体重及儿童衣服，总重减护士体重及儿童衣服重量，获得儿童体重千克数。

二、身高（身长）测量法

【操作目的】 评价小儿体格发育的状况，是反映骨骼发育的重要指标。

【适用范围】 对个体、家庭、社区儿童进行保健指导。

【准备工作】

1. 环境要求　宽敞、清洁。

2. 用物准备　身长测量板、有身高量杆的磅秤。

【操作方法】

1. 婴儿测量法（图 13-1）

（1）铺尿布于测量板上，婴儿赤足仰卧在测量板上，助手固定小儿头部，使其轻贴测量床的顶板。

（2）测量者左手固定双膝，使两下肢伸直，右手移动足板使之紧贴足底。

（3）读数　注意量床两侧数字一致，精确至 0.1 cm。

2. 儿童测量法（图 13-2）

（1）小儿脱去鞋站立在有身高量杆的磅秤上，两眼正视前方，挺胸抬头，腹微收，两臂自然下垂，手指并拢，脚跟靠拢，脚尖分开约 60°。

（2）保持儿童足跟、臀部、肩胛骨、枕部与垂直量杆接触。

（3）将推杆轻推至儿童头顶，使之与量杆成 90°角。

（4）读数：精确至 0.1 cm。

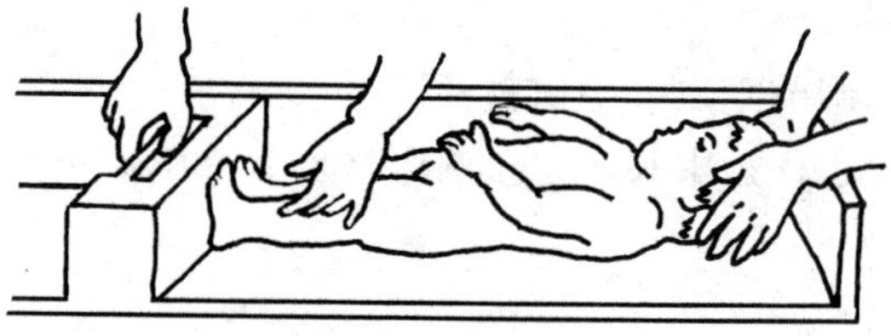

图 13-1　身长测量法

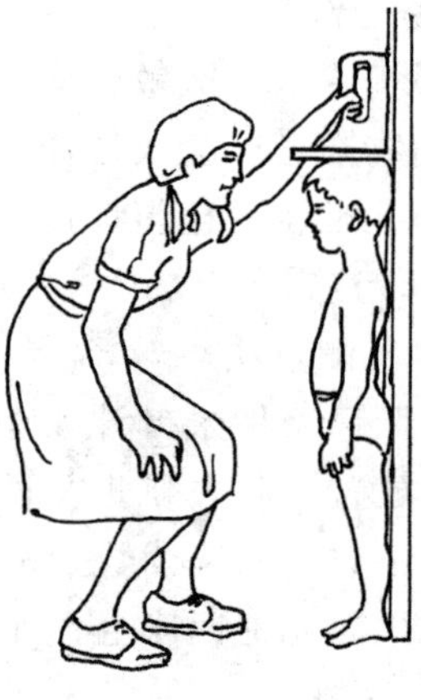

图 13-2　儿童身高测量法

【注意事项】

1. 3 岁以下小儿采用婴儿测量法仰卧位测量身长。

2. 婴儿测量法时推动滑板动作应轻快，量板与小儿足底垂直。

三、坐高测量法

【操作目的】 评价小儿体格发育的状况，是反映头颅与脊柱发育的重要指标。

【适用范围】 对个体、家庭、社区儿童进行保健指导。

【准备工作】

1. 环境要求　宽敞、清洁。

2. 用物准备　身长测量板、坐高计。

【操作方法】

1. 婴儿测量法（图 13-3）

（1）铺尿布于测量板上，给小儿脱去鞋袜，平卧在测量床的中线。助手固定小儿头部，使其轻贴测量床的顶板。

（2）操作者一手握住小儿小腿，使其膝关节屈曲，骶骨紧贴底板，大腿与底板垂直。

（3）一手移动足板紧压臀部，注意量床两侧数字一致，读数精确至 0.1 cm。

2. 儿童测量法（图 13-4）

（1）小儿坐于坐高计凳上，身躯先前倾使骶部紧靠量板，再挺身坐直，大腿靠拢紧贴凳面与躯干成直角，膝关节屈曲成直角，两脚平放于地面。

（2）移下头板与头顶接触，记录读数精确到 0.1 cm。

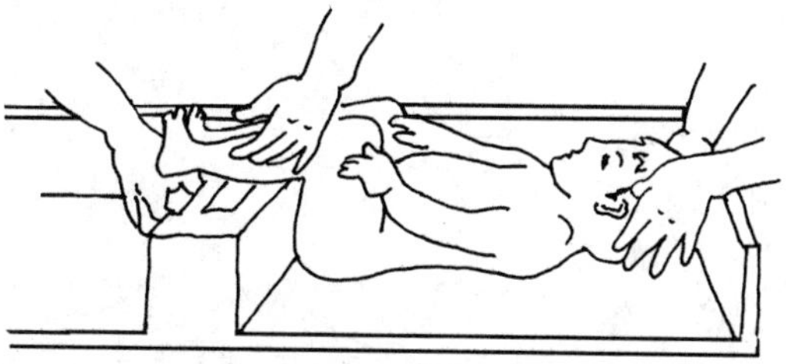

图 13-3　婴儿顶臀长测量法

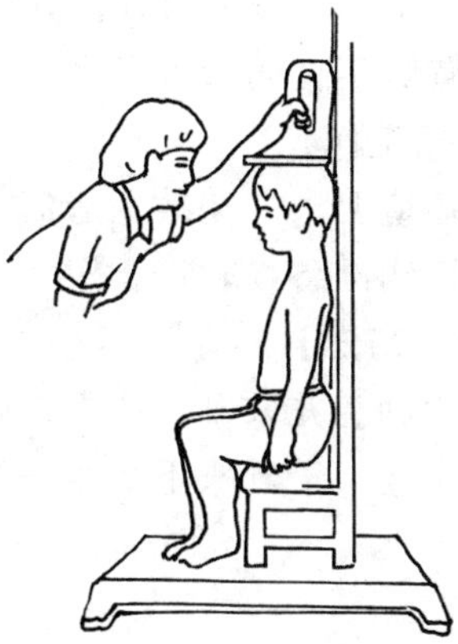

图 13-4　小儿坐高测量法

【注意事项】

1. 3 岁以下小儿采用婴儿测量法仰卧位测量顶臀长。

2. 注意体位。

四、头围测量法

【操作目的】　评价小儿体格发育的状况，是反映脑和颅骨发育的重要指标。

【适用范围】

1. 对个体、家庭、社区儿童进行保健指导。

2. 脑畸形、脑积水的参考。

【准备工作】

1. 环境要求　宽敞、清洁。

2. 用物准备　软尺。

【操作方法】

1. 测量者立于被测者之前方或右方。

2. 协助患儿取坐位或立位。

3. 用卷尺从患儿枕后部绕至前眉弓处，见图 13-5。

(1) 测量者用左手拇指将软尺 0 点固定于小儿头部右侧眉弓上缘。

(2) 左手中、示指固定软尺与枕骨粗隆，手掌固定小儿头部。

(3) 右手使软尺紧贴头皮绕枕骨结节最高点及左侧眉弓上缘回至 0 点。

4. 读数　精确至 0.1cm。

【注意事项】

1. 不能取坐位或立位的患儿，可协助患儿取卧位。

2. 脑积水、急性脑水肿患儿，遵医嘱每天测量头围。

3. 头发过多或有小辫者应将其拨开。

五、胸围测量法

【操作目的】 评价小儿营养状况，是反映肺和胸廓发育的重要指标。

【适用范围】

1. 对个体、家庭、社区儿童进行保健指导。

2. 营养不良的参考。

【准备工作】

1. 环境要求　宽敞、清洁。

2. 用物准备　软尺。

【操作方法】

1. 协助患儿取卧位或立位，两手自然平放或下垂。

2. 用卷尺沿乳头下缘水平绕胸一周，见图 13-6。

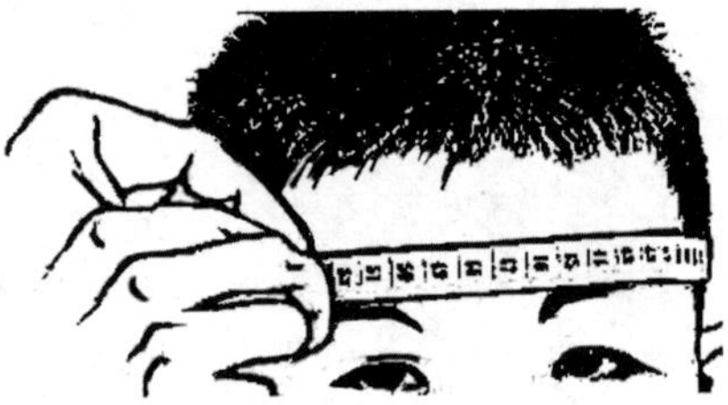

图 13-5　头围测量法

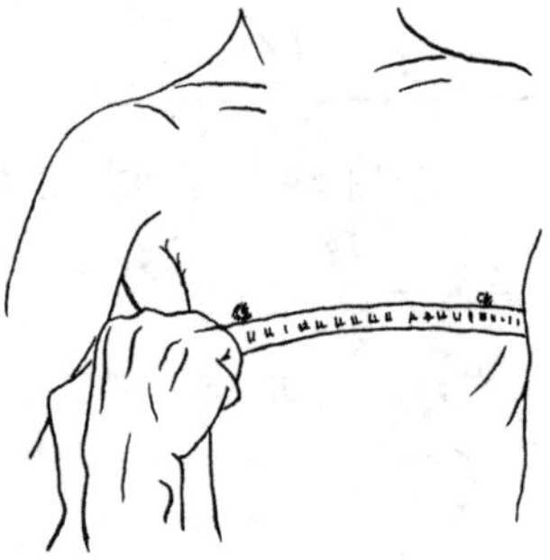

图 13-6　胸围测量法

(1) 测量者用左手将软尺 0 点固定于小儿右侧乳头下缘。

(2) 右手将软尺紧贴皮肤，经背部两侧肩胛下缘回至 0 点。

3. 读数　精确至 0.1cm。

【注意事项】

1. 3 岁以上小儿不可取坐位。

2. 乳腺已发育的女孩，固定于胸骨中线第 4 肋间。

3. 取平静呼吸时的中间读数，或吸、呼气时的平均数，读至小数点后一位数。

第二节 小儿血压测量法

【操作目的】 血压是重要的生命体征之一，是机体内生命活动的客观反映，是衡量机体状态的可靠指标。

【适用范围】

1. 健康体检。
2. 高血压患者。
3. 休克者。
4. 监测生命体征时。

【准备工作】

1. 环境要求　宽敞、清洁、安静、光线充足。
2. 用物准备　血压计、听诊器。
3. 操作者准备　穿着整齐，洗手、戴口罩；了解患者年龄、疾病种类及病情，用药情况、意识和神志，30 min 内患者有无情绪波动，有无剧烈运动；检查血压计，注意玻璃有无损坏，水银有无漏出，加压气球、橡胶管有无老化、漏气，听诊器是否完好。
4. 被检者准备　年长儿半小时内禁烟、禁咖啡，排空膀胱，安静环境下在有靠背的椅子安静休息至少 5 min；婴幼儿应在安静环境下进行。

【操作方法】 新生儿及小婴儿可用多普勒超声诊断仪或心电监护仪测量血压，其他年龄均为“袖带法”。

1. 协助病员脱下一侧衣袖或衣袖卷至肩部，以不影响动脉血流为准。
2. 体位　根据患儿年龄或病情，取卧位或坐位。被检者上肢裸露伸直并轻度外展，掌心向上，肘部置于心脏同一水平。坐位平第 4 肋，卧位平腋中线。
3. 选择合适袖带　需依年龄而选择，气袋宽度不宜超过上臂长的 2/3 或小于 1/2，新生儿时期宜宽 2.5 cm，婴幼儿时期 4～6 cm，学龄前期 8 cm，学龄期儿童 9～12 cm。
4. 绑袖带　打开血压计，放平，驱净袖带内空气，平整无折地缠于上臂中部，其下缘距肘窝以上 2～3 cm，气袖之中央位于肱动脉表面，松紧适宜（以能插入 1 指为宜）。
5. 打开水银柱开关，戴好听诊器。
6. 放置听诊器胸件　于肘窝内侧摸到肱动脉搏动最明显处，将听诊器胸件紧贴肘窝肱动脉处，轻轻加压。听诊器胸件勿放入袖带内。
7. 加压充气　关闭气门，边充气边听诊，待肱动脉搏动音消失，再升高 30 mmHg。
8. 放气　逐渐松动橡皮球阀门，缓缓放气，速度以每秒下降 4 mmHg 为宜。视线与汞柱上端平齐，注视刻度。
9. 读数　听肱动脉第一声搏动为收缩压，再继续听肱动脉搏动音变弱或消失为舒张压。
10. 以同样方法测量 2 次，取其平均值。
11. 测量后整理

(1) 测量毕，排尽袖带内空气，解开袖带，自末端卷好。

(2) 将血压计向右侧倾斜 45°角。使玻璃管内的水银全部流入水银槽内，关闭水银槽开关。

(3) 气球、袖带放入血压计固定位置，关闭血压计。

(4) 协助病人穿好衣服，取舒适的体位。

12. 小儿血压正常值

收缩压 (mmHg) =80+(年龄×2)；舒张压为收缩压的2/3。

【注意事项】

1. 对于需要密切观察血压的患者，应做到四定，即：定时间、定部位、定体位、定血压计。

2. 排除影响血压值的外界因素

(1) 选择血压计袖带宽窄应符合标准，袖带太窄需要较高的空气压力才能阻断动脉血流，故测得血压值偏高；袖带过宽使大段血管受压，以致搏动音在达到袖带下缘之前已消失，故测出的血压偏低。

(2) 操作时袖带缠绕过松，或操作者视线低于水银柱（向上看），可致测得的血压偏高；袖带缠绕过紧，或操作者视线高于水银柱刻度（向下看），可使测得的血压偏低。

(3) 血压计本身造成的误差，水银不足测得的血压偏低，汞柱上端通气小孔被阻塞，空气进出困难，可导致收缩压偏低，舒张压偏高。

(4) 患者情绪激动、吸烟、进食、膀胱充盈、手臂位置低于心脏水平时可致测得的数量偏高；手臂高于心脏水平可使测得的血压数值偏低。

3. 充气不可过猛，勿使汞柱超过玻璃管最高刻度，血压计要放平。

4. 两次测量之间应将袖带内余气放尽，水银柱下降到“0”点后再重测。

5. 一侧肢体偏瘫应选择其他肢体测量血压。

第三节　新生儿窒息复苏

【操作目的】 用人工方法或器械使窒息的新生儿迅速建立有效的循环和呼吸，恢复全身血氧供应，促进脑功能的恢复，防止加重脑缺氧，改善其预后。

【适用范围】 新生儿出生后1 min Apgar评分≤7分。

【准备工作】

1. 环境要求　宽敞、清洁、室温25℃左右。

2. 用物准备　新生儿远红外辐射抢救台、婴儿模型、急救器械（气管插管、吸痰管、面罩等）、急救药物。

3. 护士准备　剪平指甲，除去甲缘下积垢；着装整洁；戴好专用帽子和口罩；洗手消毒；将新生儿抢救台预热。

【操作方法】

严格按ABCDE复苏方案进行。

A：清除呼吸道异物；B：建立呼吸；C：维持正常循环，保证足够心搏出量；D：药物治疗；E：评价。其中A是根本，B是关键。评价的主要指标是呼吸、心率和肤色。

1. 评估　出生后立即用数秒钟时间快速评估：①是足月吗？②羊水清吗？③有呼吸或哭声吗？④肌张力好吗？4项指标，有任何1项为“否”，则进行以下初步复苏。

2. 初步复苏 30 s 内完成。

(1) 保暖 新生儿娩出后立即置于预热的开放式抢救台上，设置腹壁温度为 36.5℃。

(2) 摆好体位 置新生儿头于轻微伸仰位，见图 13-7。

(3) 清理呼吸道 肩娩出前助产者用手挤捏新生儿的面、颊部，排除其口、咽、鼻中的分泌物。新生儿娩出后，立即用吸球或吸管，先口咽，后鼻腔，吸净口、咽和鼻腔的黏液。如羊水中混有胎粪，且新生儿无活力，在婴儿呼吸前，应做气管插管，将胎粪吸出。

(4) 擦干 用温热干毛巾快速揩干全身，减少散热。

(5) 刺激 用手拍打或手指弹患儿的足底或摩擦背部 2 次以诱发自主呼吸。

(6) 评估 经上述操作后，出现正常呼吸，心率>100 次/分，肤色红润或仅手足青紫者可予观察。若新生儿仍呼吸暂停或抽泣样呼吸，心率<100 次/分，或持续性中心性青紫，应立即用 100%的氧进行正压通气。

3. 气囊面罩正压人工呼吸

(1) 选择合适面罩 选择能够完全覆盖嘴、鼻、下巴的面罩，不可太大、太小，见图 13-8。

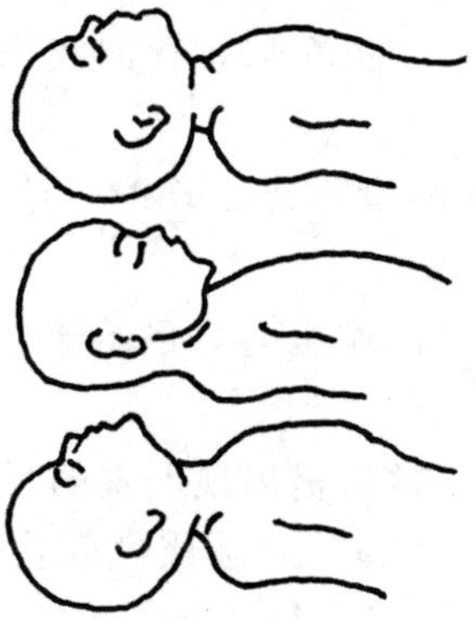

图 13-7 新生儿窒息复苏头轻微伸仰位

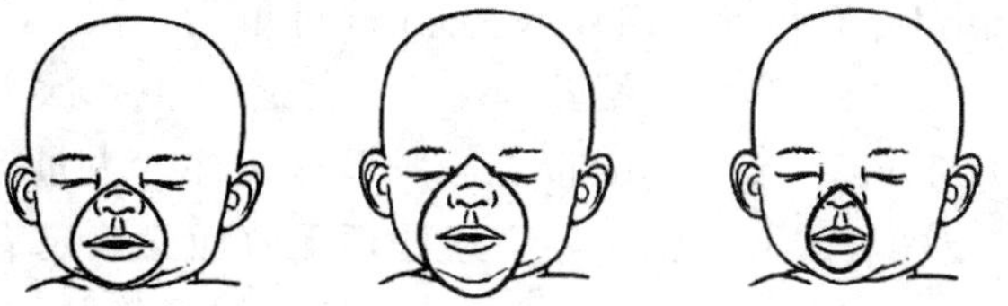

图 13-8 面罩正压通气

(1) 正确，覆盖嘴、鼻、下巴；(2) 不正确，太大，覆盖了眼，超出下颌；(3) 不正确，太小，没有覆盖鼻、下颌

(2) 通气压力 最初的几次正压通气需要 30～40 cmH_2O，以后维持在 20 cmH_2O。

(3) 通气频率 40～60 次/分。

(4) 气管内插管指征 ①有羊水胎粪吸入需要吸净者；②重度窒息需较长时间加压给氧人工呼吸者；③应用气囊面罩复苏器胸廓扩张效果不好或仍然发绀者；④拟诊膈疝患儿；⑤需要气管内给药者。

(5) 评估 经 30 s 充分正压人工呼吸后，如有自主呼吸，再评估心率，如心率>100 次/分，可逐步减少并停止正压人工呼吸。如心率持续<60 次/分，应同时进行胸外心脏按压。

4. 胸外心脏按压

(1) 按压部位 胸骨体下 1/3，见图 13-9。

(2) 按压方法 ①双拇指法：双拇指并排或重叠于患儿胸骨体下 1/3 处，其他手指绕胸廓托在背后［图 13-10 (1)］；②中、示指法：右手中、示指指端垂直压胸骨下 1/3 处，左手托患儿背部［图 13-10 (2)］。

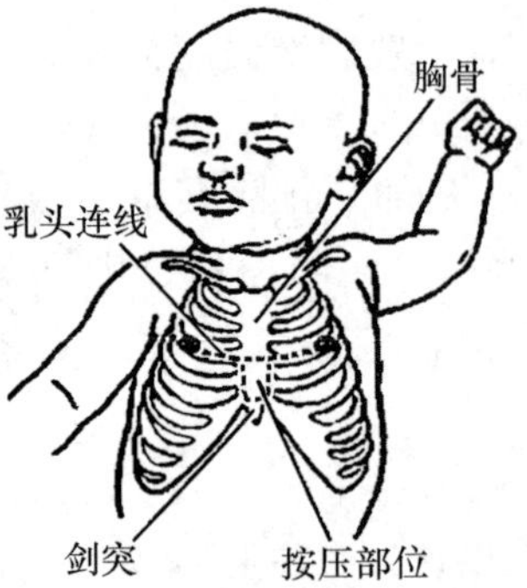

图 13-9 胸外心脏按压部位

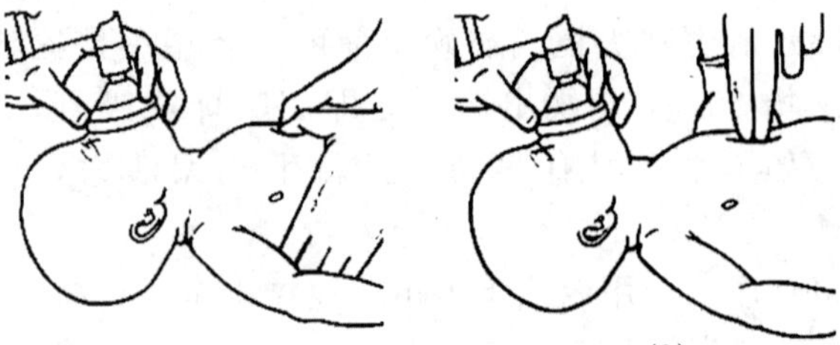

图 13-10 心脏按压方法

(1) 双拇指法；(2) 中、示指法

(3) 按压深度 胸廓前后径的 1/3。

(4) 按压频率 90 次/分。

5. 药物治疗

(1) 肾上腺素 经 100%氧充分正压人工呼吸、同时胸外心脏按压 30 s 后，心率仍< 60 次/分，应立即给予 1∶10 000 肾上腺素 0.1～0.3 ml/kg，脐静脉导管内注入，或 0.3～1 ml/kg 气管导管内注入。5 min 可重复一次。

(2) 扩容剂 给药 30 s 后，心率<100 次/分，并有血容量不足表现时，给予生理盐水 10 ml/kg，于 10 min 以上静脉缓慢输注。大量失血可输血。

(3) 碳酸氢钠 经上述处理无效而又确定有严重代谢性酸中毒者，可给予 5%碳酸氢钠 3～5 ml/kg，加等量 5%葡萄糖液，缓慢静脉推注。

(4) 纳洛酮 仅用于正压人工呼吸后心率和肤色恢复正常后仍出现严重的呼吸抑制，并且其母产前 4～6 h 有注射麻醉药史的新生儿，每次 0.1 mg/kg，静脉或气管内注入，间隔 0.5～1 h 可重复 1～2 次。

6. 复苏后监护与转运 窒息复苏后送入新生儿重症监护室监护。严密监测体温、呼吸、心率、血压、尿量、肤色及窒息引起的多器官损伤。

7. 新生儿窒息复苏流程 见图 13-11 所示。

【注意事项】

1. 复苏过程中应分秒必争，由产、儿科医生共同进行。对高危产妇、估计胎儿分娩时有窒息可能者，均应做好复苏的准备工作。

2. 抢救过程中注意保暖。

3. 在复苏过程中，应不断评价复苏效果，并采取相应措施。

4. 胸外按压和正压人工呼吸需默契配合，比例应为 3∶1。

5. 母亲疑为吸毒者或持续使用美沙酮的新生儿不可用纳洛酮，否则会导致新生儿严重惊厥。

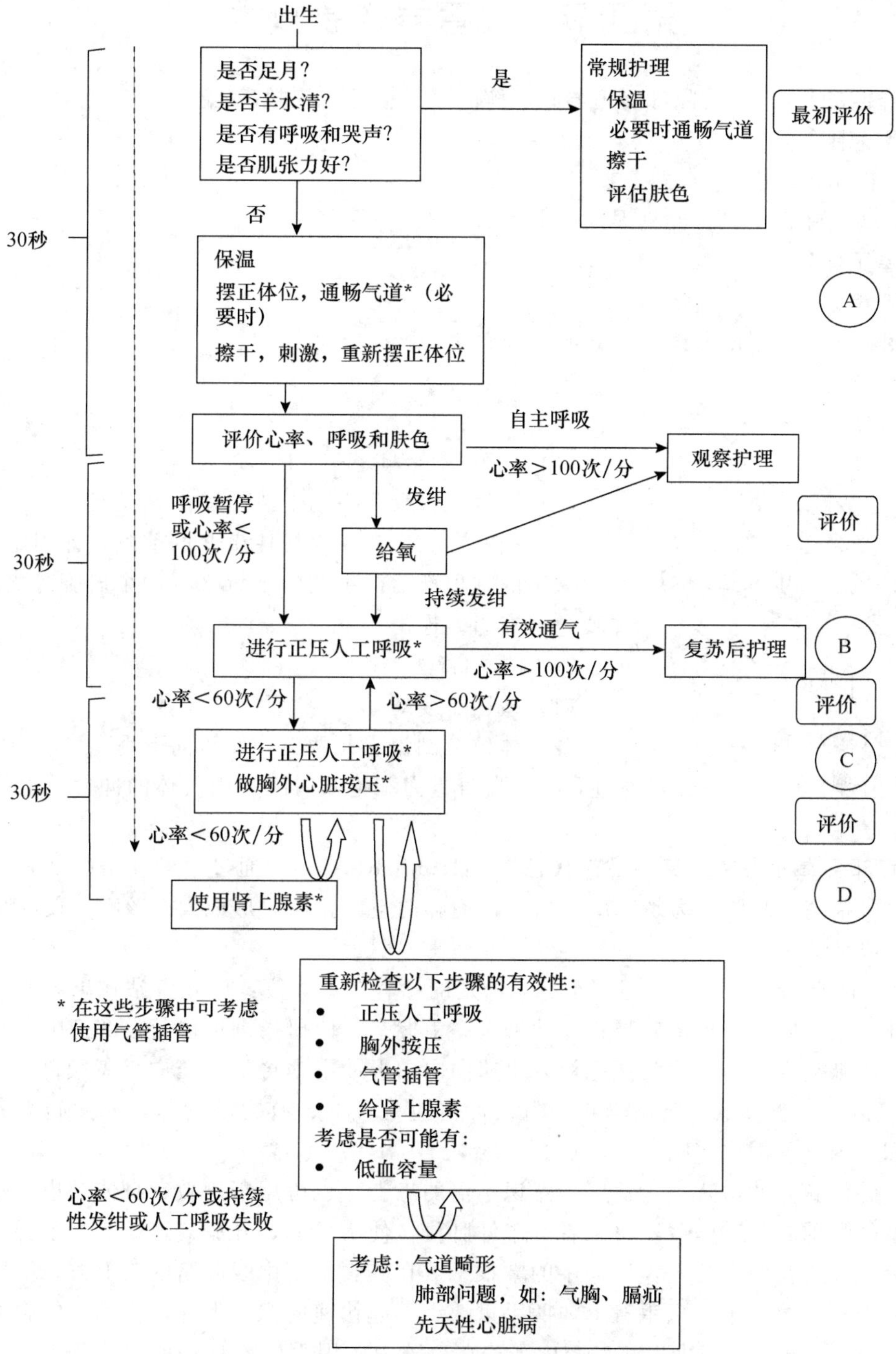

图 13-11　新生儿窒息复苏流程图

第四节 气管异物急救术

【操作目的】 迅速清除呼吸道异物、解除气道梗阻，挽救患者生命。

【适用范围】

1. 食物误入气道。
2. 婴幼儿和儿童口含异物误入气道。

【准备工作】

1. 环境要求 宽敞、清洁。
2. 用物准备 婴幼儿模型。

【操作方法】

1. 拍背法（图 13-12）

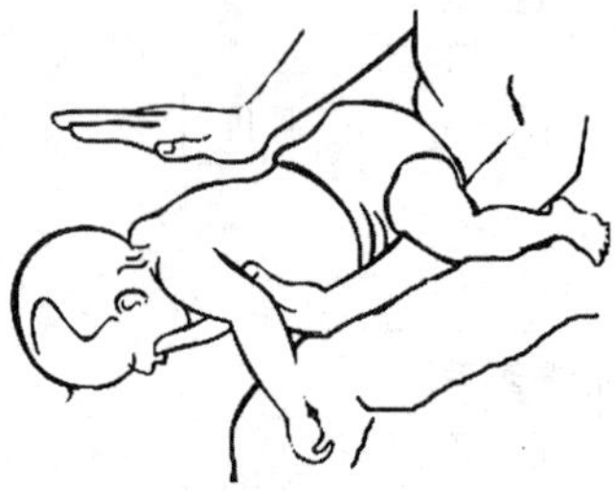

图 13-12 拍背法

（1）适用于 5 岁以下患儿。

（2）体位 将患儿头朝下趴在操作者腿上。

（3）拍背 操作者一手托住患儿的前胸，并固定头颈部，另一只手的掌根部猛击患儿的上背部（两个肩胛骨之间），动作要急促有力，连击 4 下。

2. 倒提拍背法

（1）适用于婴幼儿。

（2）体位 倒提患儿两腿，使头向下垂。

（3）拍背 轻拍其背部，通过异物的自身重力和呛咳时胸腔内气体的冲力，迫使异物向外咳出。

3. 腹部手拳冲击法 又称“海氏法”（Heimlish 手法）：通过手拳冲击腹部时，使腹压升高，膈肌抬高，胸腔压力瞬间增高后，迫使肺内空气排出，形成人工咳嗽，使呼吸道内的异物上移或被驱出。

（1）立位腹部冲击法 ①适用于意识清楚的患者；②体位：急救者站在患者背后，患者弯腰头部前倾，以双臂环绕其腰；③冲击：一手握拳，使拇指倒顶住其腹部正中线肚脐略向上方，远离剑突尖。另一手紧握此拳以快速向内向上冲击，将拳头压向患者腹部，连续 6～10 次，以造成人工咳嗽，驱出异物。每次冲击应是独立、有力的动作，注意施力方向，防止胸部和腹内脏器损伤［图 13-13（1）］。

（2）卧位腹部冲击法 ①适用于意识不清的患者，也可用于抢救者身体矮小，不能环抱住清醒者的腰部时；②体位：将患者置于仰卧位，使头后仰，开放气道；③冲击：急救者跪其大腿旁成骑跨在两大腿上，以一手的掌根平放在其腹部正中线肚脐的略上方，不能触及剑突。另一手直接放在第一只手背上，两手重叠，一起快速向内向上冲击伤病者的腹部，连续 6～10 次。检查异物是否排出在口腔内，若在口腔内，用手取异物法取出，若无，可用冲击腹部 6～10 次进行检查［图 13-13（2）］。

（3）自救法 ①适用于发生气管异物时，旁边无人时自救；②体位：自己取立位姿势，下巴抬起，使气管变直；③冲击：用拇指关节顶住上腹部心窝部位，另一只手的手掌压在拳头上，使劲往上冲压；或者顶在一张椅子的背部顶端或桌子的边缘，同样快速向上冲压腹部，也会取得同样的效果，将异物喷向口腔而排出体外。

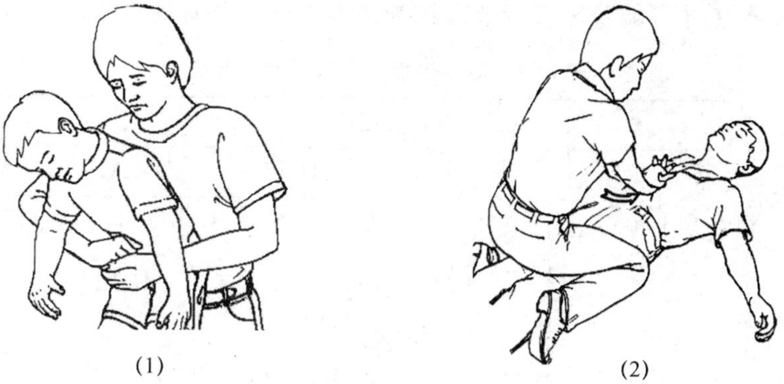

(1) (2)

图 13-13 腹部手拳冲击法

(1) 立位腹部冲击法；(2) 卧位腹部冲击法

4. 催吐法

(1) 适用于较靠近喉部的气管异物。

(2) 用手指伸进口腔，刺激舌根催吐。

5. 其他 上述方法未奏效时，应分秒必争尽快送医院耳鼻喉科，在喉镜或气管镜下取出异物，或行环甲膜穿刺、气管切开术切不可拖延。呼吸停止给予口对口人工呼吸。

【注意事项】

1. 呼吸道引起的气道梗阻，尤其是完全性气道梗阻应争分夺秒进行抢救，因为脑缺氧时间的长短直接关系到患者的生命及复苏后的预后。

2. 使用倒提拍背法时注意保护患儿，避免造成摔伤。

3. 使用腹部手拳冲击法急救时，用力要适当，防止暴力冲击，造成腹腔脏器损伤。

4. 在清除呼吸道异物、解除呼吸道梗阻过程中，如果发生心脏骤停，应立即进行心肺脑复苏。

第五节 温箱、蓝光箱的使用

一、温箱的使用

【操作目的】 以科学的方法，创造一个温度和湿度相适宜的环境，使患儿体温保持稳定，用以提高高危儿的成活率。

【适用范围】

1. 出生体重＜2000 g 的新生儿。

2. 低体温儿。

3. 高危儿。

【准备工作】

1. 环境要求 宽敞、清洁、室温在 23℃以上。

2. 用物准备 性能完好、已清洁消毒的温箱及 50℃蒸馏水。

3. 护士准备 了解患儿的孕周、出生体重、日龄、生命体征及一般情况。

【操作方法】

1. 预热 将注水槽及干湿度计水槽加入蒸馏水，接通电源，预热。

2. 调温　根据患儿日龄及体重调节温箱为中性温度及适宜的湿度，见表 13-1)。

表 13-1　温箱温度、湿度调节参考表

出生体重（g）	温箱温度				相对湿度
	35℃	34℃	33℃	32℃	
1000	初生 10 日内	10 日	3 周	5 周	55%～65%
1500	—	初生 10 日内	10 日	4 周	
2000	—	初生 2 日内	2 日	3 周	
>2500	—	—	初生 2 日内	2 日以上	

3. 入箱　当温箱环境达到所需温度和湿度后，将患儿仅包裹尿布或穿单衣，放置温箱内。

4. 入箱后护理

(1) 一切护理操作应尽量在箱内进行，如喂奶、换尿布、清洁皮肤、观察病情及检查等。操作可从边门或袖孔伸入进行，尽量少打开箱门，以免箱内温度波动，若确因需要暂出暖箱治疗检查，也应注意在保暖措施下进行，避免患儿受凉。

(2) 定时测量体温，根据体温调节箱温，并记录。患儿体温未达正常前每小时测体温 1 次，升至正常后每 4 h 测 1 次，注意保持体温在 36～37℃，并维持适宜的湿度。

5. 出暖箱条件

(1) 患儿体重达 2000 g 左右或以上，体温正常。

(2) 室温维持 24～26℃时，在不加热的暖箱内，患儿体温保持正常。

(3) 一般情况好，吃奶良好，体重持续增加。

(4) 患儿在暖箱内生活 1 个月以上，体重虽不到 2000 g，但一般情况良好。

【注意事项】

1. 严格执行操作规程，掌握温箱性能，定期检查有无故障，保证绝对安全。

2. 暖箱避免放置在阳光直射、有对流风或取暖设备附近，以免影响箱内温度的控制，应使暖箱距炉子或暖气 150 cm 以上。

3. 使用过程中随时观察使用效果，如暖箱发出报警信号，应及时查找原因，妥善处理。

4. 严禁骤然提高暖箱温度，以免患儿体温过快上升而出现不良后果。

5. 保持温箱清洁

(1) 湿化器水箱用水每日更换一次，机箱下面的空气净化垫应每月清洗一次，以免细菌滋生。

(2) 暖箱使用期间每日用消毒液擦拭暖箱内外，再用清水擦拭；如遇奶迹、葡萄糖液等玷污时应随时将污迹擦去。暖箱使用时间较长时，应每周更换温箱 1 次，用过的温箱除用消毒液擦拭外，再用紫外线照射。

(3) 定期进行细菌培养，如有致病菌应将暖箱搬出病房彻底消毒，防止交叉感染。

(4) 检查、接触患儿前，必须洗手，预防院内感染。

二、蓝光箱的使用

【操作目的】　蓝光照射使脂溶性的未结合胆红素氧化分解为水溶性的产物而随胆汁及尿

排出体外，以降低血中未结合胆红素的浓度，防止胆红素脑病。

【适用范围】

1. 血清总胆红素>205 μmol/L（12 mg/dl）。

2. 新生儿溶血病，生后血清胆红素>85 μmol/L（5 mg/dl）。

3. 超低出生体重儿的血清胆红素>85 μmol/L（5 mg/dl），极低出生体重儿的血清胆红素>103 μmol/L（6 mg/dl）。

【准备工作】

1. 环境要求 宽敞、清洁。

2. 用物准备 性能完好的蓝光箱，一般采用波长为420～470 nm的蓝光荧光灯，也可用绿光或白光照射，光亮度为60～320 W为宜，蓝光箱可为单面或双面照射，灯管距患儿皮肤的高度为33～50 cm；患儿护眼罩、长条形尿布、工作人员用墨镜。

3. 护士准备 了解患儿的诊断、日龄、体重、黄疸的范围和程度、胆红素检查结果、生命体征、精神反应等资料；操作前带墨镜、洗手。

4. 患儿准备 患儿入箱前进行皮肤清洁，禁忌在皮肤上涂粉和油类；剪短指甲，以防抓伤。

【操作方法】

1. 入箱

（1）清洁光疗箱，水槽内加蒸馏水，接通电源，检查灯管亮度，预热，调节箱温为患儿的适中温度，相对湿度为50%～65%。

（2）将患儿裸体放入已预热好的光疗箱中，戴护眼罩，将长条形尿布遮盖会阴部；登记入箱时间。

2. 光疗及护理

（1）使患儿皮肤均匀受光，尽量使身体广泛接受照射，如为单面光疗箱，则每两小时更换体位一次，可取仰卧、侧卧、俯卧交替更换，但俯卧照射时要有专人守护，防止口鼻受压影响呼吸。

（2）光疗过程中保证水分及营养供给，按医嘱静脉输液、按需喂奶、喂水。

（3）每2～4 h监测体温和箱温1次，并随时观察患儿一般情况，监测血清胆红素变化。

（4）密切观察病情变化，注意患儿精神、体温、呼吸、脉搏及黄疸程度的变化；观察大、小便颜色与性状；检查皮肤有无发红、干燥、皮疹；观察有无烦躁、嗜睡、腹胀、呕吐、惊厥等；若有异常情况配合医生检查原因，及时处理。

3. 出箱及护理

（1）一般光照12～24 h才能使血清胆红素下降，光疗总时间按医嘱执行，照射总时间以不超过4天为宜；一般血清胆红素<171 μmol/L时可停止光疗。

（2）出箱前，切断电源，给患儿穿好已预热的衣服，除去眼罩，称体重，沐浴，检查皮肤及眼部，抱回病床，并做好各项记录。

【注意事项】

1. 使用蓝光治疗前必须了解患儿的诊断、日龄、体重、一般情况，黄疸程度和范围、胆红素检查结果等。

2. 记录灯管使用时间，灯管使用300 h后，其能量输出约减弱20%，900 h后约减弱35%，2700 h后减弱45%，如累积使用时间过长，应更换灯管。

3. 蓝光可分解体内核黄素，光疗超过 24 h 可引起核黄素减少，并进而降低红细胞谷胱甘肽还原酶活性而加重溶血，故光疗时应补充核黄素。

4. 当血清结合胆红素>68 μmol/L（4 mg/dl），并且血清谷丙转氨酶和碱性磷酸酶增高时，光疗可使皮肤呈青铜色即青铜症，应停止光疗，青铜症可自行消失。

5. 注意光疗箱的维护和保养。光疗结束后，关好电源，拔出电源插座，将湿化器水箱内的水倒尽，做好整机清洗消毒工作，有机玻璃制品切忌用乙醇擦洗。

6. 光疗箱应放置在干净、温度和湿度变化小、无阳光直射的场所。

（常德职业技术学院 文诗琪）

第十四章　护理操作技能

学习目标

1. 掌握常用护理技能的整个程序和操作方法。
2. 熟悉常用护理技能的操作目的及其注意事项。
3. 了解常用护理技能的操作前准备和适用范围。

第一节　手的清洁与消毒法

一、卫生洗手法

【操作目的】 减少手上的污垢和清除致病微生物，预防和控制医源性感染。

【适用范围】

1. 进行无菌操作前后，直接接触（相同或不同）病人前后，接触病人黏膜、破损皮肤或伤口前后，穿脱隔离衣前后及戴、脱手套前后。

2. 接触病人血液、体液、分泌物、排泄物、伤口敷料之后，处理污染物品之后，手部有可见的污染物或被病人的血液、体液等蛋白性物质污染之后。

3. 处理清洁、无菌物品之前，处理药物及配餐之前。

【准备工作】

1. 环境要求　宽敞，清洁。

2. 护士准备　去除饰物、手表等，卷袖过肘。

3. 用物准备　流动自来水、洗手液或皂液、干手设施（小毛巾或纸巾）、护肤用品。

【操作方法】

1. 湿手　打开水龙头，流动水充分湿润双手。

2. 涂皂　取适量皂液或洗手液涂抹所有手部皮肤。

3. 搓揉　认真搓揉双手至少 15 s，方法为五指并拢掌心对掌心搓揉、手指交叉掌心对手背搓揉、手指交叉掌心对掌心搓揉、双手互握搓揉手指、拇指在掌心搓揉、指尖在掌心搓揉（图 14-1）。

4. 冲洗　用流动水冲净双手。

5. 干手　用干手毛巾或一次性纸巾干燥双手。

6. 适量护肤用品护手。

【注意事项】

1. 用于洗手的皂液应当置于洁净的容器内，容器应定期清洁或消毒。

2. 洗手时应注意清洗双手所有皮肤，包括指尖、手掌、手背、指缝、指间关节、掌指关节、手腕及腕上 10 cm 处的搓洗。

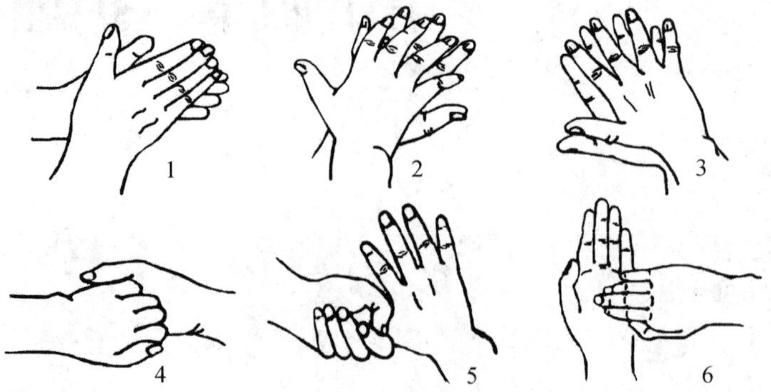

图 14-1 六步搓洗法

3. 冲手时腕部应低于肘部，使污水流向指尖，勿流入衣袖内。

二、外科手消毒法

【操作目的】 清除双手及手臂皮肤的暂存菌和部分常驻菌，避免感染和交叉感染。

【适用范围】 ①进行各类手术前；②手术中及不同病人手术之间、手套破损或手被污染时。

【准备工作】

1. 环境要求 宽敞，清洁。
2. 护士准备 着装整洁，剪平指甲及除去甲缘下积垢，戴口罩、帽子。
3. 用物准备 流动自来水、消毒皂液或洗手液、干手设施（小毛巾或纸巾）、手消毒剂。

【操作方法】

1. 洗手 ①卷袖过肘，取适量皂液或洗手液清洗双手、前臂和上臂下 1/3，并认真搓揉，注意清洁指甲下的污垢和手部皮肤的皱褶处；②流动水冲洗双手、前臂和上臂下 1/3；③使用无菌小毛巾由手向肘部擦干双手、前臂和上臂下 1/3。
2. 消毒 ①取适量免冲洗手消毒剂涂抹双手、前臂和上臂下 1/3 处，并认真搓揉，直至消毒剂干燥；②至少消毒 2 遍。
3. 双手保持拱手姿势于胸前。

【注意事项】

1. 先洗手，后消毒。手消毒剂的取液量、搓揉时间及使用方法应遵循产品的使用说明。
2. 整个过程应保持双手位于胸前并高于肘部，使水由手部流向肘部。

第二节 无菌技术法

无菌技术（aseptic technique）是医疗、护理操作中预防和控制交叉感染及传播的一项重要基本操作，其流程为：操作者准备（剪指甲、洗手、戴口罩）→物品准备→清洁治疗盘、桌面，再次洗手→打开无菌包，取出无菌治疗巾→铺无菌盘→打开无菌容器，取无菌治疗碗→倒无菌溶液，盖无菌盘→打开无菌盘→戴无菌手套→脱去无菌手套→整理用物。全过程要求稳、准、轻、快，符合无菌技术操作原则。

一、无菌持物钳使用法

【操作目的】 用于取用和传递无菌物品。

【准备工作】

1. 护士准备 着装整洁，洗手（剪指甲），戴口罩、帽子。

2. 用物准备 无菌持物钳（卵圆钳，用以夹取刀、剪、钳、镊、治疗碗及弯盘等；三叉钳，用以夹取盆、盒、瓶、缸等较大或较重物品；长、短镊子，用于夹取棉球、针头、缝针、纱布等小物品）。湿缸保存时，无菌持物钳应浸泡在大口有盖容器内，容器深度与钳长度比例适合，消毒液面浸没轴节以上 2～3 cm 或镊的 1/2 处，每个容器只能放置一把持物钳。

【操作方法】

1. 检查有效日期，打开无菌容器盖。

2. 手持持物钳上端的两个圆环或镊子上 1/3 处。

3. 取、放时，钳端或无菌镊夹取端应闭合向下，不可触及容器口缘。使用时保持钳端或无菌镊夹取端应始终向下，不能水平，更不可倒转向上（图 14-2）。使用无菌钳时不能低于腰部，也不可随意甩动。

4. 用后闭合钳端，立即垂直放回容器内，轴节松开。

5. 钳取较远处的无菌物品时，应将持物钳连同容器一起搬移，就地使用。

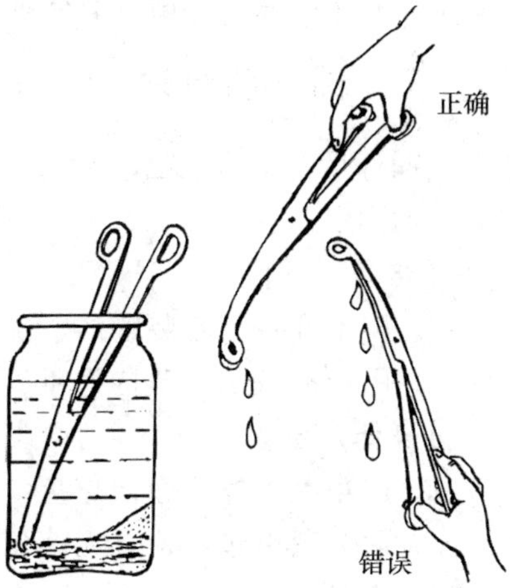

图 14-2 持无菌钳法

【注意事项】

1. 无菌持物钳不能触碰未经灭菌的物品，被污染或疑有污染的无菌持物钳应重新灭菌。不可用于换药、消毒皮肤及夹取油纱布等。

2. 干缸保存多用于手术室、注射室等使用频率较高的科室。干燥的无菌持物钳及容器在集中治疗前开包使用，应 4 h 更换一次。

3. 湿缸保存时，无菌持物钳及浸泡容器应每周清洁灭菌 2 次，并更换消毒液及纱布，门诊换药室或使用较多的部门，应每日清洁消毒一次。

二、无菌包使用法

【操作目的】 保持包内物品一定时间内处于无菌状态，以供无菌操作时使用。

【准备工作】

1. 护士准备 着装整洁，洗手（剪指甲），戴口罩、帽子。

2. 用物准备 无菌持物钳、盛放无菌包内物品的容器或区域、无菌包（内放无菌治疗巾、敷料、器械等）、治疗盘、小纸条、签字笔。

【操作方法】

1. 取出无菌包，核对名称、灭菌日期、指示胶带颜色，检查有无潮湿或破损。

2. 将无菌包放在清洁、干燥、平坦的操作台上，解开系带卷放在包布下，按原折顺序（外角、左右两角和内角）逐层打开。若为双层包裹的无菌包，内层无菌巾须用无菌持物钳打开。

3. 用无菌持物钳夹取所需物品，放在准备好的无菌区内。

4. 如一次须将包内物品全部取出，可将包托在手中打开，解开系带卷起夹在托无菌包的手指缝中，另一手将包布四角打开并抓住，稳妥地将包内物品放在无菌容器或无菌区内(图 14-3)。

5. 如包内有剩余物品，则按原折痕包好，系带“一”字形扎好，注明开包日期及时间。

【注意事项】

1. 打开包布时，手仅能接触包布四角的外面，不可触及包布内面，不可跨越无菌区。

2. 无菌包不可放在潮湿处，如包内物品被污染或包布受潮，需重新灭菌。

3. 干燥环境中无菌包有效期为 7 天，一次性未用完的无菌包超过 24 h 即不可再用。

三、铺无菌盘法

【操作目的】 将无菌治疗巾铺在清洁干燥的治疗盘内形成一无菌区，短期内放置无菌物品供治疗用。

【准备工作】

1. 护士准备　着装整洁，洗手（剪指甲），戴口罩、帽子。

2. 用物准备　无菌持物钳、无菌巾包、治疗盘、小毛巾或纱布块、小纸条、签字笔。

【操作方法】

1. 用小毛巾擦干净治疗盘。

2. 取无菌巾包，检查无菌包标记、灭菌日期、有无潮湿或破损。

3. 铺盘

(1) 单层底铺盘（图 14-4）　①打开无菌包，用无菌持物钳取一块治疗巾放在治疗盘内，再按要求包好；②双手捏住无菌巾上层两角的外面轻轻抖开，横形双折铺于治疗盘上，将上层扇形折叠，无菌面向外，治疗巾内面构成无菌区；③放入无菌物品后将上层盖上，上下两层边缘对齐，将下缘开口处向上折两次，两侧边缘分别向下折一次，露出治疗盘边缘；④记录铺盘日期及时间。

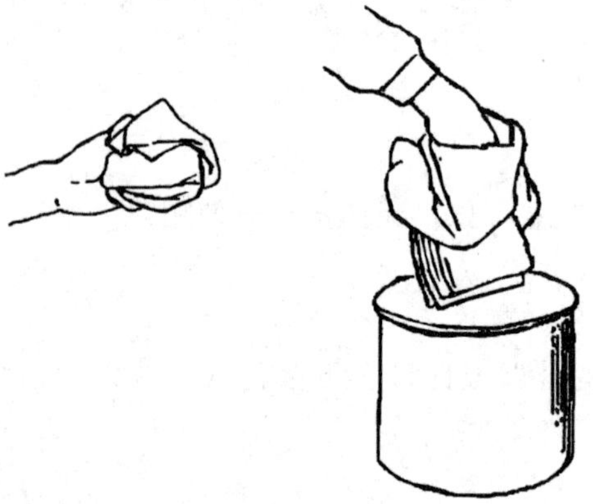

图 14-3　投放无菌纱布

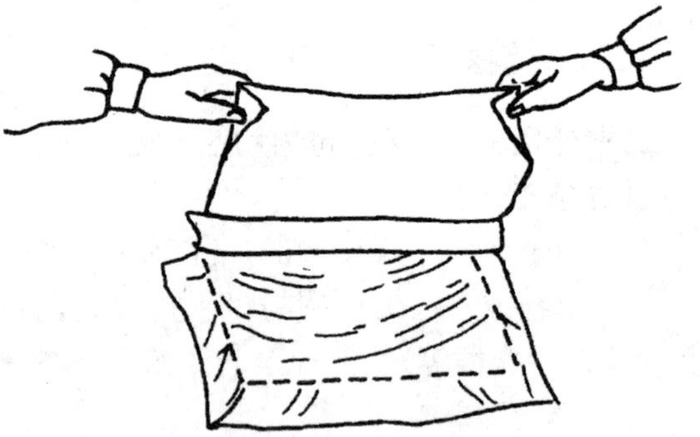

图 14-4　单层底铺盘法

(2) 双层底铺盘　①取出无菌巾；②双手捏住无菌巾上层两角的外面轻轻抖开，从远到近，三折成双层底，上层呈扇形折叠，开口边向外；③放入无菌物品，拉平扇形折叠层盖住物品，边缘对齐，保持盘内无菌；④记录铺盘日期及时间。

【注意事项】

1. 治疗盘必须清洁干燥、无菌巾避免潮湿，铺巾时不可触及无菌面。

2. 无菌盘不宜放置过久，有效期不超过 4 h。

四、无菌容器使用法

【操作目的】 用于盛放无菌物品并保持无菌状态，方便随时取用。

【准备工作】

1. 护士准备　着装整洁，洗手（剪指甲），戴口罩、帽子。

2. 用物准备　无菌持物钳、无菌容器（常用的有无菌盒、缸、盘及储槽等，内盛治疗碗、棉球、纱布等）。

【操作方法】

1. 检查无菌容器名称、灭菌日期、灭菌效果等。

2. 打开无菌容器，盖内面向上置于稳妥处或拿在手中［图 14-5（1）］。用无菌持物钳夹取所需无菌物品。

3. 取物后，应及时将盖反转，使内面向下，移至容器口上，盖严。

4. 手持无菌容器时，应托住容器底部［图 14-5（2）］。

5. 注明开启的日期及时间。

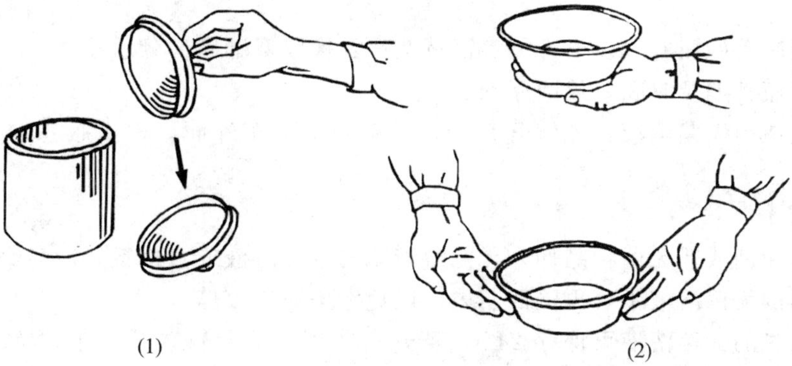

(1)　　(2)

图 14-5　无菌容器使用法

（1）打开无菌容器；（2）持无菌容器

【注意事项】

1. 打开容器时，手不可触及容器的内面及边缘，避免手臂跨越容器上方。从储槽中取物时，应将盖子完全打开，避免物品触碰边缘而污染。

2. 从容器内夹取无菌物品时，必须用无菌持物钳。

3. 无菌容器打开后，有效使用时间为 24 h。

五、取无菌溶液法

【操作目的】 保持无菌溶液的无菌状态。

【准备工作】

1. 护士准备　着装整洁，洗手（剪指甲），戴口罩、帽子。

2. 用物准备　无菌溶液、启瓶器、弯盘、盛装无菌溶液的容器（密封瓶或烧瓶）、治疗盘内盛棉签、消毒溶液、签字笔。

【操作方法】

1. 取盛有无菌溶液的密封瓶，擦净瓶口，核对标签上药名、浓度、剂量及有效期等，检查瓶盖是否松动，瓶身有无裂缝，无菌溶液有无变质、沉淀、变色、浑浊等。

2. 启开铝盖，用双手拇指于标签侧向上推起瓶塞边缘并压住，用一手拇指、示指捏住橡胶塞边缘并翻起，再用另一手的示指、中指插入橡胶塞中，用拇指、示食指捏住橡胶塞边缘将其拉出。

3. 手握标签于掌心，倒出少许溶液冲洗瓶口，再由原处倒出适量溶液于无菌容器内（图 14-6）。

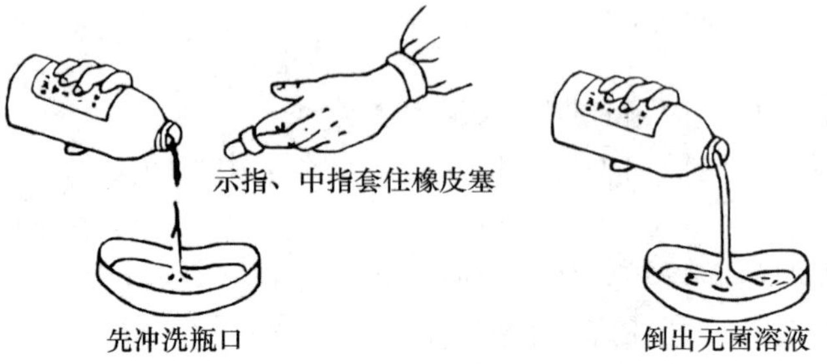

图 14-6 取无菌溶液法

4. 倒毕及时盖好瓶塞，以消毒棉签消毒瓶口及橡胶塞翻起部分后盖好。

5. 注明开瓶日期及时间，放回原处。

6. 如取烧瓶内无菌溶液，先解开系带，手拿瓶口盖布外面，取出瓶塞，倾倒溶液的方法同上。

【注意事项】

1. 不可将无菌或非无菌物品伸入无菌溶液瓶内蘸取溶液或直接接触瓶口倒取溶液。

2. 已倒出的无菌溶液不可再倒回瓶内，以免污染瓶内液体。

3. 已开启过的无菌溶液可保存 24 h。若开启的用于静脉输入或注射用无菌溶液，有效期仅为 2 h。

第三节 运送病人法

一、轮椅运送法

【操作目的】 ①护送能坐起但不能行走的病人入院、出院、检查、治疗或室外活动；②协助病人下床活动，促进血液循环和体力恢复。

【评估病人】

1. 病人的体重、病情、意识状态、损伤部位与躯体活动能力。

2. 病人对轮椅运送技术的认识、心理状态及合作程度。

【准备工作】

1. 环境要求 环境宽敞，无障碍物。

2. 护士准备 衣帽整洁，洗手。

3. 用物准备　轮椅，根据季节备毛毯、别针、软枕。

4. 病人准备　了解轮椅运送的方法和目的，能够主动配合。

【操作方法】

1. 检查轮椅性能，将轮椅推至床旁，核对病人，向病人解释操作过程、方法和注意事项。

2. 使椅背与床尾平齐，面向床头，翻起脚踏板，将闸制动。天冷时直铺毛毯于轮椅上。

3. 扶病人坐起，协助穿衣及鞋袜下地，护士站于轮椅背后，两手臂压住椅背，固定轮椅，嘱病人扶着轮椅的扶手，身体置于椅座中部，抬头向后靠坐稳。翻下脚踏板，嘱病人双脚置于踏板上。铺毛毯时，毛毯上端边缘向外翻折 10 cm 围住病人颈部，用别针固定，并用毛毯围裹双臂形成两个袖筒各用别针固定在腕部，再用毛毯围好上身，包好双下肢及两脚（图 14-7）。

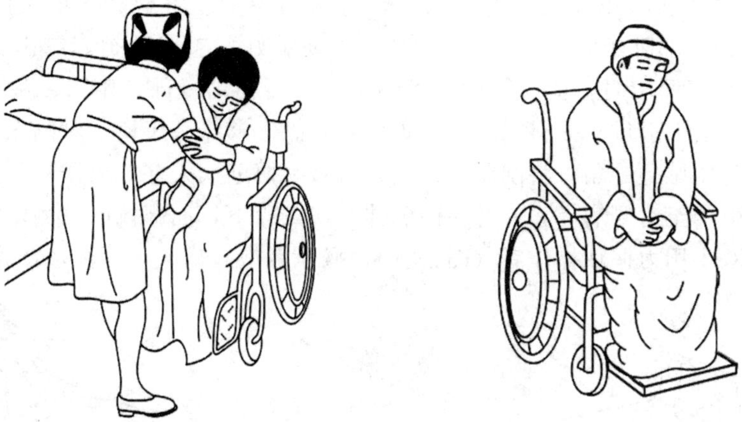

协助病人坐上轮椅　　协助病人保暖

图 14-7　轮椅运送病人

4. 整理床单位，铺暂空床。观察病人无不适后，松闸，推至目的地。

5. 下轮椅时，将轮椅推至床尾，将闸制动，翻起脚踏板，扶病人下轮椅，协助病人上床，脱去鞋子和保暖外衣。

6. 整理床单位，协助病人取舒适卧位，盖好盖被，观察病情，将轮椅放回原处。

【注意事项】

1. 使用前应检查轮椅性能，以确保正常使用。

2. 推轮椅时，嘱病人抓紧轮椅扶手，头和肩尽量向后靠。推轮椅速度要慢，随时观察病情。下坡时要减慢速度，以免病人感觉不适或发生意外。

3. 寒冷季节注意病人保暖。

二、平车运送法

【操作目的】　运送不能起床的病人入院，做各种特殊检查、治疗、手术或转运。

【评估病人】

1. 病人的体重、病情、损伤部位及躯体活动能力。

2. 病人对平车运送技术的认识、心理状态及合作程度。

【准备工作】

1. 护士准备　衣帽整洁，洗手。

2. 用物准备　平车（上置以被单和橡胶单包好的垫子和枕头），带套的毛毯或棉被。如为骨折病人，平车上应垫木板，并准备骨折固定物将骨折部位固定妥当；如为颈椎、腰椎骨折或病情较重的病人，应备有帆布中单或布中单。

3. 病人准备　了解搬运步骤及配合方法。

【操作方法】

1. 将平车推置床旁，核对病人，向病人或家属解释操作目的、方法和配合事项。安置好病人身上的各种导管。

2. 搬运病人

(1) 挪动法　适用于病情许可，能在床上配合者。①移开床旁桌椅，松开盖被，将平车推至与病床平行并紧靠床边，大轮端靠床头，将闸制动；②协助病人依次向平车挪动上半身、臀部、下肢，头部卧于大轮端（图 14-8），协助躺好，盖好盖被，露出头部，上层边缘向内折叠；③下平车回床时，应先帮助其挪动下肢，再移动臀部、躯干、头部、上肢。

(2) 一人搬运法　适用于儿科病人或体重较轻者。①移床旁桌椅至对侧床尾，平车推至床尾，使平车头端与床尾呈钝角，将闸制动，松开盖被，协助病人穿好衣服，移至床边；②操作者一臂自病人腋下伸至对侧肩部，一臂在同侧伸至病人股下，面部偏向一侧，嘱病人双臂交叉于操作者颈后并双手用力握住操作者（图 14-9），操作者抱起病人，移步轻轻放于平车中央。

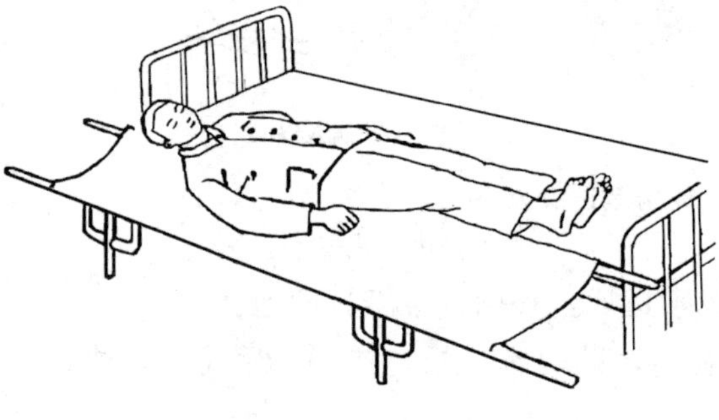

图 14-8　挪动法

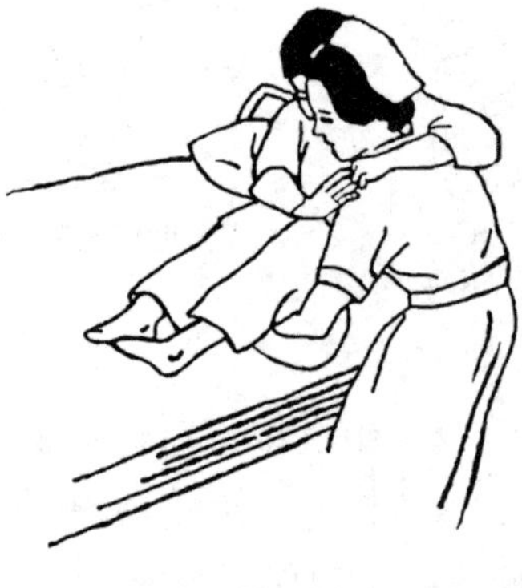

图 14-9　单人搬运法

(3) 二人搬运法　适用于病情较轻，不能自行活动且体重较重者。①移床旁桌椅至对侧床尾，平车推至床尾，使平车头端与床尾呈钝角，将闸制动，松开盖被，协助病人穿好衣服；②操作者甲、乙二人站于床同侧，将病人两上肢交叉置于自己胸前，协助病人移至床边，甲一手臂托住病人头、颈、肩部，一手臂托住病人腰部；乙一手臂托住病人臀部，一手臂托住病人膝部（腘窝处），二人合力抬起，使病人身体稍向操作者倾斜，同时移步将病人轻放于平车中央（图 14-10）。

(4) 三人搬运法　适用于病情较轻，不能自行活动且体重较重者。①移床旁桌椅至对侧床尾，平车推至床尾，使平车头端与床尾呈钝角，将闸制动，松开盖被，协助病人穿好衣服；②将病人两上肢交叉置于胸前，协助病人移至床边，甲托住病人头、颈、肩和胸部，乙托住病人背、腰和臀部，丙托住病人腘窝和小腿，三人合力抬起，使病人身体稍向操作者倾斜，同时移步将病人轻放于平车中央（图 14-11）。

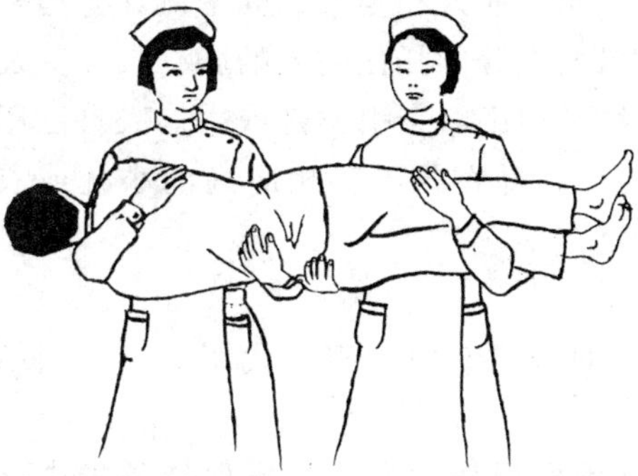

图 14-10 二人搬运法

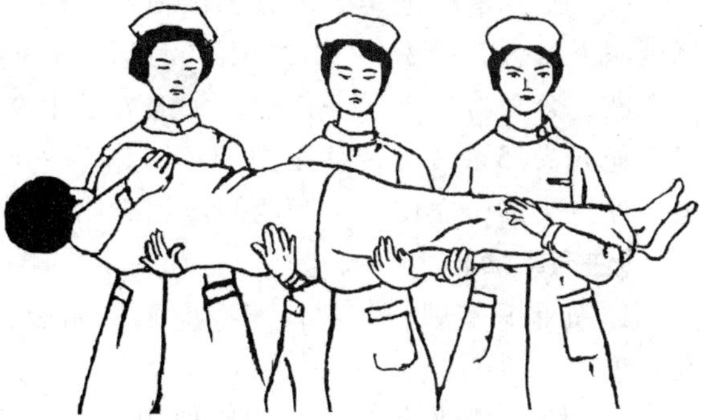

图 14-11 三人搬运法

（5）四人搬运法 适用于病情危重或颈、腰椎骨折病人。①移床旁桌椅至对侧床尾，平车推至床尾，使平车头端与床尾呈钝角，将闸制动，松开盖被，协助病人穿好衣服；②在病人的腰、臀下铺中单，病人上肢交叉于胸前，操作者甲在床头托住病人的头、颈、肩部，乙站在床尾托住病人的两腿，丙、丁分别站在病床和平车两侧，紧紧抓住中单四角，四人合力抬起病人轻放于平车中央。

【注意事项】

1. 搬运者应使平车紧靠病床，在旁抵住平车，防止平车移动。运送过程中病人头部应卧于大轮端，可减少颠簸引起的不适。

2. 多人搬运时应协调一致，护士应站在病人头侧，以便于观察病情。推病人上下坡时，病人的头部应在高处一端，以免引起病人不适。推车出门时应先将门打开，不可用车撞门，避免震动病人或损坏建筑物。

3. 运送骨折病人，平车上要垫木板，注意固定好骨折部位。有引流管及输液管时，要固定妥当并保持通畅。

三、担架运送法

【操作目的】 运送不能起床的患者做检查、治疗等。特别是在急救的过程中，担架是运病人最基本、最常用的工具，其特点是运送病人舒适平稳，乘各种交通工具时上下方便，对体位影响较小。

【评估病人】

1. 病人的体重、病情、损伤部位和躯体活动能力。

2. 病人对担架运送技术的认识、心理状态及合作程度。

【准备工作】

1. 用物准备 担架一副，通常用帆布担架，紧急情况下可以使用木板等；担架上铺有软垫，其他同平车运送法。

2. 病人准备 了解担架的作用、搬运及配合方法。

【操作方法】

1. 向清醒病人做好解释。有两人抬起担架，使之和床平齐。

2. 搬运病人方法

（1）三人搬运法 同平车运送法。

（2）滚动搬运法 同第九章第十五节。

（3）平托法　适用于疑有颈椎损伤的病人。①操作者站在病人和担架的同一侧，将担架移至病人身旁；②由一人或二人托起病人的头、颈部，另两人分别托住病人的胸、腰、臀及上下肢，合力将病人水平托起，头部处于中立位，身体纵轴向上略牵引颈部或由病人自己用双手托起头部，缓慢转移至担架上；③病人应采取仰卧位，并在颈下垫相应高的小枕或衣物，保持头颈中立位，头颈两侧应用衣物或沙袋加以固定。

【注意事项】

1. 如果只有帆布担架，病人应采取俯卧位，使脊柱伸直。使用的担架代用品，必须结实、牢固。

2. 对胸、腰椎损伤的病人应使用硬板担架。对疑有颈椎损伤的病人注意保持颈椎中立位，防止头颈左右旋转活动。

3. 搬运过程中随时观察病情变化，注意保持呼吸道通畅，防止舌后坠堵塞呼吸道。

第四节　给 药 法

一、注射给药法

（一）皮内注射法

【操作目的】　药物过敏试验；预防接种；局麻先驱步骤。

【评估病人】

1. 病人的病情、过敏史、用药史、家族史及注射部位皮肤情况。

2. 病人对皮内注射（intradermic injection，ID）的认识、心理反应及合作程度。

【准备工作】

1. 环境要求　安静，清洁，光线适宜。

2. 护士准备　着装整洁，洗手（剪指甲），戴口罩、帽子。

3. 用物准备　注射盘、1 ml 注射器、4.5 号针头、药液（按医嘱备）。如为过敏试验另备抢救药品。

4. 病人准备　解释注射方法及注意事项。

【操作方法】

1. 按医嘱备好药液，携用物至床边，核对并解释。

2. 选择注射部位　①预防接种常选用上臂三角肌下缘；②过敏试验常选用前臂掌侧下段；③局麻在实施局麻处。用 70％乙醇消毒皮肤，待干。

3. 再次核对，排出注射器内空气。

4. 左手绷紧皮肤，右手以平执式持注射器，针头斜面向上与皮肤呈 5°刺入，待针尖斜面完全进入皮内后，放平注射器，左手拇指固定针栓，右手推注药液 0.1 ml 使局部形成一皮丘（图 14-12）。

5. 注射完毕，迅速拔出针头，切勿按压注射部位。

6. 再次核对，交待注意事项。过敏试验 15～20 min 后观察结果。

7. 清理用物，整理床单位，协助病人取舒适卧位，洗手，记录。

【注意事项】

1. 若做药物过敏试验，应详细询问病人用药史、家族史和过敏史。

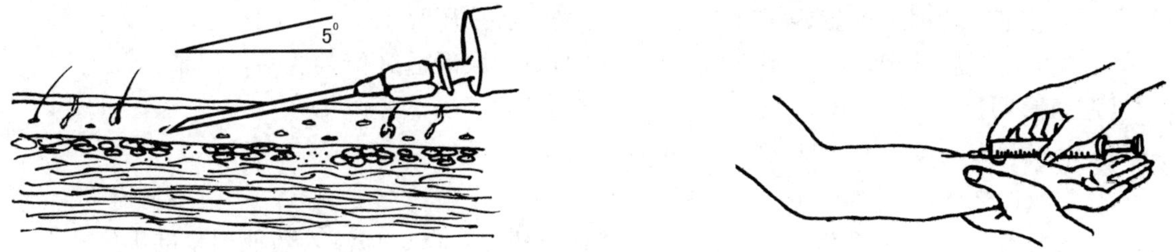

图 14-12 皮内注射法

2. 忌用碘类消毒剂，以免影响局部反应的观察。

3. 切勿按揉注射部位及局部，以免影响观察结果。

4. 如需做对照试验，用另一注射器和针头，在另一前臂的相同部位注入 0.1 ml 等渗盐水 20 min 后，对照观察反应。

（二）皮下注射法（hypodermic injection，H）

【操作目的】 ①药物治疗；②局麻用药；③预防接种。

【评估病人】

1. 病人的病情、过敏史、用药史、家族史及注射部位皮肤情况。

2. 病人对皮下注射的认识、心理反应及合作程度。

【准备工作】

1. 环境要求 安静，清洁，光线适宜。

2. 护士准备 着装整洁，洗手（剪指甲），戴口罩、帽子。

3. 用物准备 注射盘、1～2 ml 注射器和 5～6 号针头、药液（按医嘱备）、弯盘。

4. 病人准备 解释注射方法及注意事项。

【操作方法】

1. 按医嘱备好药液，携用物至床边，核对，向病人解释，以取得合作。

2. 选择注射部位（常选用上臂三角肌下缘、上臂外侧、腹壁、后背、大腿外侧和前侧），常规消毒皮肤，待干。

3. 再次核对，并排出注射器内空气。

4. 一手绷紧局部皮肤，另一手持注射器，示指固定针栓，针头斜面向上与皮肤呈 30°～40°角迅速刺入皮肤，深度为针梗的 1/2～2/3，抽吸无回血后缓慢推注药液（图 14-13）。

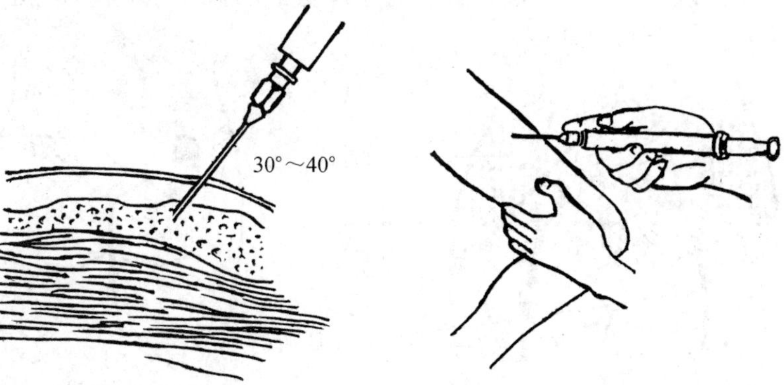

图 14-13 皮下注射法

5. 注射完毕，用干棉签轻压针刺处，快速拔针后按压片刻。

6. 再次核对后清理用物，整理床单位，协助病人取舒适卧位，洗手，记录。

【注意事项】

1. 针头刺入角度不宜大于45°，以免刺入肌层。

2. 刺激性强的药物不宜作皮下注射。

3. 注射不足1 ml的药液应用1 ml注射器抽吸药液，以保证注入药液剂量准确。

4. 需长期反复注射者，应有计划地更换注射部位，以防影响药物吸收效果。

（三）肌内注射法

【操作目的】

1. 用于不能或不宜口服给药，而须在一定时间内产生药效时。

2. 要求药物在较短时间内发生疗效而又不能或不宜做静脉注射时。

3. 注射刺激性较强或药量较大的药物。

【评估病人】

1. 病人的病情、治疗情况、注射部位皮肤及肌肉情况。

2. 病人对肌内注射（intramuscular injection，IM）的认识、心理反应及合作程度。

【准备工作】

1. 环境要求　安静，清洁，光线适宜。

2. 护士准备　着装整洁，洗手（剪指甲），戴口罩、帽子。

3. 用物准备　注射盘、2～5 ml注射器、6～7号针头、药液（按医嘱备）。

4. 病人准备　解释操作的方法及注意事项；协助取合适体位。

【操作方法】

1. 备好药液，携用物至床边，核对，向病人解释以取得合作。

2. 协助病人取合适体位（侧卧位：上腿伸直，下腿屈曲；俯卧位：足尖相对，足跟分开，头偏向一侧；仰卧位：常用于危重及不能翻身的病人；坐位：坐位椅要稍高，便于操作），选择注射部位（最常用为臀大肌，其次为臀中肌、臀小肌、股外侧及上臂三角肌），常规消毒皮肤，待干。

（1）臀大肌注射定位（图14-14）　①“十”字法：从臀裂顶点向左侧或右侧划一水平线，从髂嵴最高点做一垂直线，将臀部分为4个象限，其外上象限并避开内角（从髂后上棘至大转子连线）为注射区；②连线法：从髂前上棘至尾骨连线的外上1/3处为注射区。

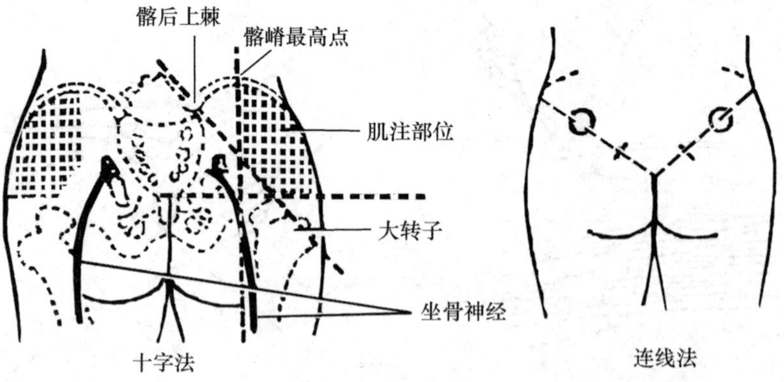

图14-14　臀大肌注射定位法

（2）臀中肌、臀小肌注射定位　①示指中指法：以示指尖和中指尖分别置于髂前上棘和髂嵴下缘处，这样髂嵴、示指、中指间构成一个三角区，此角内即为注射区（图 14-15）。②三横指法：以髂前上棘外侧 3 横指处（以病人自体手指宽度为标准）为注射区。

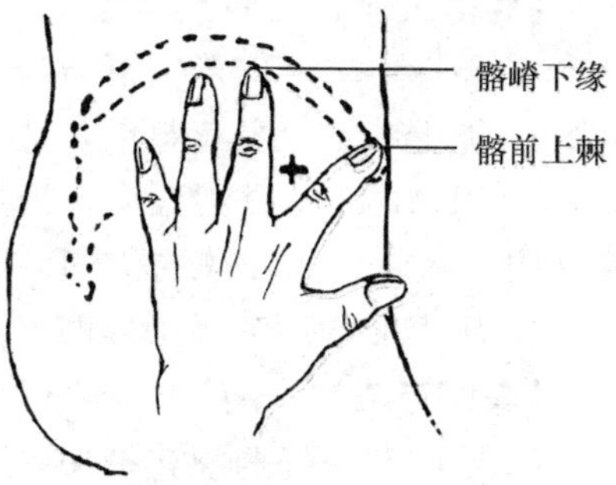

图 14-15　臀中肌臀小肌注射定位法

（3）股外侧肌注射定位　大腿中段外侧，从髋关节下 10 cm 至膝关节上 10 cm 处为注射区。

（4）上臂三角肌注射定位　上臂外侧，肩峰下 2～3 横指处为注射区。

3. 再次核对，排尽注射器内空气。

4. 一手拇指和示指绷紧皮肤，另一手持注射器，以示指和无名指固定针栓，将针头迅速垂直刺入，深度约为针梗的 2/3，固定针头，另一手抽动活塞如无回血，缓慢推注药液（图 14-16），同时观察病人反应。

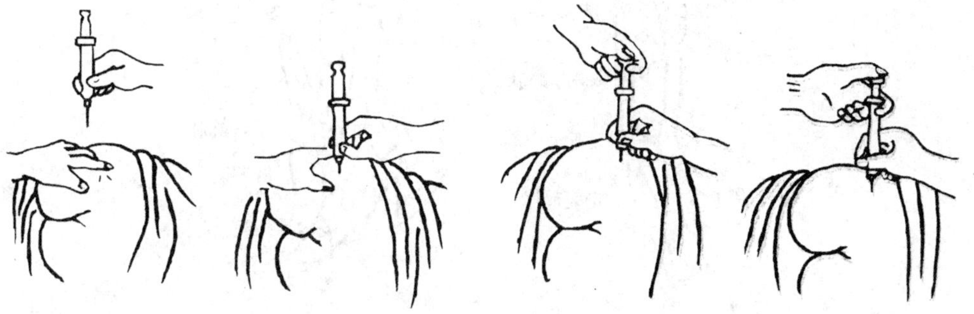

图 14-16　肌内注射法

5. 注射完毕，用棉签轻压针眼处，快速拔针后按压片刻。

6. 再次核对后协助病人取舒适卧位，整理床单位，清理用物，洗手，记录。

【注意事项】

1. 切勿将针梗全部刺入，以防发生断针，一旦发生，即用一手捏紧局部肌肉，并尽快使用止血钳将断针取出。

2. 多种药物同时注射时，须注意配伍禁忌。

3. 2 岁以下幼儿不宜选用臀大肌注射，因其臀部肌肉发育不完善，注射时有损伤坐骨神经的危险，应选用臀中、小肌处注射。

（四）静脉注射法（intravenous injection，Ⅳ）

【操作目的】

1. 药物不宜口服、皮下或肌内注射，需迅速发生药效。

2. 注射药物作某些诊断或试验性检查。

3. 用于输液、输血或静脉营养治疗。

【评估病人】

1. 病人的病情、治疗情况、局部静脉是否显露及肢体的血液循环情况。

2. 病人对静脉注射（intravenous injection，Ⅳ）的认识、心理反应及合作程度。

【准备工作】

1. 环境要求 安静，清洁，光线适宜。

2. 护士准备 着装整洁，洗手（剪指甲），戴口罩、帽子。

3. 用物准备 注射盘、注射器（根据药液量备）、针头或头皮针、止血带、小垫枕、药液（按医嘱备）、输液贴或胶布。

4. 病人准备 解释操作的方法即注意事项；协助取坐位或卧位。

【操作方法】

1. 按医嘱备好药液，携用物至床边，核对，解释以取得合作。

2. 选择合适的静脉（常用上肢肘部的贵要静脉、正中静脉、头静脉和手背静脉，下肢的足背、踝部静脉等）（图 14-17），以手指探明静脉方向及深浅，在穿刺部位下方垫小垫枕，在穿刺部位上方约 6 cm 处扎上止血带，嘱病人握拳，常规消毒，待干。

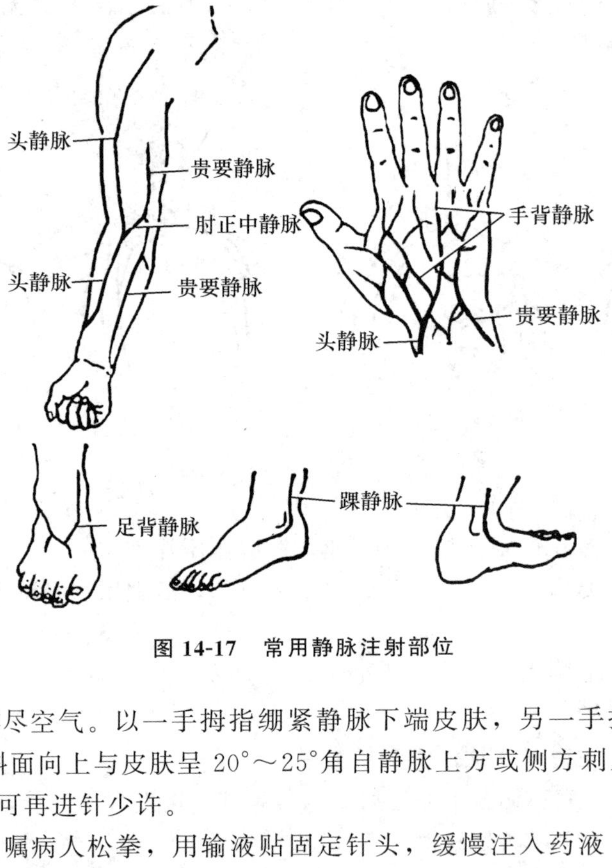

图 14-17 常用静脉注射部位

3. 再次核对，排尽空气。以一手拇指绷紧静脉下端皮肤，另一手持头皮针小柄（或注射器与针栓），针头斜面向上与皮肤呈 20°～25°角自静脉上方或侧方刺入皮下，再沿静脉方向潜行刺入，见回血可再进针少许。

4. 松开止血带，嘱病人松拳，用输液贴固定针头，缓慢注入药液（图 14-18）。注射过程中，观察病人局部和全身反应。

5. 注射完毕，用干棉签轻压穿刺点上方，快速拔针后按压片刻。

6. 再次核对，协助病人取舒适卧位，整理床单位，清理用物，洗手，记录。

【注意事项】

1. 长期静脉给药者，为了保护静脉，应有次序地先下后上、由远端到近端选择血管进行注射。

2. 注射对组织有刺激的药物，应另备抽有生理盐水的注射器和头皮针，穿刺后先注入少量生理盐水，确认针头在血管内，再推注药物，以防药液外溢于组织内而发生坏死。

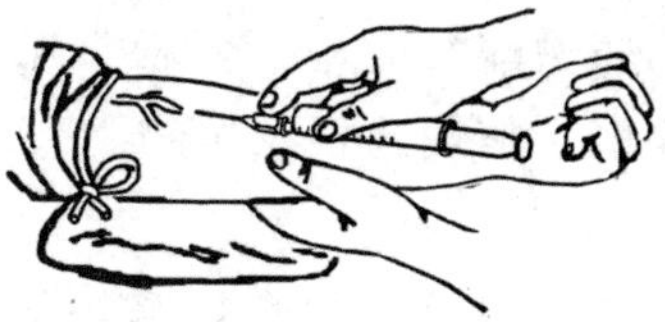
注射器进针

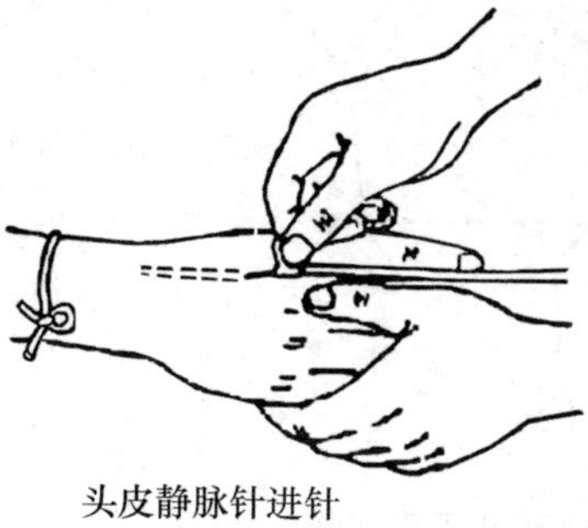
头皮静脉针进针

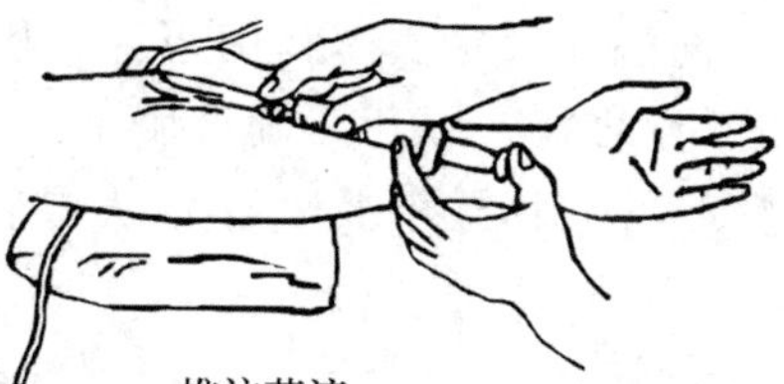
推注药液

图 14-18　静脉注射法

3. 根据药物性质和病情，掌握推药速度，随时听取病人的主诉，观察病人反应及注射局部情况。

二、口服给药法

【操作目的】　协助病人按医嘱正确地服下药物，药物经胃肠道黏膜吸收而产生疗效。

【评估病人】

1. 病人的年龄、病情、意识状态、活动能力、吞咽能力，有无口腔或食管疾病，有无呕吐等。

2. 病人对有关药物的认识、心理反应及合作程度。

【准备工作】

1. 护士准备　着装整洁，洗手（剪指甲），戴口罩、帽子。

2. 用物准备　口服药、药杯、药匙、量杯、滴管、研钵、水杯（内备温开水）、小毛巾或纸巾、湿纱布、小药卡、服药本、发药盘或发药车。

3. 病人准备　解释用药的目的和注意事项。

【操作方法】

1. 备药

（1）核对服药本，填写好小药卡，按床号顺序将药卡插入发药盘内，放好药杯。

（2）对照服药本上床号、姓名、药名、浓度、剂量、时间进行配药。

（3）根据不同药物剂型采取相应的取药方法，先备固体药，后备水剂及油剂。①固体药用药匙取：一手取药瓶，瓶签朝向自己，核对，另一手用药匙取出所需药量，放入药杯，再次核对；②液体药用量杯取：摇匀药液，打开瓶盖，瓶盖内面向上放置，一手持量杯，拇指置于所需刻度处，另一手将药瓶（瓶签朝向手心），倒药液于量杯所指刻度（图 14-19），倒药液时注意保持视线与所示刻度在同一水平线上，倒毕用湿纱布擦净瓶口，药瓶放回原处。取另一种药液时，应洗净量杯再用，药液分装药杯；③油剂、不足 1 ml 的药液须用滴管吸

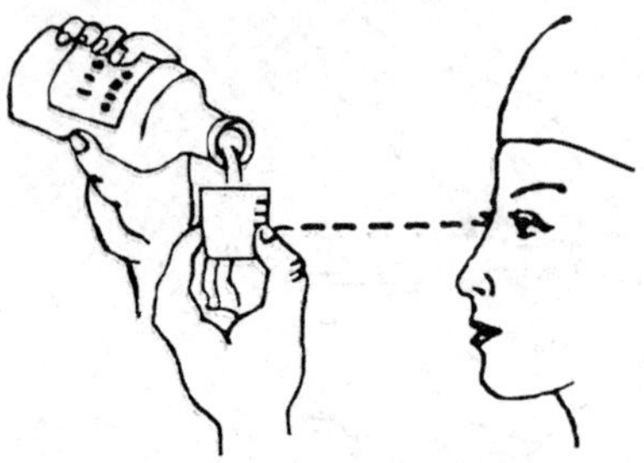

图 14-19 倒药液正确方法

取：滴管应稍倾斜，每 1 ml 以 15 滴计算，取药时应先在药杯内加少量冷开水，然后再加入药液，以免药液黏附在杯壁上，影响服药剂量。

（4）全部药物配备完毕后，根据服药本重新核对一次，盖上治疗巾，整理药柜及用物。

2. 发药

（1）按规定时间携服药本、发药盘、温开水至病人处，核对病人床号、姓名、药名、剂量、浓度、方法、时间无误后再发药。

（2）协助病人取舒适体位，向病人及家属解释用药目的和注意事项。

（3）倒温开水或使用饮水管协助病人服药，确认服下后方可离开。危重及不能自行服药者应喂服；鼻饲者应将药物研碎，用温开水溶解后从胃管注入，再以少量温开水冲净胃管。

（4）收回药杯，先浸泡消毒，然后冲洗清洁（盛油剂的药杯先去油污再做上述处理），消毒后备用。一次性药杯经集中消毒处理后销毁。

（5）清洁发药盘或发药车，洗手，必要时记录。

【注意事项】

1. 严格执行查对制度，一个病人的药摆好后再摆第二个病人的药。发药前，护士应了解病人的有关情况，如做特殊检查或手术等必须禁食者暂时不发药，并做好交接班；发药时，同一病人的药应一次取离药盘，不同病人的药不可同时取出，若病人提出疑问，应重新核对，确认无误后给予解释再给病人服药；发药后，应随时观察病人服药的效果及不良反应，如有异常应及时与医生联系，酌情处理。

2. 如药卡上的字迹不清，需要重新填写，对于特殊剂型如粉剂、含化片应用纸包好后再放入药杯，如果发药时病人不在或因故暂时不能服药，应将药液带回保管，适时再发或交班。

3. 指导病人按药物的性能正确服药 ①对牙齿有腐蚀作用或使牙齿染色的药液，如酸类、铁剂等，应用吸水管吸入，服后及时漱口，避免药液与牙齿直接接触；②对呼吸道黏膜起安抚作用的药物，如止咳糖浆，服后不宜立即饮水，若同时服用多种药物，应改为最后服用；③磺胺类和发汗类药物服后宜多饮水，可减少磺胺类结晶析出引起肾小管堵塞，并可增强发汗药的疗效；④健胃药宜饭前服，助消化药及对胃有刺激性的药物宜饭后服；⑤服用强心苷类药物时需加强对心率、心律的监测，脉率少于 60 次/分或节律不齐时应暂停服药并通知医生。

三、超声雾化吸入给药法

【操作目的】 ①治疗呼吸道感染：消除炎症、减轻咳嗽、稀释痰液；②改善通气功能：解除支气管痉挛，保持气道通畅；③预防呼吸道感染：常用在胸部手术前后；④湿化呼吸道：配合人工呼吸使呼吸道湿化；⑤治疗肺癌：间歇吸入抗癌药物治疗肺癌。

【评估病人】

1. 病人的病情、意识状况、治疗情况及呼吸道通气情况。

2. 病人对超声波雾化吸入治疗的认识，心理反应及合作程度。

【准备工作】

1. 环境要求　病室安静、清洁、光线适宜，根据季节调节室温。

2. 护士准备　着装整洁，洗手（剪指甲），戴口罩、帽子。

3. 用物准备　超声波雾化吸入器、药液（按医嘱备）、冷蒸馏水、水温计、治疗巾、弯盘，按需要备电源插座。

4. 病人准备　解释治疗的目的及吸入方法；根据病情取坐位或侧卧位。

【操作方法】

1. 连接雾化器各部件，水槽内加入冷蒸馏水（液面高约 3 cm），浸没雾化罐底部的透声膜。

2. 核对后将药液稀释至 30～50 ml 加入雾化罐内，检查无漏水后，将雾化罐置入水槽中，槽盖旋紧。

3. 携用物至病床旁，核对并做解释，协助病人取舒适体位，颌下置治疗巾。接通电源，打开电源开关，预热 3～5 min，设定雾化时间（每次 15～20 min），打开雾化开关，调节雾量（大档雾量 3 ml/min，中档雾量 2 ml/min，小档雾量 1 ml/min）。将口含嘴放入病人口中（图 14-20），或用面罩，指导病人紧闭口唇深呼吸。

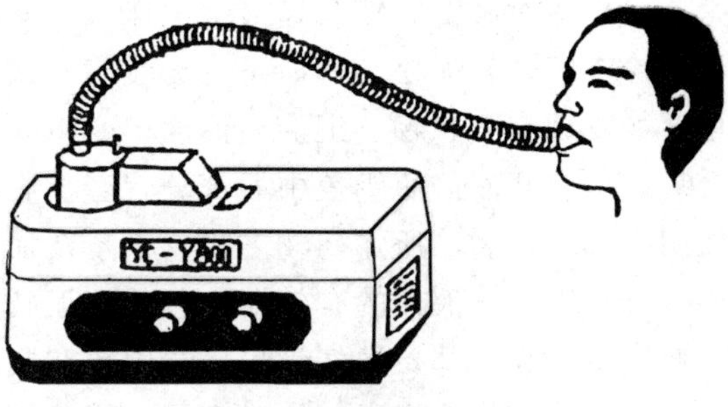

图 14-20　超声雾化吸入法

4. 治疗完毕，取下口含嘴或面罩，先关雾化开关，再关电源开关。

5. 协助病人擦净面部，取舒适体位，整理床单位，清理用物，倒净水槽内水并擦干，浸泡消毒口含嘴、雾化罐、螺纹管，再清洗擦干备用。

6. 洗手，记录并观察治疗效果及反应。

【注意事项】

1. 使用前，应先检查雾化器各部件是否完好，连接是否正确。

2. 水槽底部晶体换能器和雾化罐底部的透声膜薄而质脆，应轻按，以免破损。

3. 使用过程中，水槽和雾化罐内切忌加温水、热水或生理盐水，以免损坏晶片。若须连续使用，中间应间歇 30 min。如发现水槽内水温超过 50℃或水量不足，应关机，再调换或加入冷蒸馏水。

第五节　静脉输液与输血法

一、静脉输液法

（一）周围静脉输液法

【操作目的】　①补充水分及电解质，维持和调节体内水、电解质和酸碱平衡；②补充营养，供给热能；③输入药物，控制感染，治疗疾病；④补充血容量，维持血压，改善微循环。

【评估病人】

1. 病人的病情、心肺功能、营养状况、肢体活动度，静脉及穿刺部位皮肤状况，有无药物过敏史等。

2. 病人对输液有关知识的认识、心理反应及合作程度等。

【准备工作】

1. 环境要求 安静，清洁，光线适宜。

2. 护士准备 着装整洁，洗手（剪指甲），戴口罩、帽子。

2. 用物准备 注射盘1套：注射器及针头、止血带、输液贴或胶布、小垫枕、开瓶器、瓶套、砂轮，必要时备小夹板和绷带；输液器1套，必要时备静脉留置针1套、无菌透明敷料贴、无菌手套；液体及药物（按医嘱备）；输液架、输液卡。

3. 病人准备 了解输液的目的及注意事项；按需要排尿、排便，取舒适位。

【操作方法】

1. 密闭式输液法

（1）核对医嘱，填写输液卡（床号、姓名、药名、剂量、浓度、用法、时间），准备药液。检查瓶盖有无松动、瓶身有无裂痕，认真核对药名、剂量、浓度和有效期；检查药液质量，如发现有絮状物、沉淀、浑浊、变色等均不得使用。

（2）启开液体瓶铝盖中心部分，套上瓶套，常规消毒瓶塞，按医嘱加入药物，在瓶签上注明床号、姓名，所加药物名称、剂量及加药时间并签名。

（3）检查输液器的有效期，包装有无破损。打开输液器，将输液管粗针头去掉针帽后插入瓶塞至针头根部，通气管另一端固定在瓶套上，关闭调节器，备输液贴或胶布。

（4）携用物至床旁，核对床号、姓名并解释，嘱病人排便，再次核对无误后挂输液瓶于输液架上。

（5）手持穿刺针的针柄，倒置并挤压茂菲滴管，使溶液迅速流至滴管的1/3～1/2满时，打开调速器，迅速转正滴管，同时上提输液长管，再缓慢放下，当液体流至输液长管下端距输液管终端滤器2cm处关闭调速器；或折叠茂菲滴管下端输液管，挤压滴管使液体迅速流至滴管的1/3～1/2满时，放松折叠处，上提输液长管，再缓慢放下，当液体流至输液管终端滤器处关闭调节器。

（6）协助病人取舒适卧位，选择合适静脉，肢体下垫小垫枕，于穿刺点上方6～10cm处扎止血带，常规消毒皮肤，嘱病人握拳，再次核对床号、姓名和药物。取下护针帽，缓慢打开调速器，均匀放慢液体流速，直至输液管内及针头内空气排尽，关闭调速器。针头与皮肤呈20°行静脉穿刺，见回血后将针头再平行送入少许。一手固定针头，一手松止血带，嘱病人松拳，放开调速器，待药液滴入通畅、无不适感觉后用输液贴或胶布1条固定针柄，带无菌敷料的1条固定并覆盖针眼，另1条固定环绕的头皮针软管，3条胶布平行排列，与针尖垂直，必要时第4条固定远侧输液管）固定针头（图14-21）。必要时用夹板绷带固定肢体。

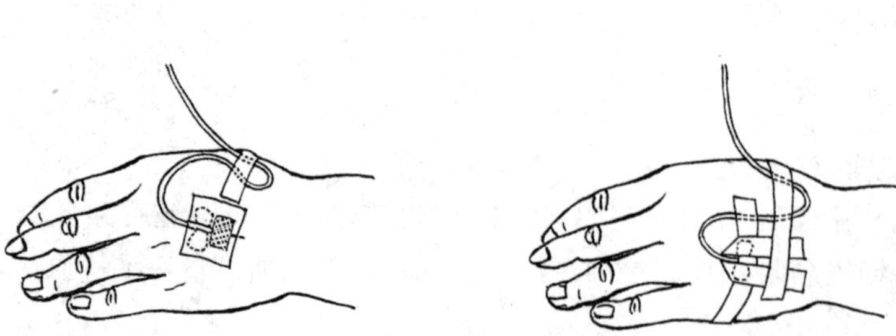

图 14-21 胶布固定法

(7) 根据病情、年龄和药液性质调节输液速度，一般成人 40～60 滴/分，儿童 20～40 滴/分。对年老体弱、婴幼儿、心肺肾功能不良者或输入高渗盐水、含钾药物、升压药时滴速宜慢；对严重脱水，血容量不足、心肺功能良好者输液速度可适当加快。

(8) 取下止血带和小垫枕，协助病人取舒适卧位，告知注意事项，将呼叫器置于易取处。

(9) 再次查对，在输液卡上记录输液的时间、滴速，签全名后挂于输液架上。

(10) 如续液应及时更换输液瓶，按上述方法备药，常规消毒瓶塞后，从前一输液瓶内拔出输液器粗针头插入下一输液瓶内，待输液通畅后方可离去。

(11) 输液完毕，关闭调节器，揭去胶布或输液贴，用棉签轻平压在穿刺点上方，快速拔针，按压片刻。

(12) 协助病人取舒适卧位，整理床单位、清理用物、洗手、记录。

2. 静脉留置输液法

(1) 同密闭式静脉输液法 (1) ～ (5)。

(2) 协助病人取舒适卧位，选择合适静脉，垫好小垫枕，在穿刺点上方 10 cm 处扎止血带，常规消毒皮肤，嘱病人握拳，再次核对床号、姓名和药物。戴好手套，检查静脉留置针，看包装有无破损、有效期、型号后取出，去除针套，旋转松动外套管，绷紧皮肤，固定静脉，右手拇指和示指夹住留置针针翼，于血管上方呈 15°～30°角进针，见回血后压低角度 (5°～15°)，再进针 0.5～1 cm，固定针芯，将外套管送入静脉。松止血带，嘱病人松拳，抽出针芯，常规消毒肝素帽胶塞，将已备好并再次排尽空气的输液器针头插入肝素帽内，用无菌透明敷料贴妥善固定。

(3) 脱下手套，打开调速器，调节输液滴速。在无菌透明膜上注明穿刺日期、时间。

(4) 同密闭式静脉输液法 (8) ～ (10)。

(5) 整理床单位、清理用物、洗手、记录。

(6) 输液完毕，拔出输液器针头进行正压封管：常规消毒肝素帽胶塞，用注射器向肝素帽内推注封管液（①无菌生理盐水：每次 5～10 ml，每隔 6～8 h 重复冲管 1 次；②稀释肝素溶液：每 1 ml 生理盐水含肝素 10～100 U，每次用量 2～5 ml），在封管液余 0.5～1 ml 时，边推注边旋转式退出针头，直至针头完全退出为止。

(7) 再次输液时，常规消毒肝素帽胶塞，先推注 5～10 ml 无菌生理盐水冲管，再将静脉输液针头插入肝素帽内进行输液。

【注意事项】

1. 严格执行无菌操作原则和查对制度，杜绝差错事故的发生。

2. 根据病情需要，有计划地、合理地安排输液顺序。如需加入药物，应注意配伍禁忌。需 24 h 连续输液者，应每天更换输液器。

3. 需长期输液者，要注意保护和合理使用静脉，一般从远端小静脉开始。穿刺时掌握三个环节：选择静脉要准，穿刺要稳，针头固定要牢，提高穿刺成功率。

4. 输液前须排尽输液管及针头内的空气，药液滴尽前按需及时更换溶液瓶或拔针，严防造成空气栓塞危及病人生命。

5. 输液过程中应加强巡视，注意观察局部有无渗漏肿胀、针头有无脱出、阻塞、移位，针头和输液器衔接是否紧密，输液管有无扭曲受压，滴速是否适宜以及输液瓶内溶液的量等。耐心听取病人主诉，及时处理输液故障，配合医生处理各种输液反应，保证输液顺利进行。

6. 使用静脉留置针时，每次输液前后均应观察局部静脉有无红、肿、热、痛及硬化，询问病人有无不适，如有异常情况及时拔除导管，对局部进行处理。对使用留置针的肢体应妥善固定，尽量减少肢体的活动，避免被水沾湿。一般静脉留置针可以保留3～5天，最好不超过7天。

（二）中心静脉输液法

【操作目的】 ①长期持续输液，周围静脉不易穿刺的病人；②长期静脉内滴注高浓度或有刺激性的药物；③测量中心静脉压，用于周围循环衰竭的危重病人；④行静脉内高营养治疗。

【评估病人】 同周围静脉输液法。询问普鲁卡因过敏史，并做过敏试验。

【准备工作】

1. 环境要求　安静，清洁，光线适宜。

2. 护士准备　着装整洁，洗手（剪指甲），戴口罩、帽子。

3. 用物准备　除同周围静脉输液用物外，还需备：①颈外静脉无菌穿刺包，内置穿刺针2根（长约6.5 cm，外径2.6 mm，内径2 mm）、硅胶管2根（长约25～30 cm，外径1.6 mm，内径1.2 mm）、5 ml和10 ml注射器各1副、6号针头、镊子、纱布、洞巾。②锁骨下静脉无菌穿刺包，内置深静脉穿刺套管1套（内有特制的穿刺针、注射器、导丝、扩张器、留置管等）；缝合包1个（内有纱布2～3块、无菌巾1块，另有剪刀、持针器、针、线、镊子等）。③1%普鲁卡因注射液、0.4%枸橼酸钠生理盐水、肝素稀释液（浓度1 mg/ml）、静脉帽（图14-22）、1%甲紫溶液、无菌手套、透明敷贴。

4. 病人准备　了解插管时所取卧位的目的及插管的过程。

【操作方法】

1. 颈外静脉置管输液

（1）同密闭式静脉输液（1）～（5）。

（2）协助病人去枕平卧，头偏向对侧，肩下垫薄枕，使头低肩高，颈部伸展平直，充分暴露穿刺部位。

（3）术者立于穿刺部位对侧或顶侧，选择穿刺点（下颌角和锁骨上缘中点连线上1/3处，颈外静脉外缘）（图14-23），常规消毒皮肤，打开穿刺包，戴手套，铺洞巾。

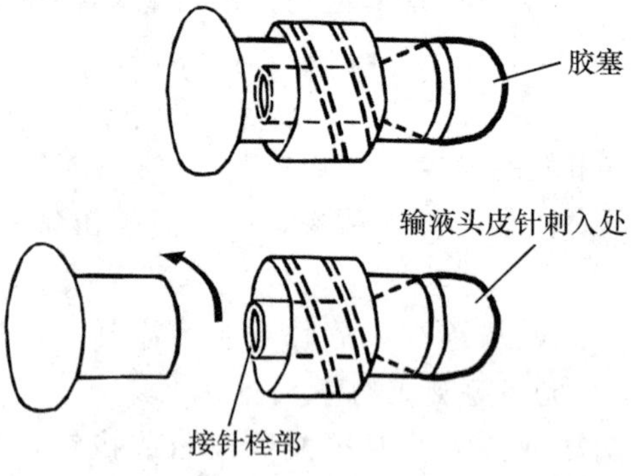

图14-22　静脉帽

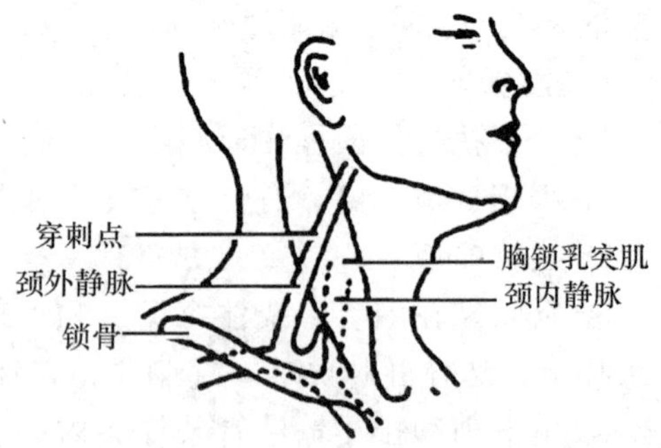

图14-23　颈外静脉穿刺定位法

（4）由助手协助，术者取5 ml注射器抽取1%普鲁卡因在穿刺部位行局部麻醉，用10 ml注射器吸取生理盐水，以平针头连接硅胶管，排尽空气后备用。术者一手绷紧穿刺点上方皮肤，一手持穿刺针与皮肤呈 45°角进针，入皮后呈 25°角沿静脉走向穿刺。见回血后，立即用一手拇指按住针栓孔，另一手持备好的硅胶管快速由针孔送入 10 cm 左右，插管时由助手一边抽回血一边缓慢注入生理盐水。确定硅胶管在血管内后，退出穿刺针，再次抽回血检查导管是否在血管内，确定无误后移去洞巾，接上输液器输入液体。取透明敷贴覆盖穿刺点并固定硅胶管，再次消毒后盖以无菌纱布并用胶布固定。硅胶管与输液管接头处以无菌纱布包扎并固定在颌下。

（5）暂停输液时，取下输液器，保留硅胶管，用 0.4％枸橼酸钠生理盐水 1～2 ml 或肝素稀释液注入硅胶管内，用静脉帽塞住针栓孔，无菌纱布包裹固定。

（6）再次输液时，检查导管是否在静脉内，备好输液装置、排气，取下静脉帽消毒针栓孔，接上输液器即可。

（7）停止置管时，硅胶管末端接上注射器，边抽吸边拔管，局部加压数分钟，用 70％乙醇消毒穿刺部位，无菌纱布覆盖。

2. 锁骨下静脉置管输液

（1）同密闭式静脉输液（1）～（5）。

（2）病人去枕平卧，头偏向对侧，肩下垫薄枕，充分暴露穿刺部位。

（3）术者立于病人头端，颈、胸、肩部常规皮肤消毒，打开无菌穿刺包，戴手套，铺洞巾。用 5 ml 注射器抽吸 1％普鲁卡因做局部浸润麻醉。

（4）取出深静脉穿刺套管，抽吸肝素稀释液，注入留置管使其充盈。选择穿刺点（胸锁乳突肌外侧缘与锁骨上缘所形成的夹角平分线上，距顶点 0.5～1 cm 处）（图 14-24），可用甲紫标记进针点。持穿刺针指向胸锁关节，与皮肤呈 30°～40°角进针刺入 3～4 cm 后抽回血，见回血后置入导丝，退出穿刺针，用扩张器扩张穿刺通道后退出，再置入中心静脉导管，长度约 12～15 cm，退出导丝，静脉导管末端连接平针头。移去无菌巾，固定导管，用透明敷贴封闭，0.4％枸橼酸钠生理盐水冲管后连接输液器，输入液体。

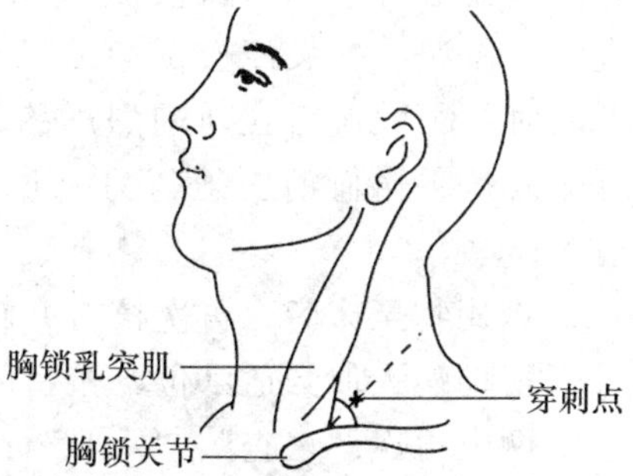

图 14-24　锁骨下静脉穿刺点

（5）暂停输液方法、再次输液方法、停止置管方法分别同颈外静脉输液（5）～（7）。

【注意事项】

（1）术者操作前应充分了解中心静脉（颈外静脉、锁骨下静脉）的走行及解剖部位，准确掌握进针方向。

（2）每天更换穿刺部位敷料，用 0.5％过氧乙酸溶液（忌用乙醇）擦拭外露硅胶管，常规消毒穿刺点周围皮肤。

（3）体外硅胶管内如有回血，须及时用稀释肝素液冲注，以免硅胶管被血块堵塞；如硅胶管内有血液凝集，应使用注射器抽出血凝块再注入药物，或边抽边拔管，切忌将血凝块推入血管；如输液不畅还应检查硅胶管有无弯曲、是否有滑出血管外或固定硅胶管的线结扎是否过紧等情况。

（4）应密切观察病人呼吸及胸部变化，必要时摄胸片以排除气胸。

（5）其余同密闭式静脉输液。

二、静脉输血法

【操作目的】 ①补充血容量，增加心排出量，提高血压，促进血液循环；②增加血红蛋白含量，促进携氧功能；③供给血小板和各种凝血因子，增进凝血功能；④输入抗体、补体，增强机体免疫功能；⑤增加白蛋白，维持胶体渗透压，减轻组织渗出和水肿。

【评估病人】

1. 病人的病史、身体状况、病情、血型、输血史及过敏史、心肺功能及治疗情况；穿刺静脉及皮肤状况。

2. 病人对输血有关知识的认识、心理反应及合作程度等。

【准备工作】

1. 护士准备 着装整洁，洗手（剪指甲），戴口罩、帽子。

2. 用物准备 一次性输血器、生理盐水、同型血液及配血单，余同静脉输液法（含 9 号针头）。

3. 病人准备 了解输血的目的、方法和注意事项，排尿，取舒适卧位。

【操作方法】

1. 输血前准备 ①备血：根据医嘱抽取病人血标本，与填写完整的输血申请单和配血单一并送血库，做血型鉴定和交叉配血试验；②取血：凭取血单与血库人员共同做好“三查”（血液有效期、血液质量和输血装置是否完好）、“八对”（姓名、床号、住院号、血袋号、血型、交叉配血试验结果、血液种类和剂量），查对无误，在交叉配血单上签字方可取血；③取血后：勿剧烈震荡血液，如为库血不可加温，应在室温下放置 15～20 min 后再输入；④输血前：须与另一护士按“三查”、“八对”内容再次核对，确定无误后方可输入。

2. 携用物至床旁，再次核对并解释，遵医嘱使用抗过敏药。

3. 协助病人取舒适卧位，按密闭式静脉输液法先输入少量生理盐水。

4. 两人再次“三查”、“八对”，准确无误后，戴手套，将血液轻轻摇匀，打开贮血袋封口，常规消毒开口处塑料管，将输血器针头从生理盐水瓶上拔出插入塑料管内，缓慢将血袋倒挂于输液架上。

5. 打开调速器，开始输入速度宜慢（不超过 20 滴/分），观察 15 min 无不良反应后，根据病情调节合适滴速。成人一般 40～60 滴/分，儿童酌减，年老体弱、严重贫血、心力衰竭病人应谨慎，速度宜慢。交代病人或家属注意事项，将呼叫器置于易取处。

6. 输血完毕，再继续滴入生理盐水，直至输血器内的血液全部输入体内再拔针，局部按压片刻。

7. 整理床单位、清理用物、洗手，血袋低温保存 24 h，交叉配血单贴在病历中，做好输血记录（输血时间、种类、输血量、血型、血袋号及有无输血反应）。

【注意事项】

1. 严格执行查对制度和操作程序。

2. 血液从血库取出后应在半小时内输入，不宜久置，200～300 ml 血液要求在 3～4 h 内输完，避免溶血。如用库血，必须认真检查库血质量。正常血液分两层，上层血浆呈黄色，下层血细胞呈红色，两者之间界线清楚，无凝块。如血浆变红，血细胞呈暗红色，界线不清，提示可能溶血，不能使用。

3. 血液内不得随意加入其他药品，并避免与其他溶液相混，以防血液变质。

4. 输血过程中加强巡视，严密观察病人情况，注意有无输血反应并及时进行相应处理。

第六节　鼻 饲 法

【操作目的】 对不能经口进食者，通过胃管供给所需的营养、水分和药物，维持机体代谢平衡。

【评估病人】

1. 病人的病情、治疗情况、意识状态、鼻腔状况。

2. 病人对鼻饲有关的知识的了解、心理反应及合作程度。

【准备工作】

1. 用物准备　鼻饲包（胃管、镊子、压舌板、治疗碗、50 ml 注射器、纱布），治疗盘内备石蜡油、治疗巾、弯盘；胶布、棉签、橡皮圈或夹子、别针、听诊器、适量温开水、鼻饲流质 200 ml（温度 38～40℃），无菌手套、乙醇、松节油等。

2. 病人准备　取舒适体位，如戴眼镜或义齿应取下妥善放置。

【操作方法】

1. 携用物至床旁，核对并解释操作的目的和配合方法。

2. 协助病人取舒适坐位、半坐位或仰卧位（头偏向一侧），颌下铺治疗巾，弯盘放在便于取用处。观察鼻腔，选择通畅无疾患一侧，用湿棉签清洁鼻腔。

3. 打开鼻饲包，取出胃管，测量插管长度（成人为 45～55 cm，婴幼儿为 14～18 cm），即从鼻尖至耳垂再至剑突，或前额发际至剑突距离，做好标记。将石蜡油倒在纱布上少许，以润滑胃管前段 10～20 cm。

4. 插胃管　见第九章第七节胃插管术。

5. 鼻饲　①胃管末端接注射器，缓慢注入少量温开水以润滑管腔，缓慢灌注鼻饲流质或药液，随时观察病人的反应，灌注完毕再次注入少量温开水冲洗胃管；②将胃管末端反折后用纱布包好，橡皮圈或夹子夹紧，用别针固定于枕旁或病人衣领处；③整理床单位，使病人处于舒适卧位，清理用物，消毒备用，洗手，记录插管时间、病人的反应、灌入的饮食种类及量。

6. 拔管　见第九章第七节胃插管术。

【注意事项】

1. 每次鼻饲前应先检查胃管是否在胃内，需用药时，应将药片研碎，溶解后再灌入。每次灌注量不超过 200 ml，间隔时间不少于 2 h。灌食后不要立即翻动病人，以免引起呕吐及呕吐物逆流入气管。

2. 长期鼻饲者，应每日进行口腔护理，每周更换 1 次胃管，晚间最后 1 次喂食后拔管，第 2 日插管时最好经另一侧鼻腔插入。

3. 其他同胃插管术注意事项。

第七节 灌肠及肛管排气法

一、灌肠法

（一）不保留灌肠法

1. 大量不保留灌肠

【操作目的】 ①解除便秘和肠胀气；②为肠道手术、检查和分娩做准备；③稀释并清除肠道内的有害物质，减轻中毒；④为高热病人降温。

【评估病人】

（1）病人的年龄、病情、意识状态、排便习惯、肛周皮肤黏膜情况。

（2）病人对灌肠的认知、心理反应、合作及耐受程度。

【准备工作】

（1）环境要求　酌情关闭门窗，屏风遮挡，适宜温湿度。

（2）护士准备　着装整洁，洗手（剪指甲），戴口罩、帽子。

（3）用物准备　①治疗盘内备一次性灌肠袋、量杯（内盛灌肠液）、肛管（24～26号）、润滑剂、棉签、弯盘、卫生纸、一次性中单、血管钳、水温计、手套；②灌肠溶液：常用0.1%～0.2%肥皂液、生理盐水，成人每次用量为500～1000 ml，小儿200～500 ml，溶液温度以39～41℃为宜，降温时用28～32℃，中暑者用4℃；③便盆及便盆巾、输液架、屏风。

（4）病人准备　了解灌肠的目的、过程及配合方法。

【操作方法】

（1）携用物至床旁，核对并解释以取得合作，嘱病人排尿。

（2）协助病人取左侧卧位，不能自我控制排便者可取仰卧位（臀下置便器）。双膝屈曲，露出臀部并移至床沿，铺一次性中单，置弯盘于臀边。盖被，仅暴露臀部。

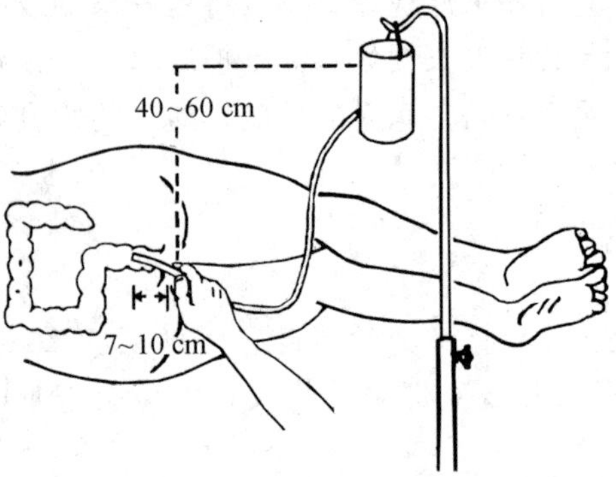

图 14-25　大量不保留灌肠

（3）挂灌肠袋于输液架上，液面距肛门40～60 cm。戴手套，将量杯中的溶液倒入灌肠袋内，连接肛管，润滑肛管前端，排尽管内气体，夹管。

（4）暴露并分开肛门，将肛管轻轻插入直肠约7～10 cm（小儿4～7 cm），固定肛管，松开管夹，使液体缓缓流入（图14-25）。观察袋内液面下降情况及病人反应。待液体即将灌完时夹管，用卫生纸包住肛管，轻轻拔出放入弯盘，擦净肛门。

（5）协助病人取舒适卧位，嘱其尽量保留5～10 min后再排便。协助能下床病人上厕所排便，对不能下床者给予便盆，将卫生纸、呼叫器放于易取处，排便后及时取出便器，擦净肛门。

（6）协助病人穿裤，取舒适卧位，整理床单位，开窗通风。观察病人粪便情况，必要时留取标本送验。清理用物，脱手套，洗手，记录灌肠结果。

【注意事项】

（1）正确选用灌肠溶液，掌握溶液的温度、浓度、压力和量。如伤寒病人，溶液量不得超过 500 ml，压力要低（液面距肛门不超过 30 cm）；降温灌肠应嘱病人保留 30 min 后排出，排便后 30 min 测量体温并记录；肝昏迷病人禁用肥皂水灌肠，以减少氨的产生和吸收；充血性心力衰竭及钠潴留病人禁用生理盐水灌肠。

（2）严密观察病人的反应，若出现面色苍白、出冷汗、剧烈腹痛、心慌气急等，应立即停止灌肠，并通知医生进行及时处理。灌肠时如液体流入受阻，可稍转动肛管或挤捏肛管使堵塞管孔的粪块脱落；如病人感觉腹胀或有便意，可降低灌肠筒高度以减慢灌速或暂停片刻，并嘱病人深呼吸，以减轻腹压。

（3）急腹症、消化道出血、妊娠、严重心血管疾病等病人禁忌灌肠。

2. 小量不保留灌肠

【操作目的】　软化粪便，解除便秘，排出肠道积气，减轻腹胀。适应于腹部或盆腔手术后肠胀气及老幼病人。

【评估病人】　同大量不保留灌肠。

【准备工作】

（1）同大量不保留灌肠准备工作（1）～（2）。

（2）用物准备　①治疗盘内备注洗器或一次性灌肠袋、量杯（内盛灌肠液）、温开水 5～10 ml、肛管（20～22 号）、弯盘、血管钳、润滑剂、棉签、卫生纸、一次性中单、水温计；②灌肠溶液：常用“1、2、3”溶液（50%硫酸镁 30 ml、甘油 60 ml、温开水 90 ml）、油剂（甘油或液体石蜡 50 ml 加等量温开水），温度 38℃；③便盆及便盆巾、屏风。

（3）病人准备　了解灌肠的目的、过程及配合方法。

【操作方法】

（1）同大量不保留灌肠操作方法（1）～（2）。

（2）用注洗器抽吸灌肠液连接肛管，润滑肛管前端，排气后夹管。

（3）暴露并分开肛门，将肛管轻轻插入肛门约 7～10 cm。固定肛管，松开血管钳，缓缓注入液体。如用一次性灌肠袋，液面距肛门应低于 30 cm（图 14-26）。注毕，将肛管尾端抬高，使溶液全部流入，然后注入温开水 5～10 ml，反折或用血管钳夹闭肛管，用卫生纸包住肛管，轻轻拔出放入弯盘，擦净肛门。

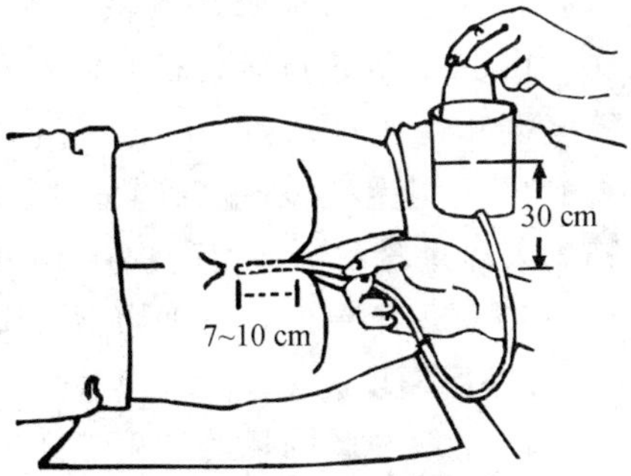

图 14-26　小量不保留灌肠

（4）协助病人取舒适卧位，嘱其尽量保留灌肠液 10～20 min 后再排便。整理床单位，清理用物，洗手并记录。

【注意事项】　同大量不保留灌肠。

3. 清洁灌肠

【操作目的】　彻底清除滞留在肠道内的粪便。常用于直肠、结肠检查或手术前肠道准备。

【评估病人】　同大量不保留灌肠。

【准备工作】　同大量不保留灌肠。

【操作方法】

（1）为反复多次的大量不保留灌肠。

(2) 宜取右侧卧位，首次用 0.1%肥皂水 500 ml 灌入刺激肠蠕动，排出后再用生理盐水，直至排出液清洁无粪渣为止。

【注意事项】

(1) 注意灌肠时压力要低，液面距肛门不超过 40 cm，每次灌肠后让病人休息片刻，每次灌肠的溶液量约 500 ml。

(2) 每次大量清洁灌肠时，注意观察和记录灌入量与排出量应基本相符，防止水中毒。

(二) 保留灌肠

【操作目的】 将药液灌入到直肠或结肠内，通过肠黏膜吸收，达到镇静催眠和治疗肠道感染等目的。

【评估病人】

1. 病人的病情、年龄、意识状态、肛门收缩功能、排便情况、肛周皮肤黏膜情况。

2. 病人对灌肠的认知、心理反应、合作及耐受程度。

【准备工作】

1. 同大量不保留灌肠准备工作 (1) ～ (2)。

2. 用物准备 ①同小量不保留灌肠；②常用溶液：镇静催眠用 10%水合氯醛；肠道杀菌剂用 2%小檗碱或 0.5%～1%新霉素或其他抗生素，灌肠液量不超过 200 ml，温度 39～41℃。

3. 病人准备 了解灌肠的目的、过程及配合方法。

【操作方法】

1. 携物至床旁，核对并解释，取得合作，嘱排尿、排便。

2. 根据病情选择不同卧位（慢性痢疾病变部位多在直肠或乙状结肠，宜取左侧卧位；阿米巴痢疾病变部位多在回盲部，宜取右侧卧位）。露出臀部并移至床沿，铺一次性中单，臀部抬高 10 cm，置弯盘于臀边。

3. 用注洗器抽吸灌肠液，连接肛管并润滑肛管前端，排气后夹管，轻轻插入肛管约 10～15 cm，固定肛管，松开血管钳，缓缓注入药液。注毕再注入温开水 5～10 ml，抬高肛管尾端并夹管。

4. 用卫生纸包住肛管轻轻拔出放入弯盘内，擦净肛门。用卫生纸在肛门处轻轻按摩，嘱病人尽量忍耐，保留药物在 1 h 以上。

5. 整理床单位，清理用物、洗手，观察病人反应，做好记录。

【注意事项】

1. 了解灌肠的目的和病变部位，以便掌握灌肠的卧位和插入导管的深度。

2. 为减少刺激，便于药物保留，肛管要细，插入要深，液量要少，压力要低（液面距肛门不超过 30 cm），注药要慢。

3. 肛门、直肠、结肠等手术后的病人及排便失禁的病人均不宜做保留灌肠。

二、肛管排气法

【操作目的】 将肛管经肛门插入直肠以排除肠腔内积气，减轻腹胀。

【评估病人】

1. 病人的病情、年龄、意识状态、肛门收缩功能、腹胀程度，肛周皮肤黏膜的情况。

2. 病人对肛管排气的认知、心理反应及合作程度。

【准备工作】

1. 同大量不保留灌肠准备工作（1）～（2）。

2. 用物准备　治疗盘内备肛管（26 号）、玻璃接管、橡胶管、玻璃瓶（内盛 3/4 容量的水，瓶口系带）、润滑剂、棉签、弯盘、卫生纸、胶布（1 cm×15 cm）、别针。另备屏风等。

3. 病人准备　了解肛管排气的目的、方法和注意事项，配合操作。

【操作方法】

1. 携用物至床边，核对并说明用意，关闭门窗，用屏风遮挡。

2. 协助病人取仰卧或左侧卧位，盖被，仅暴露臀部。

3. 将玻璃瓶系于床边，橡胶管一端插入瓶内液面以下，另一端与肛管连接。润滑肛管前端，嘱病人深呼吸，将肛管轻轻插入直肠 15～18 cm，以胶布固定，橡胶管留出足够长度用别针固定于床单上（图 14-27）。观察排气情况，保留肛管一般不超过 20 min，拔管后，清洁肛门。

4. 协助病人取舒适卧位，整理床单位，清理用物，洗手，记录排气情况。

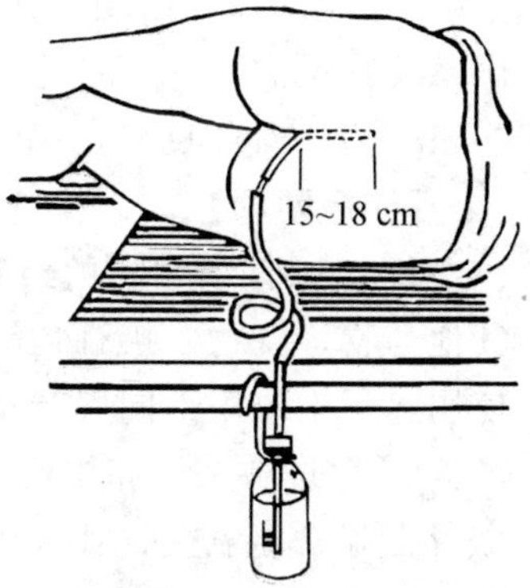

图 14-27　肛管排气法

【注意事项】

1. 肛管保留时间一般不超过 20 min，如时间过长会减弱肛门括约肌反应，甚至导致肛门括约肌永久性松弛。必要时可在 2～3 h 后再行插管排气。

2. 如排气不畅，可帮助病人更换卧位或按摩腹部，以促进排气，并及时记录。

第八节　药物过敏试验法

【操作目的】　预防使用的某些药物可能引起的不同程度的过敏反应，甚至过敏性休克，提高用药的安全性。

【评估病人】

1. 病人的病情、用药史、过敏史、家族史、注射部位的皮肤情况。

2. 病人对注射药物的认识，心理反应和合作程度。

【准备工作】

1. 环境要求　安静，清洁，光线适宜。

2. 护士准备　着装整洁，洗手（剪指甲），戴口罩、帽子。

3. 用物准备　注射盘内放无菌 1 ml 注射器、4.5 号针头、70%乙醇、棉签、药液（按医嘱备）、弯盘、砂轮、启瓶器。另备急救盒 1 个。

4. 病人准备　解释操作的目的及配合方法；取坐位或卧位。

一、青霉素过敏试验

【操作方法】

1. 配制皮内试验液　以每 1 ml 内含青霉素 G 200～500 U 的生理盐水溶液为标准，注射剂量为 20～50 U。配制方法如下：①80 万 U 青霉素瓶内注入 4 ml 生理盐水，则每毫升内含青霉素 20 万 U；②取上液 0.1 ml 加生理盐水至 1 ml，则 1 ml 内含青霉素 2 万 U；③弃去

0.9 ml，剩余 0.1 ml 加生理盐水至 1 ml，则 1 ml 内含青霉素 2000 U；④弃去 0.9 ml，剩余 0.1 ml（或弃去 0.75 ml，剩余 0.25 ml）加生理盐水至 1 ml，则 1 ml 内含青霉素 200 U（或 500 U）。每次稀释时均需将溶液摇匀。

2. 试验方法 在前臂掌侧下段尺侧按皮内注射法注射青霉素试验液 0.1 ml（含青霉素 20～50 U），20 min 后观察结果并记录。

3. 结果判断及处理 ①阴性：皮丘无改变，皮丘周围无红肿、无红晕，无自觉症状；②阳性：局部皮丘隆起，出现红晕硬块，直径大于 1 cm，周围出现伪足、有痒感，严重时可出现胸闷、气促、发麻等过敏性休克的表现。③如试验结果为阳性，则禁用青霉素，并在体温单、医嘱单、病历卡、床头卡、门诊卡、注射卡上醒目地标明"青霉素阳性"，同时告知病人及其家属；④如对试验结果有怀疑，应在对侧前臂内侧皮内注射生理盐水 0.1 ml，20 min 后，对照反应，确认青霉素试验结果为阴性方可用药。

【注意事项】

1. 必须仔细询问用药史、过敏史和家庭史，对青霉素有过敏史者禁止做此项试验。对其他药物、食物、接触物等有过敏史者应慎做。曾使用过青霉素，但停药已超过 24 h 或在使用过程中改用不同生产批号的制剂时，需重做皮试。

2. 做过敏试验和用药过程中，严密观察病人反应，并备好急救药物与抢救物品，如盐酸肾上腺素、氧气、呼吸机等。注射后嘱病人留观 30 min。

3. 青霉素水溶液极不稳定，放置过久除引起效价降低外，还可分解产生致敏物质，因此使用青霉素应现用现配。

4. 配制试验液或溶解青霉素的生理盐水应专用。

二、链霉素过敏试验

【操作方法】

1. 配制皮内试验液 以每 1 ml 内含链霉素 2500 U 的生理盐水溶液为标准，皮内注射剂量为 0.1 ml（含链霉素 250 U）。配制方法如下：①链霉素 100 万 U（1 g），用生理盐水 3.5 ml 溶解后为 4 ml，则每 1 ml 内含链霉素 25 万 U；②取上液 0.1 ml 加生理盐水至 1 ml，则每 1 ml 内含链霉素 2.5 万 U；③弃去 0.9 ml，剩余 0.1 ml 加生理盐水至 1 ml，则每 1 ml 内含链霉素 2500 U。每次稀释时均需将溶液摇匀。

2. 试验方法 取上述试验液 0.1 ml（含链霉素 250 U）皮内注射，20 min 后观察结果并记录。

3. 结果的判断及处理 同青霉素过敏试验。

【注意事项】

1. 链霉素过敏反应较少见，但毒性反应常见，且较严重，出现中毒症状时，可静脉注射葡萄糖酸钙或氯化钙，因钙离子可与链霉素络合，而使中毒症状减轻或消失。

2. 链霉素引起的过敏性休克急救时也需静脉注射葡萄糖酸钙或氯化钙，因为钙离子可与链霉素络合，使链霉素过敏症状减轻或消失。

三、头孢菌素（先锋霉素）过敏试验

【操作方法】

1. 配制皮内试验液 以每 1 ml 内含头孢菌素 500 μg 的生理盐水溶液为标准，皮试注入剂量为0.1ml（含头孢菌素50μg）。配制方法如下：①头孢菌素0.5g加入2ml的生理盐水，则每1ml内含头孢菌素250mg；②取上液0.2ml加生理盐水至1ml，则每1ml内含头孢菌素50mg；③弃去0.9ml，剩余0.1ml加生理盐水至1ml，则每1ml内含头孢菌素5mg；④弃去0.9ml，剩余0.1ml加生理盐水至1ml，则每1ml内含头孢菌素500μg。每次稀释时均需将溶液摇匀。

2. 试验方法　取上述试验液0.1ml（含头孢菌素50μg）皮内注射，20min后观察结果并记录。

3. 结果的判断及处理　同青霉素过敏试验。

【注意事项】

1. 既往有头孢菌素类药物过敏者，不得再做试验。

2. 皮试虽阴性者，亦有发生过敏的可能性，用药期间应注意观察。

四、破伤风抗毒素过敏试验

【操作方法】

1. 配制皮内试验液　取每支1ml含1500U的破伤风抗毒素（TAT）药液，抽取0.1ml加生理盐水稀释至1ml，摇匀，即每1ml内含TAT150U。

2. 试验方法　取上述试验液0.1ml（含TAT15U）皮内注射，20min后观察结果并记录。

3. 结果的判断及处理　①阴性：皮丘无变化，无红肿，无异常全身反应；②阳性：皮丘红肿、硬结，直径大于1.5cm，红晕超过4cm，有时出现伪足或有痒感，全身过敏性反应表现与青霉素过敏反应相类似，以血清病型反应多见；③如皮试结果为阴性，可把所需药量一次注射完；④必要时应以生理盐水在另一前臂做对照试验。

【注意事项】

1. 若试验为阳性，可采用脱敏注射法，即用氯化钠注射液将抗毒素稀释10倍，分小量数次做皮下注射，每次注射后观察20min，但在注射前要做好过敏性休克的抢救准备。

2. 首次应用TAT、以往注射过TAT或停药时间超过一周，均需做皮内试验。

五、碘过敏试验

【操作方法】

1. 皮内试验法

（1）试验方法　取碘造影剂0.1ml皮内注射，20min后观察结果并记录。

（2）结果的判断及处理　①阴性：局部无反应；②阳性：局部有红肿、硬块，直径超过1cm。

2. 静脉注射法

（1）试验方法　静脉注射碘造影剂1ml（30%泛影葡胺），5～10min后观察结果并记录。

（2）结果的判断及处理　有血压、脉搏、呼吸和面色等改变为阳性。

【注意事项】

1. 静脉注射造影剂前必须先做皮内试验，皮试结果阴性时再行静脉注射试验，阴性者方可进行碘剂造影。

2. 有少数人过敏试验呈阴性，但在注射碘造影剂时发生过敏反应，故造影时仍需备好急救物品。

六、普鲁卡因过敏试验

【操作方法】

1. 配制皮内试验液　将不同浓度的盐酸普鲁卡因药液稀释至0.25%（2.5mg/ml）。

2. 试验方法　取0.25%普鲁卡因液0.1ml做皮内注射，20min后观察结果并记录。

3. 结果的判断及处理　同青霉素过敏试验。

七、细胞色素C过敏试验

【操作方法】

1. 配制皮内试验液　以每1ml内含细胞色素C 0.75mg的生理盐水溶液为标准，皮试注入剂量为0.1ml（含细胞色素C 0.075mg）。取细胞色素C溶液（每支2ml含细胞色素C 15mg）0.1ml，加生理盐水稀释至1ml，（内含细胞色素0.75mg），摇匀，即每1ml内含细胞色素C 0.75mg。

2. 试验方法

（1）皮内试验　取细胞色素C皮试液0.1ml（含细胞色素C 0.075mg）皮内注射，20min后观察结果并记录。

（2）划痕试验　在前臂掌侧下段，用75%乙醇棉签消毒皮肤；取细胞色素C原液（每1ml含细胞色素C 7.5mg）1滴，滴于皮肤上，待干；用无菌针头在表皮上划痕两道，长度约0.5cm，深度以微量渗血为度；20min后观察结果并记录。

3. 结果的判断及处理　同青霉素过敏试验。

第九节　冷热疗法

一、冷疗法

（一）冰袋、冰枕、冰帽的使用

【操作目的】　冰袋、冰枕用于降温、消肿、止血、镇痛；冰帽用于头部降温，预防脑水肿。

【评估病人】

1. 病人的年龄、病情、体温、意识、治疗，局部皮肤状况（颜色、温度、有无硬结和瘀血等）、有无感觉障碍及对冷过敏。

2. 病人对冷疗相关知识的了解以及合作程度。

【准备工作】

1. 用物准备　冰袋、冰枕、冰帽、冰块、布套、帆布袋、木槌、勺、盆、毛巾、海绵垫、橡胶单及中单、治疗巾、肛表、海绵、小枕等。

2. 病人准备　了解冰袋、冰枕、冰帽使用目的、方法和注意事项，积极配合。

【操作方法】

1. 检查冰袋、冰枕、冰帽有无破损；将冰块装入帆布袋，用木槌敲碎成小块，倒入盆内用水冲去棱角，装入冰袋、冰枕或冰帽约1/2～2/3满，排气，扎紧袋口，擦干外壁水珠，倒提，检查无漏水，装入布套。

2. 携用物至床边，核对并解释以取得合作。去枕，铺橡胶单及中单于病人头下，铺治疗巾于冰帽内，将病人头部置于冰帽内，用海绵垫于病人的两耳廓处及枕颈部，将小枕垫于病人肩下；冰袋置于所需部位（高热降温时置于前额、头顶部或体表大血管处，如颈部、腋下、腹股沟等）。

3. 根据不同目的掌握用冷时间。冰袋、冰枕用于治疗以不超过30 min为宜；用于降温30 min后测量体温，当体温降至39℃以下时取下冰袋。如需延长使用时间，应间隔30～60 min，以防产生继发效应。冰帽使用时应每30 min测量体温1次，保持肛温在33℃左右，不宜低于30℃，以防发生心室纤颤。用冷过程中，随时观察效果与局部皮肤的反应。

4. 用毕，撤去用物，冰袋、冰枕或冰帽倒空，倒挂晾干，布套清洁晾干备用。洗手，记录时间、部位、效果及反应。

【注意事项】

1. 随时观察冰袋、冰枕、冰帽有无漏水，冰块是否融化。若长时间用冷，须每2小时更换一次冰块，确保降温效果。

2. 注意观察皮肤的反应，一旦发现局部皮肤有青紫、麻木感，应立即停止用冷。使用冰帽时，应使用海绵衬垫于病人两耳廓及后颈部，以防冻伤。

（二）冷湿敷使用法

【操作目的】 降温、止血、消炎、镇痛，适用于早期扭伤、挫伤消肿。

【评估病人】

1. 病人的年龄、病情、体温、意识、治疗、活动能力，局部皮肤状况、有无感觉障碍及对冷过敏。

2. 病人对使用冷湿敷相关知识的了解和合作程度。

【准备工作】

1. 用物准备　盆（放冰块和水）、敷垫（大于患处面积）2块、弯盘、纱布、敷布2块、敷钳2把、小橡胶单、治疗巾、凡士林、棉签、干毛巾、屏风。

2. 病人准备　了解使用冷湿敷的目的和方法，积极配合。

【操作方法】

1. 携用物至床边，核对并向病人解释以取得合作。

2. 协助病人暴露患处，治疗部位下铺小橡胶单及治疗巾，患处涂上凡士林，上盖一层纱布。将敷垫浸于冰水中，用敷钳夹拧至半干（以不滴水为度），抖开后敷于患处，每3～5 min更换一次敷垫。及时观察病人及局部皮肤的反应，持续冷敷15～20 min。

3. 敷毕，撤去敷垫和纱布，用干毛巾擦干冷敷部位，协助病人于舒适体位，整理床单位，清理用物，洗手，记录部位、时间、效果及反应。

【注意事项】

1. 注意观察病人及局部皮肤的反应，确保冷敷效果。

2. 用于高热病人降温应敷于前额部，在冷敷30 min后测量体温，降至38℃以下停用。

（三）温水擦浴或乙醇擦浴

【操作目的】 全身用冷，为高热病人降温。

【评估病人】

1. 病人的年龄、病情、体温、意识、活动能力，局部皮肤状况、有无伤口，有无乙醇过敏史。

2. 病人对温水擦浴或乙醇擦浴相关知识的了解及合作程度。

【准备工作】

1. 用物准备 治疗盘、治疗碗（内盛20%～30%的乙醇200 ml）、盆（内盛32～34℃温水，2/3满）、小毛巾、大毛巾、冰袋及布套、热水袋及套、清洁衣裤、便器及屏风。

2. 病人准备 了解擦浴的目的、方法和注意事项，积极配合。

【操作方法】

1. 携用物至床旁，核对，解释相关事项，取得合作。

2. 关闭门窗，用屏风遮挡病人，松开床尾盖被，按需给予便器，冰袋置于头部，热水袋置于足底部。

3. 协助病人脱去上衣，暴露近侧上肢，下垫大毛巾，小毛巾浸入乙醇或温水中，拧至半干，缠于手上成手套状，以离心方向擦拭，顺序为：颈外侧→上臂外侧→前臂外侧→手背；侧胸→腋窝→上臂内侧→肘窝→前臂内侧→手心。每擦1个部位更换小毛巾1次，每侧肢体3 min，最后以大毛巾擦干皮肤，更换小毛巾，同法擦拭对侧上肢。

4. 协助病人侧卧，露出背部，下垫大毛巾，更换小毛巾，同法擦拭，顺序为：颈下肩部→脊柱→臀部，共用3 min，最后用大毛巾擦干皮肤，更换上衣，协助病人仰卧。

5. 协助病人脱裤，暴露近侧下肢，下垫大毛巾，更换小毛巾，同法擦拭，顺序为：髋部→下肢外侧→足背；腹股沟→下肢内侧→内踝；臀下沟→下肢后侧→腘窝→足跟。每擦一个部位更换小毛巾一次，每侧肢体用3 min，最后用大毛巾擦干皮肤，更换小毛巾，同法擦拭对侧下肢。全部擦拭完毕，更换裤子。

6. 取下热水袋，协助取舒适卧位，整理床单位，清理用物，洗手，记录擦浴时间、效果、反应。

【注意事项】

1. 操作过程中注意观察病情，如出现寒战、面色苍白、脉搏及呼吸异常等情况，应立即停止擦浴，与医生配合处理。

2. 擦拭至体表大血管经过处，如腋窝、肘窝、腹股沟、腘窝，应适当延长擦拭时间，以促进散热。禁擦胸前区、腹部、后颈及足心等对冷刺激比较敏感的部位，以免引起不良反应。

3. 擦浴全程不应超过20 min，以防产生继发效应。擦浴后30 min须测体温，如体温降至39℃以下，即可取下头部冰袋。

二、热疗法

（一）热水袋的使用

【操作目的】 保暖、解痉、镇痛。

【评估病人】

1. 病人的年龄、病情、意识、治疗、活动能力，局部皮肤、循环状况、有无感觉障碍及对热的耐受程度。

2. 病人对使用热水袋相关知识的了解及合作程度。

【准备工作】

1. 用物准备 热水袋、布套、热水、水温计、干毛巾。

2. 病人准备 对使用热水袋的相关知识的了解程度及合作程度。

【操作方法】

1. 检查热水袋有无破损，塞子是否配套，调节水温，成人 60～70℃，而昏迷、老人、小儿、麻醉未清醒、末梢循环不良等病人，水温应低于 50℃。

2. 热水袋去塞，平放，持袋口边缘，边灌热水边缓慢提高袋口，至 1/2～2/3 满时，逐渐放平热水袋，排尽袋内空气，旋紧塞子，擦干倒提，检查无漏水后装入布套。

3. 携热水袋至床旁，核对并解释，以取得配合。热水袋置于所需部位（袋口向身体外侧），避免与皮肤直接接触。特殊病人，如意识不清、感觉迟钝者，使用时，套外应再包裹 1 条大毛巾或放于两层毛毯之间，并定时观察局部皮肤情况。

4. 用毕，将热水袋的水倒空，倒挂晾干，吹气，旋紧塞子，放阴凉处备用，布套洗净后备用。记录用热时间、部位、效果、反应等。

【注意事项】

1. 经常巡视，及时观察热疗的效果与反应，如皮肤潮红、疼痛等应立即停止使用，并在局部涂凡士林以保护皮肤。

3. 根据不同目的掌握用热时间，用于治疗时应不超过 30 min，用于保暖时可持续使用，及时观察热疗效果和反应，及时更换热水。

（二）热湿敷法

【操作目的】 消炎、消肿、减轻疼痛，促进局部血液循环。

【评估病人】

1. 病人的年龄、病情、意识、活动能力、治疗，局部皮肤或伤口状况。

2. 病人对热湿敷相关知识的了解及合作程度。

【准备工作】

1. 用物准备 治疗盘内盛敷垫（略大于患处面积）2 块、敷钳 2 把、小盆热水、凡士林、棉签、纱布、塑料纸、棉垫、大毛巾、橡胶单及治疗巾、水温计、热水袋等。

2. 病人准备 对热湿敷的相关知识的了解及合作程度。

【操作方法】

1. 携用物至床旁，核对并解释，以取得合作。协助取适当卧位。

2. 暴露患处，下垫橡胶单和治疗巾。用棉签蘸凡士林涂于受敷处，上盖 1 层纱布。将敷垫浸于 50～60℃热水盆内，用敷钳夹起敷垫拧至半干（以不滴水为度），抖开敷于患处，依次盖塑料纸和棉垫以保湿保温。每 3～5 min 更换敷垫 1 次，注意观察局部皮肤情况。必要时患处不忌压，可将热水袋放在棉垫上维持温度，再盖上大毛巾，如过热可掀起一角散热。持续热敷 15～20 min。

3. 敷毕，撤去敷垫和纱布，擦去凡士林，观察局部情况。伤口部位热敷后，按外科换药法处理。

4. 协助病人于舒适位，整理床单位，清理用物，洗手，记录热湿敷部位、时间、效果和反应。

【注意事项】

1. 注意水温不可过高，及时观察局部皮肤的颜色变化，以防发生烫伤。

2. 面部湿热敷时，应稍等15～30 min后方可外出，以防感冒。

第十节 生命体征测量法

【操作目的】 观测体温、脉搏、呼吸、血压是否正常，了解病情变化和治疗效果。

【评估病人】

1. 病人的诊断、病情、意识状态及自理程度，局部皮肤或黏膜状况、有无影响准确性的因素。

2. 病人对测量体温、脉搏、呼吸、血压的认识、心理反应和合作程度。

【准备工作】

1. 用物准备 治疗盘内备清洁容器和消毒容器各1个、消毒液纱布、表（有秒针）、记录本、笔、体温计（甩至35℃以下）、听诊器、血压计、润滑剂、棉签、卫生纸，必要时备少许棉花。

2. 病人准备 测量前30 min避免进食、冷热饮、热敷、洗澡、坐浴、灌肠、剧烈活动等。

【操作方法】

1. 携用物至床旁，核对、解释以取得合作，协助病人取合适体位。

2. 测体温 ①测腋温：擦干腋下汗液，将体温计汞端放于腋窝深处，屈臂过胸，夹紧，10 min后取出；②测口温：将口表汞端斜放于舌下，嘱闭口，用鼻呼吸，5 min后取出；③测肛温：露出臀部，润滑肛表汞端，轻轻插入肛门（成人3～4 cm，婴儿1.25 cm，幼儿2.5 cm），5 min后取出。取出的体温计，用消毒纱布擦净，读数（取肛表后，用卫生纸擦净肛门），浸泡于消毒液容器中，记录体温值。

3. 测脉搏 ①病人坐位或卧位，手臂置于舒适位，腕部伸展；②以示指、中指、无名指指腹按于病人桡动脉搏动最明显处（以清楚触及波动为度）；③测30 s脉搏值乘以2；④异常脉搏、危重病人测1 min；发现短绌脉，应由2人同时测量，一人听心率，另一人测脉率，由听心率者发出“始”、“停”的口令，计数1 min；⑤记录脉搏值：次/分；记录短绌脉值：心率/脉率。

4. 测呼吸 ①继续保持诊脉手势，观察病人胸部或腹部的起伏，一起一伏为1次呼吸；②正常情况测30 s值乘以2；③呼吸不规则的病人和婴儿应测1 min；呼吸微弱不易观察的病人，置少许棉花于鼻孔前，观察1 min内棉花纤维被吹动的次数；④记录呼吸值：次/分。

5. 测血压 ①病人取坐位或仰卧位，被测手臂位置（肱动脉）与心脏处于同一水平（坐位平第4肋软骨，仰卧位平腋中线）；②卷袖露臂，肘部伸直，掌心向上，伸肘并稍外展，放平血压计，开启汞槽开关，驱尽袖带空气，将袖带平整地缠绕于上臂中部，松紧以能容纳1指为度，袖带下缘距肘窝2～3 cm，戴听诊器，听诊器胸件置于肱动脉搏动最明显处，轻轻加压固定，关闭气门，充气至肱动脉搏动音消失再升高2.6～4.0 kPa（20～30 mmHg），以0.5 kPa/s（4 mmHg/s）放气速度，使汞柱缓慢下降，双目平视汞柱所指刻度，当听到第1声搏动音时的汞柱数值即为收缩压，随后搏动音逐渐增强，一直到声音突然减弱或消失，此时所指汞柱数值为舒张压；③记录血压值：收缩压/舒张压（kPa）；④测毕，排尽袖带内余气，关闭气门，整理袖带放入盒内，盒盖右倾45°使汞回流槽内，关闭汞槽开关，盖上盒盖；⑤协助病人整理衣袖，取舒适体位，清理用物，洗手。

【注意事项】

1. 刚进食、冷热饮或面颊部冷热敷后，应间隔 30 min 后方可口腔测温；婴幼儿、精神异常、昏迷、口鼻腔手术、呼吸困难或不能合作者禁忌口腔测温。直肠或肛门手术、腹泻、心肌梗死病人禁忌直肠测温；坐浴或灌肠后，应间隔 30 min 后方可直肠测温；婴幼儿、精神病、躁动病人测直肠温时护士需手持肛表，以防体温计断裂或进入直肠造成意外。体形过于消瘦者不宜用腋表。

2. 不可用拇指诊脉，因拇指小动脉搏动易与病人的脉搏相混淆。为偏瘫病人测脉率应选择健侧肢体。

3. 测呼吸时应使病人保持安静，处于自然呼吸状态，以确保测量的准确性；在观察呼吸频率的同时，也要注意呼吸节律、深浅度和呼吸时有无异常气味。

4. 血压计要定期检验校对，携带时应保持平放，切勿倒置或震动；充气不可过高、过猛，防止汞外溢；发现血压听不清或异常时应重测，先将袖带内气体驱尽，使汞柱降至“0”点，稍等片刻再测；对偏瘫、肢体外伤或手术的病人，应选择在健侧肢体测量；需长期观察血压的病人应做到四定：定时间、定部位、定体位和定血压计。

第十一节　标本采集法

一、痰标本采集

【操作目的】 ①常规痰标本，用于检查痰液中的细菌、虫卵或癌细胞等；②痰培养标本，用于检查痰液中的致病菌；③24 h 痰标本，用于检查 24 h 的痰量及性状，协助诊断。

【评估病人】

1. 病人的临床诊断、病情、治疗，口腔黏膜和咽部情况。

2. 病人对痰标本采集的认识、心理反应及合作能力。

【准备工作】

1. 用物准备　①自行留痰者：标本容器（痰标本备无菌盒，24 h 痰标本备广口集痰器）、温开水、漱口溶液、检验单。②无法咳痰或不合作者：另备集痰器、吸痰用物（吸引器、吸痰管）、生理盐水、手套。

2. 病人准备　了解收集痰液的方法和注意事项。

【操作方法】

1. 核对医嘱，将标签贴于标本容器或集痰器上，携用物至床旁，再次查对，解释留取痰液的方法和目的。

2. 收集标本

（1）常规痰标本　嘱病人晨起用温开水漱口，数次深呼吸后用力咳出气管深处的痰液，置于清洁容器内，加盖，对于无法咳痰或不合作者，协助取合适卧位，由下向上叩击病人背部，戴好手套，集痰器分别连接吸引器和吸痰管，按吸痰法将痰吸入集痰器内，加盖。

（2）痰培养标本　嘱病人晨起先用洁口液漱口，再用清水漱口，数次深呼吸后用力咳出气管深处的痰液于无菌容器内，加盖。对于无法咳嗽或不合作者，取合适卧位，由下向上叩击病人背部，戴好手套，集痰器分别连接吸引器和吸痰管，按吸痰法将痰吸入集痰器内，加盖。

(3) 24 h 痰标本 在广口集痰器内加少量清水，从晨 7 时漱口后第一口痰开始留取，至次日晨 7 时漱口后第一口痰结束，将 24 h 的全部痰液吐入集痰器内，加盖。

3. 协助病人漱口或口腔护理，洗手，记录痰的外观和性状，24 h 痰标本应记总量，及时送检。

【注意事项】

1. 帮助病人排痰，如伤口疼痛无法咳嗽，可用软枕或手掌压迫伤口，减轻肌肉张力，减少咳嗽时的疼痛。

2. 无菌集痰器开口高的一端接吸引器，低的一端接吸痰管，避免因操作不当污染标本，影响检验结果。

3. 嘱病人不可将唾液、漱口水、鼻涕混入痰标本中，避免痰液黏附在容器壁上。

二、咽拭子标本采集

【操作目的】 从咽部及扁桃体取分泌物做细菌培养或病毒分离。

【评估病人】

1. 病人的诊断、病情、治疗、进食时间，口腔黏膜和咽部情况。

2. 病人对咽拭子标本采集的认识、心理反应及合作程度。

【准备工作】

1. 用物准备 无菌咽拭子培养管、酒精灯、火柴、压舌板、手电筒、检验单。

2. 病人准备 了解咽拭子培养的方法和注意事项。

【操作方法】

1. 核对医嘱，培养管上贴好标签，向病人说明目的以取得合作。

2. 点燃酒精灯，嘱病人张口发“啊”音，必要时使用压舌板。

3. 取出培养管中的拭子轻柔、轻而迅速地擦拭两腭弓、咽及扁桃体上的分泌物，将试管口在酒精灯火焰上消毒，将拭子插入试管中塞紧瓶塞。

4. 协助病人漱口或口腔护理，洗手，记录，及时送检。

【注意事项】

1. 最好在使用抗菌药物治疗前采集标本。

2. 操作时应注意瓶口消毒，棉签不要触及其他部位，防止污染标本。

三、血标本采集

(一) 静脉采血法

【操作目的】 协助临床诊断疾病，为临床治疗提供依据。

【评估病人】

1. 病人的诊断、病情、治疗、检查项目及其要求、局部皮肤和血管情况。

2. 病人对静脉采血的认识、心理反应及合作程度。

【准备工作】

1. 环境要求 安静，清洁，光线适宜。

2. 护士准备 着装整洁，洗手（剪指甲），戴口罩、帽子。

3. 用物准备 同静脉注射法，备干燥注射器或采血针、标本容器（干燥试管、抗凝管或血培养瓶）、酒精灯、火柴、检验单等。

4. 病人准备　了解采血的目的、方法及注意事项，积极配合。

【操作方法】

1. 核对医嘱，贴好标签，携用物至床旁，核对，以取得合作。

2. 选择合适的静脉，按静脉注射法抽血至所需量，松开止血带，嘱病人松拳，用干棉签按压穿刺点，迅速拔出针头，将血液沿管壁缓慢注入标本容器。如用真空采血器采血，采血针一端穿刺血管，见回血后另一端迅速插入真空采血器，抽取所需血量的 2/3 时，立即松开止血带，嘱病人松拳，迅速拔出针头，将采血针内血液沿管壁注入真空采血器。

3. 再次核对，整理床单位，协助病人取舒适体位，清理用物，连同检验单及时送验，洗手，记录。

【注意事项】

1. 一般血培养标本的采血量为 5 ml，若为亚急性细菌性心内膜炎病人，采血量可增至 10～15 ml。如同时抽取几个项目的血标本，一般应先注入血培养瓶，其次注入抗凝管，最后注入干燥试管，动作要准确迅速。

2. 需空腹抽血时，应事先通知病人，避免因进食而影响检验结果。

3. 严格执行无菌技术操作，严禁在输液、输血的针头或皮管内抽取血标本，应在输液、输血的对侧肢体采血。

（二）动脉采血法

【操作目的】　主要用于血气分析，判断病人氧合情况，为治疗提供依据。

【评估病人】

1. 病人的病情、治疗，局部动脉搏动情况。

2. 病人对动脉采血的认识、心理反应及合作程度。

【准备工作】

1. 环境要求　安静，清洁，光线适宜。

2. 护士准备　着装整洁，洗手（剪指甲），戴口罩、帽子。

3. 用物准备　同静脉注射法，另备标本容器、无菌持物镊、血气针（或一次性注射器、肝素液和橡皮塞）、检验单、无菌手套、体温表。

4. 病人准备　了解采血的目的、方法及注意事项，积极配合。

【操作方法】

1. 核对医嘱，贴好标签，携用物至床旁，核对，以取得合作。

2. 抽取肝素液（肝素 12 500 单位/支加生理盐水 500 ml）0.5～1 ml 润湿注射器后排尽（或用专业血气针）。

3. 选择合适的动脉（多选用桡动脉、股动脉），常规消毒皮肤，戴无菌手套或消毒操作者的左手示、中指，两指触及动脉搏动处，右手持血气针从两指间或示指侧面进针；也可逆血流方向进针，桡动脉穿刺为 45°、股动脉穿刺为 90°角度缓慢进针，见鲜红色回血后，保持该角度不变，固定。待血液自动顶入血气针 1 ml 后，左手用棉签按压穿刺点，右手拔针，迅速将针尖斜面全部插入橡皮塞内或者专用凝胶针帽以隔绝空气，将血气针轻轻转动，使血液与肝素充分混匀，嘱局部按压 5～10 min。

4. 再次核对，整理床单位，协助病人取舒适体位，清理用物，连同检验单及时送验，洗手，记录。

【注意事项】

1. 采血的注射器使用前应检查有无漏气，针头必须连接紧密，血标本采集后立即封闭针头斜面，以隔绝空气。

2. 标本采集后应及时送验，如要等待测定，应将标本置于 0～4℃冰箱内保存不得超过 1 h，以免影响检验结果。

第十二节 铺床法

一、铺备用床

【操作目的】 保持病室的整洁、美观，准备接受新病人。

【准备工作】

1. 环境要求　同病房内无治疗操作、进餐等。

2. 护士准备　着装整洁，戴口罩、帽子。

3. 用物准备　床、床垫、床褥、枕芯、棉胎或毛毯、大单、被套、枕套、护理车。

【操作方法】

1. 将用物按顺序放于护理车上，推车至床旁。

2. 移床旁桌距床约 20 cm，移椅至床尾正中距床约 15 cm，将用物按取用顺序放床尾椅上。

3. 检查床，翻转床垫，将床褥齐床头平放于床垫上，对折处下拉至床尾，铺平床褥。

4. 铺大单　①大单纵横中线对齐床面纵横中线放于床褥上，分别向床头、床尾展开；②铺近侧床头：一手托起床垫一角，一手伸过床头中线将大单塞入床垫下；③铺床角：距床头约 30 cm 处向上提起大单边缘，使其与床边垂直，呈等边三角形，再将两底角分别塞在床垫下；④移至床尾，同法铺床尾大单；⑦移至床中间，两手下拉大单中部边缘，平整塞入床垫下；⑤转至床对侧，同法铺对侧大单。

5. 铺盖被　①将已折叠好的被套放在铺好的大单上，开口端向床尾，中线与床中线对齐，正面向外，向床头侧展开被套，使被套上端距床头 15 cm，再向床尾侧展开被套并拉平，开口端的上层打开至 1/3 处；②将折叠好的“S”形棉胎置于被套尾端的开口处，底边与被套开口边平齐，拉棉胎上缘中点至被套封口处，对好两上角，先对侧再近侧展开棉胎，平铺于被套内，至床尾逐层拉平盖被，系好被套尾端开口处系带；③盖被上端与床头平齐，两侧向内折叠与床沿平齐铺成被筒，尾端向下折叠塞于床垫下。

6. 套枕套　①于床尾处套枕套于枕芯外，四角充实；②轻拍枕头，平放于床头，开口处背门。

7. 移回床旁桌及床旁椅，洗手。

【注意事项】

1. 同室病人进行治疗或进餐时暂停铺床。注意节力原则：扩大支撑面，动作连续，避免多余动作，减少走动次数。

2. 铺大单时，应先铺床头后铺床尾，先铺近侧后铺对侧。

二、铺麻醉床

【操作目的】 接受和护理手术后病人，保持病床清洁，保护病人安全。

【准备工作】

1. 同铺备用床准备工作第1～2。

2. 用物准备　①床上用物：同备用床，另备橡胶单及中单各2条；②麻醉护理盘：无菌巾内置治疗碗、开口器、舌钳、牙垫、吸痰管、吸氧管、压舌板、镊子、纱布，无菌巾外置手电筒、血压计、听诊器、治疗巾、弯盘、胶布、棉签、护理记录单、笔；③备用物品：输液架、吸痰器、吸氧装置、心电监护仪、各种引流袋、必要时备气管切开包，根据室温备热水袋、毛毯等。

【操作方法】

1. 同铺备用床法，移开床旁桌、椅。拆除床上原有被套、枕套、大单等置于污袋内。

2. 洗手，推用物至床旁，按序放铺床用物于床尾椅上。检查床，翻转床垫，将床褥齐床头平铺于床垫上。

3. 铺大单　同备用床法铺近侧大单。

4. 铺橡胶单和中单　①将橡胶单和中单分别对好中线铺在床中部，上缘距床头45～50 cm，将中单铺于橡胶单上，边缘一并塞入床垫下；②铺床头时，对好中线，上端平齐床头，下端压在中部橡胶单及中单上，边缘塞入床垫下；③铺在床尾，则下端平齐床尾；余相同；④转至对侧，同法逐层铺好各单。

5. 铺盖被　按备用床法套好被套，被头充实，被套上端距床头15 cm，铺成被筒，两侧内折与床边缘对齐，被尾内折与床尾平齐，将盖被三折叠于一侧床边，开口处向门。

6. 套好枕套，拍松针芯，将枕横立于床头，开口背门。

7. 移回床旁桌，床旁椅放于盖被折叠侧。麻醉护理盘置于床旁桌上，其他用物妥善放置。

8. 开窗、通风或注意保暖措施，整理床单位，清理用物，洗手。

【注意事项】

1. 根据麻醉方式及手术部位需要铺橡胶单和中单，防止术后呕吐物、排泄物、伤口渗液等污染床上物品，下肢手术者，可将第二块橡胶单、中单铺于床尾，非全麻手术病人，只需在床中部铺橡胶单和中单。

2. 铺麻醉床时应全部换为清洁的被单，盖被的厚薄应根据室温及季节加以调节，冬季应置热水袋于盖被内，夏季应注意不使病员出汗。

3. 其他同备用床。

三、卧床病人更换床单

【操作目的】 保持病房整洁、美观，使病人睡卧舒适，预防压疮等并发症的发生。

【评估病人】

1. 病人的病情、意识状态、治疗情况、活动能力及是否使用便器。

2. 病人对更换床单的认识、心理反应及合作程度。

【准备工作】

1. 环境要求　同病房内无治疗操作、进餐，按需要调节室温，关闭门窗，必要时屏风遮挡。

2. 护士准备 着装整洁，洗手，戴口罩、帽子。

3. 用物准备 护理车上层放大单、中单、被套、枕套、床刷及床刷套、污衣袋，需要时备清洁衣裤。护理车下层放便器

4. 病人准备 病情允许，且能理解、合作。

【操作方法】

1. 携用物至床旁，核对并解释配合方法，询问是否需要便器，酌情关门窗。

2. 移床旁桌距床约 20 cm，移椅至床旁，护理车至床尾正中，病情许可时放平床头和床尾支架，放下床栏，妥善固定各种管道。

3. 更换床单 ①铺床单：松开床尾盖被，枕移向对侧，协助病人翻身、侧卧至对侧，背向护士，枕头移向对侧置于病人头下。松开近侧各层床单，上卷污中单至床中线处，塞入病人身下，清扫橡胶单，将橡胶单搭于病人身上，再将污大单上卷至床中线处，塞于病人身下，清扫床褥；②将清洁大单的中线和床的中线对齐，正面向上，对侧半幅内折后卷至床中线处，塞于病人身下，靠近侧的半幅大单自床头、床尾、中间按序展平拉紧折成斜角或直角塞入床垫下；③放平橡胶中单，铺清洁中单于橡胶单上，中线对齐，对侧半幅内折后卷至床中线处，塞于病人身下，近侧半幅连同橡胶中单边缘一并塞入床垫下；④移枕至近侧，协助病人翻身移向近侧，侧卧于铺好的床单一侧，面向护士，妥善安置各种管道。转至对侧，松开各单，上卷污中单至床中线处，取出放入护理车污衣袋内，清扫橡胶中单，搭于病人身上，将污大单自床头卷至床尾处，取出放入污衣袋内，清扫床褥。依次将清洁大单、橡胶中单和中单逐层拉平，一起塞入床垫下；⑤协助病人平卧，枕移向床中间。

4. 更换被套 ①将清洁被套正面向外铺于盖被上，打开尾端；②松开被筒，解开污被套尾端系带，被套尾端打开至 1/3，将棉胎在污被套内纵向三折后按“S”形折叠取出，装入清洁被套内；③撤去污被套放入污衣袋内，将棉胎展平，系好被套尾端开口处系带，折叠成被筒，尾端内折与床尾齐，塞于床垫下。

5. 更换枕套 一手托起病人头颈部，另一手迅速取出枕头，取下污枕套，换上清洁枕套，拍松，放回病人头下。

6. 移回床旁桌、椅，根据需要支起床头、床尾支架，协助病人取舒适卧位，整理床单位，开门窗通风，洗手。

【注意事项】

1. 注意观察病情及病人的皮肤有无异常，带引流管的病人要防止管子扭曲受压或脱落。

2. 病人的衣服、床单、被套每周更换 1～2 次，污染要及时更换。为防止交叉感染，采用一床一巾湿扫法，用后消毒。禁止在病房、走廊堆放更换下来的衣物。

3. 对于不能翻身侧卧的病人采取平卧换单法，从床头至床尾更换。平卧换单法先取出枕头并拆开，铺完大单后先换枕套再换被套。

第十三节 更换卧位法

【操作目的】 ①协助不能起床的病人变换卧位，增进舒适；②预防并发症，如压疮、坠积性肺炎；③适应治疗、护理的需要，如背部皮肤护理、更换或整理床单位；④协助滑向床尾而不能自己移动的病人移向床头，使病人感到舒适。

【评估病人】

1. 病人的病情、体重、意识状态、治疗需要，肢体活动能力、局部受压情况、手术部位、伤口及引流情况等。

2. 病人对更换卧位的认识、心理反应及配合能力。

【准备工作】

1. 环境要求　调节室温，根据季节关闭门窗，屏风遮挡。

2. 护士准备　着装整洁，洗手，戴口罩、帽子。

3. 用物准备　软枕、翻身卡，必要时准备换药盘等。

4. 病人准备　了解更换卧位操作方法、注意事项，积极配合。

（一）协助病人翻身侧卧法

【操作方法】

1. 携用物至床旁，核对、解释以取得合作。

2. 各种导管及输液装置等安置妥当，必要时将盖被折叠至床尾或一侧。

3. 协助病人仰卧，双手置于腹部，双腿屈曲。

4. 翻身

（1）一人协助法　适用于体重较轻的病人。先将病人的肩、腰、臀部移向护士侧床缘，再将双下肢向护士侧移近并屈膝，然后一手扶肩、一手扶膝，轻推病人转向对侧，背向护士。

（2）二人协助法　适用于体重较重或病情较重的病人。两人站在病床同一侧，一人双手托住病人颈肩部和腰部，另一人托住病人臀部和腘窝部，同时抬起病人移向近侧床缘，分别扶托病人的肩、腰、臀和膝部轻推病人转向对侧。

（3）三人轴式法　适用于颅骨牵引、脊椎损伤、脊椎手术、髋关节术后的病人。①颈椎骨折时，一操作者站在床头固定病人头部，沿纵轴向上略加牵引，第二、第三操作者站于床旁同侧，第二操作者双手分别置于病人肩部、腰部，第三操作者双手分别置于腰部、臀部，三人合力将病人平移至操作者同侧床旁，使头、颈、肩、腰、髋保持在同一水平线上，翻转至侧卧位；②胸、腰椎损伤时，由两位操作者完成轴线翻身，翻身角度不可超过60°。

5. 在病人背部、胸前和两膝间垫上软枕，颈椎损伤时另用软枕将头、颈部枕实。

6. 妥善固定导管，整理床单位，记录翻身时间及皮肤情况。

（二）协助病人移向床头法

【操作方法】

1. 携用物至床旁，核对、解释以取得合作。

2. 根据病情放平床头支架，枕头横立床头，各种导管及输液装置等安置妥当，必要时将盖被折叠至床尾或一侧。

3. 病人取仰卧屈膝位移动

（1）一人协助法　适用于轻症或恢复期的病人。病人双手握住床头栏杆，也可抓住床沿或搭在护士肩部，双脚蹬床面。护士一手托在患者肩下，另一手托住病人臀部。在护士助力的同时，病人两臂用力，双脚抵床，挺身上移至床头。

（2）二人协助法　适用于重症或体重较重的病人。两人分别站在床的两侧，交叉托住病人颈肩部和臀部，或一人托住颈肩部及腰部，一人托住臀部及腘窝部，同时抬起病人移向床头。

4. 放回枕头，视病情需要支起床头支架，整理床单位，记录翻身时间。

【注意事项】

1. 翻身时不可拖拉，以免擦破皮肤；翻身时让病人靠近护士，注意节力。

2. 翻身的间隔时间应根据病人病情和皮肤受压情况确定。

3. 手术后病人翻身时，应先将导管安置妥当，检查敷料是否脱落，如脱落或分泌物浸湿敷料，应先换药再翻身。

4. 颅脑手术后，一般只能卧于健侧或平卧；颈椎和颅骨牵引的病人，翻身时不可放松牵引；石膏固定或伤口较大的病人翻身时，应注意患处位置，防止受压。

第十四节 清洁护理技术

一、口腔护理法

【操作目的】 ①保持口腔清洁、湿润，预防口腔感染等并发症；②去除口臭，促进食欲，保持口腔正常功能；③观察口腔黏膜、舌苔变化及特殊的口腔气味，提供病情变化的动态信息。

【评估病人】

1. 病人的病情、口腔黏膜及牙齿状况、口腔卫生习惯、口腔清洁自理能力等。

2. 病人对口腔卫生、牙齿保健知识的认识及合作程度。

【准备工作】

1. 环境要求 整洁、舒适，方便放置口腔护理盘。

2. 护士准备 着装整洁，洗手（剪指甲），戴口罩、帽子。

3. 用物准备 治疗盘内置治疗碗（内盛漱口溶液浸湿的棉球）、弯盘、弯血管钳、镊子、压舌板、治疗巾、水杯（内盛漱口液）及吸水管、棉签、石蜡油、手电筒。必要时备开口器、舌钳及口腔外用药。

4. 病人准备 了解口腔护理的目的、方法和注意事项，愿意合作。

【操作方法】

1. 携用物至床旁，核对、解释以取得合作。

2. 协助病人侧卧或仰卧，头偏向一侧，面向护士，颌下铺治疗巾，置弯盘于口角旁。

3. 湿润口唇，嘱病人张口，一手持手电筒，一手持压舌板轻轻撑开颊部，观察口腔有无异常，有义齿取下。协助病人漱口，清点棉球数量。

4. 嘱病人牙齿咬合，由内向外沿牙缝纵向擦洗两侧牙齿外侧面，嘱病人张口，依次擦洗对侧牙齿的上内侧面、上咬合面、下内侧面、下咬合面，再弧形擦洗颊部；同法擦洗近侧。

5. 擦洗硬腭部（横向擦）、舌面（纵向擦）、舌下，最后擦洗口唇，清点棉球数量。

6. 协助病人漱口，拭去口角处水渍，观察口腔有无溃疡、是否清洁等。口唇干裂者可涂液体石蜡油，口腔黏膜溃疡局部酌情使用外用药。

7. 撤去弯盘和治疗巾，协助病人取舒适卧位，必要时协助佩戴义齿，整理床单位，清理用物，洗手，记录。

【注意事项】

1. 擦洗时动作要轻，特别对凝血功能差的病人，避免碰伤口腔黏膜及牙龈；擦洗硬腭及舌面时，勿触及咽部，以免引起恶心；义齿取下后用清水冲洗刷净，浸泡在冷开水中，冷开水每日更换。

2. 昏迷病人禁忌漱口；需用开口器时应从臼齿处放入，牙关紧闭者不可用暴力使其张口；血管钳须夹紧棉球，每次 1 个，1 个擦洗 1 个部位；棉球不可过湿，以防病人将溶液吸入呼吸道；操作前后清点棉球，防止棉球遗留在口腔内。

3. 传染病病人的用物按消毒隔离原则处理。

二、床上擦浴法

【操作目的】 ①去除皮肤污垢，满足病人对清洁和舒适的需要；②促进皮肤的血液循环，增进排泄功能，预防感染和压疮等并发症；③观察病人的一般情况，满足其身心需要。

【评估病人】

1. 病人的病情、意识状态、清洁习惯、躯体活动度及皮肤状况等。

2. 病人对床上擦浴的认识、心理反应及合作程度。

【准备工作】

1. 环境要求　根据季节调节室温在 24℃以上，关门窗，屏风遮挡。

2. 护士准备　着装整洁，洗手（剪指甲），戴口罩、帽子。

3. 用物准备　治疗车上备脸盆 2 只、水桶 2 只（一只盛热水 50～52℃，另一只盛污水），治疗盘内备清洁衣裤和被服、毛巾、浴巾、浴皂、梳子、剪刀或指甲钳、50%乙醇，另备便盆和便盆巾、屏风、护肤品等。

4. 病人准备　了解床上擦浴的目的和注意事项，愿意合作。

【操作方法】

1. 携用物至病床旁，核对、解释以取得合作。

2. 关好门窗，遮挡患者，调室温至 22～26℃，按需要给予便盆。视病情放平床头及床尾支架，松床尾盖被。

3. 将脸盆放于床旁桌上，倒入热水约 2/3 满，测水温。

4. 将微湿小毛巾以手套状包于右手上，左手扶病人头顶部，擦洗面部，依次洗眼（由内眦至外眦）、额部、颊部、鼻部、颈部、耳后，再以拧干毛巾依次擦洗一遍。

5. 协助病人脱上衣（先近侧或健侧，后对侧或患侧），在擦洗部位下垫浴巾，先用涂上肥皂的湿毛巾擦洗，再用湿毛巾擦净皂液，清洗、拧干毛巾后再擦洗，最后用浴巾边按摩边擦干，按顺序擦洗两上肢、双手后换水。同法依次擦洗胸、腹部。病人侧卧，背向护士，同法擦洗后颈部、背部、臀部，骨隆突处擦洗后用 50%乙醇按摩。

6. 穿上衣（先近侧或患侧，后对侧或健侧），仰卧，协助脱裤遮盖会阴部，擦洗双下肢。将盆移于足下，盆下垫浴巾，泡洗双足，擦干。换盆、换水和毛巾后清洗会阴和肛门。更换清洁裤子，根据需要使用护肤品、梳发、剪指（趾）甲及更换床单。

7. 整理床单位，协助取舒适体位，开窗通风，整理用物，洗手，记录。

【注意事项】

1. 擦洗过程中，减少翻身次数和暴露，防止着凉，保护病人的自尊。

2. 注意观察病情，如出现寒战、面色苍白、脉速等征象时，应立即停止擦洗，并给予适当处理。

三、床上洗头法

【操作目的】 ①保持头发整洁、美观，维护病人自尊和自信；②去除头皮屑及污物，预防感染，促进血液循环。

【评估病人】

1. 病人的病情、治疗、需要和习惯、自理能力、头发及周围皮肤情况等。
2. 病人对床上洗头的认识、心理反应及合作程度。

【准备工作】

1. 环境要求　关好门窗、调节室温。
2. 护士准备　着装整洁，洗手（剪指甲），戴口罩、帽子。
3. 用物准备　治疗车上备马蹄形垫、小橡胶单、大毛巾、毛巾，治疗盘（内置眼罩或纱布、别针、棉球、洗发液、梳子）、弯盘、水壶（盛40～45℃热水）、污水桶或面盆，必要时备电吹风。
4. 病人准备　了解床上洗发的目的、方法和注意事项，愿意合作。

【操作方法】

1. 携用物至床旁，核对、解释以取得合作。
2. 根据季节关门窗及调节室温，移开床旁桌椅，按需要给予便盆。
3. 协助病人斜角仰卧，松开并向内反折衣领，围毛巾于颈部，以别针固定。铺小橡胶单及大毛巾于枕上，移枕垫肩下，置马蹄形垫于病人后颈部，头部在槽中，槽口下接污水桶。用棉球塞双耳，戴眼罩或用纱布遮盖双眼。
4. 试水温，询问病人是否合适，再充分湿润头发，倒洗发液于掌中，涂遍头发，轻轻用指腹反复揉搓头发和按摩头皮，再用热水冲洗头发至干净为止。
5. 解颈部毛巾，用毛巾包住头发并擦干，去除耳内棉球及遮眼纱布（或眼罩），擦干面部。撤去马蹄形垫，将枕、橡胶单、大毛巾一并自肩下移至床头正中，协助病人仰卧枕于枕上。
6. 解下包头毛巾，再用大毛巾擦干或电吹风吹干，用梳子梳理头发成形，脱落头发置于弯盘中。
7. 协助病人取舒适体位，整理床单位，清理用物，洗手，记录。

【注意事项】

1. 注意调节水温与室温，头发及时擦干，以防着凉。
2. 防止水流入眼和耳内，避免沾湿衣领和床单。
3. 注意观察病情变化，如发现面色、脉搏、呼吸有异常时，应停止操作。
4. 衰弱病人不宜洗发。

四、压疮预防护理法

【操作目的】 ①促进皮肤血液循环，预防压疮等并发症发生；②观察病人的一般情况，满足其身心需要。

【评估病人】

1. 病人的病情、体重、意识状态、营养状况、皮肤情况、压力因素、自理能力及肢体活动能力等。

2. 病人对有关压疮知识的认识、心理反应及合作程度。

【准备工作】

1. 环境要求　关好门窗、调节室温，使用屏风遮挡。

2. 护士准备　着装整洁，洗手（剪指甲），戴口罩、帽子。

3. 用物准备　护理车上置毛巾、大浴巾、脸盆（内盛50℃～52℃温水）、50%乙醇、盖被、枕套、清洁大单、中单、床刷及刷套、注射器、透明贴、密封性敷料、软垫或气圈、屏风、气垫褥等。必要时备清洁创面药物（生理盐水、0.02%呋喃西林、1∶5000高锰酸钾、3%双氧水等）。

4. 病人准备　了解压疮预防护理的目的、方法和注意事项，愿意合作。

【操作方法】

1. 携用物至床旁，核对、解释，以取得合作。

2. 关好门窗，调室温，按需要给予便盆，遮挡病人，将盛有温水的脸盆放于床旁桌或椅上。

3. 协助病人俯卧或侧卧，露出背部，将大浴巾一半垫于病人身下，一半盖于病人背部。

4. 使用温水清洁皮肤，用湿热小毛巾依次擦洗颈部、肩部、背部至臀部。

5. 按摩受压部位　操作者两手掌蘸少许50%乙醇以手掌的大小鱼际肌做按摩，从骶尾部开始，沿脊柱两侧向上按摩，至肩部时以环状动作向下按摩至骶尾部；反复数次，再用拇指指腹蘸50%乙醇由骶尾部开始沿脊柱两侧向上按摩至第七颈椎处；受压处局部按摩：用两手掌的大小鱼际肌蘸少许50%乙醇紧贴皮肤做向心方向按摩，力量由轻至重，由重至轻，每次约3～5 min。按摩毕，用毛巾擦去皮肤上的乙醇，撤去大浴巾。

6. 协助病人穿衣盖被，必要时更换床单；定时翻身，建立翻身卡，一般每2小时翻身一次，必要时每30分钟翻身一次；用软垫或气圈置于骨隆突处，必要时使用气垫床。

7. 压疮处理　①大水疱：覆盖透明贴后用无菌注射器抽出水疱内液体；②破溃创面：无菌生理盐水清洗后将湿生理盐水敷料置于压疮上；③黑色伤口：采取钳挟、剪刮等方法去除坏死组织，然后用清创产品涂抹于焦痂表面，再用密性敷料覆盖；④黄色伤口：先用大量生理盐水冲洗伤口，然后用清创产品清创、引流，再用可吸收大量渗液的密封性敷料覆盖；⑤红色伤口：先用生理盐水清洁后使用溃疡粉、溃疡糊保护肉芽，再用密封性敷料覆盖。

8. 整理床单位，协助病人取舒适体位，清理用物，洗手，记录。

9. 健康指导　①增进营养，给予高蛋白、高热量、高维生素饮食；②功能障碍病人尽早开始功能锻炼；③教会病人及家属预防压疮的措施；④避免局部潮湿及排泄物的刺激。

【注意事项】

1. 擦洗过程中注意保暖，以免病人受凉。

2 协助翻身时避免拖、拉、推动作，防止擦伤皮肤，翻身或更换床单时动作轻柔，注意保持导管固定通畅，防止扭曲、脱出。

3 病情极为严重、骨折极不稳定或大手术后当天的病人不宜翻身，以免加重病情；皮肤发红或形成溃疡者严禁按摩。

4. 处理压疮时严格遵守无菌操作，防止感染，保持伤口清洁干燥，定期换药。

（安徽医学高等专科学校附属医院　章宗武）

第四篇　疾病诊断思维

第十五章　疾病诊断的步骤、思维方法和临床路径管理

学习目标

1. 掌握疾病诊断的步骤、临床思维方法和临床诊断的内容。
2. 熟悉临床思维存在的误区、临床诊断的书写格式。
3. 了解临床路径的概念及临床应用。

诊断是临床医生将患者所提供的各种临床资料进行总结、分析、整理，对患者所患的疾病提出符合临床思维逻辑的判断。对疾病进行诊断是医生最重要的也是最基本的临床实践活动。诊断疾病的过程就是一个逻辑思维过程，也是医生认识疾病、研究疾病客观规律的过程，只有正确的诊断，患者才有可能得到合理、有效的治疗。因此，及时、正确地诊断疾病，是一个医生必须具备的专业素质和实践技能。

第一节　疾病诊断的步骤

一般情况下，诊断疾病有四个步骤，包括临床资料的搜集，临床资料的整理、分析和总结，提出初步诊断，确立及修正诊断。疾病诊断的步骤见图 15-1。

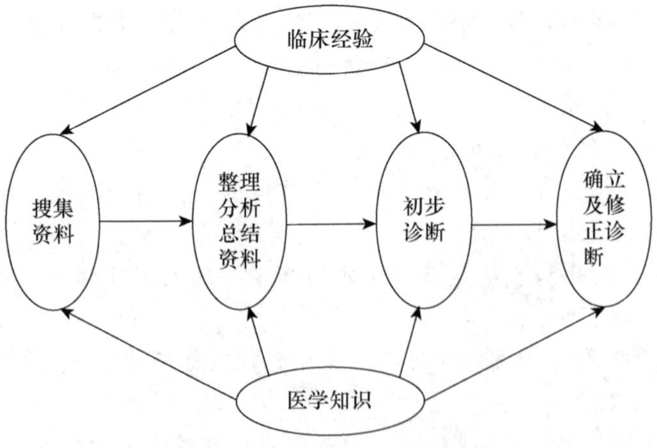

图 15-1　疾病诊断步骤示意图

一、临床资料的搜集

1. 病史采集 要获得一个可靠而又完整的病史资料，就必须掌握问诊的内容和技巧，同时病史采集要全面系统、真实可靠，病史要反映出疾病的动态变化和个体特征。问诊的内容包括患者的一般情况、主诉、现病史，与此次发病相关的既往史、个人史、婚育史、月经史、家族史等。问诊要抓住重点，条理分明，要紧密围绕病情进行询问，语言要通俗易懂，避免使用暗示性语言和逼问，同时问诊时也应主动创造出一个宽松、和谐的环境氛围。

2. 体格检查 在病史采集的基础上，应对病人进行全面、仔细的体格检查，检查所发现的阳性体征和重要阴性表现，往往是诊断疾病的重要依据，多数情况下，通过病史采集和体格检查，便能初步诊断患者的疾病。在体格检查过程中要注意核实和补充病史资料，做到边检查边寻问，边检查边思考，使获得的资料更具完整性和真实性。

3. 辅助检查 在获得病史和体格检查资料的基础上，选择一些基本的必要的实验室检查和其他辅助检查，无疑会使临床诊断更准确、更可靠。在选择检查时应考虑到所做的检查应与本次疾病相关，明确检查的意义，掌握检查的时机，分析检查的敏感性、特异性和安全性，还要考虑到检查的成本与效果分析等。

二、临床资料的整理、分析和总结

对病史、体格检查、辅助检查所获得的各种临床资料进行整理、分析和总结，最终得出正确的诊断，是患者获得合理治疗的前提。

疾病的表现复杂多样，受成长背景、性格特点、受教育程度、心理状态、宗教信仰和社会因素等影响，患者提供的病史资料往往是琐碎、凌乱、主次不分、条理不清、顺序颠倒，甚至有虚假、隐瞒或遗漏现象。因此，医生必须对病史资料进行整理、分析和总结，使病史具有真实性、系统性和完整性，只有这样的病史，才能为正确诊断提供可靠的依据。

所有的辅助检查在临床疾病诊断时只能作为参考，辅助检查结果必须与病史资料和体格检查结果结合起来进行分析，不能根据某项检查的结果来诊断疾病。需要注意的是，因为存在检查时机、技术因素、人为因素等的影响，有时阴性结果往往也不能排除某一疾病的存在。因此，在分析病史和检查结果时，必须注意某些检查结果存在假阴性和假阳性，存在一定的误差，同时还要考虑影响结果的其他因素。

三、对疾病提出初步诊断

经治医师在对患者各种临床资料进行整理、分析和总结以后，结合自己所掌握的医学知识和临床经验，综合评价，形成初步诊断。如果初步诊断为多项，应当主次分明地排列出来，可能性较大的疾病排在前面。

由于患者的病情是不断变化的，有的甚至是多学科复杂的疾病，同时经治医师所掌握的医学知识、技术水平存在局限性，对疾病的认识水平也存在差异，因此，初步诊断往往带有主观臆断的成分，只能为疾病进行必要的治疗提供依据，为确立和修正诊断奠定基础。

四、确立及修正诊断

患者有了初步诊断，就可以根据情况给予一些必要的治疗。在治疗过程中，应仔细观察病情的变化，对就诊时辅助检查的阳性结果要有选择性地定时复查，对体格检查时的阳性体征要随时复检，对临床治疗效果不佳的以及疑难复杂病例，应查阅相关的文献资料，开展多种形式的病例讨论、会诊等，进一步验证诊断、确立诊断和修正诊断。

诊断疾病必须按照诊断疾病的步骤进行，这种认识疾病的程序不能遗漏，不能跨越，也不宜颠倒，这种思维应该成为医生自觉的临床实践活动和临床思维方法。

第二节 临床思维方法

临床思维方法是医生认识疾病、判断疾病和治疗疾病等临床实践过程中所采用的一种逻辑推理方法，是一名医学生成长为一名合格临床医师所必需具备的理论联系临床实践的能力。临床思维不是先天就具备的，而是在临床实践过程中通过不断积累得来的。

一、临床思维的两大要素

1. 临床实践 通过病史采集、体格检查、必要的辅助检查以及诊疗操作等临床实践活动，观察病情，发现问题、分析问题、解决问题。

2. 科学思维 针对具体的临床问题进行比较、推理、判断，并在此基础上建立疾病的诊断。需要强调的是，任何仪器设备检查都不能替代临床思维活动。

二、临床思维能力的培养

1. 注重基础理论的学习 提高临床思维能力，首先要具有坚实的医学理论基础。医生在进入临床工作之前，需要在医学院校经过系统的学习，这是临床工作的基础。这些基础理论并不单纯指生理学、解剖学、病理学、生物化学和各科疾病的诊断、治疗理论，它还包括许多与之纵向和横向联系的知识。

2. 坚持实践第一 临床医学的实践性极强，没有临床实践就没有临床思维的产生。对于一个医生来说，医学理论知识固然重要，但是没有实践，任何好的理论也不能很好地发挥作用；没有实践的医生，不能算一个合格的临床医生。医学理论中有关疾病的症状、体征和诊断依据都是前人实践经验的总结，就医生自身而言，还需要把别人的经验理论变为自己的认识，这就需要自己去亲自实践。只有自己多接触不同的病人，多参加临床实践活动，不断地丰富和增加自己的感性认识，使思维建立在丰富的感性认识基础上，才能提高自己的思维能力，增强思维的正确性、敏感性。

3. 全面搜集资料 临床思维的基础来自于医生对病史、症状体征及辅助检查结果的感性认识。这种感性认识的材料就是我们在诊断疾病时所收集到的临床资料。这些资料越丰富、越全面，就越有可能得出正确的、符合实际的诊断。完整的病史资料包括与疾病有关的所有资料，这些资料的取得需要经过询问病史、体格检查、辅助检查及临床观察等一系列复杂的过程。

4. 认识疾病的本质 疾病的表现是千变万化的，疾病的症状只是其本质的反映，症状不等同于本质。因此，在认识疾病的过程中，不应当把思维局限在对疾病表象的认识上，而应当通过现象深入到本质。对具体的疾病和病人的问题思考得越深入，体会就越多，认识就越正确，临床思维能力提高得就越快。

5. 不断更新知识 临床医学与整个社会的相关学科的发展是同步的。随着科学的发展，经常会有许多新的知识进入医学领域，使人们对机体自身的认识和对疾病本质的认识不断地深入。因此，要提高临床思维能力，就要不断地更新知识，否则就无法顺应医学的发展。

三、临床诊断的几种思维方法

1. 推理 是医师获取临床资料和与疾病相关信息之后形成诊断的中间思维过程，有前提和结论两个部分。正确运用推理可帮助医生认识诊断与诊断依据之间的关系，正确认识疾病，提高医生的思维能力。推理包括：①演绎推理：是从共性和普遍性出发，来推论个别事物的认识并导出结论；②归纳推理：从个别和特殊的临床表现导出一般性或普遍性的推理方法；③类比推理：根据两个或两个以上的疾病在临床表现上有某些相同或相似之处，但也有不同之处，经过比较、鉴别、推论而确定其中之一的推理方法。

2. 根据所发现的诊断线索和信息去寻找诊断依据 医生根据现有的临床资料和信息，分析得出一种可能性较大的临床印象，根据这一印象，再有针对性地去寻找、搜集相关的临床资料，这样就有可能获得更多的有助于证实诊断的依据。

3. 根据临床表现去对照疾病的诊断标准 有些疾病往往有典型的、特异的临床特征，根据这些很容易形成疾病的初步诊断。医生可以按照初步诊断再逐一与诊断标准相对照，进一步寻找其他诊断依据。

4. 经验再现 医生在临床实践过程中积累的临床经验在诊断疾病的各个环节中都起着非常重要的作用。在临床诊断疾病的过程中，经验再现的例子很多，但应注意“同病异症”和“同症异病”的现象。经验再现必须与其他诊断疾病的临床思维方法结合起来，才能减少诊断失误。

四、诊断思维的基本原则

1. 实事求是原则 必须尽力掌握第一手资料，尊重客观事实，实事求是地对待客观临床资料，不能仅根据自己的知识范围和临床经验任意取舍。

2. “一元论”原则 尽量用一个疾病去解释多种临床表现的原则，若病人的临床表现确实不能用一种疾病解释时，再考虑有其他疾病的可能。

3. 首先考虑常见病与多发病 当几种诊断可能同时存在的情况下，要首先考虑常见病、多发病的诊断，其次再考虑罕见病的诊断，这种选择原则符合概率分布的基本原则，有其数学、逻辑依据，在临床上可以大大减少诊断失误的机会。

4. 首先考虑器质性疾病的诊断，然后考虑功能性疾病，以免错失器质性疾病的治疗良机。

5. 当诊断有两种可能时，一种是可治且疗效好的疾病，而另一种是目前尚无有效治疗且预后较差的疾病，此时，在诊断上应首先考虑前者，以便早期及时地予以恰当的处理。

五、临床思维误区

由于各种主观或客观原因，临床诊断往往与疾病本质发生偏差，从而导致诊断失误，表现为误诊、漏诊或者延误诊断等。临床上常见诊断失误的原因有：

1. 病史资料不完整、不确切，不能真实地反映疾病的进程和动态变化，同时因为个体差异的原因，有些资料难以作为诊断依据。

2. 由于检查不细致，观察病情不到位，辅助检查结果存在误差，导致临床上遗漏关键线索，同时医生不注意分析，完全依赖辅助检查和实验室检查结果，往往得出错误的结论，导致误诊。

3. 有些医生诊断疾病时存在先入为主、主观臆断现象，妨碍了对客观临床资料的搜集、分析和评价，导致判断偏离了疾病的本质。

4. 由于医学知识和临床经验的缺乏，对临床上一些复杂、罕见的疾病认识不足，造成误诊。

5. 有些疾病表现不典型，或受医院条件的限制等，也有误诊发生。

医学是一种不确定的科学，任何一种疾病的临床表现都各不相同，我们从实践中积累知识，从误诊中得到教训。只要我们遵照诊断疾病的基本原则，运用正确的临床思维方法就会大大减少诊断失误的发生。

第三节 临床诊断的内容和格式

一、临床诊断的内容

诊断是医生给患者检查疾病，并对患者的病因、发病机制做出分类，并以此作为制订治疗方案的依据。诊断内容包括：

1. 病因诊断 根据疾病的典型临床表现，提出发病原因。如感染性心内膜炎、结核性胸膜炎、病毒性心肌炎等。病因诊断对疾病的发生、发展、治疗和预防都有实际指导意义，是最重要的、最有价值的临床诊断。

2. 病理解剖诊断 是对病变的部位、性质、细微结构改变的判断，如主动脉瓣关闭不全、下肢静脉曲张、肾盂肾炎等。

3. 病理生理诊断 是疾病引起的机体功能改变，如肾功能不全、肝功能衰竭等，是机体和脏器功能判断所必需的。

4. 疾病的分型与分期 很多疾病有不同的分型与分期，其治疗方法及预后均不相同，诊断时应予以明确。如传染性肝炎可分为甲、乙、丙、丁、戊、己、庚等多种类型；肝硬化有肝功能代偿期与失代偿期之分。根据疾病的分型、分期，选择合适的治疗方案极为重要。

5. 并发症的诊断 是指原发疾病的发展或是在原发病的基础上可能产生和导致机体脏器的进一步损害的情形。虽然与原发疾病性质不同，但在发病机制上有着密切的联系。如慢性阻塞性肺病并发肺性脑病、先天性心脏病并发肺动脉高压等。

6. 伴发疾病诊断 伴发疾病是指同时存在的与主要诊断的疾病不相关的其他疾病，其对机体和主要疾病可能发生影响，如胃癌同时伴发有青光眼、颈椎病等。

临床上经常有些疾病一时难以明确诊断，常用主要症状或体征待诊作为临时诊断，如腹痛原因待诊、发热原因待诊、黄疸原因待诊等。对于待诊病例应根据现有的临床资料，进行分析和评价，提出一些诊断的可能性，并按可能性大小排列。如果仅有症状或体征的待诊而没有提出诊断的倾向性意见，就等于未做诊断。

二、诊断书写要求

1. 疾病的种类、名称繁多，书写诊断时，疾病的名称一定要全面、完整、规范。

2. 要确定好第一诊断 世界卫生组织和我国卫生部规定，对疾病采用单一原因分析。当就诊者存在着一种以上的疾病、损伤等情况时，要求临床医师选择其中一个主要情况作为主要诊断。作为主要诊断的疾病必须是对健康危害最大、花费医疗精力最多、住院时间最长的疾病。

3. 选择好第一诊断后，不要遗漏次要疾病的诊断。

4. 疾病诊断的排列顺序一般是主要的、急性的、原发的，本科的疾病写在前面，次要的、慢性的、继发的、其他科的疾病写在后面。

临床诊断内容和格式举例如下：

例一：

诊断：1. 风湿性心脏瓣膜病
主动脉瓣关闭不全
心房纤维颤动（快速型）
心功能Ⅱ级
2. 膀胱结石

例二：

诊断：1. 右侧支气管炎
2. 陈旧性下壁心肌梗死
心功能Ⅳ级
3. 急性左心功能衰竭

第四节 临床路径的概念及临床应用

一、临床路径的概念

临床路径（clinical pathway）是指由对服务对象的健康负责的所有人员，包括临床医学专家、护理专家、药学专家、心理学专家、营养师、检验人员以及行政管理人员等，对某一病种的监测、治疗（包括手术）、康复和护理所做出最适当的、有严格工作顺序的和有准确时间要求的治疗护理计划，以减少康复的延迟及资源的浪费，使服务对象获得最佳的治疗护理质量。

另外，Spath（1994）定义是：临床路径是医疗小组共同合作，提供最好的患者管理办法。护士单独做临床路径或医生单独做临床路径都是行不通的，必须是医护及辅导人员共同来参与。

临床路径横轴为时间，纵轴是设计的护理项目。

二、临床路径的起源与背景

临床路径的概念起源于20世纪70年代的建筑与工程工业（如人造卫星、火箭的发射）。80年代初，美国政府为了缩减难以承受的巨大卫生经费开支，通过了以诊断相关组（DRG）为基础的付费方式，明显地降低了病人的住院日数和住院费用。因此，减少医疗费用及提高服务质量就成为人们共同追求的目标。

1985年美国波士顿的新英格兰医疗中心（New England Medical Center）率先开始实行临床路径。1990年，美国波士顿的New England Medical Center报告了施行临床路径的经验，他们是以护理部为发展中心，参加人员为临床医师及护理人员，当时称为critical path，用来代替护理计划（nursing care plan）及作为护理人员照顾病人的参考。

三、临床路径的现状

在美国，临床路径的产生和发展经历了 20 多年的时间。由于实行临床路径能确实有效地控制医疗费用及改善医疗品质，所以在最近 5 年中得到更广泛的普及，被应用于各级各类健康服务机构。20 世纪 90 年代以来，在英国、澳大利亚等发达国家的应用也逐渐增加。目前，美国的 60％医院相继采用临床路径的方法，临床路径的病种已经不再局限于外科手术病种和常见病，而从急性病向慢性病，从外科向内科，从单纯临床管理向医院各方面管理扩展。

在发展中国家和亚洲各国，临床路径的开展起步较晚。1996 年新加坡樟宜综合医院首先在新加坡开展临床路径；1995 年日本从美国引进临床路径管理模式后，已被许多医院采纳应用；台湾在几年前推行了健康保险制度，住院费用是案例计酬，临床路径模式开展已有 5 年的时间。

近 10 年来，国内也开始对临床路径进行理论探讨和应用研究。特别是 2009 年 10 月 13 日，卫生部全文下发了《临床路径管理指导原则（试行）》的通知以后，国内不少二级以上医院已实施临床路径管理，取得了较为满意的效果。

四、临床路径的内容

根据不同的疾病，不同的医院、病房、医生和不同的专业人员，临床路径内容也不一样。具体包括患者病历及病程记录、以日为单位的各种医疗活动多学科记录、治疗护理及相关医疗执行成员执行相关医疗活动后签字、变异记录表、分开的特殊协议内容等。临床路径所设立的内容应当不断更新，与疾病的最新治疗标准或治疗指南保持一致，同时临床路径也是整个治疗过程行之有效的记录模式，该模式允许治疗方案根据病人的具体情况进行适当的调整。

五、临床路径的开展与制订

1. 临床路径病种的选择原则　①常见病、多发病；②治疗方案相对明确，技术相对成熟，诊疗费用相对稳定，疾病诊疗过程中变异相对较少；③参照卫生部已经制订的临床路径推荐参考文本的病种。

2. 临床路径诊疗项目　包括医嘱类项目和非医嘱类项目。医嘱类项目应当遵循循证医学原则，同时参考卫生部发布或相关专业学会（协会）和临床标准组织制订的疾病诊疗常规和技术操作规范，包括饮食、护理、检验、检查、处置、用药、手术等。非医嘱类项目包括健康教育指导和心理支持等项目。

3. 标准诊疗流程时间的制订　临床科室应当根据本科室实际情况，遵循循证医学原则，确定完成临床路径标准诊疗流程需要的时间，包括总时间和主要诊疗阶段的时间范围。循证医学的运用应当基于实证依据，缺乏实证依据时应当基于专家（专业团体）共识。制订临床路径的专家应当讨论并评估实证依据的质量和如何运用于关键环节控制。

4. 临床路径文本　目前试行医师版临床路径表和患者版临床路径告知单。医师版临床路径表是以时间为横轴、诊疗项目为纵轴的表单，将临床路径确定的诊疗项目依时间顺序以表格清单的形式罗列出来。患者版临床路径告知单是用于告知患者其需要接受的诊疗服务过程的表单。如急性单纯性阑尾炎医师版临床路径表单［图 15-2（1），（2）］，急性单纯性阑尾炎患者版临床路径告知单（图 15-3）。

急性单纯性阑尾炎临床路径表单

适用对象　第一诊断　急性单纯性阑尾炎（ICD 10：K 35）　拟行　急诊阑尾切除术

患者姓名＿＿＿＿　性别＿＿　年龄＿＿　门诊号＿＿＿　住院号＿＿＿

住院日期＿＿年＿＿月＿＿日　出院日期＿＿年＿＿月＿＿日　标准住院日 7 天

日期	住院第一天 （急诊手术）	住院第二天 （术后第 1 天）	住院第三天 （术后第 2 天）
诊疗工作	□ 一般病史询问，体格检查，完善病历 □ 相关检查 □ 请上级医师看病人，制定治疗方案，完善术前准备 □ 医患沟通（2～3 小时后）通知手术室，急诊手术	□ 上级医师查房 □ 汇总辅助检查结果 □ 完成术后第一天记录 □ 肠功能恢复情况	□ 观察切口情况 □ 切口换药 □ 完成术后第二天记录
医嘱	□ 术前禁食水 □ 二级护理 □ 急查血常规（如门诊未查） □ 急查凝血功能 □ 心电图 □ 胸透或者胸片 □ 肝功，乙肝两对半，艾滋病抗体，梅毒病毒	□ 查看化验结果 □ 二级护理 □ 术后半流食	□ 术后半流食 □ 二级护理 □ 根据病人全身状况决定检查项目
护理工作	□ 病人一般状况 □ 营养状况，性格变化 □ 完成术前准备	□ 病人一般状况，营养状况 □ 嘱患者下床活动以利于肠功能恢复	□ 病人一般状况，切口情况 □ 患者下床活动有利于肠功能恢复
病情变异记录	□无　□有，原因： 1. 2.	□无　□有，原因： 1. 2.	□无　□有，原因： 1. 2.
护士签名	白班　小夜班　大夜班	白班　小夜班　大夜班	白班　小夜班　大夜班
医师签名			

图 15-2　（1）急性单纯性阑尾炎医师版临床路径表单（第 1～3 天）

急性单纯性阑尾炎临床路径表单

适用对象 第一诊断 急性单纯性阑尾炎（ICD 10：K 35） 拟行 急诊阑尾切除术

患者姓名__________ 性别____ 年龄____ 门诊号______ 住院号______

住院日期____年___月___日 出院日期____年___月___日 标准住院日 7 天

<table>
<tr><td>日期</td><td colspan="3">住院第四天
（术后第 3 天）</td><td colspan="3">住院第五天
（术后第 4 天）</td><td colspan="3">住院第六天
（术后第 5 日）</td></tr>
<tr><td>诊疗工作</td><td colspan="3">□ 上级医师查房
□ 复查血常规及相关生化指标，完成第三天术后记录
□ 观察病人切口有无血肿，渗血
□ 进食情况及一般生命体征</td><td colspan="3">□ 观察切口情况，有无感染
□ 检查及分析化验汇报结果</td><td colspan="3">□ 检查切口愈合情况与换药
□ 确定患者可以出院
□ 向患者交代出院注意事项，复查日期和拆线日期
□ 通知出院处
□ 开出院诊断书
□ 完成出院记录</td></tr>
<tr><td>医嘱</td><td colspan="3">□ 二级护理
□ 术后半流食
□ 复查血常规及相关指标</td><td colspan="3">□ 普食
□ 三级护理</td><td colspan="3">临时医嘱：
□ 通知出院</td></tr>
<tr><td>护理工作</td><td colspan="3">病人一般状况，切口情况及手术部位情况
患者下床活动有利于肠功能恢复</td><td colspan="3">病人一般状况及切口情况，患者下床活动有利于肠功能恢复</td><td colspan="3">帮助病人办理出院手续</td></tr>
<tr><td>病情变异记录</td><td colspan="3">□无 □有，原因：
1.
2.</td><td colspan="3">□无 □有，原因：
1.
2.</td><td colspan="3">□无 □有，原因：
1.
2.</td></tr>
<tr><td rowspan="2">护士签名</td><td>白班</td><td>小夜班</td><td>大夜班</td><td>白班</td><td>小夜班</td><td>大夜班</td><td>白班</td><td>小夜班</td><td>大夜班</td></tr>
<tr><td></td><td></td><td></td><td></td><td></td><td></td><td></td><td></td><td></td></tr>
<tr><td>医师签名</td><td colspan="3"></td><td colspan="3"></td><td colspan="3"></td></tr>
</table>

图 15-2 （2）急性单纯性阑尾炎医师版临床路径表单（第 4～6 天）

急性单纯性阑尾炎临床路径告知单

适用对象　第一诊断　急性单纯性阑尾炎（ICD 10：K 35）　拟行 急诊阑尾切除术

患者姓名__________　性别____　年龄____　门诊号______　住院号______

住院日期____年___月___日　出院日期____年___月___日　标准住院日 7 天

住院天数	住院第 1 天 （急诊手术）	住院第 2 天 （术后第 1 天）	住院第 3 天 （术后第 2 天）
医生的工作	1. 病史询问 2. 体格检查 3. 开具术前检查单 4. 确定手术方案 5. 完成术前准备 6. 签署手术知情同意书、自费/贵重用品协议书 7. 向患者及其家属交待围手术期注意事项 8. 完成手术	观察病情	1. 查房 2. 换药观察切口情况
护士的工作	1. 介绍病房环境、设施和设备 2. 入院护理评估 3. 术前心理护理 4. 提醒患者术前禁食、水 5. 术前准备 6. 术前宣教	1. 观察患者病情变化 2. 指导并督促患者下床活动以利于肠功能恢复	1. 指导并督促患者下床活动以利于肠功能恢复 2. 饮食指导
患者及家属的工作	配合完成术前准备及完成手术	配合术后管理	配合术后管理
住院天数	住院第 4 天 （术后第 3 天）	住院第 5 天 （术后第 4 天）	住院第 6～7 天 （术后第 5～6 天）
医生的工作	1. 上级医师查房 2. 复查血常规及异常生化指标 3. 观察切口情况，有无感染 4. 检查及分析化验结果	1. 换药并检查切口愈合情况 2. 确定患者出院时间 3. 向患者交代出院注意事项、复查日期和拆线日期 4. 完成出院记录	
护士的工作	1. 观察患者一般状况及切口情况 2. 鼓励患者下床活动，促进肠功能恢复	1. 观察患者一般状况及切口情况 2. 鼓励患者下床活动，促进肠功能恢复	1. 协助患者办理出院手续 2. 出院指导
患者及家属的工作	配合术后管理	配合术后管理	配合医生、护士工作，办理出院手续

图 15-3　急性单纯性阑尾炎患者版临床路径告知单

六、临床路径的实施

1. 实施临床路径的科室必须具备的条件 ①具备“以病人为中心”的服务理念；②临床路径文本所列诊疗项目的可及性、连续性有保障；③相关科室有良好的流程管理文本和训练；④关键环节具有质量控制保障；⑤具备紧急情况处置能力和紧急情况警告值管理制度。

2. 临床路径实施前的培训 ①培训对象：有关业务科室医务人员；②培训内容：临床路径基础理论、管理方法和相关制度以及临床路径主要内容、实施方法和评价制度。

3. 临床路径实施流程 ①经治医师完成患者的检诊工作，会同科室个案管理员对住院患者进行临床路径的准入评估；②符合准入标准的，按照临床路径确定的诊疗流程实施诊疗，根据医师版临床路径表开具诊疗项目，向患者介绍住院期间为其提供诊疗服务的计划，并将评估结果和实施方案通知相关护理组；③相关护理组在为患者做入院介绍时，向其详细介绍其住院期间的诊疗服务计划（含术前注意事项）以及需要给予配合的内容；④经治医师会同个案管理员根据当天诊疗项目完成情况及病情的变化，对当日的变异情况进行分析、处理，并做好记录；⑤医师版临床路径表中的诊疗项目完成后，执行（负责）人应当在相应的签名栏签名。临床路径实施流程见（图 15-4）。

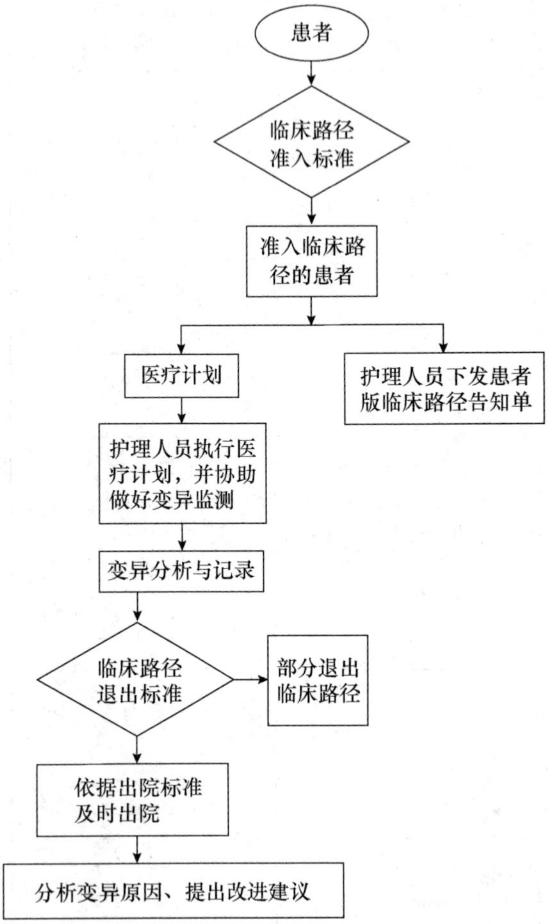

图 15-4 临床路径实施流程图

4. 进入临床路径患者的条件 ①诊断明确；②没有严重的合并症；③能够按临床路径设计流程和预计时间完成诊疗项目。

5. 退出临床路径的情形 ①在实施临床路径的过程中，患者出现了严重的并发症，需要改变原治疗方案；②在实施临床路径的过程中，患者要求出院、转院或改变治疗方式；③发现患者因诊断有误而进入临床路径；④其他严重影响临床路径实施的情况。

6. 制订警告值管理制度 警告值是指患者在临床路径实施过程中出现严重异常情况，处于危险边缘的情况，应当迅速给予患者有效的干预措施和治疗。

7. 临床路径的变异 临床路径的变异是指患者在接受诊疗服务的过程中，出现偏离临床路径程序或在根据临床路径接受诊疗过程中出现偏差的现象。

变异的处理应当遵循以下步骤：①记录：医务人员应当及时将变异情况记录在医师版临床路径表中，记录应当真实、准确、简明；②分析：经治医师应当与个案管理员交换意见，共同分析变异原因并制订处理措施；③报告：经治医师应当及时向实施小组报告变异原因和处理措施，并与科室相关人员交换意见，并提出解决或修正变异的方法；④讨论：对于较普通的变异，可以组织科内讨论，找出变异的原因，提出处理意见；也可以通过讨论、查阅相关文献资料探索解决或修正变异的方法。对于临床路径中出现的复杂而特殊的变异，应当组织相关的专家进行重点讨论。

七、临床路径评价与改进

1. 医院成立临床路径管理委员会和临床路径指导评价小组，临床科室成立临床路径实施小组，实施小组设立个案委员会。

2. 实施小组每月常规统计病种，评价相关指标的数据，并上报指导评价小组。指导评价小组每季度对临床路径实施的过程和效果进行评价、分析并提出质量改进建议。临床路径实施小组根据质量改进建议制订质量改进方案，并及时上报指导评价小组。

3. 定期开展临床路径实施的过程和效果评价。

4. 临床路径实施的过程评价内容包括：相关制度的制订、临床路径文本的制订、临床路径实施的记录、临床路径表的填写、患者退出临床路径的记录等。

5. 手术患者的临床路径实施效果评价应当包括以下内容：预防性抗菌药物应用的类型、预防性抗菌药物应用的天数、手术后并发症、住院天数、手术前住院天数、住院费用、药品费用、医疗耗材费用、患者转归情况、健康教育知晓情况、患者满意度等。

6. 非手术患者的临床路径实施效果评价应当包括以下内容：病情严重程度、主要药物选择、并发症发生情况、住院天数、住院费用、药品费用、医疗耗材费用、患者转归情况、健康教育知晓情况、患者满意度等。

7. 各部门应当加强临床路径管理与信息系统的衔接。

（安徽省立新安医院　周道平）

第十六章　病例分析

学习目标

1. 掌握本章中常见疾病的诊断思维方法与诊断步骤，利用所提供的临床资料进行分析、整理后提出符合临床思维逻辑的诊断。

2. 熟悉常见疾病需要鉴别的疾病，并通过补充检查对疾病确诊；常见疾病的治疗原则。

第一节　慢性阻塞性肺疾病

【病例】 患者，男，70 岁。咳嗽、咳痰伴气促 25 年，并双下肢水肿 7 天。

25 年前受凉后出现咳嗽、咳黄白黏痰，无发热及气喘，未治疗，持续约 2 个多月后好转。此后，每至冬春寒冷季节即出现咳嗽、咳痰，且晨起及夜间睡前时为重，痰多呈白色黏液状，量不多，偶有发热、咳黄脓痰。10 年前出现气促，且逐年加重。7 天前受凉后发热、咳嗽、咳黄黏痰，不易咳出，气促加重，休息时也感呼吸困难，且出现双下肢水肿，少尿。否认其他疾病史。吸烟 40 年，20 支/天，戒烟 5 年。

体格检查：T 38℃，P 112 次/分，R 24 次/分，BP 135/80 mmHg。神清，呼吸稍急促，口唇微发绀，颈静脉怒张，气管居中，桶状胸，叩诊过清音，双肺呼吸音低，呼气延长，可闻及散在的干湿性啰音。剑突下可见心脏搏动，心率 112 次/分，剑突下闻及 2 级收缩期吹风样杂音，肺动脉瓣区第二心音亢进。腹软，肝肋下 2 cm，质地中等，边缘光滑，肝颈静脉回流征阳性，脾未触及，移动性浊音阴性。双踝部凹陷性水肿。

辅助检查：血常规 WBC 10.7×10^9/L，N 80%，L 20%；心电图：电轴右偏，重度顺钟向转位，$R_{V_1}+S_{V_5}=1.5\,mV$，肺型 P 波；肺功能检查：$FEV_1/FVC<70\%$，$FEV_1<50\%$预计值。

分析步骤

1. 诊断及诊断依据

（1）诊断　①慢性支气管炎（单纯型）急性发作期；②慢性阻塞性肺疾病Ⅳ级；③慢性肺源性心脏病，肺、心功能失代偿期。

（2）诊断依据　①慢性支气管炎（单纯型）急性发作期：慢性咳嗽、咳痰病史，除外其他心肺疾病，此次发作咳嗽、咳痰加重，伴发热，双肺散在干、湿性啰音，长期吸烟史，血常规：白细胞及中性粒细胞计数均升高；②慢性阻塞性肺疾病Ⅳ级：慢性支气管炎病史基础上气促 10 年，体检肺气肿体征，肺功能检查有不完全可逆的气流受限；③慢性肺源性心脏病，肺、心功能失代偿期：COPD 病史，出现右心衰竭的症状及体征，心电图示肺动脉高压及右心扩大征象。

2. 鉴别诊断

（1）冠心病　与肺心病一样，多发生在中、老年人，但冠心病多有心绞痛史及高血压、高脂血症等易患因素；以左心衰竭为主要表现。

（2）风湿性心脏病　常有风湿性关节炎和心肌炎的病史，单纯三尖瓣病变少见，常有二尖瓣、主动脉瓣病变。

（3）扩张型心肌病　多为全心增大，临床上有充血性心力衰竭的表现。

3. 进一步检查

（1）动脉血气分析。

（2）超声心动图、X线胸片检查。

（3）血清电解质、肝肾功能测定。

（4）痰培养＋药敏检查。

4. 治疗原则

（1）氧疗　持续低流量吸氧，1～2 L/min。

（2）控制感染（联合使用抗生素或根据药敏试验选用抗生素）。

（3）改善通气，保持呼吸道通畅。

（4）控制右心衰竭（合理使用利尿剂、血管扩张剂及强心剂）。

（5）营养支持治疗。

（遵义医药高等专科学校　汪漫江）

第二节　肺　炎

【病例一】 患者，男，30岁。寒战、高热、咳嗽3天，胸痛、呼吸困难8小时。

3天前于淋雨后出现寒战、高热，体温40℃。咳痰，初为少量白黏痰，痰液逐渐呈暗红色血性痰。8小时前出现右胸痛，深吸气及咳嗽时加重，伴气促、呼吸困难、烦躁、四肢厥冷，时有谵妄。食欲差，尿少。既往体健。

体格检查：T 39.2℃，P 120次/分，R 26次/分，BP 76/50 mmHg。急性病容，神志模糊，烦躁不安，对提出的问题不能正确回答。皮肤黏膜未见出血点，巩膜无黄染，口唇、肢端发绀、冰凉。右上肺叩诊呈浊音，语音振颤增强，可听到支气管呼吸音。心界不大，心率120次/分，律齐，心脏各瓣膜听诊区未闻及杂音。腹平软，无压痛，肝脾肋下未触及，双下肢无水肿。

辅助检查：胸部X线片示右肺上野呈大片状致密影；血常规：WBC 19×10^9/L，N 91％。

分析步骤

1. 诊断及诊断依据

（1）诊断　右上大叶性肺炎合并感染性休克。

（2）诊断依据　①青壮年，急性起病，寒战、高热、咳嗽、咳铁锈色痰、胸痛，体格检查右上肺实变体征，胸片肺部阴影，血WBC升高；②血压下降、四肢厥冷、脉搏细数、神志模糊、少尿等休克表现。

2. 鉴别诊断

（1）干酪性肺炎　病人常有低热、乏力，痰中找到结核分枝杆菌。一般抗炎治疗无效。

（2）急性肺脓肿　早期表现与肺炎球菌肺炎相似，但于发病后2周左右咳出大量脓痰。X线片显示肺部有脓腔和液平面形成。

（3）葡萄球菌性肺炎 感染中毒症状严重，咳黏脓性痰或脓血痰，胸部X线呈多发性斑片状阴影，可有空洞和脓肿及多变的肺气囊形成。病原菌检查可鉴别诊断。

3. 进一步检查

（1）痰细菌培养＋药物敏感试验（简称药敏），痰涂片革兰染色。

（2）血细菌培养＋药物敏感试验。

（3）电解质、肝肾功能检查。

（4）血气分析。

4. 治疗原则

（1）一般治疗 休息、吸氧、营养支持。

（2）抗休克治疗 扩容、使用血管活性药物。

（3）控制感染 联合使用足量抗生素。

（4）纠正水、电解质和酸碱紊乱。

（5）必要时机械通气治疗。

【病例二】 患者，女，19岁，发热、咳嗽7天。

7天前无明显诱因，晨起后自觉发热，无寒战，测体温为38.2℃，伴咳嗽，为刺激性干咳，同时自觉全身乏力、食欲缺乏，当日就近到社区卫生服务站就诊，青霉素治疗5天，无明显好转。既往健康，否认结核病史。

体格检查：T 38.4℃，P 95次/分，R 22次/分，BP 120/70mmHg。一般情况良好，热病容。颈部及前胸部可见散在丘疹，浅表淋巴结未触及肿大。巩膜无黄染，口唇无发绀，扁桃体无肿大。颈软，颈静脉无怒张。双肺叩诊呈清音，未闻及啰音。心界不大，心率95次/分，律齐。腹平软，无压痛及反跳痛。肝脾均未触及。双下肢不肿。

辅助检查：X线胸片：右肺中野可见淡片状密度增高影，冷凝集试验1∶64阳性。

分析步骤

1. 诊断及诊断依据

（1）诊断 右肺支原体肺炎。

（2）诊断依据 青年女性，缓慢起病，发热、刺激性干咳，用青霉素治疗无效。颈部及前胸部可见皮疹，X线胸片示右肺中野淡片状影，冷凝集试验阳性。

2. 鉴别诊断

（1）病毒性肺炎 确诊有赖于病原学检查，包括病毒分离、血清学检查以及病毒抗原的检测。

（2）肺炎球菌肺炎 根据典型症状与体征，结合胸部X线检查，易做出初步诊断。病原学检测是确诊本病的主要依据。

（3）肺结核 痰结核菌检查可以确诊。

3. 进一步检查

（1）血常规、嗜酸细胞计数、血沉。

（2）痰培养，痰涂片染色及抗酸染色。

（3）支原体抗体检测。

（4）PPD试验。

4. 治疗原则

（1）抗菌药物 首选大环内酯类抗生素（红霉素、阿奇霉素等）。

（2）对症支持治疗 解热、止咳、祛痰等。

（遵义医药高等专科学校 汪漫江）

第三节 支气管哮喘

【病例】 患者，男，25岁。反复发作胸闷、气喘15年，复发伴呼吸困难1天。

15年前患者始出现发作性胸闷、气喘伴呼气性哮鸣，每次发作持续5～30 min不等，咳出大量白色泡沫样痰后缓解。多于夏季梅雨时期发作。发作间歇期无任何不适。曾在当地卫生所诊断为“哮喘”，轻时服用氨茶碱可缓解，病重时常需住院静脉输液治疗。1天前因穿新羽绒服后半小时出现喘憋发作，自服氨茶碱无效，并很快出现呼吸困难、大汗淋漓、烦躁不安。自幼有“荨麻疹”史，否认其他疾病史。其母亲有类似病史。

体格检查：T 37.4℃，P 128次/分，R 35次/分，BP 90/70 mmHg。烦躁，精神萎靡，端坐位，张口呼吸，轻度发绀，气管居中，胸廓饱满，呼吸运动度减小，呼气费力，叩诊双肺过清音，听诊双肺弥漫性哮鸣音，呼气时明显，呼气时间明显延长，两肺底无湿性啰音。心界不大，心率128次/分，律齐，各瓣膜听诊区无杂音。脉搏有力，有奇脉。腹平软，无压痛，肝脾未触及，移动性浊音（－）。双下肢无水肿。

辅助检查：血常规：WBC 10.2×10^9/L，N 72%，L 21%，E 7%；PEF为45%预计值。X线胸片：双肺透亮度增高，未见实质性病变；心电图：窦性心动过速。

分析步骤

1. 诊断及诊断依据

（1）诊断 支气管哮喘急性发作期（重度）。

（2）诊断依据 ①自幼反复发作的胸闷、气喘，与季节有明显关系，有家族史；②发作时胸廓饱满，双肺弥漫性哮鸣音，呼气相延长。病情轻时口服氨茶碱即可缓解症状；③此次发作出现明显呼吸困难、大汗淋漓、烦躁，血压偏低，呼吸＞30次/分，心率＞120次/分，奇脉，PEF＜50%预计值，提示属重度发作。

2. 鉴别诊断

（1）左心衰竭引起的喘息性呼吸困难 过去称为心源性哮喘，患者多有高血压、冠心病、风心病等病史和体征，可咳出粉红色泡沫样痰。胸部X线检查可见心脏增大，肺淤血征，有助于鉴别。

（2）慢性阻塞性肺疾病（COPD） 多见于中老年人，有慢性咳嗽史，喘息长期存在，有加重期。患者多有长期吸烟史或接触有害气体的病史。有肺气肿体征，两肺或可闻及湿啰音。

（3）变态反应性肺浸润 多有致病原接触史，症状较轻，胸部X线检查可见多发性、此起彼伏的淡薄斑片浸润阴影，可自行消失或再发。

3. 进一步检查

（1）动脉血气分析。

（2）血清电解质及肝肾功能测定。

（3）病情缓解后可做过敏原皮试检测。

4. 治疗原则

（1）去除病因（脱离和避免接触过敏原）。

（2）控制急性发作 尽快缓解气道阻塞，纠正低氧血症，恢复肺功能，防止并发症。

（3）预防复发。

（遵义医药高等专科学校 汪漫江）

第四节 肺结核

【病例一】 患者，男，19岁。乏力、咳嗽2个月，咯血1天。

近2个月来感到疲乏，轻度咳嗽，咳少量黏液痰，左上胸隐痛，深吸气时明显，未感发热及寒战，无盗汗。未予以治疗。1天前感咽部不适，随之整口咯血，呈鲜红色，混有痰液，量约150～200 ml。患病以来食欲不佳，未测体重。既往体健，无慢性咳、痰、喘及咯血病史。无皮肤黏膜出血病史。无肺结核密切接触史。

体格检查：T 37.8℃，P 80次/分，R 20次/分，BP100/70 mmHg。神清合作，浅表淋巴结无肿大，皮肤黏膜无皮疹、出血点及瘀斑。鼻腔、咽部无血迹，亦无活动性出血。肺部听诊左上肺闻及少许湿性啰音，心脏检查无异常发现。腹软，无压痛，肝脾未触及，移动性浊音（—）。双下肢无水肿。

辅助检查：血常规：Hb108 g/L，WBC 7.6×10^9/L，N 65％，L 35％，Plt 194×10^9/L；ESR 36 mm/1 h；出、凝血时间正常。胸片：左上肺斑片状浸润阴影，侧位片示病灶位于左上叶后段。

分析步骤

1. 诊断及诊断依据

（1）诊断 继发性肺结核（浸润型）左上，痰未查，初治。

（2）诊断依据 ①结核中毒症状：低热、乏力、纳差等。②呼吸系统症状：咳嗽、咳少量黏液痰、胸痛、咯血；③体格检查：左上肺有湿啰音；④辅助检查：胸片：左上肺有浸润性病灶，ESR增快。

2. 鉴别诊断

（1）支气管扩张 表现为慢性咳嗽、咳大量脓痰和反复咯血。高分辨CT能发现支气管腔扩张大，可确诊。

（2）肺炎 起病急，伴有发热、咳嗽、咳痰明显。胸片表现为密度较淡且均匀的片状或斑片状阴影，抗菌治疗后体温下降，1～2周左右阴影明显吸收。

（3）肺脓肿 多有高热、咳大量脓痰，胸片表现为带有液平面的空洞伴周围浓密的炎性阴影。血白细胞和中性粒细胞增高。

3. 进一步检查

（1）痰液检查结核分枝杆菌（多次检查）。

（2）痰聚合酶链反应（PCR）检测结核分枝杆菌。

（3）结核菌素试验。

（4）必要时可做纤维支气管镜检查，可排除支气管腔内疾病。

4. 治疗原则

（1）化疗 早期、联合、适量、规律、全程治疗。

（2）对症治疗。

（3）一般治疗　休息、加强营养支持。

【病例二】 患者，男，50岁。咳嗽、高热10天。

10天前因劳累、受凉，引发咳嗽，咳少量白色黏液痰，同时伴高热、寒战，测体温波动在38～39℃，头痛、乏力、食欲不佳。到就近医院诊治，拍胸片显示右上肺大片状阴影，有空洞。诊断为“肺脓肿”，用大量青霉素、头孢菌素等多种抗生素治疗，症状一直未见缓解。患病来大小便正常，体重下降。既往有糖尿病史7年，口服降糖药物治疗，效果欠佳。

体格检查：T38.9℃，P110次/分，R28次/分，BP 135/70 mmHg。神志清楚，略消瘦，浅表淋巴结无肿大。口唇轻度发绀。头、颈部检查无异常。胸廓对称，右上肺叩诊为实音，可闻及支气管呼吸音。心界不大，心率110次/分，律齐。腹平软，肝脾均未触及。双下肢无水肿。

分析步骤

1. 诊断及诊断依据

（1）诊断　①继发性肺结核（干酪性肺炎）右上，痰未查，初治；②2型糖尿病。

（2）诊断依据　①继发性肺结核（干酪性肺炎）：有高热、寒战、头痛、乏力、食欲缺乏、咳嗽、咳痰病史，抗生素治疗无效，患者有糖尿病史，胸片示右上肺大片状阴影，空洞形成；②2型糖尿病：7年前确诊为2型糖尿病。

2. 鉴别诊断

（1）肺脓肿　多有高热、咳大量脓痰，胸片表现为带有液平面的空洞伴周围浓密的炎性阴影。血白细胞和中性粒细胞增高。抗生素治疗有效。

（2）肺癌　多有长期吸烟史，表现为刺激性咳嗽，痰中带血、胸痛和消瘦等症状。多次痰脱落细胞和结核分枝杆菌检查和病灶活体组织检查是鉴别的重要方法。

（3）慢性阻塞性肺疾病　多表现为慢性咳嗽、咳痰，少有咯血，急性加重期可有发热。肺功能检查为阻塞性通气功能障碍。胸部影像学检查有助于鉴别诊断。

3. 进一步检查

（1）痰液检查结核分枝杆菌（多次查痰）。

（2）血、尿常规，血沉。

（3）PPD试验。

（4）血糖、肝功能、肾功能。

4. 治疗原则

（1）一般治疗　休息，加强营养支持、吸氧。

（2）化疗　四联抗结核治疗。

（3）使用胰岛素，积极控制糖尿病。

（遵义医药高等专科学校　汪漫江）

第五节　原发性支气管肺癌

【病例一】 男性，57岁，咳嗽、咳痰2个月，痰中带血1周。

患者于2个月前无明显诱因出现咳嗽、咳痰，痰为白色黏液样，咳嗽剧烈时伴有左侧胸痛。开始未予以重视，仅自服消炎药处理，效果不佳。近1周出现痰中带血，呈鲜红色血丝。胸片检查：左肺门类圆形阴影，边缘毛刺，左上肺阻塞性肺炎。病程中无畏寒、发热，无盗汗，饮食尚好，排尿、排便正常。近半年来，患者体重明显下降。既往有吸烟史 30 余年，20 支/天。否认有肺结核、慢性阻塞性肺病病史，否认药物及食物过敏史。

体格检查：T 36.5℃，P 86 次/分，R 20 次/分，BP 128/70 mmHg。神志清楚，营养中等，发育正常。皮肤、黏膜无黄染，左侧锁骨上触及一枚肿大淋巴结，直径为 0.5 cm×1.0 cm，质硬，活动欠佳，无明显压痛。巩膜不黄，口唇无发绀。颈软，气管居中，甲状腺不肿大。左上肺呼吸音低，可闻及湿性啰音，左下肺及右肺呼吸音清晰，未闻及干、湿性啰音。心率 86 次/分，律齐，心脏各瓣膜区未闻及病理性杂音。腹软，肝脾肋下未触及。四肢脊柱未见异常。

辅助检查：血常规正常，肝、肾功能正常。胸部 CT 示：左肺门有一个 3.5 cm×5.0 cm 肿块，伴同侧胸腔少量积液，左上肺阻塞性肺炎。左侧锁骨上淋巴结针吸活组织检查示为转移癌，倾向鳞状细胞癌。纤维支气管镜检查：左上支气管开口处见新生物，触之易出血，细胞刷检查见癌细胞，病理检查为鳞状细胞癌。

分析步骤

1. 诊断及诊断依据

（1）诊断　左肺鳞状细胞癌伴左侧锁骨上淋巴结转移，左上肺癌性阻塞性肺炎。

（2）诊断依据　①既往有多年吸烟史，有咳嗽、咳痰，痰中带血表现；②查体：左侧锁骨上触及肿大淋巴结，左上肺呼吸音低，可闻及湿性啰音；③胸片及胸部 CT 提示：左肺门肿块影，左上肺阻塞性肺炎；④左侧锁骨上淋巴结针吸细胞学检查为转移癌；⑤纤维支气管镜检查发现左上支气管开口处见新生物，病理检查为鳞状细胞癌。

2. 鉴别诊断

（1）肺结核　一般有低热、盗汗等结核中毒症状，结核菌素试验多呈强阳性，抗结核药物治疗有效。

（2）肺炎　应与癌性阻塞性肺炎鉴别。一般肺炎起病急骤，有寒战、高热等症状，抗菌治疗多有效，病灶吸收迅速、完全，而癌性阻塞性肺炎的炎症吸收缓慢，多数反复发作。

（3）肺脓肿　中毒症状明显，常有大量脓臭痰，血常规示白细胞总数及中性粒细胞分类计数增高，抗炎有效。

3. 进一步检查　头颅、腹腔 CT 以明确是否有脑、肝等转移。

4. 治疗原则

（1）化疗或放、化疗同时进行。

（2）抗炎、止咳、化痰、支持等对症处理。

【病例二】 女性，54 岁。干咳 6 个月，头颈部肿胀 1 周。

患者 6 个月前无明显诱因下出现咳嗽，无痰，无畏寒、发热，无胸痛，无盗汗。自服消炎药，效果不佳。近 1 周出现头颈部、右上肢水肿伴气喘，不能平卧。胸部 CT 示右肺上叶 2.3 cm×3.2 cm 占位性病变，右侧纵隔淋巴结肿大。病程中饮食尚可，体重无明显变化。否认有吸烟史，否认有肺结核、慢性阻塞性肺病病史，否认药物及食物过敏史。

体格检查：T 37.5℃，P 96 次/分，R 30 次/分，BP 130/80 mmHg。神志清楚，精神欠佳，浅表淋巴结未及肿大。巩膜不黄，口唇轻度发绀，头面部、颈部、上胸部、右上肢水肿，按压凹陷不明显。气管居中，甲状腺未触及。右肺呼吸音稍粗，闻及散在干啰音，心率 96 次/分，律齐，心脏各瓣膜区未闻及病理性杂音。腹软，肝脾肋下未触及。双下肢无水肿，病理反射未引出。

辅助检查：血常规、尿常规及肝、肾功能正常，血沉正常，血 NSE76.5 U/ml。结核菌素试验为阴性。胸部 CT 示右肺上叶有一个 2.3 cm×3.2 cm 占位性病变，右侧纵隔淋巴结肿大。纤支镜检查显示在右上叶支气管开口处见新生物，细胞刷检查见癌细胞，活检报告为小细胞癌。

分析步骤

1. 诊断及诊断依据

（1）诊断　右肺小细胞肺癌，上腔静脉阻塞综合征。

（2）诊断依据　①有干咳、头颈部肿胀表现，查体见头面部、颈部、上胸部及右上肢水肿；②胸部 CT 示右肺上叶有占位性病变，右侧纵隔淋巴结肿大；③纤维支气管镜检查显示在右上叶支气管开口处见新生物，刷检查见癌细胞，活检报告为小细胞癌。

2. 鉴别诊断

（1）肺结核球　多见于年轻人，多无症状，多位于上叶尖后段和下叶背段。阴影密度高，有时含钙化点，周围有纤维结核灶。

（2）肺炎　一般肺炎起病急骤，有寒战、高热等症状，抗菌治疗多有效，病灶吸收迅速、完全。

（3）肾性水肿　有肾病史，呈凹陷性水肿，肾功能、尿常规异常。

3. 进一步检查　头颅、腹腔 CT 检查以明确是否有脑、肝等转移。

4. 治疗原则

（1）放疗、化疗或放化疗结合。

（2）营养、支持、对症治疗。

（安徽省立新安医院　周道平）

第六节　肋骨骨折和气胸

【病例一】 男性，49 岁，左胸部被撞伤 3 小时。

患者于 3 小时前，外出旅游时，因大客车行驶到高速公路上突然发现前方有交通障碍而急刹车，因惯性作用该病人左胸部向前撞在第一排座位前方的大横铁杆上，当时病人感到左前胸部剧烈疼痛，在深呼吸、咳嗽、打喷嚏或变动体位时疼痛明显加剧，不敢深呼吸，随即被送来医院。既往体健，无药物过敏史。

体格检查：T 36.8℃，P 85 次/分，R 19 次/分，BP 130/90 mmHg。神志清楚，步入诊室，回答切题，查体合作。颈部气管居中，胸部无明显畸形，皮下无明显气肿，心肺听诊及叩诊未见异常，左胸壁第 4～5 前肋局部稍肿，有按压痛，挤压左胸部前后时局部疼痛可加重，可扪及骨摩擦感。腹软无压痛。

分析步骤

1. 诊断及诊断依据

（1）诊断　左胸肋骨骨折。

（2）诊断依据为　①左胸部有明确外伤史；①左前胸部局部疼痛，深呼吸、咳嗽、打喷嚏或变动体位时加剧；③检查左胸部第 4～5 前肋局部肿胀、压痛和挤压痛（+），有骨摩擦感。

2. 鉴别诊断 左胸壁软组织挫伤：左前胸壁疼痛疑似软组织挫伤，但左胸部有按压痛及前后挤压痛明显且局限，有骨摩擦感，行左胸肋骨X线检查可鉴别。

3. 进一步检查

（1）左胸部肋骨X线摄片。

（2）胸部X线正侧位片。

4. 治疗原则

（1）镇静止痛。

（2）胸廓固定。

（3）防止并发症。

【病例二】 男性，25岁，左胸部被撞伤20分钟。

患者20分钟前被汽车撞到左胸部，随即出现左胸部剧烈疼痛，胸闷、憋气。既往体健，无药物过敏史。

体格检查：T 36.5℃，P 140次/分，R 38次/分，BP 80/50 mmHg。神志清楚，查体合作，痛苦面容，烦躁不安，呼吸急促，吸氧下呼吸紧迫反而加重，口唇发绀，颈静脉怒张不明显。气管明显移向右侧，左胸廓饱满，肋间隙增宽，呼吸幅度较右胸低，左胸壁有骨摩擦感（第4、5、6肋），局部压痛明显。颈部、胸部和上腹部皮下肿胀，可扪及捻发音。左胸部叩诊呈鼓音，呼吸音消失，未闻及啰音；右肺呼吸音较粗，未闻及啰音。左心界叩诊不清，心率135次/分，心音较弱，律齐，未闻及杂音。腹部平软，无压痛或肌紧张，肠鸣音正常，肝脾肋下未及。双下肢无水肿，四肢活动正常，病理反射未引出。

分析步骤

1. 诊断及诊断依据

（1）诊断 ①多根肋骨骨折；②张力性气胸；③休克。

（2）诊断依据是 ①左胸部明确外伤史；②烦躁不安、心率增快、血压降低等休克表现；③查体发现左胸部第4、5、6肋有骨摩擦音，局部明显压痛，提示多根肋骨骨折；④有外伤性多根肋骨骨折体征；进行性和极度呼吸困难、发绀；气管右移，广泛性皮下气肿，左胸廓饱满，肋间隙增宽，呼吸幅度减低，叩诊呈高度鼓音，呼吸音消失等，均提示有张力性气胸。

2. 鉴别诊断 主要需与其他胸部闭合性损伤相鉴别。

（1）多根多处肋骨骨折 未见反常呼吸运动，无浮动胸壁，X线检查有助于确诊。

（2）闭合性气胸 相对症状较轻，无进行性、极度呼吸困难，多半无发绀或休克等表现。胸部X线检查可明确诊断。

（3）血胸 有休克和呼吸困难的表现，查体有肋间隙饱满、气管移向右侧、左肺呼吸音消失等胸腔积液的体征，但叩诊为鼓音而非浊音，因而不符合诊断。X线胸片有助于诊断，胸腔穿刺抽出血液即能明确诊断。

（4）心包堵塞（心包积血） 有胸闷、呼吸困难、烦躁不安、脉搏快弱、血压下降等表现，但颈静脉怒张不明显，无心音遥远及舒张压上升、收缩压下降、脉压缩小等体征。超声心动图检查和心包腔穿刺抽出血液有确诊意义。

3. 进一步检查 因属急诊，检查与紧急处理要相结合。

（1）立即胸腔穿刺，抽气，放置胸腔闭式引流，有利于诊断和鉴别诊断。

（2）摄胸部 X 线正、侧位片，必要时摄胸部 CT 片。

（3）心电图（ECG），持续心电监护，血气分析。

（4）查血常规，测中心静脉压，排除出血性休克。

4. 治疗原则

（1）立即胸腔穿刺，排气减压。

（2）抗休克，补血补液纠正血容量，保持呼吸道通畅，吸氧。

（3）如病情不能控制，行胸腔闭式引流，密切观察病情，必要时剖胸探查。

（4）防治感染。

（5）对症处理，包括镇静止痛，胸廓固定等。

（安徽医学高等专科学校附属医院　章宗武）

第七节　高血压病

【病例一】 男性，56 岁，因间断头痛、头晕 1 年余来诊。

患者于 1 年多以前于劳累或生气后有头痛，非旋转性头晕，不伴恶心和呕吐，休息后则完全恢复正常，不影响日常工作和生活，因此未到医院看过，半年前单位体检时测血压 140/90 mmHg，嘱注意休息，未服药，一直上班。发病以来无心悸、气短和心前区痛，进食、睡眠好，排尿、排便正常，体重无明显变化。

既往体健，无高血压、糖尿病和心、肾、脑疾病史，无药物过敏史。吸烟 30 余年，每天 1 包，不嗜酒，父亲死于高血压脑出血。

体格检查：T36℃，P80 次/分，R18 次/分，BP145/95 mmHg。一般状况可，无皮疹，浅表淋巴结无肿大，巩膜无黄染，心肺（—），腹平软，肝脾肋下未触及，腹部未闻及血管杂音，下肢不肿。

辅助检查：Hb 135 g/L，WBC 6.0×10^9/L，N 70%，L 30%，Plt 205×10^9/L；尿常规（—），粪便常规（—）。

分析步骤

1. 诊断及诊断依据

（1）初步印象　高血压病 1 级（因为病例中检查资料不全，故不能确定危险度分层）。

（2）诊断依据　①中年男性，慢性病程；②间断头晕，头痛 1 年余；③既往吸烟 30 余年，父亲死于高血压脑出血；④查体血压 145/95 mmHg，未闻及腹部血管杂音；⑤辅助检查血尿便常规未见异常。

2. 鉴别诊断　需与继发性高血压鉴别，如原发性醛固酮增多症、嗜铬细胞瘤、肾动脉狭窄等，继发性高血压均可查到引起高血压的原因，不难鉴别。

3. 进一步检查

（1）确定高血压危险度分层的检查，如血脂、血糖、肾功能、X 线胸片、心电图和眼底检查，必要时做超声心动图检查。

（2）除外继发性高血压的检查，如查血钾、肾 B 超等。

（3）动态血压监测，有条件者可用仪器自动监测 24 h 或更长时间的血压变化，有助于诊断和治疗。

4. 治疗原则

（1）非药物治疗 包括戒烟、合理膳食、减轻体重、适当运动等。

（2）降压药物治疗 需合理选药，终身用药，保持血压在理想水平。

【病例二】 男性，63 岁，渐进性活动后呼吸困难 5 年，明显加重伴下肢水肿 1 个月。

5 年前，因登山时突感心悸、气短、胸闷，休息约 1 小时稍有缓解。以后自觉体力日渐下降，稍微活动即感胸闷、气短，夜间时有憋醒，无心前区痛。曾在当地诊断为“心律不齐”，服药疗效不好。1 个月前感冒后咳嗽，咳白色黏痰，气短明显，不能平卧，尿少，颜面及双下肢水肿，腹胀加重而来院。

既往 20 余年前发现高血压（170/100 mmHg）未经任何治疗，8 年前有阵发心悸、气短发作；无结核、肝炎病史，无长期咳嗽、咳痰史，吸烟 40 年，不饮酒。

体格检查：T 37.1℃，P 72 次/分，R 20 次/分，BP 160/96 mmHg，神清合作，半卧位，口唇轻度发绀，巩膜无黄染，颈静脉充盈，气管居中，甲状腺不大；两肺叩诊呈清音，左肺可闻及细湿啰音，心界向两侧扩大，心律不整，心率 92 次/分，心前区可闻 3/6 级收缩期吹风样杂音；腹软，肝肋下 2.5 cm，有压痛，肝颈静脉反流征（+），脾未及，移动浊音（-），肠鸣音减弱；双下肢明显可凹性水肿。

辅助检查：血常规 Hb129 g/L，WBC 6.7×10^{9}/L。尿蛋白（-），比重 1.016，镜检（-）。BUN 7.0 mmol/L，Scr 113 μmol/L，肝功能 ALT 56 U/L，TBil 19.6 μmol/L。

分析步骤

1. 诊断及诊断依据

（1）诊断 ①高血压病 2 级，极高危险组；②高血压性心脏病，心房纤颤，全心衰，心功能Ⅳ级；③肺部感染。

（2）诊断依据 ①高血压病 2 级，极高危险组：20 余年血压高（170/100 mmHg），现在 BP 160/100 mmHg，心功能Ⅳ级；②高血压性心脏病：高血压病史长，未治疗，心脏向两侧扩大，左心衰竭（夜间憋醒，不能平卧），右心衰（腹胀，尿少，颈静脉充盈，肝大和肝颈静脉反流征阳性，双下肢水肿），心律不齐，心率＞脉率；③肺部感染：发热，咳嗽，一侧肺有细小湿啰音。

2. 鉴别诊断 应与冠心病、扩张性心肌病、风湿性心脏病二尖瓣关闭不全等鉴别。

3. 进一步检查

（1）心电图、超声心动图。

（2）摄 X 线胸片，必要时摄胸部 CT。

（3）腹部 B 超。

（4）肝肾功能，血清电解质。

4. 治疗原则

（1）病因治疗 合理应用降血压药。

（2）心力衰竭治疗 吸氧、利尿、扩血管、强心药。

（3）对症治疗 控制感染等。

（湖北省孝感市中心医院 何荣华）

第八节 冠心病

【病例一】 男性，60 岁，心前区痛 1 周，加重 2 天。

1 周前开始在骑车上坡时感心前区痛，并向左肩放射，经休息可缓解，2 天来走路快时亦有类似情况发作，每次持续 3～15 分钟，含硝酸甘油迅速缓解，为诊治来诊，发病以来进食好，大小便正常，睡眠可，体重无明显变化。

既往有高血压病史 5 年，血压 150～180/90～100 mmHg，无冠心病史，无药物过敏史，吸烟十几年，1 包/天，其父有高血压病史。

体格检查：T36.5℃，P84 次/分，R18 次/分，BP180/100 mmHg，一般情况好，无皮疹，浅表淋巴结未触及，巩膜不黄，心界不大，心率 84 次/分，律齐，无杂音，肺叩诊呈清音，无啰音，腹平软，肝脾未触及，下肢不肿。

分析步骤

1. 诊断及诊断依据

(1) 诊断 ①冠心病，不稳定性心绞痛（初发劳力型），心功能 1 级；②高血压病 3 级，极高危险组。

(2) 诊断依据 ①冠心病：老年男性，典型心绞痛发作的表现，既往无心绞痛史，在一个月内新出现的由体力活动所诱发的心绞痛，休息和用药后能缓解。查体：心界不大，心律齐，无心力衰竭表现；②高血压病 3 级，极高危险组：血压达到高血压 3 级的标准（收缩压≥180 mmHg）而未发现其他引起高血压的原因，有心绞痛、多年吸烟史。

2. 鉴别诊断 该病应与急性心肌梗死、反流性食管炎、心肌炎、心包炎、夹层动脉瘤等疾病鉴别。

3. 进一步检查

(1) 心绞痛时描记心电图或做 Holter。

(2) 病情稳定后，病程大于 1 个月可做核素运动心肌显像。

(3) 化验血脂、血糖、肾功能、心肌酶谱。

(4) 眼底检查，超声心动图，必要时行冠状动脉造影。

4. 治疗原则

(1) 休息，心电监护。

(2) 药物治疗 硝酸甘油、异山梨酯、抗血小板聚集药。

(3) 疼痛继续时行抗凝治疗，必要时 PTCA 治疗。

【病例二】 患者，女，62 岁，因胸骨后闷痛 2 年，加重 3 小时入院。2 年前，患者骑自行车上坡途中，自觉胸骨后剧烈闷痛，烧灼样感觉，伴大汗、气短、下颌部及左肩部麻木感。被迫下车休息约 10 min 后，上述症状缓解。以后每于骑自行车、走路或上楼梯时即感上述症状复现，经休息均能缓解，未服用任何药物。入院当天午饭后，在洗碗过程中，自觉胸骨后及心前区压榨性窒息感、大汗，自觉症状较前明显加重，经休息 30 min 不缓解而自服速效救心丸 10 丸，连服 2 次均无明显效果，上述症状一直持续 3 小时不缓解而急诊来院。病来无咳嗽、咳痰及咯血，无发热、消瘦及盗汗，无水肿，饮食及排尿、排便正常。既往有原发性高血压 30 年，血压经常波动在 160～180/120～130 mmHg。左侧胸膜炎 14 年。

体格检查：T36.8℃，P60 次/分，R18 次/分，BP170/100 mmHg。发育正常，营养良

好，体型肥胖。呼吸平稳，颈静脉无怒张，气管略向左移位，左侧腋中线第5～8肋胸廓塌陷，呼吸运动减弱，触觉语颤减弱，听诊呼吸音减弱，右侧呼吸音明显增强。心尖搏动呈抬举性，心界向左下扩大，心率60次/分，心律规整，心尖部2/6级收缩期吹风样杂音，主动脉瓣第二心音亢进。肝脾不大，双下肢无水肿。

问题1：该患者应首先做哪些辅助检查？

解答：①心电图：查心电图可见Ⅱ、Ⅲ及aVF导联ST段抬高0.4～0.5 mV，Ⅰ、aVL及V_1～V_4导联ST段下移。②心肌酶谱测定：AST 98 U/L，CPK 580 U/L，CPK-MB 68%，LDH 450 U/L；③胸部X线片：示左侧胸膜粘连、肥厚。④血象：WBC 12.0×10^9/L，N 80%，L 20%。⑤ESR：40 mm/h。

问题2：根据现有检查结果能否明确诊断？

解答：能明确诊断。因为从病史上看，来院当天疼痛持续3小时不缓解，心电图可见Ⅱ、Ⅲ及aVF导联ST段抬高0.4～0.5 mV，Ⅰ、aVL及V_1～V_4导联ST段下移，心肌酶谱升高，血沉增快，WBC增多，所以可诊断为冠心病，急性下壁心肌梗死。

问题3：该患者入院后常规检查，发现尿糖阳性，下一步该怎么办？

解答：尿糖阳性首先考虑有糖尿病的可能，但询问病史该患者既往无糖尿病，也无糖尿病的典型症状，所以，下一步首先需要对尿糖进行定性试验，必要时做血糖及糖耐量检查。该患者经斑氏定性试验法，已明确为葡萄糖尿，所以应行血糖测定。空腹血糖（FBS）为7.8 mmol/L，口服葡萄糖耐量试验（OGTT）血糖水平结果：空腹8.0 mmol/L，30 min 12.0 mmol/L，60 min 13.0 mmol/L，120 min 11.5 mmol/L，180 min 7.0 mmol/L。

问题4：对以上血糖测定及葡萄糖耐量检查结果，应如何解释？

解答：少数急性心肌梗死病例的最初几天，可发生糖尿。这是由于急性心肌梗死作为一种应激原，身体受到此刺激发生反应，通过脑-垂体-肾上腺系统，促使肾上腺皮质激素大量分泌，使血糖升高，并可出现暂时性糖尿，肾上腺髓质激素分泌的增加，也起一定的作用。但也有部分急性心肌梗死的患者出现糖尿，是属于隐性糖尿病，因心肌梗死导致糖尿病病情变为明显，本例患者即属于后者。

问题5：患者胸痛时尚有下颌及左肩不适，做何解释？

解答：因为心脏与下颌及左肩体表的传入神经进入脊髓同一节段，并在后角联系，故来自内脏的痛觉冲动直接激发脊髓体表感觉神经元，引起相应体表区域的痛感，称放射痛或牵涉痛。

（湖北省孝感市中心医院　何荣华）

第九节　心力衰竭

【病例】 男性，65岁，持续心前区痛4小时。

4小时前即午饭后突感心前区痛，伴左肩臂酸胀，自含硝酸甘油1片未见好转，伴憋气、乏力、出汗，排尿、排便正常。既往高血压病史6年，最高血压160/100 mmHg，未规律治疗，糖尿病史5年，一直口服降糖药物治疗，无药物过敏史，吸烟10年，每日20支左右，不饮酒。

体格检查：T 37℃，P 100次/分，R 24次/分，BP 150/90 mmHg，半卧位，无皮疹及

出血点，全身浅表淋巴结不大，巩膜无黄染，口唇稍发绀，未见颈静脉怒张，心界叩诊不大，心率100次/分，律齐，心尖部2/6级收缩期吹风样杂音，两肺叩诊清音，两肺底可闻及细小湿啰音，腹平软，肝脾未及，双下肢不肿。

辅助检查：血常规：Hb134 g/L，WBC 9.6×10^9/L，N 72%，L 26%，M 2%，Plt 250×10^9/L。尿常规：尿蛋白微量，尿糖（+），尿酮体（−），镜检（−）。

分析步骤

1. 诊断及诊断依据

（1）诊断 ①冠心病，急性心肌梗死，急性左心衰竭；②高血压病1级，极高危险组；③2型糖尿病。

（2）诊断依据 ①老年男性，持续心绞痛4小时不缓解，口服硝酸甘油无效；②有急性左心衰竭表现：憋气、半卧位，口唇稍发绀，两肺底有细小湿啰音；③高血压病1级、极高危险组，有糖尿病和吸烟等危险因素。

2. 鉴别诊断 该病应该与心绞痛、高血压心脏病、夹层动脉瘤等疾病鉴别。

3. 进一步检查

（1）心电图、心肌酶谱。

（2）床旁胸片、超声心动图。

（3）血糖、血脂、血电解质、肝肾功能、血气分析。

4. 治疗原则

（1）心电监护和一般治疗 包括吸氧等。

（2）治疗急性左心衰竭和止痛（吗啡或哌替啶）、利尿剂、血管扩张剂。

（3）溶栓和抗凝治疗。

（4）糖尿病治疗可加用胰岛素。

（5）高血压暂不处理，注意观察。

（湖北省孝感市中心医院 何荣华）

第十节 消化性溃疡及消化道穿孔

【病例一】 男性，30岁，农民，已婚。上腹痛反复发作5年，加重3天。

患者5年前在居住地开始出现上腹胀痛，空腹时明显，进食后缓解。常因生辣食物或气候变化引起，冬春季节易发病。患者伴有嗳气、反酸。在当地卫生院以“胃病”吃过一些药物，对止痛有一些效果。3天前因食用凉食物诱发上腹痛，来诊以求明确诊断。发病以来饮食量与体重无明显变化。排尿、排便正常，无便血和柏油样粪便。腹部疼痛没有向其他部位反射。

既往无疾病史，无手术、外伤、药物和食物过敏史。无烟酒嗜好。

体格检查：T 36.8℃，P 74次/分，R 17次/分，BP 118/84mmHg。营养状态一般，无贫血貌，浅表淋巴结无肿大，巩膜无黄染。心肺（−），腹平软，剑突下偏右有局限性压痛，浅表，无反跳痛和肌紧张，全腹未触及包块，肝脾肋下未触及，Murphy征（−），移动性浊音（−），肠鸣音4次/分。

辅助检查：血常规：Hb 132 g/L，WBC 7.6×10^9/L，N 74%，L 30%，Plt 250×10^9/L。

分析步骤

1. 诊断及诊断依据

(1) 初步印象 十二指肠溃疡。

(2) 诊断依据 ①慢性周期性、节律性上腹痛是消化性溃疡的特点，空腹痛和进食后缓解符合十二指肠溃疡特点；②查体剑突下偏右有局限性压痛。

2. 鉴别诊断

(1) 慢性胃炎 可有间断上腹胀痛和嗳气、反酸，但腹痛无规律，进食后更明显。

(2) 胃癌 腹痛无规律，多以上腹饱胀为主要表现，常伴消瘦、黑便。

(3) 慢性胆囊炎、胆石症 腹痛部位是右上腹，并向右背部放射，Murphy 征阳性。

(4) 胃神经官能症 疼痛无明显节律性，症状与情绪波动比消化性溃疡病更加明显。

3. 进一步检查

(1) X 线钡餐 可见龛影部位或十二指肠球部激惹、变形、胃蠕动增强、胃液过多和滞留。

(2) 纤维胃镜 见到溃疡部位、深度、大小、坏死和出血，病灶活检和进行快速尿素酶试验查幽门螺旋杆菌（Hp）。

(3) 腹部 B 超 对出现穿孔、梗阻等并发症的十二指肠球部溃疡有参考价值。

(4) 粪便潜血试验 每日溃疡部位少量出血（$>5\sim10$ ml），可潜血阳性。

4. 治疗原则

(1) 一般治疗 生活、饮食规律，戒烟酒，工作劳逸结合，避免情绪激动。

(2) 药物治疗 抗溃疡病药物治疗，溃疡活动期首选奥美拉唑，若有 Hp 感染，可加用克拉霉素再加甲硝唑等抗生素治疗。

【病例二】 男性，27 岁，农民。突发腹痛 8 小时，再次加剧 30 分钟。

患者 8 小时前在中饭后突然出现上腹部刀割样剧烈疼痛，伴有呕吐 2 次，为胃内容物。疼痛很快扩散至右下腹。腹痛为持续性，1 小时后有所缓解。患者以“急性阑尾炎”在当地诊所进行输液、抗生素治疗。30 分钟前，患者腹痛再次加剧，弥漫全腹，并伴发热。患者未排便，小便正常。

既往反复腹痛 4 年，伴反酸，经过胃镜检查为“十二指肠球部溃疡”，药物治疗不规范。近一周症状加重。无传染病史，无腹部手术史，无烟酒嗜好。

体格检查：T 38.7℃，P120 次/分，R26 次/分，BP 110/60 mmHg。急症痛苦病容，仰卧屈膝。皮肤黏膜无黄染。心肺（－）。腹部平坦，腹式呼吸消失，全腹压痛、反跳痛、肌紧张，以右上腹为显著，肝脾触诊不满意，全腹叩诊呈鼓音，肝浊音界缩小，移动性浊音（＋），未闻及肠鸣音。

辅助检查：WBC 16.7×10^9/L，N 92.2%。

分析步骤

1. 诊断及诊断依据

(1) 诊断 十二指肠溃疡穿孔伴急性弥漫性腹膜炎。

(2) 诊断依据 ①有十二指肠球部溃疡病史 4 年，近来症状加重；②突发剧烈腹痛，缓解数小时后再次加剧符合化学性腹膜炎转变为化脓性腹膜炎的特点；③全腹压痛、反跳痛、肌紧张，以右上腹最显著。肝浊音界缩小，移动性浊音（＋），肠鸣音消失，为气腹与腹膜炎体征。

2. 鉴别诊断

(1) 胆囊结石、胆囊炎　Murphy 征阳性。急性发作行 B 超检查可证实。

(2) 急性胰腺炎　查血清淀粉酶来区别。

(3) 急性肠梗阻　行腹平片复查，再结合病史来区别。

(4) 急性阑尾炎　症状、体征比较轻，腹部压痛最明显处为右下腹。

3. 进一步检查　便于明确诊断。

(1) 立位腹平片　见膈下新月状游离气体影。

(2) 腹部 B 超检查　了解胆道炎症、结石；胰腺形态，胰管扩张。

(3) 血、尿淀粉酶测定。

4. 治疗原则

(1) 禁食、胃肠减压，做好术前准备。

(2) 剖腹探查，如果腹腔污染不严重行胃大部切除术。否则可选择操作简单、安全性高的穿孔修补术。

(安徽医学高等专科学校　郭　毅)

第十一节　消化道肿瘤

【病例一】 男性，56 岁，进行性吞咽困难 3 个月。

3 个月前，患者出现进干饭时有梗阻感，呈间歇性，以后逐渐频繁，并出现进食软食、半流质食物时吞咽障碍，伴背部持续隐痛。病程中患者食欲下降，体重较 3 个月前明显减轻，排尿、排便正常。吸烟 30 余年，20 支/日，不饮酒，喜食腌制食品，少食蔬果，否认药物及食物过敏史。

体格检查：T 36.5℃，P 88 次/分，R 22 次/分，BP 135/70 mmHg。消瘦，轻度贫血貌，营养差，神志清楚，发育正常。皮肤、黏膜无黄染，浅表淋巴结未及肿大。两肺呼吸音清晰，未闻及干、湿性啰音。心率 88 次/分，律齐，无杂音。腹平软，未扪及包块与压痛，肝脾肋下未触及。

辅助检查：血常规示红细胞 3.0×10^{9}/L，血红蛋白 96 g/L；尿常规及肝、肾功能未见异常，粪便隐血（+）。X 线食管吞钡摄片示：食管中段充盈缺损，管腔不规则狭窄，管壁僵硬，黏膜纠集破坏，与正常食管壁分界清晰。上腹部 B 超示肝、胆、胰、脾、后腹膜未见异常，心电图及胸片未见异常。

分析步骤

1. 诊断及诊断依据

(1) 诊断　食管癌。

(2) 诊断依据　①进行性吞咽困难伴背部持续隐痛；②有喜食腌制饮食、吸烟等不良生活习惯；③X 线食管吞钡摄片示：食管中段充盈缺损，管腔不规则狭窄，管壁僵硬，黏膜纠集破坏，与正常食管壁分界清晰。

2. 鉴别诊断

(1) 食管贲门失弛缓症　多见于年轻女性，病程长，症状时轻时重。食管钡餐检查可见食管下端呈光滑的漏斗形狭窄，应用解痉剂时可使之扩张。

（2）食管良性狭窄 病程较长，咽下困难发展至一定程度即不再加重。询问病史和X线钡餐检查可鉴别。

（3）食管良性肿瘤 病程较长，症状轻，X线钡餐和食管镜检查可鉴别。

（4）食管炎 与早期食管癌相似，细胞学检查和食管镜检查可鉴别。

3. 进一步检查

（1）食管镜检查 明确病理。

（2）胸部CT检查 明确肺、纵隔、血管等有无受到侵犯。

4. 治疗原则

（1）如无手术禁忌，行手术治疗。

（2）术后辅助化学治疗。

（3）必要时放射治疗。

【病例二】 男性，61岁，上腹饱胀、隐痛3个月余。

3个月前，患者出现上腹饱胀、隐痛，以饭后为重，后逐渐出现食欲减退、食欲缺乏、恶心。病程中患者食量下降，解黑便三次，体重明显减轻。

既往患者有“慢性胃溃疡”病史10余年，上腹疼痛反复发作，平时间断服用“奥美拉唑”等药物。吸烟40余年，20支/日，饮酒30年，白酒200 ml/d，喜食腌制食品，少食蔬果，否认药物及食物过敏史。

体格检查：T 36.5℃，P 85次/分，R 22次/分，BP 128/60 mmHg。消瘦，重度贫血貌，营养差，神志清楚，发育正常。皮肤、黏膜无黄染，浅表淋巴结未及肿大。两肺呼吸音清晰，未闻及干、湿性啰音。心率85次/分，律齐，无病理性杂音。腹平软，未扪及包块与压痛，肝脾肋下未触及。

辅助检查：血常规示红细胞2.4×10^{9}/L，血红蛋白66 g/L；尿常规及肝、肾功能未见异常，粪便隐血（+）。X线钡餐检查示胃壁僵硬，小弯侧腔内有3.5 cm×4.0 cm大小的龛影，边缘不整，皱襞有融合中断现象，蠕动波不能通过。上腹部B超示肝、胆、胰、脾、后腹膜未见异常。

分析步骤

1. 诊断及诊断依据

（1）诊断 胃癌，慢性失血性贫血（重度）。

（2）诊断依据 ①有反复上腹饱胀、隐痛等多年“慢性胃溃疡”表现；②消瘦，重度贫血貌；③血常规提示红细胞、血红蛋白减少；④X线钡餐检查示胃壁僵硬，小弯较大龛影，皱襞有融合中断现象。

2. 鉴别诊断

（1）良性胃溃疡 溃疡直径常小于2.5 cm，圆形或椭圆形龛影，边缘整齐，蠕动波可通过，胃镜检查可明确。

（2）胃肉瘤 以恶性淋巴瘤、平滑肌肉瘤多见，胃镜检查可明确。

（3）胃良性肿瘤 多无明显症状，X线钡餐检查为圆形或椭圆形充盈缺损，而非龛影，胃镜下为黏膜下肿块。

3. 进一步检查

（1）胃镜检查 明确病理诊断。

（2）超声内镜检查 明确肿瘤局部分期。

（3）腹部 CT 检查　明确有无远处侵犯。

4. 治疗原则

（1）如无手术禁忌，行手术治疗。

（2）术后辅助化学治疗。

（3）必要时放射治疗。

【病例三】 男性，49 岁。持续性右上腹胀痛半年，加重 1 个月。

患者有“乙肝”病史 20 余年。半年前，在无明显诱因下出现右上腹持续性胀痛，近 1 个月加重。1 个月前检查甲胎蛋白 619 μg/L，后持续增高，最高达 1869 μg/L。病程中患者食欲下降，体重较前明显减轻，排尿、排便未见异常。平时不吸烟、不饮酒，否认药物及食物过敏史。

体格检查：T 36.5℃，P 82 次/分，R 22 次/分，BP 120/70 mmHg。慢性肝病面容，消瘦，营养差。皮肤、黏膜无黄染，浅表淋巴结未及肿大。巩膜无黄染，口唇无发绀。心肺（－）。腹膨隆，腹壁静脉怒张，肝右肋下 6 cm，剑突下 8 cm，质地坚硬，表面不光滑，压痛（＋），脾左肋下 2 cm，质地中等。双下肢无水肿，四肢脊柱未见异常。

辅助检查：ALT 65 U/L、AST 66 U/L、GGT 78 U/L、ALP 80 U/L、TBil 29.4 μmol/L、DBil 10.5 μmol/L、TP 56 g/L、Alb 26 g/L、A/G 0.86，乙肝标志物检测提示 HBsAg 阳性、HBeAg 阳性、HBcAb 阳性，AFP 1869 μg/L，B 超检查显示肝右叶 8.5 cm×7.0 cm 大小低回声区。

分析步骤

1. 诊断及诊断依据

（1）诊断　原发性肝癌。

（2）诊断依据　①有慢性乙肝病史 20 余年，右上腹持续性胀痛半年；②查体：肝右肋下 6 cm，剑突下 8 cm，质地坚硬，表面不光滑，压痛（＋）；③AFP 持续增高；④B 超检查肝右叶占位。

3. 鉴别诊断

（1）转移性肝癌　甲胎蛋白常为阴性，多能查到原发灶，肝影像表现多为多发结节病灶。

（2）结节性肝硬化　肝常缩小，AFP 升高有限。

（3）肝脓肿　常有全身感染症状，AFP 正常。

4. 进一步检查

（1）肝 CT 检查，明确肿瘤侵犯范围。

（2）全胸片、心电图等相关检查。

5. 治疗原则

（1）保肝支持治疗，限期手术治疗。

（2）必要时介入化疗。

（3）生物治疗。

【病例四】 男性，53 岁。腹部隐痛 3 个月，黏液血便 1 个月。

患者 3 个月前开始出现左腹部隐痛，自服消炎药，有时能缓解。1 个月前在无明显诱因下排便次数增加，每日 3～4 次，便秘与腹泻交替，并有黏液血便。病程中患者食欲下降，体重较前明显减轻。平时不吸烟、不饮酒，喜高脂饮食、少食蔬果，否认药物及食物过敏史。

体格检查：T 36.3℃，P 86 次/分，R 22 次/分，BP 130/70 mmHg。消瘦，轻度贫血貌，营养差，神志清楚，发育正常。皮肤、黏膜无黄染，浅表淋巴结未及肿大。心肺（一）。左腹部可触及一个 3.5 cm×3.0 cm 大小包块，质硬，活动度差，压痛（+）。双下肢无水肿。

辅助检查：血常规：RBC 2.8×10^{9}/L，Hb 98 g/L；尿常规及肝、肾功能未见异常，粪便隐血（+）。X 线钡剂灌肠摄片示乙状结肠处充盈缺损、肠腔狭窄、黏膜皱襞破坏，上腹部 B 超示肝、胆、胰、脾、后腹膜未见异常，心电图及胸片未见异常。

分析步骤

1. 诊断及诊断依据

（1）诊断　结肠癌。

（2）诊断依据　①腹部隐痛伴黏液血便，便秘与腹泻交替；②查体：左腹部可触及 3.5 cm×3.0 cm 大小包块，质硬，活动度差，压痛（+）；③X 线钡剂灌肠摄片示乙状结肠处充盈缺损、肠腔狭窄、黏膜皱襞破坏。

2. 鉴别诊断

（1）结肠炎性疾病　病程较长，常反复发作。肠镜检查可鉴别。

（2）肠结核　常有发热、盗汗等结核毒性症状，肠镜检查可鉴别。

4. 进一步检查

（1）纤维结肠镜检查，明确病变部位及病理。

（2）胸、腹部 CT 检查了解肿瘤肠外浸润及有无远处转移。

5. 治疗原则

（1）如无手术禁忌，行手术治疗。

（2）辅助化疗、生物治疗。

【病例五】 女性，62 岁。粪便变细 2 个月，带血 2 周。

近 2 个月，患者在无明显诱因下出现粪便变细伴肛门有坠痛感，近 2 周，排便带有鲜血，并有头晕、乏力等不适。反复化验粪便常规有较多红细胞及少量白细胞，曾给予抗炎、补液等对症处理，未见好转。病程中患者无畏寒、发热，饮食欠佳，体重下降明显。否认有肺结核、痔疮病史，无疫水接触史，否认药物及食物过敏史。

体格检查：T 36.3℃，P 88 次/分，R 22 次/分，BP 110/70 mmHg。贫血貌，消瘦，精神欠佳。皮肤、黏膜无黄染，浅表淋巴结未触及肿大。心肺（一）。腹软，肝脾肋下未触及，全腹未触及包块，无压痛及反跳痛。肛检发现指套血染，离肛门约 5 cm 处触及一直径为 3.0 cm 的结节。

辅助检查：血常规示白细胞及血小板正常，血红蛋白 87 g/L，尿常规正常，粪便常规 RBC 30～50 个/HP，肝、肾功能正常。

分析步骤

1. 诊断及诊断依据

（1）诊断　直肠中分化腺癌，慢性失血性贫血（中度）。

（2）诊断依据　①粪便变细带血伴肛门坠胀感；②查体：贫血貌，肛检发现指套血染，离肛门约 5 cm 处触及一直径为 3.0 cm 的结节；③化验血红蛋白 87 g/L。

2. 鉴别诊断

（1）痔疮　有鲜血便及肛门坠胀、疼痛，但无粪便形状改变，肠镜可明确。

（2）菌痢　有血便及腹痛，有里急后重感，有发热，粪便常规检查应找到白细胞甚至脓细胞。

（3）肠结核　便秘与腹泻交替，可有血便、腹痛，有结核中毒症状。

3. 进一步检查

（1）直肠镜检查　直视病灶，活检做病理检查。

（2）B超、CT检查　明确有无后腹膜、腹腔脏器及盆腔有无癌灶转移。

（3）血肿瘤指标　对病情的预后、复发有一定的参考价值。

4. 治疗原则

（1）输血、营养、支持、对症治疗。

（2）无远处转移，行手术治疗；不能手术，行化疗或放疗。

（安徽省立新安医院　周道平）

第十二节　肝硬化

【病例】 男性，40岁，农民。食欲缺乏、乏力2个月，腹胀2周。

2个月前，患者在沿海打工地无明显诱因地出现乏力、食欲缺乏，伴有轻度腹胀不适、恶心、上腹隐痛、腹泻表现。上述表现尤其在劳累后明显，经休息稍缓解。病人在当地诊所行中医治疗，药方不详，疗效不明显。2周前，患者上述症状加重，腹胀明显，行走吃力，夜间平睡喘气困难而端坐。2周来，患者厌食，精神萎靡，尿色深，量少，排便正常。无发热，无皮肤瘙痒，无齿龈出血及鼻出血。

16年前体检时发现HBsAg、HBeAg及HBcAb阳性，无明显不适，未治疗。无手术史、输血史，无药物、食物过敏史，抽烟10余年，2～5根/日，无饮酒嗜好。

体格检查：T 36.8℃，P 96次/分，R 28次/分，BP 126/78 mmHg。神志清，查体合作。慢性病容，营养差。巩膜轻度黄染，颈部可见2个蜘蛛痣。双肺呼吸音清，叩诊清音。心律齐，无杂音。腹部膨隆，状如蛙腹，腹部皮肤绷紧，腹式呼吸弱，无腹壁曲张静脉。全腹无压痛及反跳痛，肝未满意触及，脾肋下4 cm，质地硬。液波震颤和移动性浊音（+），肠鸣音正常。双下肢轻度水肿。

辅助检查：Hb 79 g/L，WBC 3.5×10^9/L，N 85%，L 15%，Plt 53×10^9/L。ALT 62 U/L，AST 85 U/L，A/G 0.8，HBV-DNA 5.13×10^5。

分析步骤

1. 诊断及诊断依据

（1）诊断　乙肝性肝硬化失代偿期，门静脉高压症（脾肿大、脾功能亢进、腹水）。

（1）诊断依据　①有HBsAg、HBeAg及HBcAb阳性史16年；②有食欲不振、乏力、腹胀、呼吸困难表现；③查体慢性病容，颈部可见蜘蛛痣，腹膨隆，脾肿大，移动性浊音（+）；④血细胞计数减少，肝功能异常，A/G倒置，HBV DNA高载量。

2. 鉴别诊断

（1）与引起肝脾肿大的疾病鉴别　主要有肝癌、代谢疾病、血液疾病、血吸虫病、肝包虫病、华支睾吸虫病等。

（2）与引起腹水的疾病鉴别　结核性腹膜炎多见于女性，可出现发热、盗汗及腹膜刺激征，腹水多为渗出液改变；化脓性腹膜炎多伴有全身中毒症状，腹部症状和体征明显，腹腔可抽出脓性液体；肿瘤性腹水可见于腹腔脏器进展期肿瘤患者，腹水细胞学检查、内镜及影像学检查有助于鉴别诊断。还需要与缩窄性心包炎、肾小球肾炎、巨大卵巢囊肿等鉴别。

3. 进一步检查 对明确有无并发症及确定治疗方案有重要意义。

(1) 尿常规，粪便常规，肾功能，血电解质，血沉，肿瘤标志物（AFP）。

(2) 腹部B超 可以了解肝脾等腹部脏器形态、大小、有无占位性病变、门脉宽度、血流及有无腹水、腹水量等。

(3) 胸片，超声心动图 用于了解心肺情况。食管吞钡X线、纤维胃镜了解食管静脉曲张程度。

4. 治疗原则

(1) 注意休息，选择高热量、富含维生素且易消化食物及优质蛋白饮食。

(2) 保肝治疗及对症处理。

(3) 腹水治疗 限制钠、水的入量，酌情应用利尿剂；少量输注新鲜血液，输注白蛋白；必要时放腹水。

（安徽医学高等专科学校 郭 毅）

第十三节 胆囊结石、胆囊炎

【病例】 女，53岁。反复右上腹痛3年。

患者3年前在一次进油腻饮食后，出现右上腹剧烈疼痛，继而发热，伴恶心、呕吐，在当地医院经输液、抗生素治疗后缓解。此后患者右上腹反复出现隐痛，时轻时重，伴右背部痛，与进食油腻有密切关系，未再出现发热。患者发病以来精神、睡眠好，食欲可，无明显消瘦，排尿、排便正常。

患者既往身体健康，无手术史，无肝炎、结核史，无药物、食物过敏史，无烟酒嗜好。

体格检查：T 36.6℃，P 76次/分，R 26次/分，BP 124/84 mmHg。自主体位，神清合作，皮肤黏膜无黄染，浅表淋巴结不肿大，头颈未见异常，心肺（—），腹平坦，未见肠型或蠕动波，无腹壁曲张静脉，肝胆肋下未及，右上腹深压痛，Murphy征（—），移动性浊音（—），肠鸣音正常。

辅助检查：Hb 120 g/L，WBC 7.5×10^9/L；B超示：胆囊6.5 cm×3.0 cm大小，壁欠光滑，囊内可见多个小强回声光团，后方有声影。胆总管不扩张，无占位，肝、胰、脾、双肾大小形态正常。

分析步骤

1. 诊断及诊断依据

(1) 诊断 胆囊结石，慢性胆囊炎。

(2) 诊断依据 ①中年女性；②典型的进油腻饮食后发作的病史；③右上腹深压痛；④腹部B超所见：壁欠光滑，腔内有多发小结石。

2. 鉴别诊断

(1) 胆管结石 胆囊小结石可以排入胆总管，病人无黄疸病史，B超未发现胆管结石，可以在术中了解。

(2) 慢性胰腺炎 也以慢性腹疼为主要症状，但是疼痛位置常位于剑突下偏左侧，向腰背部束腰带状放射。B超、CT、ERCP有助于诊断。

（3）消化性溃疡　病人无明显反酸、胃灼热等病史，胃镜可以明确诊断。

3. 进一步检查　重点了解胃、十二指肠与胆总管情况。

（1）血清转氨酶、胆红素测定。

（2）纤维胃镜。

（3）腹部CT检查肝、胆道和胰腺。

4. 治疗原则　胆囊切除术。或腹腔镜探查，胆囊切除术。术中经胆囊管胆道造影检查，确定是否探查胆总管。

（安徽医学高等专科学校　郭　毅）

第十四节　急性胰腺炎

【病例】 女性，56岁，退休工人。骤发剧烈腹痛，伴恶心、呕吐1天。

患者于1天前在住宅进晚饭后突发右上腹疼痛，随后扩散至全腹，腹疼呈持续性，并逐渐加重，如刀割样，向后背部放射。腹痛伴恶心、呕吐，吐出胃内容物，呕吐后腹痛不缓解。患者腹胀，体温升高（未测量），未排便，小便量少，色黄。

B超发现胆囊结石10余年，小颗粒状，无明显症状，未治疗；无类似腹痛、反酸、呕血、便血史；无传染病和手术史；无药物、食物过敏史，无不良嗜好。

体格检查：T 39.2℃，P116次/分，R 22次/分，BP 110/74 mmHg。急性痛苦病容，侧卧卷曲位，巩膜轻度黄染，心肺（一）。全腹膨隆，未见胃肠型或蠕动波，全腹广泛压痛，有反跳痛，明显肌紧张。肝脾触诊未及，移动性浊音（±）。肠鸣音减弱。

辅助检查：Hb120 g/L，WBC19.8×10^9/L，血淀粉酶580 U/L（Somogyi法），尿淀粉酶320 U/L（Somogyi法）。B超检查：肝回声均匀，未发现病灶，胆囊为7 cm×3 cm×3 cm大小，壁厚0.4 cm，内有多个强光团，回声后有声影，胆总管直径为1.5 cm，下端有一个强回声光团，伴有声影。胰腺形态失常，胰头、胰体明显肿大，胰周有液性暗区，胰管增粗。

分析步骤

1. 诊断及诊断依据

（1）诊断　重症急性胰腺炎（胆源性）。

（2）诊断依据　①有急性上腹痛，向后腰背部放射，伴恶心、呕吐和发热等，为急性胰腺炎的表现；②检查体温升高，全腹压痛、反跳痛、肌紧张，并有可疑腹腔积液征；③血、尿淀粉酶升高超过急性胰腺炎诊断值，WBC升高达19.8×10^9/L；④B超示胰头体部肿大，周围有炎性积液。胆囊壁增厚，胆总管、胆囊内有结石。

2. 鉴别诊断

（1）消化性溃疡穿孔　可有板状腹，肝浊音界缩小，X线检查膈下可见游离气体。

（2）急性肠梗阻　X线检查可见肠袢内气液平面，血、尿淀粉酶测定多正常。

（3）心肌梗死　可出现腹部剧烈疼痛，但是腹部体征不明显。心电图、心肌酶测定有助于鉴别。

3. 进一步检查　通过进一步检查，明确诊断与鉴别诊断中的疑问。

（1）复查血、尿淀粉酶。腹水常规及淀粉酶测定，对诊断胰腺炎也有很大帮助。

（2）检测肝肾功能、血清脂肪酶、血清钙、血糖。

（3）腹部X线检查、B超检查 排除消化溃疡穿孔、急性肠梗阻。

（4）腹部CT检查可见胰腺形态及周边积液情况，协助诊断并可据以制订治疗方案。

（5）血气分析、心电图。

4. 治疗原则

（1）禁食，经鼻胃管持续胃肠减压，做好术前准备。

（2）急症手术胆道取石，解除梗阻，胰周引流。

（安徽医学高等专科学校 郭 毅）

第十五节 急性阑尾炎

【病例】 男性，22岁。转移性右下腹痛1小时。

患者于5小时前无明显诱因的情况下开始出现脐周胀痛不适，疼痛不严重，呈阵发性，位置不固定。呕吐1次，为胃内容物，呕吐后症状无缓解。病人以消化不良自服“藿香正气丸”数粒未见好转。1小时前自觉右下腹亦出现疼痛不适，并逐渐加重，脐周疼痛减轻。起病以来，无排便，小便1次，色黄，无尿频、尿急、尿痛。自我感觉低热。既往患者无手术史，无传染病史，无过敏史。

体格检查：T 37.8℃，P 88次/分，R 22次/分，BP 104/68mmHg。神清，浅表淋巴结未触及。心肺（一）。腹平，未见胃蠕动波及肠型，腹式呼吸存在。腹软，脐周无压痛，右下腹麦氏点压痛，位置固定，无反跳痛，无肌卫。无移动性浊音，肠鸣音正常4次/分。结肠充气试验阳性，腰大肌试验阴性，闭孔内肌试验阴性。

辅助检查：WBC11.1×10^9/L，N 78%，L21%。

分析步骤

1. 诊断及诊断依据

（1）诊断 急性阑尾炎（单纯性）。

（2）诊断依据 ①疼痛起于脐周，4小时后疼痛转移并固定于右下腹；②体温升高，右下腹有固定的压痛点，结肠充气试验阳性；③血常规：WBC11.1×10^9/L，N 78%。

2. 鉴别诊断

（1）与内科疾病鉴别 ①右下叶肺炎、胸膜炎：体温早期即明显升高，有胸痛、咳嗽、气促，胸部听诊可闻及啰音等；②急性胃肠炎：有不洁饮食史，表现腹痛、腹泻、呕吐，腹部压痛区不固定，无腹膜刺激征。

（2）与外科疾病鉴别 ①胃、十二指肠溃疡急性穿孔：多数患者有溃疡史，发病急，腹痛剧烈似刀割样，腹痛位于上腹，伴有重度腹膜刺激征，可呈板状腹，肝浊音界消失；②急性胆囊炎、胆石症：发病与进油腻饮食密切相关，无转移性右下腹痛，疼痛以右上腹明显并向肩背部放射，伴有胆总管梗阻或胆管炎时可有黄疸，B超检查有助于诊断；③右侧输尿管结石：为阵发性绞痛，并向会阴及右腰部放射，右侧腰部及沿输尿管走行区有压痛，尿中有红细胞，腹部B超检查或X线平片可见结石影。

（3）与妇科疾病鉴别 ①右侧宫外孕破裂：患者可有失血性休克表现，有停经史，可有阴道流血，阴道后穹窿穿刺可抽出新鲜不凝固血液，妊娠试验可阳性；②右卵巢囊肿扭转：表现疼痛发生突然，压痛位置低，B超或妇科双合诊可以明确诊断。

3. 进一步检查 为了明确鉴别诊断中存在的疑问，可以补充以下检查。

（1）尿常规 检测红细胞、白细胞。

（2）B超检查 可发现阑尾肿大，发现肝胆、尿路结石。

4. 治疗原则 急性阑尾炎一经确诊应尽早行阑尾切除术。

（安徽医学高等专科学校 郭 毅）

第十六节 肠 梗 阻

【病例】 男性，25岁。反复右下腹痛1年，腹部绞痛伴呕吐2天。

患者于1年前因“急性化脓性阑尾炎”在当地医院行阑尾切除术。手术2个月后开始出现反复发作的右下腹疼痛，尤以活动后易发，偶尔伴有腹胀，无呕吐，排便正常。患者2天前突发性全腹胀痛，以右下腹为甚，为阵发性绞痛，伴有呕吐，开始为胃内容物，后为暗绿色液体。2天来未进食，亦未排便排气，尿少色黄，不发热。

既往无传染病史，无药物、食物过敏史，无烟酒嗜好。

入院检查：急性病容，神志清楚，BP 110/70 mmHg，P 112次/分，T 37.4℃。皮肤无黄染，干燥，弹性差。心肺正常。腹膨隆，中下腹可见肠型，右下腹见阑尾手术瘢痕，腹部叩诊呈鼓音，全腹轻压痛，无反跳痛，无肌卫，未触及肿块，肝脾未及，肠鸣音亢进，可闻气过水音。Hb 170 g/L。WBC 8×10^9/L。X线腹部透视有多个回肠液平面。

分析步骤

1. 诊断及诊断依据

（1）初步诊断 粘连性肠梗阻（单纯性、低位）。

（2）诊断依据 ①有阑尾炎手术史，术后间断腹疼，是肠粘连表现；②有急性阵发性腹痛，腹胀、呕吐、停止排便排气。体检有腹部膨隆、肠型、肠鸣音亢进、气过水音；③腹部X线透视回肠有多个液平面。

2. 鉴别诊断

（1）急性胃肠炎 不仅有腹痛、呕吐，还有腹泻等症状，腹胀不十分明显。

（2）输尿管结石 右下腹痛，向会阴部放射。B超可见右肾积水、结石。

（3）克罗恩病 起病较缓慢，有较长时间腹泻、腹痛、低热、体重下降等表现。

3. 进一步检查

（1）尿常规 用以排除尿路结石。

（2）B超 用以排除胆道结石和尿路结石等。

4. 治疗原则

（1）禁食、持续胃肠减压。

（2）纠正水、电解质紊乱和酸碱失衡。

（3）首选非手术治疗，如病情无缓解的趋向，需手术松解粘连、解除梗阻。

（安徽医学高等专科学校 郭 毅）

第十七节 腹部损伤

【病例一】 男性，16 岁，高处跌落伴腹部疼痛 2 小时。

患者于 2 小时前不慎从梯子上滑落，腹部向下跌落地面，右上腹部被地面砖块撞击，继之出现持续剧痛。1 小时后，患者出现口渴、面色苍白，神志恍惚。患者跌落当时无昏迷、无呕血、无呼吸困难表现。跌后未排尿、排便。

既往无传染病史，无手术史，无药物、食物过敏史。

体格检查：T 36.5℃，P122 次/分，R 22 次/分，BP 70/46 mmHg。昏睡，皮肤湿冷，结膜苍白，心率 122 次/分，心音弱，胸廓正常，挤压无变形，双肺听诊（－）。腹部膨隆，右季肋部可见皮肤挫伤痕迹，有压痛反应，肌紧张不明显，有反跳痛，腹部叩诊呈鼓音，移动性浊音（＋），肠鸣音减弱。

辅助检查：Hb 62 g/L，WBC 12×10^9/L，B 超提示，肝右叶膈面有液性团块，肠间隙增宽。

分析步骤

1. 诊断及诊断依据

（1）初步诊断 肝破裂伴失血性休克。

（2）诊断依据 ①右下胸和右上腹受直接暴力撞击；②有口渴、面色苍白、心悸、神志恍惚、脉搏增快、血压下降、腹部压痛和移动性浊音表现；③血红蛋白下降，B 超提示肝膈面有损伤。

2. 鉴别诊断

（1）单纯腹壁和胸壁挫伤 无失血性休克表现。

（2）其他腹内脏器损伤 ①空腔脏器损伤有明显腹膜刺激征，膈下有游离气体；②脾破裂的受伤部位在左胸下部或左上腹部，B 超可以协助诊断。

（3）血胸 会出现胸闷、气急，胸部 X 线可以协助诊断。

3. 进一步检查 病人病情急，不宜做更多检查。可以行腹腔穿刺，抽出血液观察是否凝固、是否含有胆汁或食物碎屑。

4. 治疗原则

（1）立即开放静脉通道扩容，备血，做好急症手术前准备。

（2）开腹探查止血，选择缝合肝裂口，清除腹腔内积血。

【病例二】 男性，34 岁，工人。左季肋部被汽车撞伤 4 小时，口渴、烦躁 2 小时。

患者 4 小时前骑自行车上班，被迎面而来的汽车撞伤左季肋部，胸部疼痛剧烈，就近医院就诊。胸部 X 线平片提示左侧第 10 肋骨骨折，给予局部多头带外固定后回家休息。2 小时前，患者觉全腹疼痛，腹胀，出现口渴、心悸、头晕、烦躁表现。

体格检查：T 37.0℃，P 136 次/分，BP 84/50 mmHg。神清，面色苍白，心率 136 次/分，律齐，无杂音。左前胸廓局部肿胀，呼吸运动受限，胸廓挤压痛明显，双肺呼吸音正常，无干湿性啰音。腹部稍膨隆，全腹有压痛，以左上腹为著，稍有肌紧张，反跳痛阳性，移动性浊音（±），肠鸣音减弱。

辅助检查：Hb 80 g/L，WBC 70×10^9/L。

分析步骤

1. 诊断及诊断依据

（1）初步诊断　①脾破裂伴失血性休克；②左侧第10肋骨骨折。

（2）诊断依据　①左季肋部外伤史，胸片证实有左侧肋骨骨折；②全腹疼痛，伴有头晕、心悸、口渴、烦躁等失血性休克表现；③血压下降、脉搏细数，全腹压痛、反跳痛和移动性浊音可疑；④血红蛋白检测值下降。

2. 鉴别诊断

（1）单纯肋骨骨折及胸腹壁软组织挫伤　不出现失血性休克表现。

（2）其他腹腔脏器损伤　①空腔脏器损伤有明显腹膜刺激征，膈下有游离气体；②肝破裂的受伤部位在右季肋部，B超可以协助诊断。

（3）血胸　会出现胸闷、气急，X线可见胸腔液体。

3. 进一步检查　通过进一步检查，明确诊断与鉴别诊断中的疑问。

（1）腹部B超检查　肝、脾、肾等器官形态。

（2）腹部平片　观察有无膈下游离气体。

（3）胸部平片　了解肋骨骨折情况，并检查有无血胸。

（4）腹腔穿刺　抽出不凝血液有重大参考价值。

4. 治疗原则

（1）严密观察病人生命体征，立即静脉扩容，备血，做好术前准备。

（2）开腹探查　行脾裂口缝合或脾部分切除术。对脾门处损伤或无法修补的脾，可行脾切除术。

【病例三】　男性，28岁。下腹部被踢8小时，剧烈腹痛2小时。

患者8小时前，与他人产生纠纷被他人用脚踢中下腹部，出现下腹疼痛，当时可以忍受，未就医而返家。当晚因腹部不适未进晚餐。2小时前下腹部疼痛逐渐加剧，遍及全腹。腹疼为持续性剧痛，伴有恶心、呕吐，呕吐物中无血性。受伤来患者未排便，小便正常。

体格检查：T 38.6℃，P 108次/分，R 24次/分，BP 118/78 mmHg。

神清，痛苦面容。心肺（－），腹平，无胃肠型，腹式呼吸减弱，全腹有压痛，以脐下最明显，全腹肌紧张，有反跳痛，肝浊音界存在，移动性浊音（－），肠鸣音减弱。

辅助检查：Hb 120 g/L，WBC 10×10^{9}/L，X线腹部平片未见膈下有明显游离气体。

分析步骤

1. 诊断及诊断依据

（1）诊断　小肠破裂伴弥漫性腹膜炎。

（2）诊断依据　①中下腹部有直接受力的外伤史；②外伤后腹部疼痛在6小时后加剧，可能为肠内容物溢出导致腹膜炎的结果；③全腹有腹膜刺激征，没有失血性休克表现。

2. 鉴别诊断

（1）单纯腹壁损伤　不出现明显的腹膜刺激征。

（2）腹内其他空腔脏器破裂　胃、结肠破裂其表现可以相似，但是外伤的部位不在中下腹，胃破裂膈下易见游离气体。

（3）腹内其他实质性脏器破裂　肝、脾等脏器损伤多以失血性休克为主要临床表现。

（4）膀胱破裂　多在膀胱充盈时外伤所致，可以出现少量血尿。通过导尿管插入尿道可以诊断。

3. 进一步检查 为了明确诊断与鉴别诊断中存在的疑问，可以补充以下检查。

(1) 腹腔穿刺 如有液体可以作穿刺液常规检查和镜检。

(2) 腹腔灌洗检查 在溢出液较少时可以采用。

(3) 腹部B超 可见实质脏器形态变化，腹水等。

(4) 导尿或行膀胱注水试验。

4. 治疗原则 急症手术开腹探查，视肠管损伤情况行破裂肠管壁缝合或肠段切除吻合术。

(安徽医学高等专科学校 郭 毅)

第十八节 尿路感染

【病例】 患者，女，32岁。发热伴尿频、尿急、尿痛、腰痛3天。

3天前无明显诱因出现发热，自测体温达39.5℃，伴寒战，同时出现腰痛、尿频、尿急、尿痛，无肉眼血尿，无水肿。自行服用消炎药物治疗，症状无缓解，为进一步诊治入院。发病以来饮食稍差，排便正常，睡眠尚可，体重无明显变化。既往无类似发作史，无高血压、糖尿病史，否认食物及药物过敏史。

体格检查：T 39.6℃，P 120次/分，R 20次/分，BP 120/80 mmHg，急性病容，无皮疹，浅表淋巴结未触及，巩膜不黄，颜面、眼睑未见水肿；双肺呼吸音清晰；心率120次/分，律齐，各瓣膜听诊区未闻及杂音；腹平软，无压痛及反跳痛，肝、脾肋下未触及；双肾区叩痛（+），双下肢无水肿。

辅助检查：Hb130 g/L，WBC 15.6×10^9/L，N 85%，L 15%，Plt 215×10^9/L；尿液略浑浊，尿蛋白（+），尿白细胞15～20个/HP，可见脓细胞和白细胞管型，红细胞5～7个/HP。

分析步骤

1. 诊断及诊断依据

(1) 诊断 急性肾盂肾炎。

(2) 诊断依据 ①年轻育龄女性；②急性起病，发热达39.6℃，寒战等；③有尿频、尿急、尿痛等尿路刺激症状；④腰痛，双肾区叩痛（+）；⑤外周血白细胞总数和中性粒细胞比例均升高，尿液检查可见多量的白细胞、红细胞、蛋白及白细胞管型。

2. 鉴别诊断

(1) 下尿路感染 多无全身感染中毒症状，无腰痛、肾区叩击痛，仅有尿路刺激征，尿检可见白细胞、红细胞，但无白细胞管型。

(2) 慢性肾盂肾炎 病史不支持。

(3) 肾结核 多有肾外结核病史，尿路刺激症状更为明显，一般抗生素治疗无效，尿沉渣可找到抗酸杆菌，尿培养结核分枝杆菌阳性，而普通细菌培养为阴性。

3. 进一步检查

(1) 尿细菌学检查及药物敏感试验。

(2) 血培养及药敏试验。

(3) 双肾B超、腹平片。

(4) 治疗后复查血、尿常规、血沉。

4. 治疗原则

(1) 一般治疗 休息、营养支持，多饮水。

(2) 应用敏感抗生素治疗。

(3) 对症处理。

（遵义医药高等专科学校 汪漫江）

第十九节 肾小球肾炎

【病例一】 患者，男性，19 岁，咽痛、咳嗽半个月，尿少、水肿 1 周。

半月前受凉后出现咽痛、咳嗽，无发热，自服“环丙沙星”，病情持续 1 周未见好转。近 1 周来尿量减少，尿色变深，同时出现双下肢酸胀不适，并于晨起时发现双眼睑水肿。到当地医院就诊，证实血压增高，尿蛋白（+++），尿 RBC、WBC 不详，口服“阿莫西林、肾炎灵”等药物，症状无明显好转。发病以来食欲较差，轻度腰酸痛，乏力，无尿频、尿急、尿痛、关节痛等改变。体重近半月来增加了 4 kg。既往身体健康，无高血压史，无药物食物过敏史。

体格检查：T36.6℃，P80 次/分，R18 次/分，BP150/100 mmHg。无皮疹，浅表淋巴结无肿大，眼睑水肿，巩膜无黄染，咽部充血，扁桃体无肿大，心肺检查未见异常，腹平软，肝、脾肋下未触及，无移动性浊音，双肾区无叩痛，双下肢轻度可凹性水肿。

辅助检查：Hb130 g/L，WBC 8.6×10^9/L，N 70%，L 30%，Plt 210×10^9/L；尿蛋白（+++），定量 2.3 g/24 h，尿 WBC15～20 个/HP，可见颗粒管型；肾功能：BUN 8.3 mmol/L，Scr 120 μmol/L，Ccr 60 ml/min；血 C3 0.55 g/L，ASO 400 U/L。

分析步骤

1. 诊断及诊断依据

(1) 诊断 急性肾小球肾炎，肾功能不全。

(2) 诊断依据 ①上呼吸道感染史，半个月后发生少尿、水肿（晨起明显）；②查体血压增高，眼睑水肿，双下肢可凹性水肿；③血尿、蛋白尿，ASO 增高，血 C3 下降；④肾功能：BUN、Scr 增高，Ccr 下降。

2. 鉴别诊断

(1) 急进性肾小球肾炎 起病过程与急性肾炎相似，但除急性肾炎综合征外，多早期出现少尿、无尿，肾功能急剧恶化为特征。重症急性肾炎呈现急性肾衰竭者与该病鉴别困难时，应及时做肾活检以明确诊断。

(2) 系膜毛细血管性肾炎 临床表现除急性肾炎综合征外，常伴有肾病综合征，病变持续进展无自愈倾向。当急性肾炎病人发现肾病综合征时应与此鉴别。

(3) 全身性疾病肾损害 如系统性红斑狼疮肾炎、紫癜性肾炎等继发性肾小球疾病，这些疾病虽可呈急性肾炎综合征，但还有全身系统疾病的典型临床表现及实验室阳性检查指标。

3. 进一步检查

(1) 肾 B 超。

(2) 抗核抗体、血脂。

(3) 必要时肾穿刺活检。

4. 治疗原则

（1）一般治疗　卧床休息，低盐饮食等。

（2）抗感染治疗。

（3）对症治疗　利尿消肿，降压等。

（4）必要时可采用透析治疗。

【病例二】 患者，男性，45 岁，间断双下肢水肿 5 年，头晕、乏力 3 个月。

近 5 年来，自觉无明显诱因间断出现双下肢水肿，活动后及傍晚时明显，夜尿 2～3 次/日。患病后曾多次测血压，一般波动在 140～160/95～105 mmHg 之间，就地诊治（不详），病情时轻时重。3 个月前开始出现乏力、头晕、恶心、食欲减退。尿量减少，睡眠差，体重无明显变化。

既往史：幼年曾患“肾炎”。无高血压病和高血压家族史，无食物药物过敏史。

体格检查：T 36.9℃，P 95 次/分，R 20 次/分，BP 150/110 mmHg。神志清楚，贫血貌，浅表淋巴结未触及肿大，巩膜无黄染，心肺无异常。腹平软，肝、脾肋下未触及，腹部未闻及血管杂音。双踝部轻度压凹性水肿。

辅助检查：血常规：Hb85 g/L，WBC 7.6×10^9/L，N 71%，L 29%，Plt 170×10^9/L；尿常规：尿蛋白（++），RBC 5～8 个/HP，肾功能：BUN 9.5 mmol/L，Scr320 μmol/L；血钾 5.6 mmol/L，空腹血糖 6.4 mmol/L，总胆固醇 5.4 mmol/L。

分析步骤

1. 诊断及诊断依据

（1）诊断　①慢性肾小球肾炎；②慢性肾功能不全失代偿期；③肾性高血压；④高钾血症；⑤肾性贫血。

（2）诊断依据　①慢性病程，有肾炎病史；②间断水肿、乏力、食欲减退、夜尿增多；③血压增高、贫血貌、双踝部压凹性水肿；④化验检查：Hb 85 g/L，尿蛋白（++），RBC 5～8 个/HP，肾功能：BUN 9.5 mmol/L，Scr320 μmol/L；血钾 5.6 mmol/L。

2. 鉴别诊断　需与原发性高血压、继发性肾炎、缺铁性贫血、巨幼细胞性贫血等鉴别。

3. 进一步检查

（1）Ccr、尿比重（或尿渗透压）。

（2）双肾 B 超。

（3）免疫学检查　抗核抗体谱、补体、免疫球蛋白。

（4）血电解质 K^+、Na^+、Cl^-、Ca^{2+}，血气分析。

（5）胸片、心电图。

4. 治疗原则

（1）一般治疗　避免劳累、感染，避免肾毒性药物的使用。

（2）饮食治疗　低盐、高热量、优质低蛋白饮食。

（3）纠正水、电解质、酸碱失衡。

（4）对症治疗　降压等。

（5）必要时透析治疗。

（遵义医药高等专科学校　汪漫江）

第二十节　尿路梗阻

【病例一】 男性，41 岁，右侧腰痛伴血尿 2 月余。

2 个月前，患者无明显诱因下，某日晨起床时突然感到右腰痛并向右下腹会阴部放射，疼痛为持续性胀痛，活动后出现血尿，并伴轻度尿急、尿频、尿痛，来院检查时腰痛稍缓解。反复化验尿中有较多红细胞、白细胞，给予抗炎治疗效果不明显。1 个月前曾行 B 超检查发现右肾盂积水，腹部 X 线平片未见异常；静脉尿路造影右肾中度积水，各肾盏呈囊状扩张，输尿管显影，左肾正常。发病以来排便正常，食欲尚可。近 2 年来有时出现双足趾红肿痛，疑有“痛风”，未做进一步检查。否认肝炎、结核等病史。吸烟 10 余年，20 支/日。

体格检查：T 37℃，P 70 次/分，R 20 次/分，BP 120/80 mmHg。发育正常，营养良好，皮肤巩膜无黄染，浅表淋巴结不大，心、肺、腹未见异常。双肾未及，右肾区未及明确肿物，右肾区压痛（＋），叩痛（＋），右输尿管走行区有深压痛，无反跳痛。脊柱四肢未发现异常。

辅助检查：血常规正常。尿常规 WBC 3～5 个/HP，RBC 20～40 个/HP，尿 pH 5.0，尿蛋白（＋）。血肌酐 139 μmol/L，尿素氮 8.36 mmol/L，尿酸 586 mmol/L（正常 90～360 mmol/L）。肝功能及电解质正常。尿酸定量 1250 mg/24 h（正常＜750 mg/24 h）。心电图及胸片正常。B 超提示右肾盂扩张，皮质厚度为 1.2～1.4 cm，未见结石影，右输尿管上段扩张，内径为 1.1～1.4 cm，左肾未见明显异常。膀胱镜检查正常，右侧逆行造影插管至第 5 腰椎水平受阻，注入造影剂在受阻水平有一 2.5 cm×1.6 cm 大小充盈缺损，上段输尿管显著扩张。

分析步骤

1. 诊断及诊断依据

（1）诊断为　①右输尿管结石（尿酸结石）伴右肾积水；②肾功能轻度受损。

（2）诊断依据　①右侧腰痛向会阴放射，活动后血尿，尿镜检反复有 RBC；②既往疑有“痛风”病史；③右肾区有叩痛、压痛，右输尿管走行区有深压痛；③B 超及静脉尿路造影提示右肾盂积水，右输尿管充盈缺损，上段输尿管扩张。右侧逆行造影插管在 L_5 水平受阻，造影显示该处有缺损；④血尿酸高，24 h 尿酸高，尿中反复化验有红细胞，pH5.0。

2. 鉴别诊断

（1）输尿管肿瘤　也可有血尿，造影时有充盈缺损，但疼痛不明显。

（2）阑尾炎　应有转移性右下腹痛及麦氏点反跳痛。

（3）尿路感染　多伴有尿急、尿频、尿痛症状，尿中可有红、白细胞等。查尿常规及尿培养来鉴别。

（4）肠梗阻　应有腹胀、呕吐等病史，腹部平片未见异常可鉴别。

3. 进一步检查

（1）CT 检查　可显示尿路、周边脏器结石或肿瘤等。

（2）输尿管镜检查　可直接观察，明确诊断。

4. 治疗原则

（1）解痉、镇痛　解痉药物包括 654-2、阿托品，镇痛药物包括吗啡、哌替啶（杜冷丁）等。

（2）外科治疗　超声波碎石治疗，或输尿管镜下取石或碎石术，或输尿管切开取石术

(腹腔镜或开放手术)。

(3) 控制感染,术后应多饮水,口服别嘌呤醇及枸橼酸钾,治疗高尿酸血症,防止结石复发等措施。

【病例二】 男性,71岁,进行性排尿困难2年。

患者2年前无明显诱因下出现尿频,夜尿达6~7次,有时尿床,排尿渐感费力,尿线无力、尿后滴沥。发病以来无血尿和尿潴留史。体重无明显减轻,排便正常。既往无糖尿病、高血压和肝炎、结核病史。

体格检查:T 36.5℃,P 75次/分,R 20次/分,BP 130/80 mmHg。神清,发育正常,营养中等,自主体位,合作。皮肤巩膜无黄染,浅表淋巴结不大,心、肺、腹未见异常。直肠指检:前列腺增大明显,表面光滑,边缘清楚,质中,无触痛,中央沟变浅,肛门括约肌肌力正常。

分析步骤

1. 诊断及诊断依据

(1) 诊断 良性前列腺增生。

(2) 诊断依据 ①71岁男性,出现进行性排尿困难;②尿频、尿急、排尿费力,尿线无力、尿后滴沥,夜尿增多;③直肠指检:前列腺增大明显,表面光滑,边缘清楚,质中,无触痛,中央沟变浅,肛门括约肌张力正常。

2. 鉴别诊断

(1) 膀胱颈挛缩 由慢性炎症所致。发病年龄较轻,但前列腺体积不大,膀胱镜检查可以确诊。

(2) 前列腺癌 前列腺有结节,质坚硬或血清前列腺特异性抗原(PSA)升高,鉴别需行MRI和系统前列腺穿刺活检。

(3) 尿道狭窄 多有尿道损伤或感染病史,行尿道膀胱造影和尿道镜检查,不难确诊。

(4) 神经源性膀胱功能障碍 可有排尿困难、残余尿量增多、肾积水和肾功能不全,但前列腺不增大(动力性梗阻)。常有中枢或周围神经系统损害的病史和体征,如有下肢感觉和运动功能障碍,会阴皮肤感觉减退及肛门括约肌松弛或反射消失。静脉尿路造影常显示上尿路扩张积水,膀胱呈"圣诞树"形,尿流动力学检查可明确诊断。

3. 进一步检查

(1) B超 可清晰显示前列腺体积大小、内部结构,是否突入膀胱,还可检查双肾、膀胱有无异常及测定残余尿量。

(2) 尿流率检查 可以确定前列腺增生病人排尿的梗阻程度。尿流动力学检查,可了解膀胱逼尿肌功能受损(反射不能、不稳定和顺应性差)情况,还可了解有无动力性膀胱功能障碍,如神经源性膀胱。

(3) PSA测定 对排除前列腺癌,尤其是前列腺有结节或质地较硬时十分必要。血清PSA正常值为4 ng/ml。

4. 治疗原则

(1) 药物治疗 α受体阻滞剂、5α还原酶抑制剂等。

(2) 手术治疗 ①经尿道前列腺切除术(TURP);②开放手术:耻骨上经膀胱前列腺切除术或耻骨后前列腺切除术。

(3) 其他疗法 ①激光治疗;②经尿道球囊高压扩张术;③前列腺尿道网状支架;④经

尿道热疗，如微波、射频等；⑤体外高强度聚焦超声。

（安徽医学高等专科学校附属医院　章宗武）

第二十一节　慢性病毒性肝炎

【病例】 男性，20 岁，未婚。明显乏力，上腹胀痛 1 个月，黄疸 20 天。

患者于 1 个月前无明显诱因出现食欲缺乏，时有恶心、上腹饱胀隐痛不适，全身乏力。约 10 天后小便浓茶色，继之皮肤巩膜黄染。排便基本正常。出生时乙肝病毒血清学标志物：HBsAg（＋）、HBeAg（＋）、HBcAb（＋），肝功能正常。

其母婚前有乙肝病史。无嗜烟、酗酒等特殊病史。

体格检查：T37℃，P68 次/分，R20 次/分，BP110/70 mmHg。一般情况可，巩膜、皮肤中度黄染，无蜘蛛痣，浅表淋巴结不肿大，心肺无特殊。腹软，肝右肋缘下 1.5 cm，质中等，有轻触痛，脾未扪及，腹水征（－），肝掌（－）。

辅助检查：血常规：WBC 4×10^9/L，N 50%，Plt 180×10^9/L。肝功能：ALT 280 U/L，AST 80 U/L，TBil 55.58 μmol/L，DBil 22.52 μmol/L，TP 58 g/L，Alb 33 g/L，A/G 1.3。PTA 66%。γ-GT 17 U/L。乙肝病毒血清学标志物：HBsAg（＋）、HBeAg（－）、HBcAb（＋）；HCV（－）。

分析步骤

1. 诊断及诊断依据

（1）诊断　慢性病毒性肝炎（中度）。

（2）诊断依据　①流行病学资料：家族史，慢性肝炎病毒携带者；②临床表现：明显消化道症状，乏力，黄疸，肝肿大，质地中等，轻触痛；③实验室资料：肝功能：ALT280 U/L，AST80 U/L，TBil 55.58 μmol/L，DBil 22.52 μmol/L，TP58 g/L，Alb 33 g/L，A/G 1.3。PTA 66%。乙肝病毒血清学标志物：HBsAg（＋）、HBeAg（－）、HBcAb（＋）；HCV（－）。

2. 鉴别诊断

（1）感染中毒性肝病　无感染性疾病表现。

（2）酒精性、药物性肝损害　无酗酒病史，病前无用药史。

（3）肝外梗阻性黄疸　无肝、胆、胰梗阻表现。

3. 进一步检查

（1）检测 HBV-DNA　指导病原治疗和判断疗效。

（2）B 超　有助于鉴别脂肪肝、占位性病变等。

（3）肝组织病理检查　进一步明确诊断、了解炎症活动及纤维化情况。

4. 治疗原则

（1）一般治疗　卧床休息，适量蛋白、高热量、高维生素易消化饮食，加强心理辅导。

（2）药物治疗　①非特异性护肝药——维生素类、葡醛内酯；②免疫调节治疗；③抗纤维化治疗；④抗病毒治疗。

（3）中医中药治疗。

（常德职业技术学院　刘立东）

第二十二节 细菌性痢疾

【病例】 男性，25 岁，农民。发热，腹痛腹泻 3 天，排黏液脓血便 2 天。

患者于 9 月 7 日中午突感畏寒，发热，伴头痛头晕全身不适，继之出现恶心呕吐，呕吐胃容物 3 次，腹痛、腹泻，初为黄色水样便，量多，后为黏液脓血便，量少、每天 10 余次，肛门明显坠胀不适。自用“复方新诺明”治疗，病情无缓解。病后食欲缺乏，口渴明显，小便正常。

既往无特殊病史。病前一天吃过未洗的黄瓜一根。无其他特殊嗜好。

体格检查：T39℃，P104 次/分，R22 次/分，BP106/78 mmHg。急性重病容，神志清楚，皮肤巩膜无黄染，未见皮疹，浅表淋巴结不肿大。颈软，气管居中，双肺呼吸音清晰。心率 104 次/分，律齐，未闻杂音。腹软，脐周有压痛，以左下腹明显，无反跳痛。肝脾未扪及。肠鸣音亢进。脊柱、四肢及神经系统无异常。

辅助检查：血常规：WBC 15×10^9/L，N 87%。粪便常规：黏液脓血便，脓细胞＋＋＋，红细胞＋＋。未找到阿米巴原虫。

分析步骤

1. 诊断及诊断依据

(1) 诊断　急性细菌性痢疾（普通型）。

(2) 诊断依据　①流行病学资料：夏秋季，不洁饮食史；②临床资料：急性起病，畏寒、发热，伴头痛头晕、恶心呕吐、腹痛、腹泻，排黏液脓血便，量少，伴里急后重。查体脐周有压痛，尤以左下腹明显，肠鸣音亢进；③实验室检查：白细胞、中性粒细胞增高。粪便常规：黏液脓血便，脓细胞＋＋＋，红细胞＋＋。未找到阿米巴原虫。

2. 鉴别诊断

(1) 急性阿米巴痢疾　缓慢起病，全身症状不明显、粪便粪质多，血多脓少，可找到阿米巴原虫。血常规白细胞不增高。

(2) 细菌性食物中毒　如变形杆菌、溶血性弧菌、沙门菌属感染等，多集体发病，做粪便细菌培养。

(3) 其他细菌肠道感染　空肠弯曲菌肠炎、大肠埃希菌感染，行粪便细菌培养。

(4) 急性肠套叠　小儿多见，腹部可扪及包块。

(5) 急性坏死性出血性小肠炎　青少年多见，可发生休克，粪便镜检以红细胞为主，粪便培养无志贺菌生长。

(6) 慢性腹泻　非特异性溃疡性结肠炎、直肠或结肠癌、血吸虫病、肠结核等。

3. 进一步检查

(1) 粪便细菌培养　检查志贺菌。

(2) 特异性核酸检查　PCR 法检查粪便中痢疾杆菌核酸。

(3) CO_2 CP、电解质测定。

4. 治疗原则

(1) 一般治疗　消化道隔离，卧床休息，搞好饮食护理，低渣、无刺激性、低油腻易消化流质或半流质，搞好皮肤、肛门卫生护理。

(2) 对症治疗　维持水电解质、酸碱平衡；减少肠液分泌，解痉止痛。

（3）抗感染　首选喹诺酮类。

（4）中医中药治疗　小檗碱，辨证施治。

（常德职业技术学院　刘立东）

第二十三节　异位妊娠

【病例】 女性，26 岁。停经 48 天，阴道流血 2 天，右下腹剧痛 2 小时。

患者末次月经 2010 年 3 月 12 日，停经后无恶心、呕吐、食欲减退等早孕反应。4 月 27 日开始无明显诱因出现阴道流血，量少，色暗红，无膜状、肉样物及水泡状物排出。2 小时前无诱因突然出现右下腹撕裂样疼痛，伴恶心、呕吐、头昏、眼花及肛门坠胀，即卧床休息。腹痛无缓解，由家人急送入院。停经以来精神、食欲好，睡眠佳，二便正常。月经 14 岁$\frac{5\text{天}}{28\sim30\text{天}}$2010 年 3 月 12 日，量中等，色暗红，无血块，偶有痛经。24 岁结婚，G_3P_0，人流 2 次，药流 1 次，末次妊娠 2009 年 8 月，未避孕。

体格检查：T 36.2℃，P 102 次/分，R 20 次/分，BP 80/50 mmHg。发育正常，营养中等，急性痛苦病容，面色苍白，出冷汗，被动体位。皮肤黏膜无黄染，浅表淋巴结无肿大。心、肺听诊无异常。腹部平坦，腹肌稍紧张，下腹压痛、反跳痛，以右下腹明显。叩诊移动性浊音（－）。脊柱、四肢无异常。

妇科检查：外阴发育正常，阴毛呈女性分布，已婚未产型。阴道通畅，内有少量暗红色积血。宫颈光滑。阴道后穹窿饱满、触痛，宫颈明显抬举痛。子宫前位，稍大，质软。右附件区可触及 1 个约 6 cm×6 cm×5 cm 的不规则包块，压痛。左附件区未触及异常。

辅助检查：血常规 WBC 5×10^9/L，N 72%，L 27%，Hb 100 g/L。尿妊娠试验（＋）。B 超：前位子宫，形态规则，边界清晰。宫体大小为 60 mm×55 mm×50 mm。宫腔内回声分布均匀，内膜线居中，未见异常回声。子宫右后方见一个 65 mm×62 mm×46 mm 不规则混合性回声区，边界欠清晰，内部回声分布不均匀。直肠子宫陷凹有液性暗区。

分析步骤

1. 诊断及诊断依据

（1）诊断　①右侧输卵管妊娠破裂；②急性失血性休克。

（2）诊断依据　①有停经史和阴道不规则出血史；②突发右下腹撕裂样疼痛，伴急性出血和休克表现；③妇科检查：阴道后穹窿饱满、触痛，宫颈抬举痛。子宫稍大，质软。右附件区可触及一约 6 cm×6 cm×5 cm 的不规则包块，压痛；④尿妊娠试验（＋）；⑤B 超宫内未见孕囊，右附件区见不规则混合性回声区，直肠子宫陷凹有液性暗区。

2. 鉴别诊断

（1）早期妊娠流产　流产腹痛为下腹中央阵发性疼痛，一般阴道流血量较多，与全身失血症状相符。无阴道后穹窿饱满、触痛，宫颈举痛。子宫大小多与停经孕周相符，宫旁无包块。B 超子宫增大，宫内见妊娠征象。

（2）急性盆腔炎　患者多有生殖道感染史，无停经史及早孕现象，无休克征。体温升高，腹肌紧张，下腹两侧均有压痛。妇检两侧附件区常有增厚、包块及压痛，有时一侧显著。后穹窿穿刺有时可抽出脓液。白细胞及中性分类高，妊娠试验阴性。

（3）急性阑尾炎 无停经及早孕现象，无阴道流血。腹痛为转移性右下腹痛。检查阑尾点压痛反跳痛。妇科检查多无异常。体温高，白细胞数增多，妊娠试验阴性。

（4）卵巢囊肿蒂扭转 有腹部包块史，突发下腹一侧剧痛，伴恶心、呕吐。肌紧张较局限，压痛、反跳痛仅局限于包块上及其周围。无停经史及早孕现象，无阴道流血，妊娠试验阴性。

（5）黄体破裂 多发生在月经前期，且往往发生在性交之后。无停经及早孕现象，无阴道流血，腹痛性质及体征同输卵管妊娠破裂，但妊娠试验阴性。

（6）巧克力囊肿破裂 多发生在年轻妇女，囊肿易发生自发破裂，引起急性腹痛，但无停经及早孕现象，无阴道流血，妊娠试验阴性。既往可能有渐进性痛经，有盆腔包块病史。

3. 进一步检查

（1）阴道后穹窿穿刺。

（2）血 β-hCG 测定。

4. 治疗原则

（1）立即开通静脉通道，输液，必要时输血，抗休克。

（2）剖腹探查，清洗腹腔，右侧输卵管切除或采用腹腔镜微创手术。

（柳州医学高等专科学校 陈晓敏）

第二十四节 缺铁性贫血

【病例】 男性，1岁3个月。面色苍白2个月，发热、咳嗽伴呛奶2天。

2个月前母亲感觉患儿面色稍苍白，未引起重视。2天前，患儿出现低热、轻咳，伴有鼻阻流涕，偶有呛奶。发病来，患儿萎靡不振，精神不集中，食欲下降，大小便正常，无牙龈出血。

患儿系足月顺产，母亲孕期妊娠反应明显。母乳喂养，未及时添加辅食，1岁左右开始吃稀饭。预防接种按计划进行。既往经常患“感冒”。

体格检查：T37.8℃，P130次/分，R40次/分，体重9 kg；面色苍白，神志清，精神萎靡，全身皮肤无黄疸及皮疹；颈部扪及1～2枚淋巴结0.3～0.5 cm大；唇周围发绀，扁桃Ⅰ度肿大，轻度充血；肺呼吸音粗，未闻及干湿啰音；心律齐，心前区闻及2～4级收缩期杂音；腹软，肝肋下4 cm，剑突下2.5 cm，脾肋下0.5 cm。

辅助检查：血常规：RBC 3.85×10^{12}/L［正常参考值（4.0～4.3）$\times10^{12}$/L］，Hb72 g/L（正常参考值110～120 g/L），MCV59 fl（正常参考值80～94 fl），MCH 16 pg（正常参考值28～32 pg），MCHC 28%（正常参考值32%～38%），WBC 9.5×10^{9}/L［正常参考值（11.0～12.0）$\times10^{9}$/L］，N 25%（正常参考值31%～40%），L 69%（正常参考值40%～60%），Plt 241×10^{9}/L［正常参考值（100～300）$\times10^{9}$/L］；红细胞小，明显大小不均及淡染。

1. 诊断及诊断依据

（1）诊断 ①缺铁性贫血；②急性上呼吸道感染。

（2）诊断依据 ①患儿有近来面色苍白、发热、咳嗽伴有鼻阻流涕，呛奶、精神萎靡不振、食欲缺乏表现；②母亲孕期妊娠反应明显，生后母乳喂养，未及时添加辅食，既往体弱多病；③查体：面色苍白，扁桃体Ⅰ度肿大，心前区闻及收缩期杂音，肝脾肿大；④血常规提示小细胞低色素性贫血。

2. 鉴别诊断

(1) 地中海贫血 有家族史，地区性比较明显。特殊面容，肝脾明显肿大。血涂片可见靶形细胞及有核红细胞，血红蛋白电泳 HbA2 及 HbF 增高，或出现血红蛋白 H 或血红蛋白 Bart's 等。血清铁增高，骨髓中铁粒幼红细胞增多。

(2) 铁粒幼细胞性贫血 骨髓涂片中细胞外铁明显增加，中、晚幼红细胞的核周围可见铁颗粒呈环状排列，血清铁增高。用铁治疗无效。有些病人用维生素 B_6 治疗可取得较好的疗效。

3. 进一步检查

(1) 复查血象。

(2) 检查骨髓象 明确贫血性质。

(3) 铁代谢检查 反映体内储存铁情况。

(4) 骨髓可染铁 是反映体内贮存铁的敏感而可靠指标。

4. 治疗原则

(1) 一般治疗 去除病因，加强护理，调整饮食结构，增加富含铁剂的奶制品、米粉，逐渐添加含铁丰富的食物如瘦肉、猪肝等。

(2) 铁剂治疗 常采用容易吸收的二价铁盐口服给药。

(3) 抗病毒感染治疗。

(常德职业技术学院 文诗琪)

第二十五节 甲状腺功能亢进症

【病例】 女性，38 岁。烦躁不安、多汗、怕热、多食、消瘦 3 个月。

患者 3 个月前因工作紧张，烦躁性急，常因小事与人争吵，难以自控，同时感燥热多汗、失眠，在外就诊服用镇静药治疗无好转。感到心悸、手抖、怕热、多汗，但体温不高。发病以来多食易饥，食量由原来的每天 250g 逐渐增至 500g 多，体重却较前减轻 5kg，在当地医院化验血糖正常。近 2 周家人发现其双眼球突出，视物正常。成形便每日增为 2 次，小便无改变。

既往体健，无药物过敏史，无结核或肝炎病史，月经不规律，家族史无特殊。

体格检查：T 36.5℃，P 118 次/分，R 21 次/分，BP 130/60 mmHg。发育正常，神情稍激动，消瘦，皮肤潮湿，浅表淋巴结无肿大，双眼球突出，眼裂增宽，闭合障碍，伸舌有细颤，甲状腺Ⅲ度肿大，质软，无触痛，无结节，两上极可触及震颤，可闻及血管杂音。肺部检查无明显异常，叩诊心界不大，心率 118 次/分，律齐，心尖部可闻及 2 级收缩期吹风样杂音。腹软，无压痛，肝脾肋下未触及，肠鸣音正常。双下肢不肿，伸手有细颤。

辅助检查：Hb 130 g/L，WBC 7.5×10^9/L，N 69%，L 30%，Plt 245×10^9/L；尿及粪常规 (—)。

分析步骤

1. 诊断及诊断依据

(1) 诊断 Graves 病。

（2）诊断依据 ①病史中有烦躁易怒、怕热多汗，有多食易饥、体重下降，有突眼、月经不规律等表现；②查体发现脉压增大、脉率加快和眼球突出征，甲状腺弥漫性Ⅲ度肿大，质软，有震颤和血管杂音，伸舌和伸手有细颤。

2. 鉴别诊断

（1）继发性甲状腺功能亢进 均有继发原因和相应化验异常。①亚急性甲状腺炎伴甲亢：除病史外，^{131}I 摄取率低与血清 T_3、T_4 水平呈“分离曲线”；②桥本甲状腺炎伴甲亢：无血管性杂音和震颤，血 TGAb 及 TPOAb 明显升高；③碘甲亢：有过量碘摄入史，^{131}I 摄取率低；④TSH 甲亢：有垂体 TSH 瘤或 TSH 细胞增生，同时有血清 TSH 升高等。

（2）单纯性甲状腺肿 除甲状腺肿大外，无全身症状，血清 T_3、T_4 和 TSH 正常。

（3）神经官能症 无高代谢表现，无甲状腺体征和突眼，甲状腺功能正常。

（4）结核，恶性肿瘤 有消瘦、低热，但无甲状腺肿，甲状腺功能正常。

3. 进一步检查

（1）血清 T_3、T_4（FT_3、FT_4）和 TSH 测定 确定有无甲状腺毒症。

（2）甲状腺摄^{131}I率 鉴别不同类型的甲亢。

（3）自身抗体，包括 TRAb、TMAb、TGAb、TPOAb 等，是甲亢的重要辅助诊断指标。

4. 治疗原则

（1）一般治疗 包括休息、加强营养和镇静等。

（2）抗甲状腺药物治疗。

（3）放射性^{131}I 治疗或手术治疗。

（安徽医学高等专科学校附属医院 章宗武）

第二十六节 糖尿病

【病例】 男性，40 岁。口渴、多饮、多尿、消瘦 6 个月余。

患者 6 个月前，在无明显诱因下出现口渴，并逐渐加重，日饮水约 2.5 L，伴尿频，尿量增多，食量也较过去增加，未引起重视，未到医院诊治。6 个月来口渴、多尿加重，小便有泡沫，食量增加而体重下降约 10 kg。病程中睡眠尚可，排便正常。

既往无高血压病史，平素运动少，应酬较多。3 年前体检发现有脂肪肝。其父亲有高血压、2 型糖尿病史。否认药物及食物过敏史。

体格检查：T 36.5℃，P 92 次/分，R 18 次/分，BP 110/85 mmHg。身高 174 cm，体重 80 kg。神志清楚，皮肤黏膜无黄染。双肺呼吸音清晰，心率 92 次/分，律齐，心脏各瓣膜区未闻及病理性杂音。腹软，肝脾肋下未触及。双下肢无水肿。

辅助检查：血常规正常，尿常规：酮体（－）、葡萄糖（＋＋）。肝、肾功能正常，血三酰甘油 2.7 mmol/ L，心电图正常，空腹血糖 9.3 mmol/L，B 超提示：脂肪肝。

分析步骤

1. 诊断及诊断依据

（1）诊断 2 型糖尿病，高脂血症。

（2）诊断依据 ①肥胖，“三多一少”症状明显，多食少运动，生活方式不健康；②空腹血糖升高达 9.3 mmol/L，尿糖（++），血三酰甘油升高；③有 2 型糖尿病家族史。

2. 鉴别诊断

（1）1 型糖尿病　发病年龄早，起病急，症状重。胰岛素分泌绝对不足，需外源性胰岛素维持。自身抗体阳性，易自发酮症酸中毒。

（2）应激性血糖升高　有感染等急性应激状态存在，可出现一过性血糖升高，尿糖（+），应激过后即可恢复正常。

（3）甲亢　怕热多汗，多食善饥，消瘦易怒。突眼，甲状腺肿大，可闻及血管杂音。化验甲状腺激素异常。

（4）继发性糖尿病　胰腺的严重病变可以造成胰岛素生成和分泌障碍，引发糖尿病；服用某些药物如利尿剂、糖皮质激素、口服避孕药等可以引起糖耐量受损甚至糖尿病；一些内分泌疾病如肢端肥大症、Cushing 综合征、嗜铬细胞瘤可分别因生长激素、皮质醇、儿茶酚胺分泌过多，拮抗胰岛素作用，引起血糖升高。询问病史，配合检查，可鉴别。

3. 进一步检查

（1）口服葡萄糖耐量试验（OGTT）、糖化血红蛋白检测、胰岛素功能测试。

（2）血糖监测。

4. 治疗原则

（1）糖尿病健康教育，让患者了解糖尿病的基础知识和控制要求，学会测定血糖。

（2）控制饮食，适量运动，戒烟限酒，培养健康生活习惯，减轻体重。

（3）口服降糖药物治疗，必要时使用胰岛素，同时降脂治疗。

（4）定期监测血糖、血脂。

（安徽省立新安医院　周道平）

第二十七节　脑 出 血

【病例】 男性，58 岁，农民。右侧肢体活动障碍、头痛 2 小时。

患者于 2 小时前起床后去地里挑粪，感觉右手麻木，继之右腿无力，行走摇晃，被家人搀扶回家平躺。数分钟后，患者右侧肢体活动障碍，不能起床，并出现剧烈头痛，为弥漫性全头痛，患者恶心、呕吐 2 次，喷射性，呕吐物为胃内容物。病程中意识清楚，无抽搐、惊厥，无视物旋转。

既往有吸烟史 40 年，20 支/日，常有头昏 10 余年，没有就过医。无手术和外伤史，无过敏史。

体格检查：T 36.4℃，P 90 次/分，R 20 次/分，BP 180/104 mmHg。神志清楚，对答切题。双侧瞳孔等大等圆，直径约 3 mm，对光反射敏感。鼻唇沟居中，伸舌不偏。颈软，无抵抗，气管居中，无颈静脉怒张。双肺呼吸音粗，未闻及干湿性啰音。心率 90 次/分，律不齐，可闻及期前收缩，心脏各瓣膜区未闻及病理性杂音。腹平软，肝脾肋下未及。右上肢肌力 2 级，右下肢肌力 1 级，右侧上下肢肌张力减低，右巴氏征（+），左侧上下肢肌力、肌张力正常。

辅助检查：血常规 WBC 9.1×10^9/L，N 83.4%，尿常规正常，凝血象正常，肝、肾功能正常，电解质、血脂无异常，同型半胱氨酸 16.47 mol/L，超敏 C 反应蛋白 9.50 mg/L，头颅CT示左顶叶高密度影。

分析步骤

1. 诊断及诊断依据

(1) 诊断 高血压性脑出血（左侧顶叶，急性期）。

(2) 诊断依据 ①老年男性，58岁，有十余年头昏病史，可能为高血压病引起；②出现偏身肢体活动障碍、头痛、呕吐等高颅压症状；③头颅CT示左顶叶高密度影。

2. 鉴别诊断

(1) 脑梗死 可发生于任何年龄，以青壮年多见，无前驱症状，局灶性神经体征在数秒至数分钟达到高峰，常为心源性栓子，多有风心病、冠心病以及合并心房纤颤等。头颅CT可见脑内低密度影。

(2) 脑血栓形成 动脉粥样硬化性脑血栓形成多见于中老年人，常在安静或睡眠中发病，部分病例有TIA前驱症状如肢体麻木、无力等，局灶性体征多在发病10小时以后或1～2日达到高峰。病人意识清楚或有轻度意识障碍，头颅CT可见脑内低密度影。

(3) 蛛网膜下腔出血 各年龄组均可发病，常见病因为动脉瘤和血管畸形。临床表现为突发剧烈头痛伴呕吐、颈项强直等脑膜刺激征，伴或不伴意识障碍，检查无局灶性神经体征，头颅CT见脑池和蛛网膜下腔高密度出血征象。

3. 进一步检查

(1) 心电图了解心律失常，MRA了解有无脑血管畸形或动脉瘤。

(2) 择期复查头颅CT及肾功能。

4. 治疗原则

(1) 监测生命体征，保持安静，绝对卧床。

(2) 降压药物治疗，控制血压不超过160/100 mmHg。

(3) 降低颅内压、减轻脑水肿，清除氧自由基。

(4) 防止并发症。

(5) 血肿出血量继续增多、出现意识障碍等情况时需行手术治疗。

（安徽省立新安医院 周道平）

第二十八节 脑 梗 死

【病例】 男性，55岁，间断头晕1周，言语不清伴吞咽困难10小时。

患者1周前无明显诱因出现头晕，间断发作，每次持续10分钟左右，无视物旋转，无耳鸣，无恶心、呕吐，无肢体活动障碍，意识清楚。10小时前，患者自觉头晕加重，伴言语不清及吞咽困难，无肢体活动障碍，无抽搐及意识丧失。病程中精神欠佳，排尿、排便正常。

既往有高血压病史4年，最高血压170/105 mmHg，一直用复方降压片治疗。有脑梗死病史1年，未遗留明显后遗症。曾行头颅MRA检查提示双侧大脑中动脉水平段狭窄。一直口服“阿司匹林”抗血小板聚集治疗。否认糖尿病、冠心病史，无手术、外伤史，无食物及药物过敏史。吸烟30余年，20支/日，偶饮酒。

体格检查：T 36.5℃，P 72次/分，R 16次/分，BP 164/106 mmHg。神志清楚，构音障碍，查体合作，双侧咽反射消失。双侧瞳孔等大等圆，直径约3 mm，对光反射敏感。鼻唇沟居中，伸舌不偏。颈软，无抵抗，气管居中，无颈静脉怒张。双肺呼吸音清，心率 72 次/分，律齐，各瓣膜区未闻及病理性杂音。腹软，肝脾肋下未触及。四肢肌力 5 级，肌张力正常，腱反射存在，共济运动正常，深浅感觉未见明显异常，双侧巴氏征（+）。

辅助检查：血、尿、便常规未见异常，凝血三项正常，空腹血糖：6.04 mmol/L，TG 0.98 mmol/L，TC 4.56 mmol/L，HDL 1.38 mmol/L，LDL 2.17 mmol/L。头颅 MRI 检查显示右侧脑桥新鲜梗死灶。病情进展后复查头颅 MRI 提示右侧脑桥梗死灶较前扩大。

分析步骤

1. 诊断及诊断依据

（1）诊断　急性右侧脑桥梗死，高血压病 2 级（极高危组），陈旧性脑梗死。

（2）诊断依据　①间断头晕 1 周，突发言语不清伴吞咽困难 10 个小时，查体提示构音障碍，双侧咽反射消失，病变结构定位于脑干，血管定位于椎基底动脉系统；②静息状态下起病，伴有多种动脉硬化危险因素（高血压、持续吸烟、颅内动脉狭窄），头颅 MRI 提示右侧脑桥新鲜梗死灶；③有高血压病史 4 年，脑梗死病史 1 年。

2. 鉴别诊断

（1）颅内占位性病变　颅内肿瘤或脑脓肿等也可引起局灶性神经功能缺损，类似于脑梗死。脑脓肿可有身体其他部位感染或全身性感染的病史。头颅 CT 及 MRI 检查有助于明确诊断。

（2）脑出血　多在活动时发病，意识障碍多见，持续高颅压症状常见，可有脑膜刺激征，亦可引起局灶性神经功能缺损。头颅 CT 表现脑内高密度影。

（3）多发性硬化　系白质脱髓鞘，亚急性起病，病程较长，多有复发缓解的过程，影像学或电生理检查有多部位损害的表现。

3. 进一步检查

（1）头颅 MRA 检查了解脑血管情况。

（2）糖化血红蛋白、同型半胱氨酸等危险因素检查。

（3）心电图检查，必要时复查头颅 MRI。

4. 治疗原则

（1）抗血小板聚集，改善脑血液循环及脑细胞代谢。

（2）降低血压，控制危险因素。

（3）防治并发症。

（4）康复治疗。

（安徽省立新安医院　周道平）

第二十九节　闭合性颅脑损伤

【病例】　男性，25 岁，骑自行车途中被汽车撞倒，右颞部着地半小时急诊入院。

半小时前患者骑自行车上班途中不慎被汽车撞倒，右颞部着地，当时不省人事约 6 分钟，醒后自觉头痛，恶心。被他人送入院，门诊以颅脑外伤留观。入院 3 小时后，患者头痛逐渐加重，伴呕吐，烦躁不安，继而出现意识障碍。

体格检查：入院时查体 P 82 次/分，BP 134/80 mmHg，一般情况可，神经系统检查未见阳性体征。头颅平片提示：右额、颞骨线形骨折。入院 3 小时再次体格检查：T 38℃，P 60 次/分，R 20 次/分，BP158/100 mmHg，浅昏迷，左侧瞳孔直径为 3 mm，对光反射存在，右侧瞳孔为 4 mm，对光反射迟钝。左鼻唇沟变浅，左侧 Babinski's sign 阳性。

分析步骤

1. 诊断及诊断依据

（1）诊断 右额颞部急性硬膜外血肿。

（2）诊断依据 ①有明确的头部外伤史；②有典型的意识障碍中间清醒期；③头部受力点处有线形骨折；④出现进行性颅内压增高并脑疝症状。

2. 鉴别诊断 急性硬膜下血肿及颅内血肿：同有外伤史；血肿多出现于对冲部位；意识障碍持续加重，一般没有中间清醒期；明确诊断靠 CT。

3. 进一步检查 立即行头颅 CT 平扫。

4. 治疗原则 急诊行开颅血肿清除术。

（柳州医学高等专科学校 吴文其）

第三十节 流行性脑脊髓膜炎

【病例】 患儿，女，12 岁。因发热、头痛、呕吐 2 天，烦躁不安 4 小时，于 5 月 5 日入院。

患儿一天前上午上学时自觉畏寒发热，头晕头痛，全身不适，给予“刮痧”及“感冒药”治疗。当天下午体温高达 39.6℃，频繁作呕，呕吐胃容物数次，入住当地卫生院。经“输液、抗病毒及抗生素”治疗病情无缓解，转院前两小时出现神志不清。既往体健。

体格检查：T 40.02℃，P 120 次/分，R 22 次/分，BP 110/76 mmHg。神清合作，发育、营养良好。躯干可见瘀点瘀斑数个。两侧瞳孔等大，对光反应灵敏。颈抵抗，浅表淋巴结不大。双肺呼吸音清。心率 120 次/分，心律齐，无病理性杂音。腹软，肝、脾未扪及。克、布氏征均阳性。巴氏征阴性。

实验室检查：WBC 21×10^9/L，N 88%，Plt 180×10^9/L。脑脊液检查：外观混浊，压力 218 mmH_2O，WBC 12×10^9/L，N 80%，蛋白质 36 g/L，糖 0.2 mmol/L，氯化物 94 mmol/L。

分析步骤

1. 诊断及诊断依据

（1）诊断 流行性脑脊髓膜炎（普通型）。

（2）诊断依据 ①流行病学资料：易感儿，流脑流行季节发病；②临床资料：急性起病，高热，头痛、呕吐，烦躁不安，皮肤可见瘀点瘀斑，克、布氏征均阳性，巴氏征阴性；③患儿血压正常，无意识障碍，抽搐，瞳孔改变等暴发型流脑表现；④实验室资料：白细胞总数与中性粒细胞明显升高，脑脊液检查符合流行性脑脊髓膜炎。

2. 鉴别诊断

（1）化脓性脑膜炎 有基础疾病，无流行性、季节性、瘀点瘀斑。

（2）结核性脑膜炎 缓慢起病，低热、消瘦、盗汗，1～2 周后出现头痛，无瘀点瘀斑。PPD 试验阳性，脑脊液可鉴别。

（3）流行性乙型脑炎 严格季节性（7、8、9 月），无瘀点瘀斑，脑脊液可鉴别。乙脑病毒特异性 IgM（＋）。

（4）其他脑病　有基础病。无皮肤瘀点瘀斑，血常规、脑脊液不符。

3. 进一步检查

（1）瘀点瘀斑或脑脊液涂片　检查脑膜炎双球菌。

（2）血或脑脊液培养（瘀点瘀斑涂片阴性时）　检查脑膜炎双球菌。

（3）CO_2 CP，电解质测定。

4. 治疗原则

（1）一般治疗　呼吸道隔离。卧床休息，加强营养。维持水电解质、酸碱平衡，搞好卫生护理等。

（2）抗感染　首选青霉素。

（3）降颅压　20%甘露醇、50%葡萄糖。

（4）对症治疗。

（常德职业技术学院　刘立东）

第三十一节　四肢长管状骨骨折和大关节脱位

【病例一】　男性，45 岁，右髋外伤后疼痛，不能活动 3 小时。

患者 3 小时前乘坐公共汽车时，左下肢搭于右下肢上，汽车突然急刹车，患者右膝顶撞于前座椅背上，即感右髋部剧痛，不能活动。遂来院诊治。患者身体平素健康，无特殊疾病，无特殊嗜好。

体格检查：全身情况良好，心肺腹未见异常。

骨科情况：仰卧位，右下肢短缩，右髋呈屈曲内收内旋畸形，各项活动均受限，右股骨大粗隆上移。右膝踝及足部关节主动、被动活动均可，右下肢感觉正常。

分析步骤

1. 诊断及诊断依据

（1）诊断　右髋关节后脱位。

（2）诊断依据　①典型的受伤机制；②右股骨大粗隆上移；③右髋呈屈曲内收内旋的典型畸形；④右下肢其他关节功能正常，感觉正常，表明无坐骨神经损伤。

2. 鉴别诊断　股骨颈骨折和转子间骨折：骨折机制多为走路滑倒时，身体扭转倒地所致；患肢短缩，患髋呈屈曲内收外旋畸形。

3. 进一步检查　右髋正侧位 X 线片可证实脱位，并了解脱位情况及有无合并骨折。

4. 治疗原则

（1）无骨折或只有小片骨折的单纯性后脱位，应手法复位后行皮牵引固定。

（2）如髋臼后缘有大块骨折或粉碎骨折或股骨头骨折，属复杂性后脱位，目前主张早期手术治疗，切开复位与内固定。

【病例二】　男性 30 岁，摔伤后右肩关节疼痛不敢活动 2 小时。

2 小时前因路滑摔倒后手掌着地受伤，伤后右肩关节疼痛不敢活动，来诊时左手托着右肘，头向右肩倾斜。

体格检查：右肩部呈“方肩畸形”、弹性固定、关节盂空虚，Dugas 征阳性。患肢感觉、运动和血液循环情况未见明显异常。

辅助检查：右肩关节前后位X线片显示肱骨头位于喙突下方，关节盂空虚。

分析步骤

1. 诊断及诊断依据

（1）诊断 右肩关节前脱位。

（2）诊断依据 ①摔倒后手掌着地受伤史。②右肩关节疼痛不敢活动，左手托着右肘，头向右肩倾斜。③右肩部方肩畸形、弹性固定、关节盂空虚、Dugas征阳性。④右肩关节前后位片显示肱骨头位于喙突下方，关节盂空虚。

2. 鉴别诊断

（1）肱骨外科颈骨折 可有疼痛、肿胀、活动受限表现，但Dugas征阴性，关节盂无空虚。可有反常活动，X线检查可见骨折线，可进一步查CT以除外。

（2）肩部软组织损伤 有受伤后肩部疼痛，肿胀，活动受限表现，但无方肩畸形、无弹性固定、无关节盂空虚，Dugas征阴性，考虑可基本除外。

3. 进一步检查 肩关节CT检查，必要时可查MRI。

4. 治疗原则

（1）局麻下行手法复位。

（2）固定 复位后将肩关节置于内收、内旋位，同时曲肘90°，用三角巾固定3周。

（3）功能锻炼。

【病例三】 患者，女性，58岁，因骑自行车不慎摔伤左髋部，感觉剧烈疼痛、活动受限3小时，来院就诊。

体格检查：左髋关节压痛明显、活动受限，左股骨大粗隆叩击痛（＋），左下肢纵向叩击痛（＋），左下肢外旋45°伴缩短畸形。

分析步骤

1. 诊断及诊断依据

（1）诊断 左股骨颈骨折。

（2）诊断依据 ①左髋部外伤史；②局部疼痛、左髋活动受限；③局部压痛，左下肢外旋短缩畸形，外旋45°角。

2. 鉴别诊断

（1）转子间骨折 属关节囊外骨折，局部可有肿胀、瘀斑；下肢外旋畸形可达90°。

（2）髋关节脱位 患髋呈屈曲内收内旋畸形，患肢短缩，臀部可触到股骨头。

3. 进一步检查 左髋关节X线片；进一步检查病人全身情况。

4. 处理原则

（1）无明显移位的外展嵌插型骨折可以持续皮牵引固定6～8周。3个月后根据病情再考虑扶腋拐下床活动。

（2）如为股骨头下骨折，有明显移位或旋转者，易发生股骨头缺血坏死，可行人工股骨头置换术。

【病例四】 女性，5岁。1小时前跑动中向前跌倒手掌着地，患儿哭闹。诉右肘部痛，不敢活动右上肢。遂来院就诊。

体格检查：尚能合作。右肘向后突出处于半屈曲位。肘部肿胀，有皮下瘀斑。局部压痛明显，有纵向挤压痛。肘前方可及骨折近端，肘后三角关系正常。右桡动脉搏动稍弱。右手感觉、运动正常。

分析步骤

1. 诊断及诊断依据

（1）诊断　右肱骨髁上骨折（伸直型）。

（2）诊断依据　①好发年龄（10 岁以下）；②典型受伤机制；③局部压痛及纵向挤压痛，触及骨折近端；④肘后三角关系正常。

2. 鉴别诊断　肘关节后脱位：不能触及骨折端，肘后三角关系失常。

3. 进一步检查　右肘侧位 X 线片，明确诊断，了解骨折线的位置和骨折移位情况。

4. 治疗原则　手法复位，屈肘位后侧石膏托固定 4～5 周。

【病例五】　男性 20 岁，左上肢跌伤 2 小时。

患者自述 2 个小时前溜冰时不慎跌倒，左手掌先着地，即感左上肢前段肿痛，活动受限。

入院查体：左前臂远端肿胀、压痛、呈“餐叉”样畸形。腕关节主、被动活动尚可。

分析步骤

1. 诊断及诊断依据

（1）初步诊断　左桡骨下端骨折（Colles 骨折）。

（2）诊断依据　①受伤史，手部先着地；②局部肿胀、压痛呈典型“餐叉”畸形；③腕关节功能正常。

2. 鉴别诊断　主要与腕舟骨骨折鉴别，腕关节肿胀，鼻咽窝部明显压痛，活动受限。

3. 进一步检查　左前臂正侧位 X 线片，可明确诊断。

4. 治疗原则

（1）局麻后手法复位，小夹板固定 3～4 周。

（2）术后 2 周内暂不做腕关节背伸和桡侧偏斜活动，2 周后开始进行腕关节活动锻炼，并逐渐做前臂旋转活动。

（柳州医学高等专科学校　吴文其）

第三十二节　急性一氧化碳中毒

【病例】　男性，26 岁，头痛、头晕、呕吐 1 小时。

患者 1 小时前洗澡后出现头痛、头晕、乏力，呕吐两次，非喷射性，呕吐物为胃内容物。洗澡前，患者无不适，浴室门窗封闭，煤火炉供热。发病来，患者无四肢运动障碍，无视物障碍，无耳鸣。无腹痛、腹泻。

既往体健，无高血压、心脏病、脑血管病、糖尿病病史，无药物过敏史。

口唇樱桃红色，口角不歪，伸舌居中。颈软，双肺呼吸音清晰，心率 110 次/分，律齐，心脏各瓣膜区未闻及杂音。腹软，肝脾肋下未触及。四肢肌力、肌张力正常，Kernig 征（—），Brudzinski 征（—），双侧 Babinski 征（—）。

辅助检查：Hb 130 g/L，WBC 7.0×10^{9} g/L，N 64%，L 36%，Plt 170×10^{9}/L；尿常规（—）；血钾 4.4 mmol/L，血钠 138 mmol/L，血氯 99 mmol/L。

分析步骤

1. 诊断及诊断依据

（1）诊断　急性一氧化碳中毒。

(2) 诊断依据 ①洗澡前无不适，浴室门窗封闭，煤火炉供热；②急性起病伴头痛、头晕、呕吐，无肢体活动及感觉障碍，无视物障碍；③口唇呈樱桃红色，无神经系统定位体征。

2. 鉴别诊断 注意与脑栓塞、脑出血、脑膜炎、食物中毒等疾病鉴别。

3. 进一步检查

(1) 血液碳氧血红蛋白（COHb）测定。

(2) 动脉血气分析 血氧分压、氧饱和度降低，中毒时间较长者常呈代谢性酸中毒表现。

(3) 脑电图 部分病人脑电图出现弥漫性低波幅慢波。

(4) 头部CT 部分病人可出现脑水肿的病理性密度减低区，可除外脑出血、脑梗死、蛛网膜下腔出血等。

4. 治疗原则

(1) 纠正缺氧 吸入氧气可加速COHb解离，增加CO的排出，必要时可以进行高压氧舱治疗。

(2) 防治脑水肿 有明显高颅压症状者应及时使用20%甘露醇快速静脉滴注，适当使用利尿剂。

（安徽省立新安医院 周道平）

第三十三节 急性农药中毒

【病例】 女性，35岁，意识障碍半小时。

半小时前患者与家人争吵，家人发现时，患者已神志不清，身边有呕吐物，有大蒜味，大小便失禁，全身衣服汗湿。既往体健，无高血压、糖尿病病史，无药物、食物过敏史。

体格检查：T 36℃，P 62次/分，R 28次/分，BP 120/80 mmHg。平卧位，神志不清，呼之不应，压眶上有反应，皮肤湿冷，肌肉颤动。巩膜无黄染，瞳孔针尖样，对光反射迟钝，口角流涎。胸廓无畸形，两肺可闻及大量哮鸣音和散在湿啰音，心率60次/分，律齐，心界不大，未闻及杂音。腹平软，肝脾未触及。四肢肌张力正常，病理征（−），下肢不肿。

实验室检查：血Hb120 g/L，WBC 8.6×10^9/L，N70%，Plt 156×10^9/L。

分析步骤

1. 诊断及诊断依据

(1) 诊断 急性有机磷农药中毒（重度）。

(2) 诊断依据 ①有明确诱因，既往健康，呕吐物有大蒜味；②表现毒蕈碱样和烟碱样症状与体征，有意识障碍。

2. 鉴别诊断

(1) 出血性脑血管病 情绪激动可诱发，多有高血压、动脉硬化病史，起病急，常有意识障碍和偏瘫，血压明显增高，可有脑膜刺激征，CT检查见脑内高密度灶。

(3) 全身性疾病致昏迷 如肝昏迷、尿毒症昏迷、糖尿病酮症酸中毒昏迷。患者无肝、肾损害的相关病史，查体未见慢性病容，未闻及烂苹果气味等。肝肾功能、电解质、血糖、血酮体、血气分析等检查，可鉴别。

(4) 其他急性中毒引起的昏迷 如安眠药中毒，应有服用安眠药史及相应的临床表现。

3. 进一步检查　为判断中毒程度和排除鉴别诊断中疾病，可做以下检查。

（1）血胆碱酯酶测定。

（2）血气分析、肝肾功能、血糖、血酮体、电解质测定。

（3）必要时做头颅 CT 检查。

4. 治疗原则

（1）迅速清除体内毒物，立即洗胃。

（2）特效解毒剂应用　胆碱酯酶复活剂解磷定，抗胆碱药阿托品。

（3）对症治疗　维持正常心肺功能、保持呼吸道通畅、氧疗，必要时机械通气等。

（安徽省立新安医院　周道平）

第三十四节　小儿腹泻

【病例】 男性，10 个月。呕吐伴腹泻 2 天。

2 天前患者开始出现呕吐，非喷射状，为胃内容物，每天 2～3 次。患儿同时出现腹泻，每日 10 次以上，排出黄色蛋花汤样便，量多，略带腥臭味。患儿发热，体温 38℃左右。患儿尿量减少，近 12 小时无尿，并出现烦躁。

系足月平产第一胎，出生时哭声洪亮，体重 3 kg。牛奶喂养，乳具较少消毒。患儿 6 个月认识母亲，7 个月萌乳牙，会坐，8 个月会爬。患儿按要求预防接种。父母健康，无传染病史。

体格检查：T38.2℃，P140 次/分，R 48 次/分，BP 70/50 mmHg，体重 8.0 kg。急性病容，烦躁不安。皮肤弹性差，前囟凹陷，双眼深陷，口唇干燥，呈樱桃红。呼吸深长，两肺未闻及干湿性啰音。心率 140 次/分，心音低钝，腹平软，肝肋下 1.5 cm，脾未触及。肠鸣音亢进，四肢厥冷，有花纹，脉细弱，无脑膜刺激征。

辅助检查：WBC 13.6×10^9/L [正常参考值（11.0～12.0）$\times10^9$/L]，N 64%（正常参考值 31%～40%），L 42%（正常参考值 40%～60%）。粪便常规：色黄，有黏液，白细胞 0～1 个/HP（正常参考值无或偶见），隐血（－）。血生化：K^+ 3.6 mmol/L（正常参考值 3.5～5.0 mmol/L），Na^+ 135 mmol/L（正常参考值 130～150 mmol/L）。pH7.2（正常参考值 7.35～7.45），HCO_3^- 12 mmol/L（正常参考值 22～27 mmol/L），BE －8 mmol/L（正常参考值－3.0～＋3.0 mmol/L）。

分析步骤

1. 诊断及诊断依据

（1）诊断　小儿重型腹泻、重度等渗性脱水、代谢性酸中毒。

（2）诊断依据　①患儿呕吐伴腹泻 2 天，粪便为黄色蛋花汤样，带腥臭味；②家长平日不注意患儿饮食卫生，乳具较少消毒，容易细菌繁殖；③有 12 小时无尿、发热、烦躁、皮肤弹性差，前囟凹陷，双眼深陷，口唇干燥，四肢厥冷等感染、脱水表现；④Na^+ 135 mmol/L 提示等渗性脱水，pH7.2 提示代谢性酸中毒。

2. 鉴别诊断

（1）生理性腹泻　多见于 6 个月以内婴儿，除排便次数增多外，无其他症状。

（2）细菌性痢疾　常有流行病史，起病急，全身症状重。排便次数多，量少，有脓血便伴里急后重。大便镜检有较多脓细胞、红细胞和吞噬细胞。粪便细菌培养有痢疾杆菌生长。

（3）坏死性肠炎 中毒症状重，具有腹痛、腹胀、便血、高热及呕吐五大症状。排典型的赤豆汤样血便，明显腥臭味，隐血试验阳性。腹部立、卧位X线摄片呈小肠局限性充气扩张，肠间隙增宽，肠壁积气等。

3. 进一步检查

（1）粪便细菌培养 可能明确感染病因。

（2）腹部立、卧位X线摄片 可反映肠道受损情况。

（3）复查血气分析 明确患者有无电解质紊乱及酸碱平衡紊乱程度。

4. 治疗原则

（1）一般治疗 加强监测、护理，注意消毒隔离。

（2）纠正水、电解质及酸碱平衡紊乱。

（3）饮食疗法 坚持继续饮食来满足生理需要，人工喂养小儿喂等量米汤或稀释牛乳或其他代乳品，由米汤、粥、面条等逐渐过渡到正常饮食。

（4）药物治疗 控制感染，微生态疗法，使用肠黏膜保护剂等。

（常德职业技术学院 文诗琪）

第三十五节 小儿麻疹、水痘

【病例一】 女性，2岁1个月。发热、咳嗽5天，伴皮疹2天。

患儿于5天前出现发热，在家自测腋温38.5℃，轻咳，咳少量白痰。伴流涕、流泪、畏光，病情逐渐加重。服用“小儿感冒药”治疗效果不佳。2天前发热加重，自测体温39.5℃。患儿烦躁不安，咳嗽加剧，吐脓痰，量多。同时伴腹泻，排水样泡沫便，每天2～3次。且出现皮疹，初为耳后，继之颜面部、颈部、躯干部及四肢，皮疹渐增多。病后睡眠差，食量减少，小便可。

既往体健，足月平产，母乳喂养。未接种麻疹疫苗。当地有麻疹流行。

体格检查：T40.2℃，P128次/分，R35次/分。急性病容，神志萎靡。全身布满淡红色斑丘疹，压之褪色，疹间皮肤正常。唇轻度发绀，双眼结膜充血明显并有分泌物，咽充血，颊黏膜见麻疹黏膜斑。呼吸急促，鼻翼扇动，双肺呼吸音粗，两肺底有明显干湿啰音。心率128次/分，律齐，无杂音。腹软，肝脾未扪及，肠鸣音活跃。生理反射存在，肛门及外生殖器无异常。

辅助检查：血常规：WBC15.6×10^9/L［正常参考值（8.0～10.0）×10^9/L］，N 85%（正常参考值50%～70%），L 10%（正常参考值20%～40%）；胸片：支气管炎，双下肺炎。粪便常规：黄色水样便，上皮细胞0～1个/HP（正常参考值无或偶见），隐血（一）。

分析步骤

1. 诊断及诊断依据

（1）诊断 麻疹（出疹期），肺部感染。

（2）诊断依据 ①患儿，春季发病。未接种麻疹疫苗，当地有麻疹流行；②有发热，呼吸道卡他症状，3天后出现皮疹，初为耳后，继之颜面部、颈部、躯干部及四肢，皮疹渐增多；③咽充血，颊黏膜见麻疹黏膜斑，全身布满淡红色斑丘疹，压之褪色，疹间皮肤正常；④患儿咳脓痰，听诊双下肺闻及干湿啰音，血常规：白细胞与中性粒细胞计数增高。

2. 鉴别诊断

（1）风疹　前驱期短，全身症状轻，无麻疹黏膜斑。一般24小时内出疹，24小时遍及全身，疹退后无色素沉着。耳后或枕后淋巴结肿大，病毒抗体检测可明确。

（2）幼儿急疹　多见于1岁以下婴儿，起病急，高热，发热3～5天后热退疹出，呼吸道卡他症状轻，无麻疹黏膜斑，一般情况良好。

（3）药物疹　有近期服药史，一般不发热或仅有低热。无黏膜斑及上呼吸道卡他症状。出疹迅速遍及全身，血酸性细胞增多。

3. 进一步检查

（1）多核巨细胞检查　取患者鼻、咽分泌物或尿沉渣涂片，瑞氏染色后直接镜检，可见多核巨细胞或包涵体细胞，阳性率高。

（2）ELISA法进行麻疹病毒特异性IgM抗体检测。

（3）病毒分离　可分离出麻疹病毒。

（4）痰培养　明确致病菌及药物敏感情况，选择敏感药物。

4. 治疗原则

（1）一般治疗　呼吸道隔离，卧床休息，注意皮肤和眼、鼻、口腔黏膜清洁，给予足够的水分及易消化、富营养的食物。

（2）对症治疗　物理降温或酌情使用小量退热剂。

（3）肺部感染治疗　肺炎考虑细菌所致，选用青霉素类、头孢菌素类等联用。

【病例二】　男，3岁，发热3天，出疹2天。

患儿于3天前出现发热，在家自测腋温37.8℃，伴头痛，无咳嗽咳痰。2天前开始出现皮疹，首先出现在头、面和躯干，继而扩展至四肢。皮疹初为有强烈痒感的红色斑疹和丘疹，表现为透明饱满的水疱，部分已破溃结痂。患儿起病以来，睡眠较差，食欲下降，排尿、排便正常。

既往体健。足月平产，母乳喂养。未接种水痘疫苗，患儿就读幼儿园有水痘流行。

体格检查：T 38.2℃，P 102次/分，R 22次/分。急性病容，神志清楚。全身红色斑丘疹、水疱和结痂同时可见。咽充血，颊黏膜可见多个疱疹。心、肺、腹未见明显异常。生理反射存在，肛门及外生殖器无异常。

辅助检查：血常规：WBC 7.8×10^9/L［正常参考值（8.0～10.0）$\times10^9$/L］，N 48%（正常参考值50%～70%），L 0.45［正常参考值20%～40%］；

1. 诊断及诊断依据

（1）诊断　水痘。

（2）诊断依据　①患儿春季发病，发热1天后出现皮疹，从头、面和躯干扩展至四肢；②皮疹初为有强烈痒感的红色斑疹和丘疹，后为透明饱满的水疱，破溃后结痂；③全身红色斑丘疹、水疱和结痂同时可见，咽部充血，颊黏膜可见多个疱疹；④未接种水痘疫苗，患儿就读幼儿园有水痘流行；⑤辅助检查白细胞略低，淋巴细胞增高。

2. 鉴别诊断

（1）丘疹性荨麻疹　典型的皮疹呈纺锤形，黄豆至花生大小，质硬的水肿性红色丘疹，如花生米大小，中心可见有小水疱。奇痒，常因搔抓而引发感染。皮疹常分批出现，可反复发作。分布于四肢或躯干，不累及头部或口腔，不结痂。

（2）脓疱疮　多见于盛夏炎热季节。皮疹好发于面部和四肢暴露部位。水疱发生后迅速变为脓疱，大小不等，疱壁薄，外观常见呈半月形的脓疱现象。不见于黏膜处，无全身症状。

（3）肠道病毒肠道病毒感染 柯萨奇病毒A组可引起广泛的水痘样皮疹 通常发生于肠道病毒感染高发的夏末和初秋时，常伴有咽部、手掌和足底部皮损。

3. 进一步检查

（1）疱疹刮片 瑞氏染色见多核巨细胞；苏木素-伊红染色可查到细胞内包涵体。

（2）病毒分离 分离出水痘病毒。

（3）血清水痘病毒特异性IgM抗体检测。

4. 治疗原则

（1）一般治疗 加强护理，如勤换内衣、皮损防抓，供给足够水分和易消化食物。

（2）局部处理 使用炉甘石洗剂。

（3）抗病毒治疗 可选阿昔洛韦。

（常德职业技术学院 文诗琪）

第三十六节 急性乳腺炎

【病例】 女性，24岁。左乳房疼痛，发热3天。

患者为哺乳母亲，于3天前出现左乳胀痛，继之出现乏力、头痛、食欲下降、发热表现。发病来患者排干结便，小便赤黄。患乳停止哺乳，乳汁用吸奶器吸出。

既往健康，初产妇，产后4周，无不良嗜好。

体格检查：T 39.5℃，P 102次/分，R 22次/分，BP 120/86 mmHg。精神萎靡，皮肤巩膜无黄染，心肺（－），左乳房外上象限10 cm×12 cm红肿，与正常皮肤交界不清，局部皮温高，有压痛，无波动感，同侧腋窝有两枚蚕豆大小淋巴结肿大，有压痛。血WBC 16×10^9/L，N 86%。

分析步骤

1. 诊断及诊断依据

（1）诊断 急性乳腺炎。

（2）诊断依据 ①初产妇，产后4周；②乳房有红肿热痛，伴发热、乏力等全身症状；③T39.5℃，左乳房外上象限红肿，皮温高，有压痛；④白细胞总数及中性粒细胞均高。

2. 鉴别诊断

（1）乳房内积乳囊肿 无局部的红、肿，亦无发热等全身表现。

（2）乳房皮肤丹毒 全身毒血症症状明显，但局部疼痛较轻。乳房实质松软，无肿块扪及。

3. 进一步检查

（1）乳汁细菌培养，脓肿形成后行细针穿刺后细菌培养，可同时做药物敏感试验。

（2）乳房B超检查，了解有无脓肿形成。

4. 治疗原则

（1）消除感染、排空乳汁。

（2）抗生素治疗。

（3）如果脓肿形成，可行切开引流手术。

（柳州医学高等专科学校 吴文其）

参考文献

1. 北京大学医学部专家组. 临床执业助理医师考试一本通. 北京：北京大学医学出版社，2010.
2. 北京大学护理学院. 护理学专业（执业护士含护士）资格考试一本通. 北京：北京大学医学出版社，2009.
3. 杨立明，官德元. 内科学. 武汉：湖北科学技术出版社，2008.
4. 欧阳欣. 临床诊断学. 北京：人民卫生出版社，2005.
5. 邓长生，诊断学. 北京：人民卫生出版社，2009.
6. 陈文斌，潘祥林. 诊断学. 北京：人民卫生出版社，2004.
7. 许瑞凌，龚家炳. 诊断学. 武汉：湖北科学技术出版社，2008.
8. 吴恩惠. 医学影像诊断学. 北京：人民卫生出版社，2001.
9. 郑修霞. 妇产科护理学. 4 版. 北京：人民卫生出版社，2007.
10. 吴在德，吴肇汉. 外科学. 7 版. 北京：人民卫生出版社，2008.
11. 郭毅. 外科学. 北京：高等教育出版社，2005.
12. 施维锦，韩峰. 常用手术图解. 南京：江苏科学技术出版社，2003.
13. 郭毅. 乡镇卫生院常用外科操作与技巧. 合肥：安徽科学技术出版社，2009.
14. 石自明，彭仁罗. 医学临床“三基”训练技能图解（医技分册）. 长沙：湖南科学技术出版社，2006.
15. 李淑迦. 临床技术操作规范（护理分册）. 北京：人民军医出版社，2005.
16. 刘新民. 妇产科手术学. 3 版. 北京：人民卫生出版社，2003.
17. 乐杰. 妇产科学. 7 版. 北京：人民卫生出版社，2008.
18. 王泽华. 妇产科学. 6 版. 北京：人民卫生出版社，2009.
19. 沈晓明. 儿科学. 7 版. 北京：人民卫生出版社，2008.
20. 舒剑萍. 妇婴保健. 北京：高等教育出版社，2005.
21. 王武林. 临床医学实训指南. 长春：吉林科学技术出版社，2007.
22. 李晓松. 基础护理技术. 北京：人民卫生出版社，2004.
23. 叶应妩，王毓三. 全国临床检验操作规程. 3 版. 南京：东南大学出版社，2006.
24. 黄宛. 临床心电图学. 5 版. 北京：人民卫生出版社，2005.
25. 杨巧菊，郑凤莉. 护理技术. 郑州：河南科学技术出版社，2005.
26. 李晓寒，尚少梅. 基础护理学. 4 版. 北京：人民卫生出版社，2007.
27. 张书霞，王建国. 临床基础检验. 北京：军事医学科学出版社，2009.